Nichtoperative Orthopädie
der Weichteile des Bewegungsapparates

Teil 2: Diagnostik

Herausgegeben von WINKEL · VLEEMING · FISHER
MEIJER · VROEGE

Nichtoperative Orthopädie der Weichteile des Bewegungsapparates

Teil 1: Anatomie in vivo
Teil 2: Diagnostik
Teil 3: Therapie

SEMPER BONIS ARTIBUS

Gustav Fischer Verlag
Stuttgart · New York · 1985

DOS WINKEL · SALLY FISHER
CEES VROEGE

Nichtoperative Orthopädie der Weichteile des Bewegungsapparates

Teil 2: Diagnostik

307 zum Teil farbige Abbildungen

Gustav Fischer Verlag
Stuttgart · New York · 1985

Die Herausgeber:

Dos Winkel	Physiotherapeut, Direktor und Dozent an der Niederländischen Akademie für Orthopädische Medizin (NAOG), Rotterdam und an der Akademie für angewandte Anatomie in der Orthopädischen Medizin in Bremen
Andry Vleeming	Physiotherapeut, Dozent für Anatomie an der Niederländischen Akademie für Orthopädische Medizin (NAOG) und an der Erasmus-Universität in Rotterdam
Sally Fisher	Physiotherapeutin in Delft
Onno G. Meijer	Arzt und Wissenschaftstheoretiker, Dozent an der Interfakultät für Leibeserziehung, Freie Universität Amsterdam
Cees Vroege	Orthopädischer Chirurg am Reynier de Graef Krankenhaus, Abt. St. Hippolytus, Delft

Übersetzt von Dr. Gisela Sloots, Eindhoven.
Titel der Originalausgabe:
Weke delen aandoeningen van het bewegingsapparat

CIP-Kurztitelaufnahme der Deutschen Bibliothek

Nichtoperative Orthopädie der Weichteile des Bewegungsapparates / Winkel ... – Stuttgart ; New York : Fischer
Einheitssacht.: Weke delen aandoeningen van het bewegingsapparat ‹dt.›

NE: Winkel, Dos [Mitverf.]; EST

Teil 2. Diagnostik / Dos Winkel ... [Übers. von Gisela Sloots]. – 1985.
ISBN 3-437-10971-5

7000 Stuttgart 70 · Wollgrasweg 49
Zeichnungen: Dos Winkel
Fotografien: Hans Knopper
Umschlagentwurf: H. und S. Lämmle, Stuttgart
Satz: Typobauer Filmsatz GmbH, Ostfildern-Scharnhausen
Druck und Einband: Wilhelm Röck GmbH, Weinsberg
Printed in Germany

ISBN 3-437-10971-5

Introduction

Every day, every doctor and every physiotherapist sees a number of patients disabled by a lesion in the sphere of Orthopaedic Medicine. Sooner or later, in the course of our lives, all of us suffer from non-surgical disorders of the moving parts – be it, for example, a stiff shoulder or neck, lumbago or a sprained knee. In these cases an exact diagnosis may be difficult to reach, since referred pain and referred tenderness divert attention away from the actual site of the lesion. The absence of objective signs puts doctors off, and misleading radiographic appearances add further to confusion.

What the clinician needs is a quick and simple way to examine, whereby the tissue at fault can be identified with precision.
This is exactly what Dos Winkel and Sally Fisher's handbook offers. The method that they and I advocate is "Selective Tension". Tension is applied in different ways to each separate structure from which the symptom could originate. After such an examination adequately performed, and correlated with a full and accurate history, exact localisation is seldom difficult. The pattern of movements elicited by this means is interpreted on a basis of functional anatomy and the site of the lesion singled out.

Dos Winkel has pioneered this work in Holland. His summary of the theory of this approach to pain and the tables of possible findings greatly facilitate the arrival at a precise diagnosis. Treatment can now be formulated on factual grounds, often with rapid success, even in cases hitherto regarded as intractable. This method of diagnosis also identifies patients with emotional problems which have been projected to their moving parts. This detection avoids waste of their own and physiotherapists' time in treating the wrong tissue.

All Dos Winkel's colleages will be grateful to him for publishing this concise account of the fundamental approach to diagnosis. I commend this book to all his colleagues facing problems in Orthopaedic Medicine. He imparts, to doctors no less than to physiotherapists, new essential knowledge – for which no substitute exists – on the proper attitude to the many soft-tissue lesions that they encounter so often.

James Cyriax

Vorwort zur 8. holländischen Auflage

Obgleich unter demselben Titel bereits mehrere Auflagen dieses Buchwerks erschienen sind, finden wir den Unterschied gegenüber den früheren Auflagen so erheblich, daß er ein ergänzendes Vorwort rechtfertigt. Der Inhalt des vorliegenden Buches beruht zwar noch weitgehend auf dem Werk von Cyriax; doch trachteten wir, ohne das große Verdienst von Cyriax schmälern zu wollen, andere und vielfach modernere Auffassungen in den Text einzufügen. Wir sind uns dessen bewußt, daß manche der in diesem Buch vertretenen Auffassungen hypothetisch sind oder Anlaß zur Diskussion geben. Wir beabsichtigen, bei eventuellen Neuauflagen den Inhalt möglichst weitgehend zu ergänzen und, wo sich dies als notwendig erweisen sollten, ihn aufgrund maßgeblicher Literatur und nützlicher Hinweise unserer Leser zu verändern. Anregungen dieser Art würden wir begrüßen.

Die meisten spezifischen manuell-therapeutischen Maßnahmen und Handgriffe bei der Untersuchung und Behandlung werden allerdings nicht in extenso beschrieben; einige davon werden jedoch in Teil 3, *Therapie*, dargelegt, da wir der Meinung sind, daß diese häufig zur Behandlung gewisser Erkrankungen unentbehrlich sind. Dies gilt namentlich für solche Erkrankungen, bei denen eine oder mehrere Bewegungen eingeschränkt sind, so daß ein unverzügliches Mobilisieren dieser Bewegungseinschränkung(en) indiziert ist.

Für diejenigen Leser, die sich näher mit dem Gebiet der spezifischen Mobilisations- und Manipulationstechniken befassen wollen, verweisen wir auf die bekannten Handbücher (u. a. Kaltenborn, Frisch u. a.).

Dos Winkel
Sally Fisher
Cees Vroege

Geleitwort zur deutschen Auflage

Das vorliegende Werk basiert auf den einmaligen Erkenntnissen von James Cyriax, London, der sein Leben lang die Diagnostik der Weichteilorthopädie genial entwickelt hat.
Der Autor hat durch sein intensives Studium der Anatomie und durch seine hervorragenden didaktischen Fähigkeiten einen enorm wichtigen und entscheidenden Beitrag geliefert, den klinischen Untersuchungsmethoden nach Cyriax und die Behandlungsmethoden der Physiotherapie allgemeine Verbreitung zu verschaffen. Dos Winkel ist durch seine einzigartigen Vorträge und seine ungewöhnliche manualtherapeutische Begabung allen dafür interessierten Ärzten und Krankengymnasten in Holland, Belgien und Deutschland bekannt.
Ich kenne keinen Besseren als Dos Winkel, der geeignet wäre, die Lehre von Cyriax so unverfälscht auf Grund jahrelanger Erfahrung weiterzuentwickeln. Durch seinen unermüdlichen Arbeitseifer in Forschung und Lehre, in Praxis und Studium der Anatomie ist es ihm gelungen, dieses übersichtliche Werk herauszugeben.
Das vorliegende Buch gibt dem Lehrenden und dem Lernenden gleich viel Information, die bis in das kleinste Detail – basierend auf intensivstem Studium der Weltliteratur – wissenschaftlich exakt begründet ist.
Die genaue Weichteildiagnostik in der Orthopädischen Medizin und die akkurate Anwendung der entsprechenden Therapie hat das Studium und die Kenntnis des besonders anschaulichen Bandes «ANATOMIE IN VIVO» von Dos Winkel u. a. zur unabdingbaren Voraussetzung.

OMR Dr. Med. Peter Hirschfeld
Chefarzt der Abteilung für Physiotherapie
Zentral-Krankenhaus, St.-Jürgen-Str., Bremen

Verzeichnis der Mitarbeiter

Hans van den Berg, Krankengymnast	Als Krankengymnast – manueller Therapeut in einer Praxis für Physiotherapie in Delft tätig. Wirkt als Dozent an der «Nederlandse Akademie voor Orthopedische Geneeskunde» in Delft, Direktor F. D. Winkel.	Leistete Beiträge zu den Kapiteln über die Lendenwirbelsäule und Sakroiliakalgelenke
Hans M. Lagas, Anästhesist	Tätig an der Abteilung für Anästhesiologie (Anästhesie) der «Vrye Universiteit van Amsterdam».	Lokalanästhesie
Gaby M. van Meerwijk, Krankengymnastin	Als Krankengymnastin – manuelle Therapeutin am «St. Lucas Ziekenhuis», Amsterdam, Leitung M. Th. de Jong, tätig. Wirkt als Dozentin an der «Stichting Akademie Fysiotherapie Amsterdam».	Das Kompressionssyndrom der oberen Thoraxapertur (thoracic outlet/inlet syndrome)
Jan M. A. Mens, Arzt	Mitarbeiter im «Jan van Breemeninstituut», Rheuma- und Rehabilitationszentrum in Amsterdam, Leitung Prof. Dr. I. K. van der Korst.	Erkrankungen des Sakroilikalgelenks
Rob A. B. Oostendorp, Krankengymnast	Als Krankengymnast – manueller Therapeut am «St. Joseph Ziekenhuis», Abteilung Physiotherapie, in Veghel, Leitung J. Cloin, tätig. Wirkt als Dozent an der «Stichting Akademie voor Fysiotherapie ‹West Brabant›», Breda, Direktor J. M. Keve, und an der «Stichting Manuele Geneeskunde», Abteilung Lehrgänge, Eindhoven.	Neurophysiologische Aspekte der Orthopädischen Medizin
Didi G. H. van Paridon-Edauw, Krankengymnastin	Als Krankengymnastin in einer Praxis für Physiotherapie in Delft tätig. Wirkt als Dozentin an der «Nederlandse Akademie voor Orthopedische Geneeskunde» in Delft, Direktor F. D. Winkel.	Leistete Beiträge zum Kapitel über Unterschenkel, Sprunggelenke und Fuß

Inhalt

9. Knie

1

Allgemeines

Einleitung

Dieses Buch umfaßt die Untersuchung und Behandlung von Erkrankungen des Bewegungsapparates, die zunächst keiner chirurgischen Intervention bedürfen, also hauptsächlich Weichteilaffektionen. Können Knorpel- und Knochenerkrankungen einer konservativen Therapie zugeführt werden oder verursachen sie Beschwerden im Bereich des Weichteilapparates, so werden auch diese systematisch beschrieben. Wir befinden uns hier auf dem gemeinsamen Arbeitsfeld von Neurologen, Orthopädischen Chirurgen, Neurochirurgen und Rheumatologen. Darüber hinaus machen Weichteilaffektionen einen großen Teil der Krankheitserscheinungen aus, mit denen der praktische Arzt täglich zu tun hat. Häufig sind Diagnose und Behandlung von Weichteilaffektionen problematisch. Dies mag zum Teil an den oft vage beschriebenen Schmerzen liegen, die sich auch bei unterschiedlicher Genese häufig sehr ähnlich sind, an dem oft geringen Informationswert der üblichen Funktionsuntersuchung und an der im allgemeinen unzureichenden diagnostischen Aussagekraft von Röntgen- und Laborbefunden bei derartigen Erkrankungen.

Es ist das große Verdienst von Cyriax, als erster die Funktionsuntersuchung des Bewegungsapparates derart schematisiert und systematisiert zu haben, daß die Diagnose von Weichteilerkrankungen nicht nur exakter, sondern auch einfacher geworden ist. Seine methodische Untersuchungstechnik beruht auf der detaillierten Kenntnis der funktionellen Anatomie. Nach unserer jahrelangen Erfahrung mit dieser Methode haben sich die diagnostischen und therapeutischen Ergebnisse erheblich verbessert.

Bei einer Affektion (Verletzung/Störung) im Bereich des Bewegungsapparates kann der Schmerz durch eine oder mehr Bewegungen ausgelöst oder verstärkt werden. Eine rein palpatorische Information, die der Funktionsuntersuchung vorausgeht, ist oft irreführend, da der Ort der Schädigung, gleich, welcher Natur diese auch ist, längst nicht immer mit dem Ort des Schmerzes übereinstimmt. Dieses Phänomen beruht auf den sogenannten fortgeleiteten Schmerzen oder der Schmerzfortleitung («referred pain»).

Dennoch kann man die verschiedenen Gewebe auf Schmerzhaftigkeit untersuchen, sei es durch Kompression (Schleimbeutel – Bursae) oder durch Dehnung (Sehnen, Muskeln, Bänder, Kapsel und Dura mater). Schmerzen in Muskeln und Sehnen, Strukturen, die man als kontraktile Gewebe definiert, werden durch passive Dehnung oder (isometrische) Kontraktion geprüft. Gelenkkapsel, Bänder und Schleimbeutel u. ä. hingegen, bei denen sich die Untersuchung auf passive Dehnung oder Kompression beschränkt, gelten als nichtkontraktile («inerte») Gewebe.

Eine akkurate und ausgewogene aktive, passive und isometrische Bewegungsprüfung liefert zufriedenstellende Informationen über alle einem bestimmten Gelenk zugehörigen Strukturen. Die Prüfung beschränkt sich auf diagnostisch relevante Bewegungen. Eine Reihe weiterer Bewegungen sind möglich, doch oft nicht aufschlußreich genug; zuweilen erweisen sie sich wertvoll als zusätzliche Tests. Translatorische Bewegungsprüfungen und Traktionsprüfungen werden in diesem Buch nicht behandelt.

Aus der Analyse einer großen Anzahl von Patienten mit Erkrankungen des Bewegungsapparates hat sich gezeigt, daß jede Schädigung sich in einem festumschriebenen, charakteristischen Muster von normalen und gestörten Bewegungen dokumentiert. Deshalb sind eingeschränkte, schmerzhafte oder schwache Bewegungen ebenso bedeutsam wie volle, schmerzlose und kräftige. Erst nach Präzision des betroffenen Gewebes durch die Funktionsuntersuchung kann der Ort der Schädigung zuweilen

palpatorisch noch exakter lokalisiert werden. Die Art der Läsion kann auf einer Vielzahl von Affektionen sehr unterschiedlicher Ätiologie beruhen.
Dabei treten zwei Phänomene hervor: Das erste ergibt sich aus der bemerkenswerten Eigenschaft des Bindegewebes, schon auf eine relativ geringfügige Läsion über Jahre hinaus mit einem schmerzhaften, posttraumatischen Entzündungs- und Reizzustand zu reagieren («self perpetuating inflammation», z. B. Epicondylitis lateralis humeri, «Tennisellenbogen»). Dem zweiten Phänomen liegt ein «dérangement interne» zugrunde. Dieses wird durch ein intraartikulär luxiertes oder loses Fragment (Knochen, Knorpel oder Kapsel) verursacht, das gewisse Bewegungen blockiert, andere aber unbehindert läßt. Das bekannteste Beispiel ist das subluxierte Meniskusfragment im Kniegelenk (Einklemmungserscheinungen), doch kommen freie Gelenkkörper auch in anderen Gelenken regelmäßig vor (z. B. Corpus liberum in Ellenbogen-, Hüft- oder Sprunggelenk, ebenso die Protrusion eines Bandscheibenfragments usw.).
Aus dem Angeführten werden die therapeutischen Konsequenzen ersichtlich: Eine örtlich genau abzugrenzende Läsion verlangt meistens eine zielgerichtet lokale Behandlung. Zum Beispiel gehen fast alle Schulteraffektionen mit in die Außenseite des Oberarms ausstrahlenden Schmerzen einher. Falls die Funktionsuntersuchung auf eine Insertionstendopathie der Supraspinatussehne hindeutet, auf einen Schadensherd, der einen halben Kubikzentimeter nicht überschreitet, so liegt es nahe, daß sich die Behandlung auf diesen eng umschriebenen Bezirk und nicht etwa auf das gesamte schmerzhafte Gebiet des Oberarms – womöglich mit überflüssigen Massagen oder Elektrotherapie – auszurichten hat. Die Massage wird in einem solchen Fall nur mit einem Finger ausgeführt, genau an der Insertionsstelle der Supraspinatussehne. Werden – wie zuweilen indiziert – Infiltrationen mit Kortikosteroiden vorgenommen, so wird nach genauester Diagnostik auch nur eine sehr geringe Flüssigkeitsmenge benötigt, wenn diese genau am Ort der Schädigung injiziert wird. Bei einer partiellen Gelenkblockade («dérangement interne») zielt die Behandlung darauf ab, das freie Knorpel- oder Knochenfragment an seinen Ursprungsort oder in einen toten Gelenkwinkel zu placieren, so daß keine Blockade mehr entstehen kann. Naturgemäß tritt nach einer solchen manipulativen Reposition häufiger noch ein Rezidiv auf, doch wird der Patient meistens schnell beschwerdefrei.

Dieses Buch besteht aus einem allgemeinen Teil, der sich mit Diagnose und Behandlungsprinzipien befaßt, und einem speziellen Teil, der jedes Gelenk oder ein Gelenksystem (Wirbelsäule) im einzelnen berücksichtigt.
Schließlich sei erwähnt, daß bei der Interpretation der in diesem Buch beschriebenen Krankheitserscheinungen immer zu berücksichtigen ist, daß sie auch durch (glücklicherweise seltene) Tumoren des Bewegungsapparates verursacht sein können, und zwar sowohl durch benigne (Osteoidosteom) wie maligne Tumoren (Osteosarkom, Myosarkom). Vor allem dann, wenn die Erscheinungen nicht miteinander in Einklang zu stehen scheinen oder wenn Affektionen therapieresistent bleiben, muß dieser Möglichkeit Rechnung getragen werden.
Hinweise zur Information über nähere Einzelheiten bitten wir den Literaturverzeichnissen zu entnehmen.

DOS WINKEL
SALLY FISHER
CEES VROEGE

Spinalnerv
(Nervus spinalis)

Aufgrund praktischer Erwägungen unterteilt man das Rückenmark in ebenso viele Segmente, wie es der Anzahl der austretenden spinalen Nerven entspricht (C1 bis C8, Th1 bis Th12, L1 bis L5, S1 bis S5). Mit Ausnahme von C1 bis C8 werden die Spinalnerven nach demjenigen Wirbel benannt, unter dem sie austreten (s. Abb. 1.1).

Es ist auffallend und hinsichtlich der topographischen Orientierung von Bedeutung, daß der Abstand zwischen dem Ort des Spinalnervenaustritts durch die Foramina intervertebralia und den Ursprungssegmenten im Rückenmark von kranial nach kaudal stets zunimmt.
Die peripheren motorischen Nervenfasern verlassen das Rückenmark durch die Radices ventrales (Vorderwurzeln). In jedem Segment vereinigt sich eine gewisse Anzahl dieser Nervenfasern und bildet auf diese Weise den motorischen Anteil des Spinalnerven.
Die peripheren sensorischen Fasern sorgen für die Impulsfortleitung von den Sensoren, u.a. von Haut, Muskeln, Sehnen, Gelenkkapseln usw., und treten mit den Hinterwurzeln in das Rückenmark ein. Die Zellkörper dieser sensorischen Fasern befinden sich im Spinalganglion, das außerhalb des Zentralnervensystems liegt (s. Abb. 1.2).

Noch immer gilt als allgemein anerkanntes Prinzip das Gesetz von Bell und Magendie, welches besagt, daß alle sensorischen Fasern (also auch die nozisensorischen) das Rückenmark über die Hinterwurzeln erreichen, während alle motorischen Fasern das Rückenmark über die Vorderwurzeln verlassen.
Die Hypothese einer solchen strengen Trennung zwischen sensorischen und motorischen Fasern erweist sich aufgrund zahlreicher klinischer Untersuchungen als immer weniger haltbar. Seit langem schon ist es bekannt, daß unmyelinisierte Fasern an der Radix ventralis teilhaben. Bis vor kurzem wurden diese Fasern als präganglionäre Fasern der sympathischen Nerven (also als efferente Fasern) betrachtet. Man weiß jedoch, daß nur bei einer beschränkten Anzahl von Rückenmarkssegmenten (C8 oder Th1 bis L3) die Zellkörper der präganglionären sympathischen Nervenfasern in den Seitenhörnern liegen (dünn myelinisierte bis unmyelinisierte Fasern) (s. Abb. 1.3). Gleichwohl befinden sich auch in den Vorderwurzeln jener Segmente, die keinen sympathischen Ursprung aufweisen, unmyelinisierte Fasern.
Nach Angaben von Coggeshall (1973) sind 30% der Fasern in der Radix ventralis unmyelinisiert, und ein großer Anteil dieser Fasern auf allen Höhen der Spinalnerven ist nozisensorischer Natur. Dies ist ein wichtiger neuroanatomischer Befund in Hinblick auf das Verständnis der Kompressions- bzw. Irritationssyndrome der Vorderwurzel, die gewiß nicht ausschließlich motorischer Art sind.
Die Zellkörper dieser unmyelinisierten Nervenfasern liegen, ebenso wie die der unmyelinisierten Fasern der Hinterwurzeln, in den Spinalganglien. Neuroanatomische Untersuchungen haben ausgewiesen, daß die unmyelinisierten Fasern in den Vorderwurzeln ihre Endigungen in den Laminae I bis V nach Rexed haben, wobei sich eine erhebliche Endigungsdichte in den Laminae II bis V befindet.

Bisher ist es keineswegs deutlich, ob die Funktion der unmyelinisierten Fasern in den vorderen und hinteren Wurzeln unterschiedlich ist. So vertritt Mountcastle (1974) die Meinung, daß die Mehrzahl der unmyelinisierten Fasern in den Vorderwurzeln die Beckenorgane innerviert und eine hohe mechanische Reizschwelle besitzt.

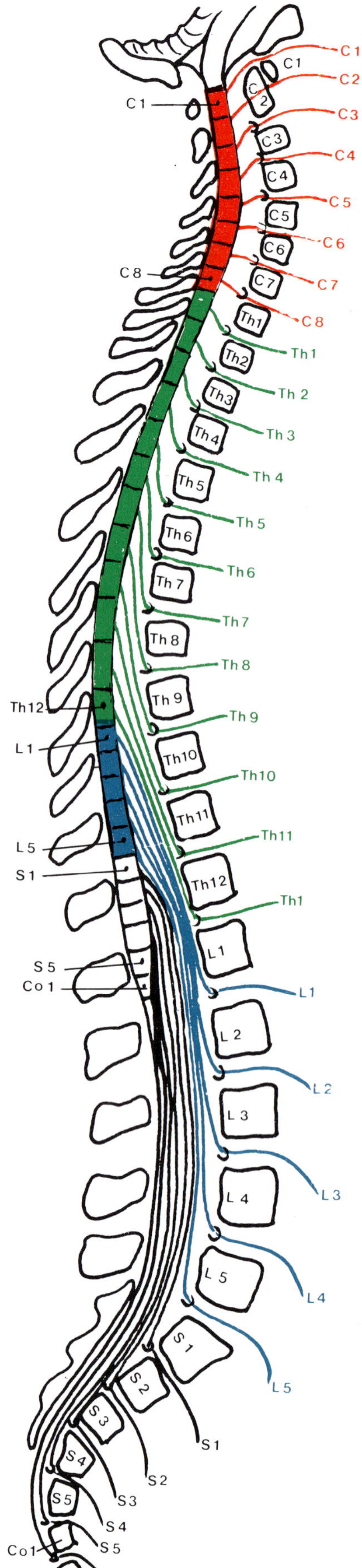

Abbildung 1.1
Die Beziehungen zwischen den Bewegungssegmenten und den Rückenmarkssegmenten sowie die Austrittsstellen der Spinalnerven.

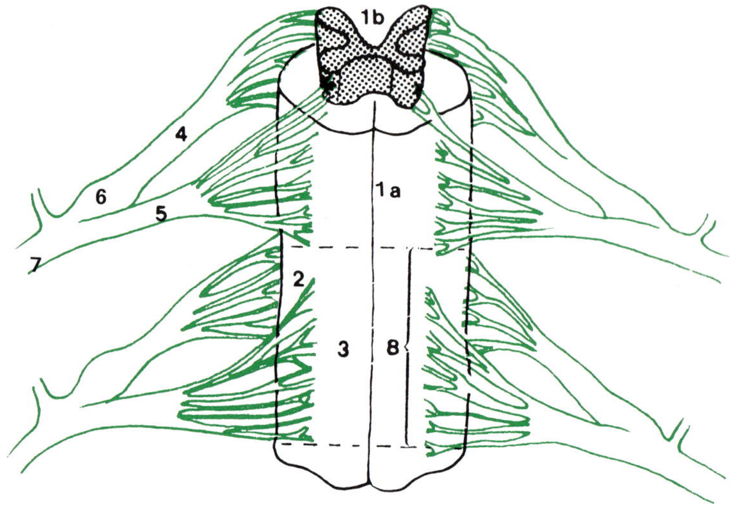

Abbildung 1.2
Rückenmark, Radix ventralis, Radix dorsalis, Spinalganglion und Spinalnerv.

1a. Rückenmark – weiße Substanz
1b. Rückenmark – graue Substanz
2. Fila der Radix dorsalis
3. Fila der Radix ventralis
4. Radix dorsalis
5. Radix ventralis
6. Spinalganglion
7. Spinalnerv
8. Segment

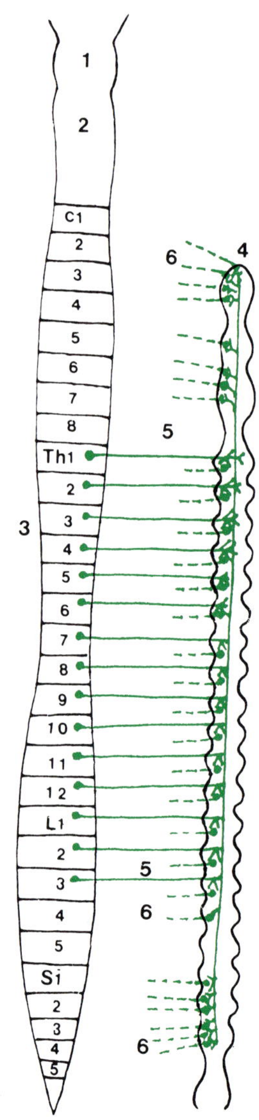

Abbildung 1.3
Schema von prä- und postganglionären Fasern für die sympathische Innervation des Bewegungsapparates.

1. Mittelhirn
2. Verlängertes Mark
3. Rückenmark
4. Grenzstrang
5. Präganglionäre Neuronen ———
6. Postganglionäre Neuronen - - - - -

Abbildung 1.4
Beziehung zwischen Nervenwurzel, Spinalnerv und Dura mater (im Querschnitt).

1. *Spinalganglion*
2. *Radix dorsalis*
3. *Radix ventralis*
4. *Dura mater*
5. *Arachnoidea*
6. *Subarachnoidalraum*
7. *Lig. denticulatum*
8. *Spinalnerv*

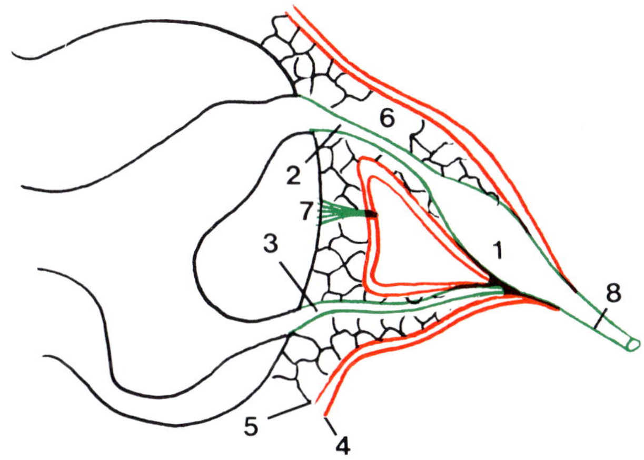

Abbildung 1.5
Die Rückenmarkshäute und ihre Beziehung zu den Spinalnerven.

1. *Pia mater*
2. *Arachnoidea*
3. *Dura mater*
4. *Ligamentum denticulatum*
5. *«Ärmel» der Dura mater*

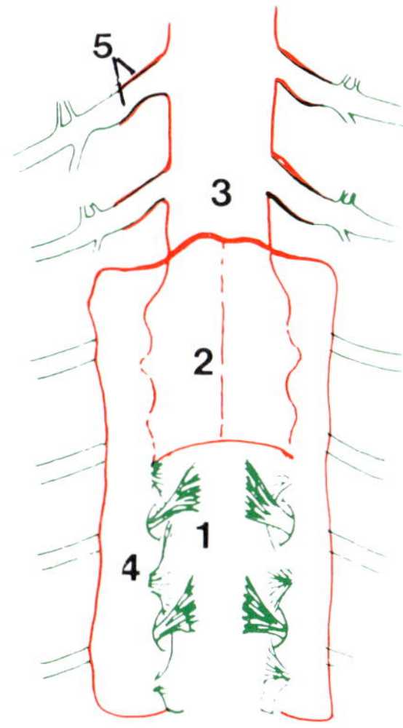

Abbildung 1.6
Ärmel und Manschette (Scheide) der Dura mater im Zervikalbereich.

1. *Radix dorsalis*
2. *Radix ventralis*
3. *Arachnoidea*
4. *Dura mater*
5. *Foramen intervertebrale*
6. *Rinne des Processus transversus*
7. *Duraärmel*
8. *Duramanschette*

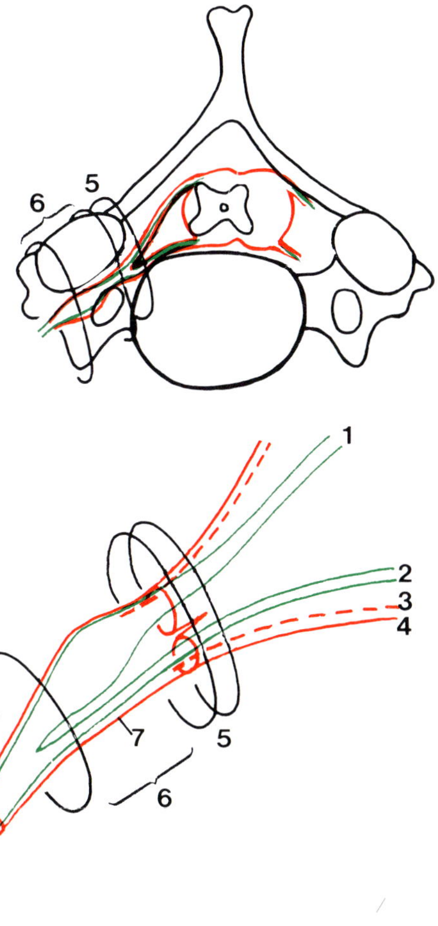

Abbildung 1.7a und b
Conus medullaris (terminalis) und Cauda equina im Canalis vertebralis.

a) Topographische Darstellung von Radix, N. spinalis, Discus intervertebralis und Arcus vertebrae im Lumbal- und Sakralbereich.
b) Detailzeichnung des N. spinalis S1. Der Duraärmel besitzt zwei Öffnungen, jeweils eine für die Radix anterior (ventral) und für die Radix posterior (dorsal).

(Nach Duus, P.– Neurologisch-topische Diagnostiek. 1980)

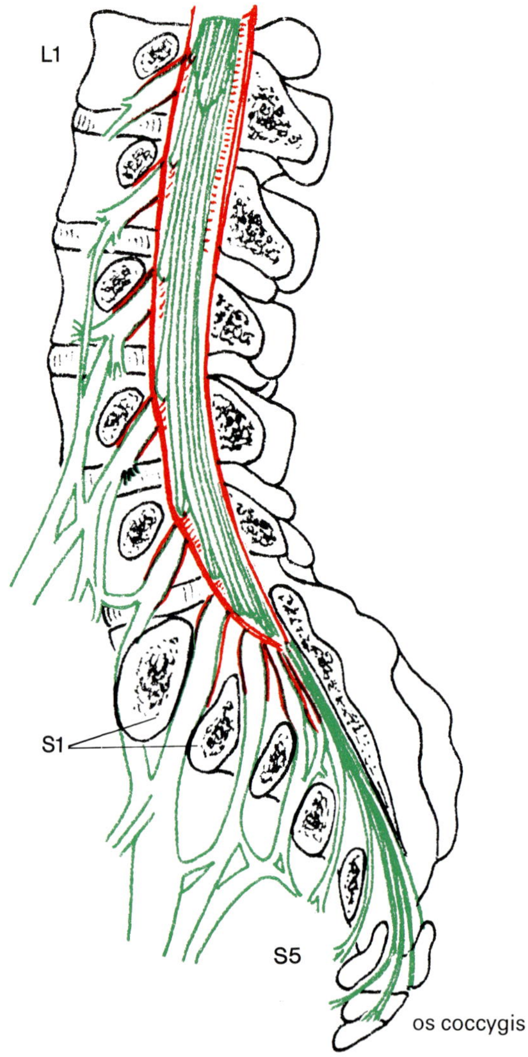

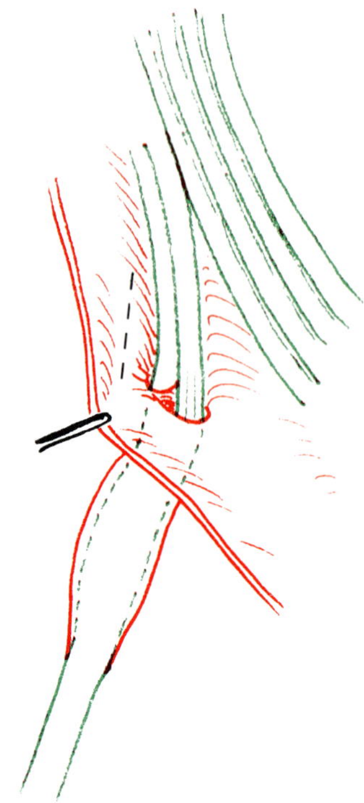

Es ist noch ungeklärt, ob diese Fasern zur nozisensorischen Erregungsleitung beitragen.
Klinische Befunde rechtfertigen die Annahme, daß auch beim Menschen die ventrale Wurzel einen Anteil an der Erregungsleitung nozisensorischer Impulse hat.

Das Rückenmark wird von Hüllen (Meninges spinales) umgeben; diese bestehen aus zwei zarten Häuten (Pia mater und Tunica arachnoidea) und einer harten Haut (Dura mater). Beim Austritt aus der Wirbelsäule wird jeder Spinalnerv von einem «Ärmel» der Dura mater umgeben (s. Abb. 1.4 bis 1.7).

Der Spinalnerv tritt gewissermaßen aus der Manschette des Ärmels aus. Man spricht daher auch von einer «Duramanschette». Distal vom Spinalganglion endet die Dura mater; der Nerv wird hier weiterhin von einem besser entwickelten Epineurium umgeben, während der Spinalnerv (wie auch die Radix anterior und posterior) innerhalb des Duraärmels nur ein gering entwickeltes Epineurium besitzt. Es herrscht noch keine einhellige Meinung darüber, ob der N. spinalis der Dura mater fest anhaftet oder nur locker mit ihr verbunden ist. Im letztgenannten Fall würde der Spinalnerv mehr Bewegungsfreiheit gegenüber der Dura mater besitzen. Die Innervation der Dura mater wird später besprochen.
Es gibt 7 zervikale Wirbel, 8 zervikale Rückenmarkssegmente und 8 zervikale Spinalnerven. Das Rückenmarkssegment liegt ungefähr 1 Wirbel höher als das zugehörige Bewegungssegment. Der austretende Spinalnerv wird im zervikalen Bereich nach dem *darunterliegenden* Wirbel des betreffenden Bewegungssegments benannt.

Beispiel: Der Spinalnerv C1 tritt zwischen C0 (= Okziput) und C1 aus, der Spinalnerv C6 zwischen C5 und C6, der Spinalnerv C8 zwischen C7 und Th1.

Es gibt 12 thorakale Wirbel, 12 thorakale Rückenmarkssegmente und 12 thorakale Spinalnerven. Die Verschiebung der Rückenmarkssegmente im Verhältnis zum zugehörigen Bewegungssegment setzt sich thorakal immer weiter fort.
In Höhe der Bewegungssegmente Th1 bis Th6 beträgt die Verschiebung 2 Rückenmarkssegmente, in Höhe der Bewegungssegmente Th7 bis Th9 ungefähr 3 Rückenmarkssegmente. In Höhe von Th9 und Th10 befinden sich die lumbalen Rückenmarkssegmente und in Höhe von Th11 bis L1 (L2) die sakralen Rückenmarkssegmente.
Die thorakalen Spinalnerven treten daher in Bezug auf ihre Ursprungssegmente stets weiter kaudal aus der Wirbelsäule aus und werden nach dem *darüberliegenden* Wirbel des betreffenden Bewegungssegments benannt.
Beispiel: der Spinalnerv Th8 tritt zwischen Th8 und Th9 aus.

Es gibt 5 Lendenwirbel und 5 miteinander verwachsene Kreuzbeinwirbel, 5 lumbale und 5 sakrale Rückenmarkssegmente (s. thorakale) und 5 lumbale und 5 sakrale Spinalnerven.
Der Conus medullaris befindet sich in Höhe des Wirbels L1 (L2).
Die lumbalen und sakralen Wurzeln bilden die Cauda equina. Die lumbalen Spinalnerven gehen (umgeben vom Duraärmel) von der Cauda equina ab, und zwar in Höhe jedes lumbalen Bewegungssegments.
Beispiel: Der Spinalnerv L1 trennt sich in Höhe des Bewegungssegments L1–L2 ab, der Spinalnerv L5 in Höhe des Bewegungssegments L5–S1.
Die Spinalnerven werden nach dem *darüberliegenden* Wirbel des betreffenden Bewegungssegments benannt.
Hieraus wird deutlich, daß der Abstand zwischen den lumbalen Ursprungssegmenten und den Austrittsstellen der lumbalen Spinalnerven stets zunimmt.
Die sakralen Spinalnerven treten durch die Foramina intervertebralia aus dem Sakralkanal aus, ebenfalls umgeben von der Dura mater.
Schließlich treten die Spinalnerven durch die Foramina sacralia anteriora und posteriora aus dem Rand des Os sacrum aus, und zwar als Rami ventrales bzw. Rami dorsales.

Die Nervenstruktur

Ein Nerv besteht aus einer großen Anzahl verschiedener Typen von Nervenfasern. Jede Faser wird von Endoneurium umgeben, mehrere Fasern von Perineurium (sie bilden auf diese Weise einen Faszikulus – Nervenfaserbündel). Mehrere Faszikel werden von Epineurium umhüllt (s. Abb. 1.8), das zugleich die Außenansicht (dichtes Bindegewebe) des Nerven bildet. Das Epi- und Perineurium besteht aus dichtem Bindegewebe, das Endoneurium aus weitmaschigem, lockerem Bindegewebe.

Das Bindegewebe der Nerven hat als Stroma (bindegewebiges Stützgewebe, Gerüst) eines Nerven die Aufgabe, den Nervenfasern Halt zu geben und die Ernährung der Nervenfasern aus einem longitudinalen Gefäßnetz, das über weitverzweigte Anastomosen mit dem transversalen Gefäßnetz verfügt, zu vermitteln. Die zugfesten kollagenen Fasern des Epineuriums verhindern bei Zugbelastung eine zu große Krafteinwirkung auf die Nervenfasern selbst. Außerdem weisen die Nervenfasern in einem Faserbündel einen welligen Verlauf auf, so daß auch in den Fasern selbst noch ein gewisser Längenausgleich stattfinden kann.
Endo-, Peri- und Epineurium leisten somit schon infolge ihrer Struktur Widerstand gegenüber äußerem Druck und/oder Zug. Das Epineurium bietet überdies Schutz vor äußeren chemischen Einflüssen.

Abbildung 1.8
Querschnitt eines peripheren Nerven.
1. *Epineurium*
2. *Perineurium*
3. *Endoneurium*
4. *Faszikuli*

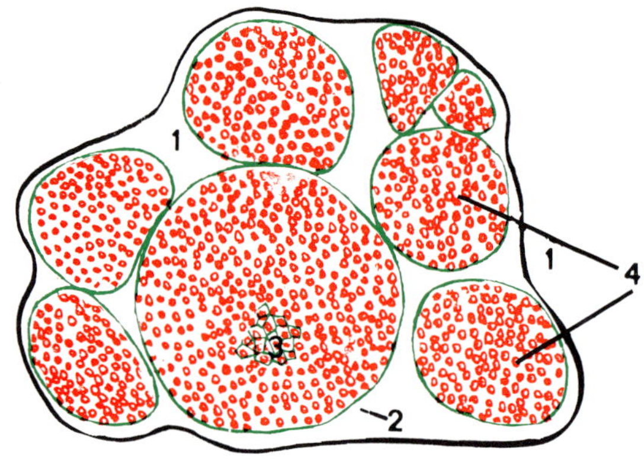

Abbildung 1.9
Arterielle Gefäßversorgung der Radix ventralis und dorsalis.

1. *A. radicularis*
2. *Arterieller Zweig des Wirbelkörpers*
3. *Arterieller Zweig des Spinalnerven und der Radices*
4. *Arterieller Zweig der Radix ventralis*
5. *Arterieller Zweig der Radix dorsalis*
6. *A. spinalis ventralis*
7. *A. spinalis dorsalis*
8. *Arachnoidea und Dura mater*
9. *Corpus vertebrae*

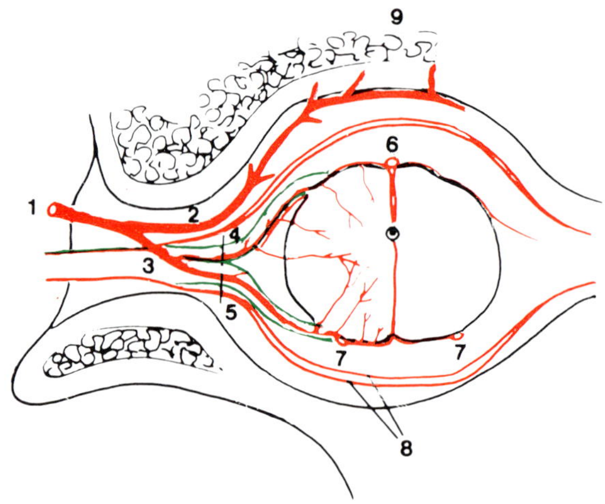

Abbildung 1.10
Venöser Kreislauf der Radix ventralis und dorsalis.

1. *V. intervertebralis*
2. *V. radicularis ventralis*
3. *V. radicularis dorsalis*
4. *Dura mater*
5. *Arachnoidea*
6. *Inneres und äußeres vertebrales Venensystem*

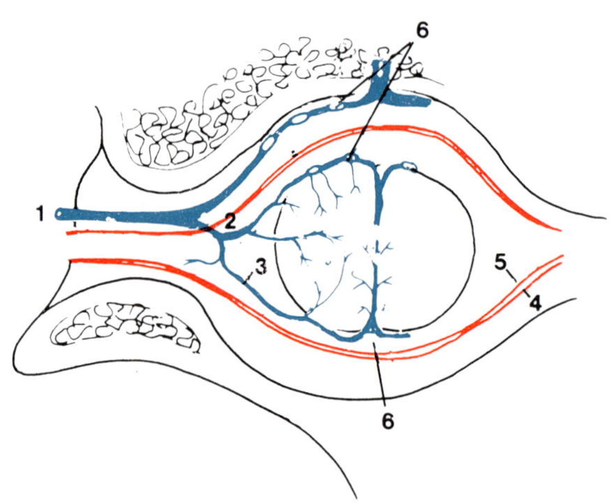

Bezüglich des Aufbaus muß eine Reihe von Unterschieden zwischen dem peripheren und dem Spinalnerven betont werden. Der periphere Nerv besitzt Endo-, Peri- und Epineurium. Innerhalb des Duraärmels (wie auch der Wurzeln) enthält der Spinalnerv zwar ein Endoneurium, jedoch kein Perineurium und ein nur gering entwickeltes Epineurium. Die Nervenfasern des Spinalnerven zeigen einen deutlich ausgeprägten parallelen Verlauf. Daraus ergibt sich u.a., daß der Spinalnerv auf äußeren Druck und/oder Zug viel empfindlicher und leichter verletzbar reagiert als der periphere Nerv (z.B. bei Diskusprotrusion/-prolaps).
Da das Perineurium beim Spinalnerven (innerhalb des Duraärmels) und im Bereich der Wurzeln fehlt, wird die betreffende Struktur nicht nur in geringerem Maße vor Dehnung, Zug und/oder Druck geschützt, sondern es fällt überdies auch die Schranke für chemische Stoffe (z.B. bei einer Verletzung freigesetzter Substanzen) weitgehend fort. Spinalnerv und Wurzeln muß man daher sicher als einen Locus minoris resistentiae betrachten.

Die arterielle Gefäßversorgung der Radix ventralis und dorsalis erfolgt hauptsächlich über die horizontal verlaufende A. radicularis ventralis und dorsalis, die mit der A. spinalis ventralis und dorsalis anastomosiert (s. Abb. 1.9). Die A. radicularis versorgt nicht nur die Wurzeln, die Dura mater und die das Foramen intervertebrale umgebenden Strukturen, sondern (durch Anastomosen mit den Aa. spinales anterior und posterior) auch Teile des Rückenmarks.
Auf jeder Höhe tritt eine A. radicularis durch das Foramen intervertebrale in den Vertebralkanal ein.
Nur auf wenigen Höhen besitzen die Aa. radiculares ein größeres Lumen. Diese Arterien setzen sich bis ins Mark hinein fort, wo sie mit dem längsverlaufenden (longitudinalen) arteriellen System anastomosieren.
Die Kompression einer A. radicularis von größerem Lumen kann eine vaskuläre Insuffizienz des Marks zur Folge haben. Es ist von großer Bedeutung für die manuelle Diagnostik und Therapie, diese Problematik zu kennen. De Graaff (1982) promovierte kürzlich mit seiner Dissertation «Cervicale spondylogene myelopathieën».

Der venöse Kreislauf der Wurzeln findet über die V. radicularis ventralis und dorsalis statt, ebenfalls mit Anastomosen zwischen den horizontal und vertikal verlaufenden Venen des Rückenmarks und der Wurzeln (s. Abb. 1.10).

Das Lymphsystem ist nur mäßig entwickelt.

Das arterielle und das venöse System (sowohl innerhalb als auch außerhalb des Canalis vertebralis und im Foramen intervertebrale) werden von Plexus unmyelinisierter Nervenfasern umgeben (sowohl vegetativ afferent im Hinblick auf Druckempfindlichkeit, Chemosensibilität und Nozisensorik der Blutgefäße selbst als auch vegetativ efferent, soweit es sich um orthosympathische Fasern handelt, zur Tonusregulation der glatten Muskulatur und der Blutgefäße (namentlich der präkapillären Sphinkter = Schließmuskel). Dadurch wird das Gefäßsystem selbst zu einer möglichen «Schmerzquelle». Zudem wird oft die Meinung vertreten, daß die primäre Gelenkinnervation von Kapsel und Bändern (vor allem nozisensorisch) durch gewisse Nerven erfolgt, die unabhängig von den peripheren Nerven, jedoch vielfach mit den artikulären Blutgefäßen gemeinsam verlaufen.
Eine der Aufgaben des perivaskulären Plexus besteht also darin, nicht nur die nozisensorischen Reize aus den Gefäßen selbst fortzuleiten, sondern auch diejenigen aus den Gelenken.
Die Durchblutung der Spinalnerven, der Nervenwurzeln, der das Foramen intervertebrale umgebenden Strukturen, der Dura mater spinalis und des Rückenmarks ist für die Funktion dieser Gewebe von entscheidender Bedeutung. Eine Behinderung der Durchblutung führt zu lokalen Gewebeveränderungen aufgrund von Ischämie und hat einen Funktionsverlust zur Folge.

Verzweigungen des N. spinalis

Jeder Spinalnerv verzweigt sich außerhalb der Foramina intervertebralia in einen Ramus dorsalis und einen Ramus ventralis, die beide sowohl somatomotorische als auch somatosensorische Fasern enthalten (s. Abb. 1.11). Der Spinalnerv (und seine Verzweigungen) führt auch vegetative Fasern (afferent und efferent), u. a. für die Innervation der Blutgefäße des Bewegungsapparates.
Es wurde bereits erwähnt, daß präganglionäre sympathische Fasern das Rückenmark durch die Radix ventralis verlassen, und zwar ausschließlich in Höhe von C8 oder Th1 bis L3. Sie zweigen als Rami communicantes albi von den betreffenden Spinalnerven ab.
Nach Synapsenbildung im Grenzstrang verlassen die postganglionären

Abbildung 1.11
Schema des Spinalnerven und seiner Verzweigungen.

1. *Radix ventralis*
2. *Radix dorsalis*
3. *Ramus meningeus*
4. *Ramus dorsalis*
5. *Ramus ventralis*
6. *Ramus communicans albus*
7. *Ramus communicans griseus*
8. *Ganglion des Grenzstranges*
9. *Sympathischer Grenzstrang*
10. *Viszerale efferente Faser*
11. *Spinalnerv*
12. *Spinalganglion*
13. *Motorische Vorderhornzellen*
14. *Vegetative Seitenhornzellen*

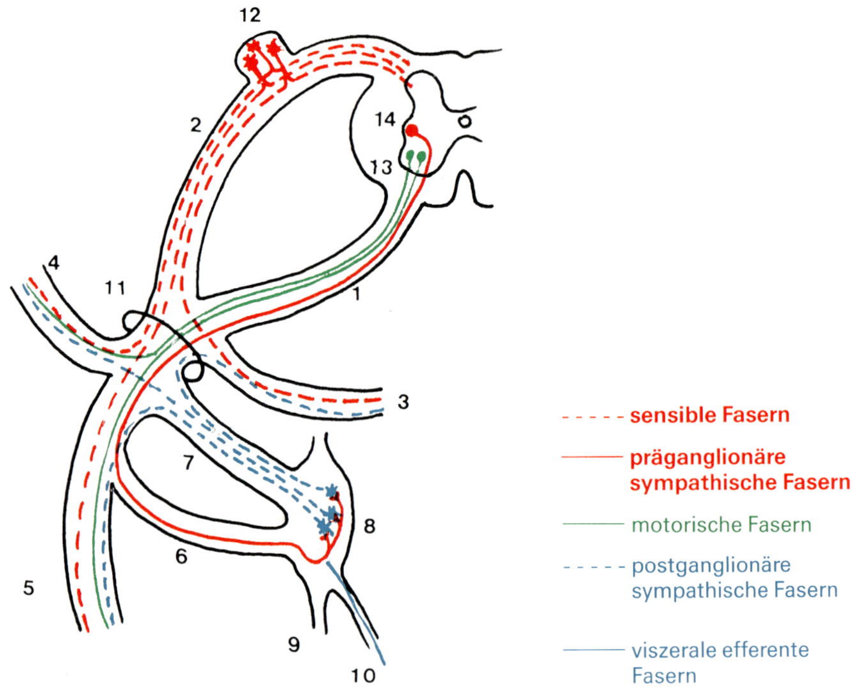

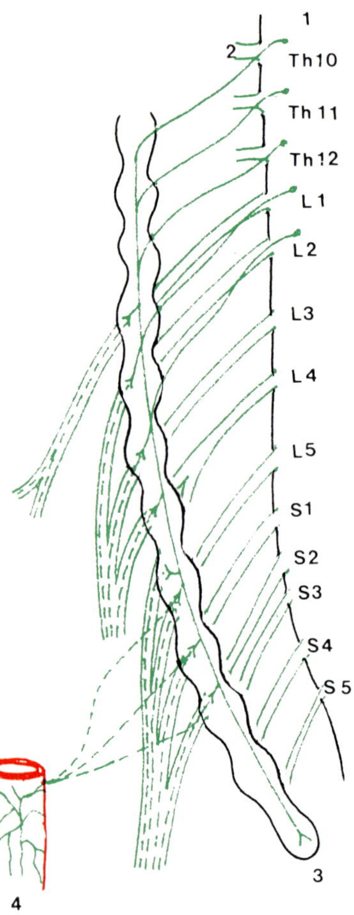

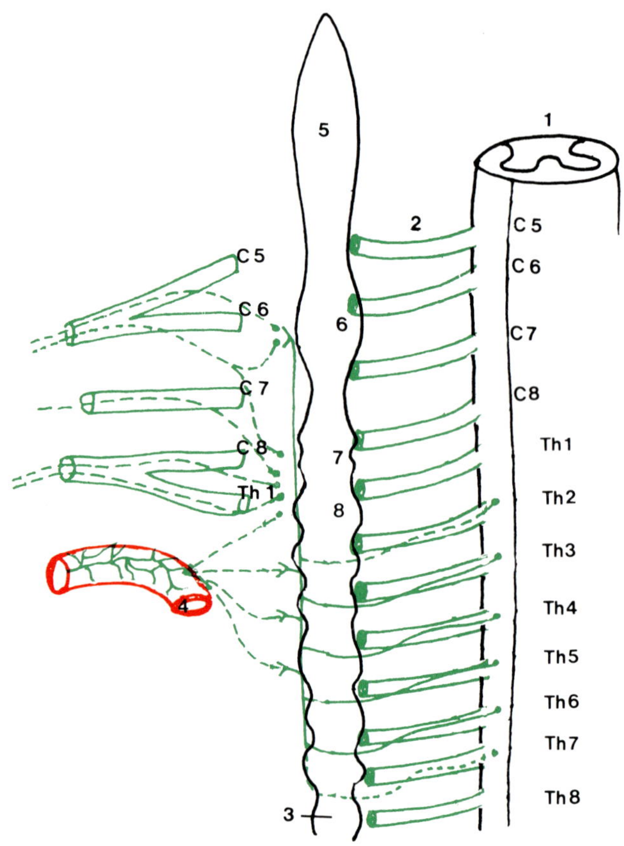

Abbildung 1.12
Schema der sympathischen Innervation der unteren Extremität.

1. *Rückenmark*
2. *Spinalnerv*
3. *Grenzstrang*
4. *A. iliaca mit perivasalen Fasern*

Abbildung 1.13
Schema der sympathischen Innervation der oberen Extremität.

1. *Rückenmark*
2. *Spinalnerv*
3. *Grenzstrang*
4. *A. subclavia mit perivasalen Fasern*
5. *Ganglion cervicale superius*
6. *Ganglion cervicale medium*
7. *Ganglion cervicale inferius (cervicothoracicum, stellatum)*
8. *Ganglion thoracicum I*

sympathischen Fasern als Rami communicantes grisei den Truncus sympathicus und fügen sich u.a. wieder den Spinalnerven hinzu. Diese postganglionären Fasern begleiten die Spinalnerven bis in die Peripherie. Trotz der nur beschränkten Anzahl von Ursprungssegmenten im Rückenmark, vor allem im thorakalen Bereich, empfängt jeder Spinalnerv (zervikal, thorakal, lumbal und sakral) doch ein postganglionäres Neuron (s. Abb. 1.12 und 1.13).
Im Grenzstrang finden viele Verzweigungen einer beschränkten Anzahl präganglionärer Fasern statt, so daß die ursprünglich segmentale Gliederung des sympathischen Nervensystems in der schließlich erreichten Innervation des Halte- und Bewegungsapparates kaum noch zu erkennen ist. Die sympathische Innervation des Bewegungsapparates ist von außerordentlich großer Bedeutung für die Funktion dieses Systems (Korr 1978–1979, Brügger 1977).
Es läßt sich daher schematisch feststellen, daß sowohl der Ramus dorsalis wie der Ramus ventralis des Spinalnerven somatisch afferente und efferente sowie vegetativ afferente und efferente Fasern enthalten (s. Abb. 1.11).
Der Ramus meningeus (N. recurrens) wird häufig auch als Zweig des Spinalnerven betrachtet. Er führt somatisch afferente, vegetativ afferente und efferente Fasern.
Obgleich noch verhältnismäßig wenig Klarheit über das vegetativ afferente System besteht (ein Teil der nozisensorischen Fasern wird für vegetativ afferent gehalten, weil er gemeinsam mit den sympathischen Fasern verläuft), besitzen diese Fasern wahrscheinlich in noch unbekannter Weise ihre Endigungen in den Ursprungssegmenten des sympathischen Nervensystems im Rückenmark. Dies scheint eine Voraussetzung für spinale segmentale sympathische Reflexaktivitäten zu sein (Hansen-Schliack 1962).

Innervation von Radix ventralis, Radix dorsalis, Ramus ventralis und Ramus dorsalis

Die äußere Bindegewebsschicht der Radix dorsalis (ein nur schwach entwickeltes Epineurium) wird vermutlich durch kleine Faserzweige aus den Zellen der Spinalganglien innerviert, die äußere Bindegewebsschicht der Radix ventralis (ebenfalls ein nur gering entwickeltes Epineurium) hingegen wahrscheinlich durch kleine Äste des Ramus meningeus.

Das Peri- und Epineurium des Ramus ventralis und dorsalis wird doppelt innerviert: einerseits durch kleine Axonäste des Nerven selbst, andererseits durch kleine Äste des perivaskulären Nerven. Die Mehrzahl dieser innervierenden Äste besitzt freie Nervenendigungen, die der Nozisensorik dienen.

Wie bereits in Zusammenhang mit dem Kreislauf erwähnt, haben die Radices, der N. spinalis sowie dessen Verzweigungen (Ramus dorsalis und ventralis) nicht nur die Aufgabe der Erregungsleitung (u.a. der Nozisensorik), sondern können auch selbst eine potentielle Schmerzquelle darstellen. Mechanische Irritationen, wie z.B. Kompression und chemische Reizung dieser Gewebe selbst, können nozisensorische Impulse auslösen. Häufig wird die Meinung vertreten (Urban 1981), daß Dehnung und Kompression des Nerven an sich keine Schmerzen verursachen; hingegen ist dies doch der Fall, wenn im Nerven eine Entzündungsreaktion mit Fibrosierung stattfindet (s. Abb. 1.14).
Ein mechanischer Reiz (Druck, Dehnung oder Zug) kann unmittelbar auf den Nerven einwirken, aber auch auf die Gefäßversorgung des Nerven. Durch die mechanische Irritation mit ischämischer Komponente kommt es zu einer «Entzündungsreaktion» (oder besser zu einer Gewebsreaktion) mit umschriebenem Exsudat und örtlicher Schwellung (perineurales Ödem).

Abbildung 1.14
Adhäsionen der Dura mater und der Arachnoidea mit dem Spinalnerven.

1. *Normal*
2. *Partielle Adhäsion von Arachnoidea und Dura mater*
3. *Partielle Adhäsion der Arachnoidea*
4. *Totale Adhäsion*

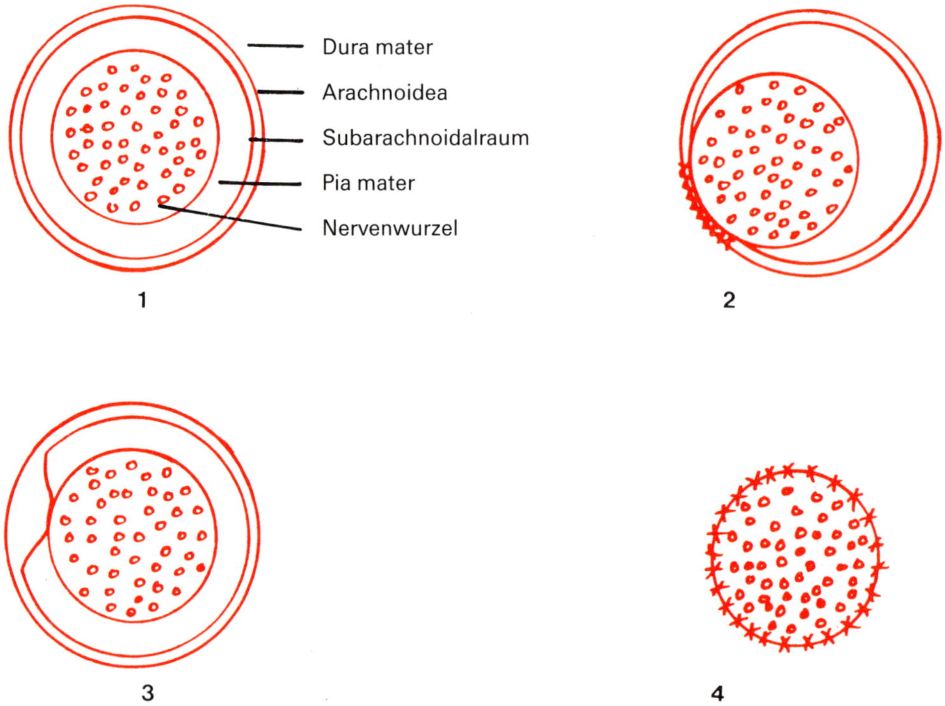

Je nach dem Ausmaß des Druckes und der Dauer der Kompression beobachtet man neben der Entzündungsreaktion das Zustandekommen einer degenerativen Veränderung des Nervengewebes mit Fibrosierung (Kopell-Thompson 1976, Murphy 1977, Urban 1982.)
Eine mögliche Ursache der Fibrosierung nach einer Entzündungsreaktion ist der mangelnde Abtransport des entzündlichen Exsudates als Folge der nur mäßigen Ausbildung des Lymphsystems in Spinalnerv und Nervenwurzeln. Kommt es erst einmal zu Fibrosierung, so unterhält der Irritationsprozeß sich weiterhin selbst. Man fand verschiedene Adhäsionsstellen im gesamten Spinalnervenverlauf.
Die Bildung einer intraneuralen Fibrose führt zu anhaltender Irritation. Die Fibrose verändert die biomechanischen Eigenschaften des Nerven, beeinträchtigt die innere Blutversorgung von Nerven, so daß sich eine lokale Ischämie einstellt, und veranlaßt die Ausschaltung von Axonen im Gebiet der Fibrose. In diesem Zusammenhang sollte der Begriff «artificial synapse» (Murphy 1977) erwähnt werden.

Ramus dorsalis

Der Ramus dorsalis des Spinalnerven ist und bleibt ein monosegmentaler (nur auf ein Segment beschränkter) Nerv. Im weiteren Verlauf des Ramus dorsalis zweigen sich kollaterale Äste ab, die nach den von ihnen innervierten Geweben benannt werden: Ramus cutaneus, Ramus muscularis und Ramus articularis (s. Abb. 1.15). Die Rami articulares innervieren die Gelenkkapsel der Intervertebralgelenke (Wirbelgelenke) in Höhe der zervikalen, thorakalen und lumbalen Wirbelsäule (s. Abb. 1.16 und 1.17).
Es verhält sich keineswegs so, daß jedes Intervertebralgelenk monosegmental innerviert wird. Mehrere monosegmental verlaufende Rami articularis innervieren *ein* Intervertebralgelenk (s. Abb. 1.18).

Das bedeutet, daß die Symptomatologie bei mechanischer und/oder chemischer Irritation der Nozisensoren in einer Gelenkkapsel eines Wirbelgelenks sich immer über mehrere Segmente ausbreiten wird.
Man spricht von einem Wirbelgelenksyndrom («facet syndrome», Mooney-Robertson 1976) und einem pseudoradikulären Syndrom Typ I (Brügger 1977). Im Grunde wird mit dieser Terminologie dasselbe zum Ausdruck gebracht. Cyriax (1978) verwendet den Begriff «referred pain»

Abbildung 1.15
Verlauf des R. dorsalis und des N. recurrens.

1. *N. spinalis*
2. *Ramus ventralis (anterior)*
3. *Ramus dorsalis (posterior), dieser innerviert:*
   - *den lateralen Anteil der Gelenkkapsel des Wirbelgelenks (Articulatio intervertrebralis, Articulatio zygapophysialis, «Facetten»-Gelenk) (R. articularis)*
   - *die Rückenstrecker (R. muscularis)*
   - *die Rückenhaut (N. cutaneus)*
4. *N. recurrens (N. sinuvertebralis/ R. meningeus), dieser innerviert:*
   - *den medialen Anteil der Gelenkkapsel des Wirbelgelenks («Facetten»-Gelenk)*
   - *das Periost des Wirbels*
   - *das Lig. longitudinale posterius*
   - *die Dura mater (hauptsächlich ventral)*
   - *den dorsalen Anteil des Anulus fibrosus*
5. *Ramus communicans albus*
6. *Ramus communicans griseus*
7. *Ganglion des Grenzstranges des Sympathikus*

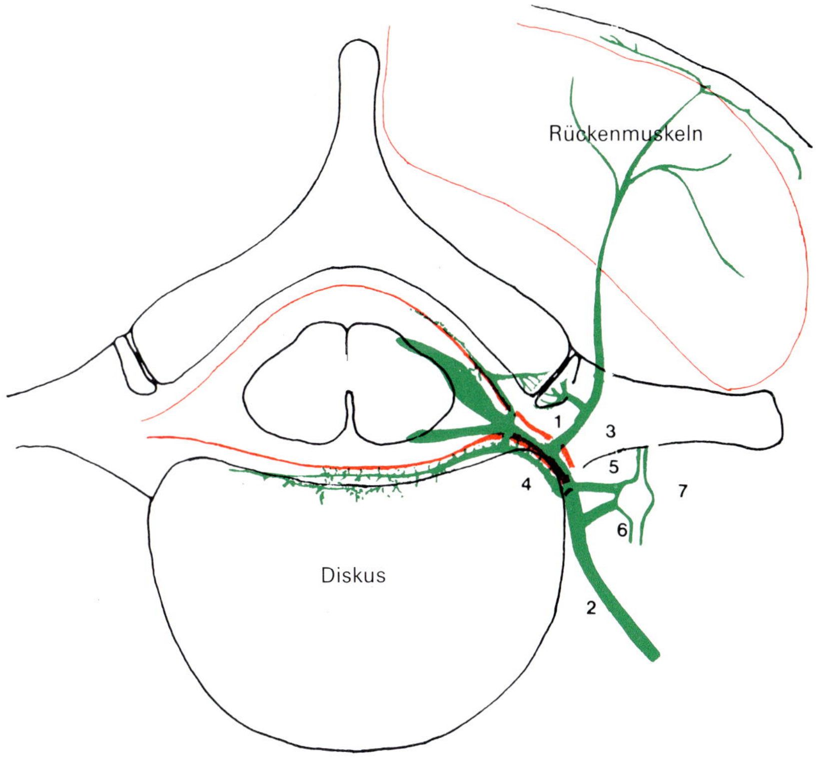

Abbildung 1.16
Innervation der zervikalen Gewebe durch den Ramus dorsalis.

1. *Grenzstrang*
2. *Lig. longitudinale anterius*
3. *Lig. longitudinale posterius*
4. *Corpus vertebrae*
5. *Rückenmark*
6. *Wirbelgelenk («Facetten»-Gelenk)*
7. *Ramus ventralis*
8. *Ramus dorsalis*
9. *Foramen intervertebrale (transversarium) mit u.a. dem Plexus vertebralis*

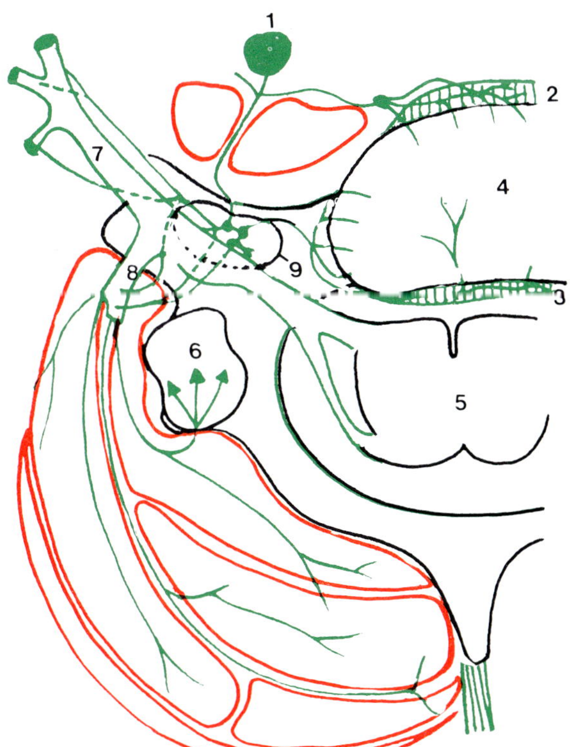

(übertragener oder fortgeleiteter Schmerz) (s. S. 43). Zur Entstehungsweise des «referred pain» gibt es viele Theorien. Ein möglicherweise wichtiger Faktor bei der Schmerzübertragung – «referred pain» – könnte darin bestehen, daß eine chronisch gesteigerte Sympathikusaktivität im Zusammenhang mit einer Störung des Halte- und Bewegungsapparates u.a. eine Senkung der Reizschwelle und vermehrte Reizbarkeit der Sensoren und freien Nervenendigungen in Haut, Muskel, Kapsel usw. bewirkt.

Diese Senkung der Reizschwelle und die vermehrte Reizbarkeit der Sensoren und freien Nervenendigungen in den segmental verbundenen

Abbildung 1.17
Innervation der thorakalen Gewebe durch den Ramus dorsalis.

1. *Grenzstrang*
2. *Lig. longitudinale anterius*
3. *Lig. longitudinale posterius*
4. *Corpus vertebrae*
5. *Rückenmark*
6. *Wirbelgelenk («Facetten»-Gelenk)*
7. *Ramus ventralis*
8. *Ramus dorsalis*

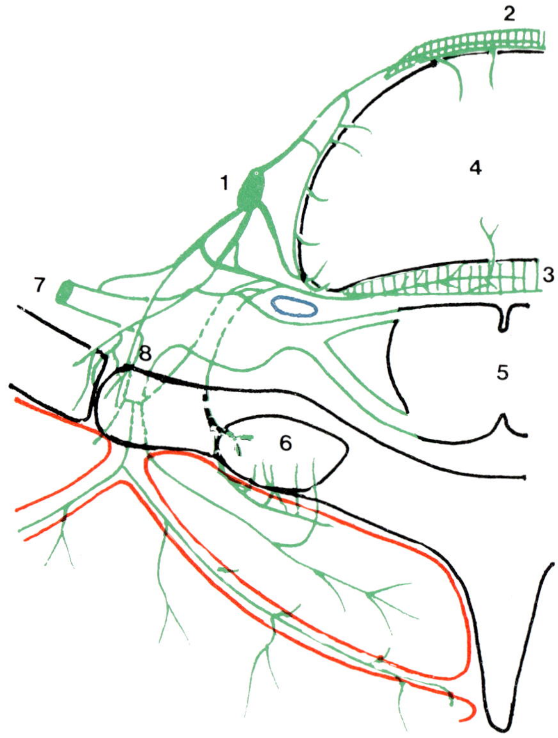

Abbildung 1.18
Innervation der Wirbelgelenke («Facetten»-Gelenke) durch mehrere Rami dorsales.

Spinalgangion
2. *Grenzstrang*
3. *Ramus ventralis*
4. *Ramus dorsalis*
5. *Rami articulares des Ramus dorsalis*
6. *Rami musculares und cutanei des Ramus dorsalis*

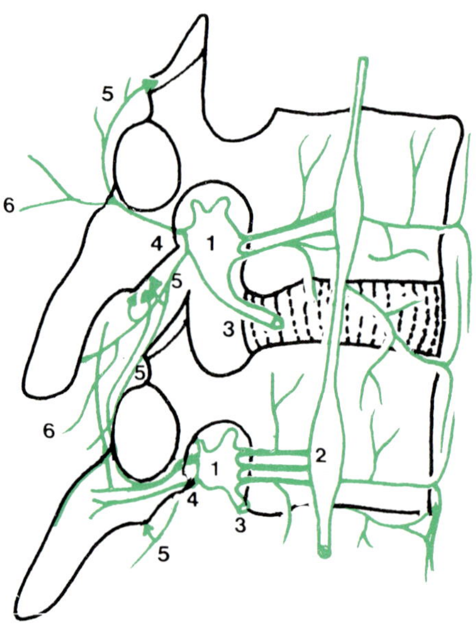

Geweben (z.B. Dermatom und Myotom) können leicht zu einem erhöhten nozisensorischen «input» aus diesen Strukturen zum Rückenmark, zur Formatio reticularis, zum Thalamus und zur somatosensorischen Hirnrinde führen.

Es ist sicher denkbar, daß eine chronisch erhöhte sympathische Aktivität lokale Gewebsstörungen hervorruft. Die Auswirkungen dieser vegetativen Dysregulation sind vasomotorischer, trophischer und metabolischer Natur. Es ist sogar denkbar, daß diese vegetative Dyregulation nicht immer sekundär, sondern primär auftritt. Diese primär vegetative Dysregulation verursacht lokale Gewebsstörungen. Vegetative Reflexmechanismen sind ebenfalls bei der Entstehung von Dysästhesien oder «referred pain» beteiligt, die manchmal einen scheinbar radikulären Charakter annehmen, jedoch die Grenzen eines Dermatoms überschreiten.

So scheint ein Abschnitt des Circulus vitiosus im Rahmen des «referred sensation» geschlossen werden zu können (Korr 1978–1979, Sato-Schmidt 1974).

Cyriax beschreibt eine Reihe typischer Eigenschaften fortgeleiteter Schmerzen («referred pain», s. S. 43).

Abbildung 1.19
Extrasegmentale Dura-Schmerzausstrahlung.

1. *Spinalnerv*
2. *Ramus dorsalis*
3. *Ramus ventralis*
4. *Ramus meningeus*

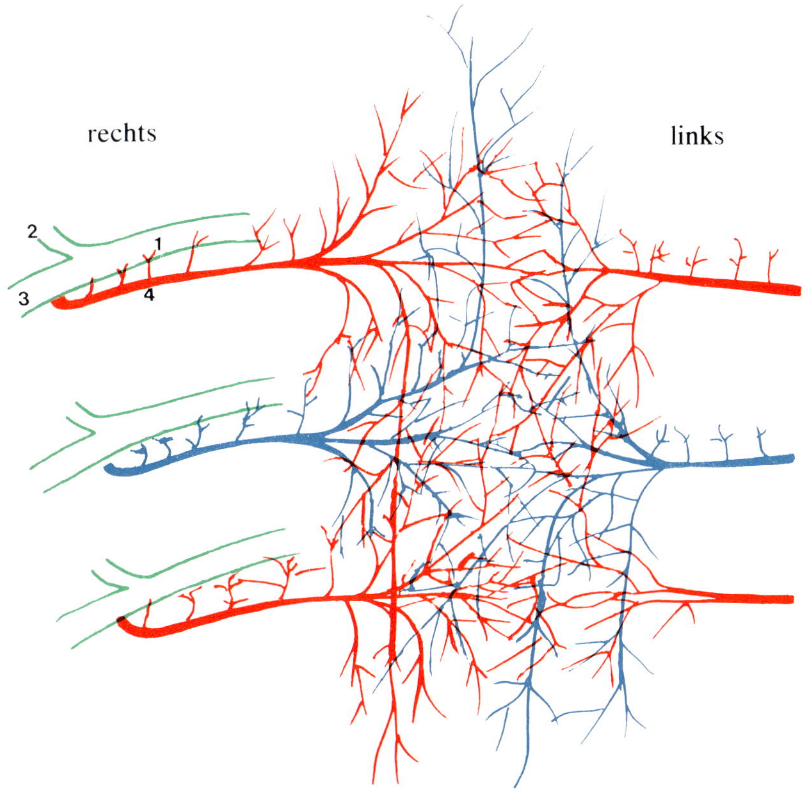

Ramus meningeus (N. sinuvertebralis oder N. recurrens)

Der Ramus meningeus besteht hauptsächlich aus vegetativ afferenten Fasern (u.a. nozisensorischen Fasern) und postganglionären sympathischen Fasern aus dem Truncus sympathicus (s. Abb. 1.11 und 1.15).
Dieser Ramus (Zweig) verläuft monosegmental durch das Foramen intervertebrale ins Rückenmark zurück und schickt kollaterale Äste, die verschiedene Segmente in kaudaler und kranialer Richtung überbrücken, in den Wirbelkanal (Canalis vertebralis). Schließlich läuft dieser Zweig in freie Nervenendigungen aus (s. Abb. 1.19).
Der Ramus meningeus innerviert eine große Anzahl von Geweben:
- Lig. longitudinale posterius und Lig. flavum;
- Anulus fibrosus des Discus intervertebralis (Faserring der Bandscheibe);
- Corpus und Arcus vertebrae (Wirbelkörper und -bogen);
- Dura mater: mehr im vorderen als im hinteren Anteil;
- Radix ventralis.

Das heißt, daß die Symptomatologie bei Kompression der Dura mater, z.B. durch eine Diskusprotrusion, niemals in segmentaler Gesetzmäßigkeit in Erscheinung treten wird, sondern sich multisegmental (manchmal auch bilateral) ausbreitet. Reizung (mechanischer und/oder chemischer Art) der nozisensorischen Innervation der Dura mater verursacht eine sogenannte extrasegmentale Schmerzausstrahlung.
Es wird oft beschrieben, daß ein Ramus meningeus auf jeder Höhe der Spinalnerven durch das Foramen intervertebrale in den Wirbelkanal zurückläuft. Noch ist nicht vollständig geklärt, ob auch die Duramanschette durch den Ramus meningeus innerviert wird, doch gibt es sicher Hinweise dafür.
Aus dem soeben Angeführten mag deutlich werden, daß die Innervation praktisch aller Strukturen des Bewegungssegments erfolgt durch:
- den Ramus dorsalis des Spinalnerven;
- den Ramus meningeus des Spinalnerven;
- sympathische Fasern, die teils unmittelbar aus dem Grenzstrang zu den durch sie zu innervierenden Strukturen ziehen (direkte sympathische Innervation) und sich teils dem Ramus dorsalis und meningeus anschließen (indirekte sympathische Innervation).

Wir unterscheiden also folgende Strukturen, die teils monosegmental, teils multisegmental innerviert werden:

- Kapseln der Intervertebralgelenke (Wirbelgelenke), Kostotransversal-, Kostovertebral- und Unkovertebralgelenke;
- Lig. longitudinale anterius und posterius, Lig. flavum, Lig. interspinale und supraspinale;
- Periost;
- Corpus vertebrae, Arcus vertebrae und Processus spinosus;
- Dura mater (hauptsächlich vorn);
- Discus intervertebralis (Bandscheibe) (hauptsächlich die hinteren äußeren Fasern des Anulus fibrosus);
- Nerven (N. spinalis, Radix anterior und posterior);
- Blutgefäße (arteriell und venös);
- tiefe Rückenmuskulatur (Rückenstrecker – Erector trunci – auch «genuine» Rückenmuskulatur);
- paraspinaler Hautbereich.

Die Bedeutung der sympathischen Innervation dieser Gewebe ist noch keineswegs in dieser detaillierten Form bekannt. Zudem ist es noch fraglich, ob diese Auswirkungen nun indirekt (falls sie über die vasomotorischen Einflüsse auf die Gewebe erfolgen) oder direkt (im Falle direkter sympathischer Beeinflussung der Gewebe) zum Tragen kommen. Wyke (1972) trifft z. B. ausdrücklich folgende Feststellung: «There is no evidence of the existence in any articular nerve of secremotor fibres or indeed of any direct nervous influence on the production of synovial fluid others than exerted indirectly by vasomotor nervous effects on the diameter of the articular bloodvessels (and theirs on the blood-flow)».

Bei anderen Gewebestrukturen, z. B. Haut, Muskeln und Muskelspindeln (Barker-Saito 1981) ist dieser direkte Einfluß über das sympathische Nervensystem wohlbekannt. In Bezug auf die Gelenke im allgemeinen und die Gelenke der Wirbelsäule im besonderen ergibt sich die Frage, worin die gewebsspezifischen Reaktionen des Gelenks aufgrund langanhaltender Hyperaktivität des sympathischen Nervensystems bestehen. Infolge der ständigen vasokonstriktorischen Komponente wird das Gelenk (vermutlich) klinisch eine Funktionsminderung aufweisen (Blockierung als reversible Funktionsstörung des Gelenks) und mit Schmerzen und Hyperästhesie aufgrund der erniedrigten Reizschwelle der Kapselsensoren reagieren. Soweit es die Sensoren des Gelenks betrifft, ist diese Annahme vielleicht sogar einigermaßen spekulativ, doch wurde bei einer großen Zahl anderer Sensoren (u. a. Muskelspindeln, Tastsensoren) (teilweise) nachgewiesen, daß die Empfindlichkeit der genannten Sensoren durch eine Erniedrigung der Reizschwelle zunimmt. Dies wiederum kann selbst zur spontanen Entladung von Sensoren führen, ohne daß eine direkte Reizung der betreffenden Sensoren stattfindet. Es liegt auf der Hand, daß diese klinischen Gelenkerscheinungen in Form von Funktionsminderung, Schmerz und Hyperästhesie nicht getrennt von den klinischen Erscheinungen bei Muskeln, Haut und übrigen Strukturen des Bewegungssegments betrachtet werden können.

Wenn auch vielleicht wiederholt, so sei doch nochmals darauf hingewiesen, daß postganglionäre sympathische Neuronen aus dem Grenzstrang sich über die Rami communicantes grisei auf jeder Höhe der Spinalnerven diesen anschließen und dem gesamten Verlauf des Spinalnerven in den Plexus und in den peripheren Nerven folgen.

Ramus ventralis

Die Rami ventrales der zervikalen, lumbalen und sakralen Spinalnerven vermengen sich untereinander und bilden jeweils einen Plexus (Plexus cervicalis, brachialis, lumbalis und sacralis). Aus diesen Plexus entstehen die peripheren Nerven, die Fasern aus mehreren Spinalnerven enthalten. Haut, Muskeln und Gelenke, die durch diese peripheren Nerven innerviert werden, erhalten ihre Innervation also aus verschiedenen Segmenten des Rückenmarks. Wir erkennen, daß praktisch alle Strukturen außerhalb der Wirbelsäule sowie ein Teil des Rumpfes multisegmental innerviert werden. Das heißt, daß die periphere Innervation der Haut, die Innervation der Skelettmuskulatur wie auch die periphere Gelenkinnervation immer einen multisegmentalen Charakter aufweisen. Aufgrund klinischer Befunde stellte man fest, daß bestimmte Muskeln mehr oder weniger charakteristisch für ein bestimmtes Segment sind (key-muscles oder «Kennmuskeln») oder daß ein Gelenk mehr oder weniger charakteristisch für ein bestimmtes Segment ist (z. B. Schultergelenk C5).

Im thorakalen Bereich verlaufen die Rami ventrales jedoch stets monosegmental und werden daher Nn. intercostales genannt. Durch anastomosierende Verbindungen zwischen den brachialen Nerven und den Nn. intercostales (Nn. intercostobrachiales) kann mancherlei Verwirrung entstehen.

Diagnostik und Therapie

Das Bewegungssegment ist diagnostisch und therapeutisch ein wesentlicher Ausgangs- wie auch Angriffspunkt. Störungen im Bewegungssegment werden sich klinisch praktisch immer im Bereich mehrerer Segmente (oder Segmentabschnitte) manifestieren. Auch verdeutlicht die Symptomatologie die Tatsache, daß die Komplexität (vielfältige Verknüpfung) der Krankheitserscheinungen teilweise auf einer (langanhaltenden) sympathischen Hyperaktivität beruht.

Mit therapeutischen Maßnahmen will man oft das mechanische Verhalten bestimmter Gewebe (die sich durch einen pathophysiologischen Prozeß kennzeichnen) beeinflussen.
Die manuell-therapeutischen Techniken erzielen nicht nur mechanische Effekte, sondern auch häufig durch einen mechanischen Reiz ausgelöste) reflektorische Wirkungen.
In diesem Zusammenhang ist es zweckmäßig, eine Reihe von Schlußfolgerungen von Sato-Schmidt (1973) anzuführen, die möglicherweise auch für die manuelle Therapie von Belang sein können. Sie unterstreichen namentlich die Bedeutung und den Einfluß, die eine periphere Nervenstimulation in Hinblick auf die Aktivität des sympathischen Nervensystems besitzt. Sie geben Aufschluß über die somato-sympathische Reflexaktivität. Einige wesentliche Schlußfolgerungen in ihrem Übersichtsartikel lauten:

a) Stimulation afferenter Nerven, namentlich von Haut und Muskeln (außer von I-Afferenzen), erhöht die Aktivität des sympathischen Nervensystems; darauf folgt eine postexzitatorische Senkung der Spontanaktivität des sympathischen Nervensystems.
b) Der somatosympathische Reflex besteht aus drei Komponenten: der frühen spinalen Komponente, der späten medullären Komponente und der sehr späten suprapontinen Komponente.
c) Die frühe spinale Komponente des somatosympathischen Reflexes beschränkt sich auf die Segmente des afferenten «input». Das bedeutet, daß der afferente «input» die größte Wirkung erzielt, wenn er in den Segmenten, in denen das sympathische Nervensystem seinen Ursprung hat, eintritt (in diesem Zusammenhang wird nachdrücklich auf die segmentale Organisation der früh spinalen Komponenten hingewiesen).

Van Zutphen et al. (1982) treffen sinngemäß die Feststellung, daß

a) «eine Reizung myelinisierter Afferenzen (Typ II und III) eine stärkere Senkung der spontanen Aktivität des orthosympathischen Nervensystems verursacht als eine Reizung unmyelinisierter Afferenzen (Typ IV);
b) eine anhaltende Reizung die Wirkung verstärkt.»

Unternehmen wir den Versuch, die genannten Faktoren manuell-therapeutisch zu interpretieren, so müssen wir uns die Frage stellen, ob es möglich ist, die markhaltigen Afferenzen des Bewegungssegments mit manuell-therapeutischen Techniken selektiv zu stimulieren. Die Entwicklungen in der manuellen Therapie scheinen in diese Richtung zu weisen (Dvorak-Dvorak 1982). Auch unsere klinische Erfahrung zeigt, daß die «sanften» manuell-therapeutischen Techniken eine günstigere Wirkung auf die Beschwerden des Patienten ausüben als die «harten» manuell-therapeutischen Techniken. Die Stimulation unmyelinisierter Afferenzen durch Techniken, die Schmerz erzeugen, hat klinisch vielfach die umgekehrte, nämlich eine negative Auswirkung auf das Beschwerdebild des Patienten.

Für die manuelle Therapie ergibt sich hieraus die Forderung, daß die manuell-therapeutischen Techniken vorrangig in Höhe der Bewegungssegmente C7–Th1 bis L2–L3 angewandt werden sollten. Eine exakte Lokalisierung ist allerdings wegen des durch den Grenzstrang stark divergierenden Charakters des sympathischen Nervensystems nicht möglich.

Sehr allgemein können die Höhen wie folgt angegeben werden:

C8 bis Th4: Kopf, Hals, Nacken und Halswirbelsäule.

C8 bis Th9: Schultergürtel und obere Extremität.

Th1 bis Th12: Thorax/Rumpf und Brustwirbelsäule (je nach den betreffenden Höhen im einzelnen zu unterscheiden).

Th10 bis L2: Rumpf (unterer Teil), Lendenwirbelsäule und sakraler Anteil der WS, Beckengürtel und untere Extremität.

Korr (1978) formulierte eine Reihe von Hypothesen; eine davon lautet:

«The high impulse traffic in selected sympathetic pathways may be related to musculoskeletal dysfunction, especially in the spinal and paraspinal area.»

Wollen wir die sympathischen Komponenten der Muskel und Skelett betreffenden Dysfunktionen therapeutisch beeinflussen, so müssen die zervikothorakalen, thorakalen und thorakolumbalen Bewegungssegmente eine zentrale Stelle einnehmen, hat doch das sympathische Nervensystem in den korrespondierenden Segmenten des Rückenmarks seinen Ursprung (s. Abb. 1.3).

Abbildungsherkunft

Abbildungen 1.2, 1.5, 1.9 und 1.10 nach F. Netter (Literaturverzeichnis Nr. 30).

Abbildungen 1.6, 1.8 und 1.4 nach L. Urban (Literaturverzeichnis Nr. 35).

Abbildungen 1.16, 1.17 und 1.18 nach D. L. Stillwell (Literaturverzeichnis Nr. 33).

Das nachfolgende Schema auf S. 22/23 hat sich gut als Arbeitsmodell bewährt; es kann jedoch keinen Anspruch auf Vollständigkeit erheben, u. a. deshalb, weil noch manche Gesichtspunkte bei der Reizung von Nervenstrukturen unbekannt sind.

Lokalisation der Irritation (des Reizes)	*Lokalisation der Symptome*	*Veränderung von Schmerzen und/oder Parästhesien bei Streichen (Reiben) über das betroffene Gebiet oder Bewegen desselben*
Rückenmark	Extrasegmentale Gefühle wie bei elektrischem Strom ohne Seitenbezug. Eventuell extrasegmentale Schmerzen bei ventraler Kompression durch Ausübung von Druck auf die Dura mater.	Keine.
Dura mater – ventral	Extrasegmentale Schmerzen, eventuell extrasegmentale Parästhesien durch Ausübung von Druck auf das Rückenmark.	Bei Dehnung der Dura mater können die Schmerzen (und evtl. auch die Parästhesien) zunehmen.
– dorsal	Hier ist die Dura mater nur in geringem Maße mit Nozisensoren versehen; es werden daher auch kaum Beschwerden ausgelöst.	
Duraärmel und -manschette	Segmentale Schmerzausstrahlung ohne Aspekt (ohne Seitenbezug).	Keine.
Radix ventralis	Segmentale Schmerzausstrahlung und/ oder Parästhesien (segmental) ohne Aspekt infolge ischämischer Veränderungen.	Bei Streichen (Reiben) über das betroffene Gebiet können die Schmerzen und/oder Parästhesien manchmal zunehmen.
Radix dorsalis	Siehe Radix ventralis.	Siehe Radix ventralis.
Nervus spinalis	Der N. spinalis entsteht durch die Vereinigung der Radices ventrales und dorsales. Die klinischen Erscheinungen bei Irritation gleichen daher auch denen, die bei den oben genannten Radices beschrieben wurden.	
Ramus ventralis	Segmentale Schmerzausstrahlung und/ oder Parästhesien ohne Aspekt.	Keine.
Ramus dorsalis	Paravertebrale Schmerzen; zugleich pseudoradikuläre Schmerzen, die sich aus der (lateralen) Gelenkkapsel des Wirbelgelenks («Facetten» -Gelenk) herleiten.	Keine.
Nervus recurrens (Ramus meningeus)	Pseudoradikuläre Schmerzen, die sich aus der (medialen) Gelenkkapsel des Wirbelgelenks («Facetten»-Gelenk) und vom Lig. longitudinale posterius herleiten.	Keine.
Aufteilung der Fasciculi des Truncus plexus brachialis	Diese Bahnen werden aus verschiedenen Rami ventrales gebildet. Die klinischen Erscheinungen bei Irritation gleichen denen, die beim N. spinalis beschrieben wurden; allerdings kann die Symptomatologie sich über verschiedene Dermatome ausbreiten.	Parästhesien können bei Bewegungen manchmal zunehmen.
Periphere Nerven	Klinische Erscheinungen in einem deutlich begrenzten Hautgebiet (Area nervina – zugehörige Hautgebiete), soweit es die Sensibilität betrifft, und in den vom peripheren Nerven innervierten Muskeln, soweit es die Motorik betrifft.	Anfangs können die Parästhesien bei Streichen (Reiben) und/oder Bewegungen zunehmen, später lassen sie nach.

Motorische Veränderungen	*Reflexveränderungen*	*Sensorische Veränderungen*	*Release-Phänomen**
Von Inkoordination (Koordinationsstörungen) bis Spastik.	Hyperreflexie; pathologische Reflexe (z.B. Babinski).	Hypo- bis Anästhesie; Brown-Séquard' Syndrom.	Nicht vorhanden.
Keine.	Keine.	Keine.	Nicht vorhanden.
Keine.	Keine.	Keine.	Nicht vorhanden.
Abhängig vom Ausmaß der Kompression: Ausfall der zugehörigen Muskeln (Kennmuskeln).	Manchmal zunächst Hyperreflexie, später Hypo- bis Areflexie.	Diese stehen weniger im Vordergrund als motorische Veränderungen.	Nicht vorhanden.
Siehe Radix ventralis.	Siehe Radix ventralis.	Diese stehen stärker im Vordergrund als motorische Veränderungen (segmental).	Nicht vorhanden.
Abhängig vom Ausmaß der Kompression: Ausfall der zugehörigen Muskeln (Kennmuskeln).	Hypo- bis Areflexie.	Hyper- bis Anästhesie.	Nicht vorhanden.
Abhängig vom Ausmaß der Kompression: Ausfall möglich, aber schwer zu objektivieren.	Zwar möglich, jedoch nicht objektivierbar.	Paravertebrale Hyper-bis Anästhesie.	Nicht vorhanden.
In den meisten Fällen handelt es sich um eine kurzdauernde Kompression (z.B. thoracic outlet compression syndrome-Kompressionssyndrom der oberen Thoraxapertur), und es entsteht kein motorischer Ausfall.	Keine.	Im allgemeinen keine.	Manchmal vorhanden.
Abhängig vom Ausmaß der Kompression: mäßiger bis ausgeprägter Ausfall der durch den peripheren Nerven innervierten Muskeln.	Hypo- bis Areflexie.	Ausfallerscheinungen in der Area nervina (zugehörige Hautgebiete).	Manchmal vorhanden.

* Release-Phänomen: (Entlastungsphänomen) Bei Druckentlastung kommt es im jeweiligen von den Nerven versorgten Gebiet zu Symptomen.

Literaturverzeichnis (Neurophysiologische Aspekte der Orthopädischen Medizin)

1. Barker, D., M. Saito: Autonomic innervation of receptors and muscles fibers in cat skeletal muscle.
   Proc. Royal Soc., Lond., **212**, 317 (1981).
2. Bernards, J. A.: Het perifere zenuwstelsel en pijn. Het Medisch Jaar 1977.
   Bohn, Scheltema Holkema, Utrecht 1977.
3. Bernard, J. A., J. M. Gijbels: Het centrale zenuwstelsel en pijn. Het Medisch Jaar 1979.
   Bohn, Scheltema Holkema 1979.
4. Brügger, A.: Die Erkrankungen des Bewegungsapparates und seines Nervensystems.
   Gustav Fischer Verlag, Stuttgart–New York 1977.
5. Cailliet, R.: Rugpijn.
   De Tijdstroom, Lochem 1979.
6. Cailliet, R.: Nek- en armpijn.
   De Tijdstroom, Lochem 1978.
7. Coggeshall, R. E., et al.: Unmyelinated fibers in the ventral root. Brain Res. **57**, 229 (1973).
8. Cuyper, H. de, M. Driessens: Manipulatie van de halswervelzuil. Belgisch Tijdschrift voor Geneeskunde **32**, 33 (1977).
9. Cyriax, J.: Textbook of orthopaedic medicine, Vol. I, 7th edition. Baillière Tindall, London 1978.
10. Daube, J. R., B. A. Sandok: Medical neurosciences.
    Little, Brown and Company, Boston 1978.
11. Duus, P.: Neurologisch-topische Diagnostik.
    Georg Thieme Verlag, Stuttgart-New York 1980.
12. Dvorak, J., V. Dvorak: Neurologie der Wirbelbogengelenke.
    Manuelle Medizin **20**, 77 (1982).
13. Graaff, R. de: Cervicale spondylogene myelopathie.
    Academisch Proefschrift, Utrecht 1982.
14. Grieve, G. P.: Common vertebral joint problems.
    Churchill Livingstone, Edinburgh-London-Melbourne-New York 1981.
15. Hansen, K. und H. Schliack: Segmentale Innervation.
    Georg Thieme Verlag, Stuttgart 1962.
16. Jungueira, L. C., J. Carneiro: Functionele Histologie. Wetenschappelijke Uitgeverij Bunge, Utrecht 1981.
17. Kocher, R., et al.: Nacken-Schulter-Arm-Syndrome.
    Schmerz Studien 3, 1980.
18. Kopell, H. F., W. A. L. Thompson: Peripheral entrapment neuropathy.
    Krieger Publishing Comp., Huntington-New York 1976.
19. Korr, J. M.: Sustained sympathicotonia as a factor in disease.
    In: The neurobiologic mechanism in manipulative therapy.
    Plenum, New York 1978.
20. Korr, J. M.: Überaktivität des sympathischen Nervensystems ein allgemeiner Krankheitsfaktor.
    In: Theoretische Fortschritte und praktische Erfahrung der Manuellen Medizin.
    Kongress F. I. M. M., Baden-Baden 1979.
21. Krämer, J.: Bandscheibenbedingte Erkrankungen.
    Georg Thieme Verlag, Stuttgart 1978.
22. Langman, J., M. Woerdeman: Atlas voor medische anatomie.
    Bohn, Scheltema Holkema, Utrecht 1980.

23. Lewin, T.: The morphology of the lumbar synovial joints. Acta morph. neerlando-scandinavica **4**, 299 (1962).
24. Lohman, A. H. M.: Vorm en Beweging. Bohn, Scheltema Holkema, Utrecht 1976.
25. Mooney, V., J. Robertson: The facet syndrome. Clinical Orthopaedics **115**, 149 (1976).
26. Mountcastle, V. B.: Pain and temperature sensibilities. In: Mountcastle, V. B. (ed.): Medical physiology, Vol. I. Mosby Comp., Saint Louis 1974.
27. Mumenthaler, M. und H. Schliack: Läsionen peripherer Nerven. Georg Thieme Verlag, Stuttgart 1977.
28. Murphy, R. M.: Nerve roots and spinal nerves in degenerative disc diseases. Clinical Orthopaedics and Related Research **129**, 46 (1977).
29. Nauta, J.: Pijn en de ventrale wortels van het ruggemerg. Pijninformatorium, Stafleu/Samson, Alphen aan den Rijn 1979.
30. Netter, F.: The Ciba Collection of Medical Illustrations Vol. I. Nervous System. 1974.
31. Pedersen, H. E., et al.: The anatomy of lumbosacral posterior rami and meningeal branches of spinal nerves. Journal of Bone and Joint Surgery **38-A**, 377 (1956).
32. Sato, A., R. Schmidt: The somatosympathetic reflexes: afferent fibres, central pathways, discharge characteristics. Physiological Review **53**, 916 (1973).
33. Stillwell, D. L.: The nerve supply of the vertebral column and its associated structures. The Anatomical Record **125**, 139 (1956).
34. Sunderland, S.: The connective tissues of peripheral nerves. Brain **88**, 841 (1965).
35. Urban, L.: The straight-leg-raising test: a review. Journal of Orthopaedics and Sports Physical Therapy **2**, 117 (1981).
36. Vleeming, A., D. Winkel: Schematisch handboek voor onderzoek en behandeling van weke delen aandoeningen van het bewegingsapparaat, deel 1, anatomie in vivo. Nederlandse Akademie voor Orthopedische Geneeskunde, Delft 1982.
37. White, A. A., M. M. Panjabi: Clinical biomechanics of the spine. Lippincott Comp., Philadelphia-Toronto 1978.
38. Wyke, B.: Articular neurology – a review. Physiotherapy **58**, 94 (1972).
39. Wyke, B.: Neurology of the cervical spine. Physiotherapy **65**, 72 (1979).
40. Wyke, B.: The neurological basis of thoracic spinal pain. Rheumatology and Physical Medicine **10**, 356 (1970).
41. Zutphen, H. F. C. V., et al.: Nederlands leerboek der fysische therapie in engere zin. Wetenschappelijke Uitgeverij Bunge, Utrecht 1982.

Gelenke und Bänder

Gelenkaffektionen

1. **Arthralgie** (Gelenkschmerz)

Gelenkschmerz ohne objektivierbare Gelenkveränderungen oder infolge andernorts lokalisierter Veränderungen (referred pain).

Monoartikulär = 1 Gelenk
Oligoartikulär = 2–4 Gelenke
Polyartikulär = 5 oder mehr Gelenke

2. **Arthropathie** (Gelenkleiden)

TRAUMATISCH

Arthritis
Irritation (Reizung) der Capsula articularis (Gelenkkapsel) bzw. der Synovialis infolge eines Traumas (einer Verletzung).
Befund: Schwellung und Bewegungseinschränkung gemäß dem Kapselmuster (oder dem «kapsulären Zeichen») (s. S. 29).

a) *Distorsion (Verstauchung)*
Hierbei wird der normale Kontakt zwischen den Gelenkflächen zeitweilig unterbrochen.
Folgen: Mehr oder weniger umfangreiche Schädigung von Kapsel und Bändern; Hämarthros/Hydrops.

b) *(Sub-)Luxation*
Hierbei ist der normale Kontakt zwischen den Gelenkflächen während eines längeren Zeitraums vollständig (Luxation) oder teilweise (Subluxation) unterbrochen.
Folgen: Umfangreiche Schädigung des Kapsel- und Bandapparates.

NICHTTRAUMATISCH

a) *Arthritis*
Irritation (Reizung) der Gelenkkapsel durch nicht traumatische Ursachen; man kennt mehr als zweihundert mögliche Ursachen.
Befund: Schwellung, Bewegungseinschränkung gemäß dem Kapselmuster; häufig auch Überwärmung und Rötung.
Einige der häufiger vorkommenden Ursachen:
- Infektionen (z. B. Gonokokkenarthritis);
- parainfektiös (z. B. M. Reiter und Polyarthritis rheumatica acuta – akuter Gelenkrheumatismus);
- unbekannter Genese (z. B. Polyarthritis chronica progressiva – primär chronische Polyarthritis oder rheumatoide Arthritis bzw. chronischer Gelenkrheumatismus, Arthritis psoriatica und Chondrokalzinose.
- in Verbindung mit disseminierten Entzündungsprozessen unbekannter Genese (z. B. Colitis ulcerosa).

b) *Arthrosis (Arthrose)*
Hier handelt es sich primär um eine Degeneration des Gelenkknorpels, s. Schema S. 28.
Die Entstehungsweise der Arthrose ist bis heute noch nicht vollständig geklärt. Die beiden vorherrschenden Meinungen lauten:
1. Biochemische Veränderungen können der Knorpeldegeneration zugrundeliegen.
2. Biomechanische Ursachen der Knorpeldegeneration: Man hat Hinweise dafür, daß sowohl Überbelastung wie auch Unterbelastung eine Rolle spielen.

Tab. 1.1:
Stadien im Verlauf einer Arthrosis deformans:*

Pathologie betrifft	*Stadium I*	*Stadium II*	*Stadium III*
Gelenkknorpel	erhöhter Wassergehalt Bläschenbildung Auffaserung	fokaler Defekt erhöhter Zell- metabolismus	progressiver Matrixverlust
Subchondraler Knochen	(Sklerose?)	Sklerose	Osteophytenbildung Zysten
Synovia *(Gelenkschmiere)*		entzündliches Infiltrat Hydrops Viskositätsverlust	entzündliches Infiltrat Hydrops Viskositätsverlust
Membrana synovialis		entzündliches Infiltrat	entzündliches Infiltrat Fibrose
Gelenkkapsel			Sklerose Schlaffheit
Klinischer Befund		Bewegungsschmerz Anlaufschmerz Schwellung	ständiger Schmerz Bewegungseinschränkung Krepitation Deformation Schwellung
Röntgen		Verschmälerung des Gelenkspaltes Sklerose	Verschmälerung des Gelenkspaltes Osteophytose Knochenzysten Deformation

* Aus J. K. van der Korst: Gewrichtsziekten. Bohn, Scheltema & Holkema, Utrecht.

c) *Verschiedenes:*
Metabolische Arthropathie:
- Kristallablagerungen (z. B. Gicht);
- andere Speicherungsarthropathien (z. B. Amyloidose);
- Endokrinopathien;
- Gerinnungsstörungen (z. B. Hämophilie);
- Störungen des Kohlenhydrat- und Fettstoffwechsels (z. B. Diabetes mellitus).

Neurogene oder vaskuläre Arthropathie:
- Neurogen (z. B. Syringomyelie);
- vaskulär (z. B. aseptische Nekrosen, Osteochondritis dissecans).

Neoplastische Arthropathie:
- Z. B. intraartikulärer Tumor.

Dysplastische Arthropathie:
- Aufgrund angeborener Gelenkdeformitäten, z. B. Hüftgelenkdysplasie.

Kapselmuster

Unter einem *Kapselmuster* oder *«kapsulären Zeichen»* versteht man ein für jedes Gelenk kennzeichnendes Muster von Bewegungseinschränkung(en), wobei das Verhältnis der eingeschränkten Bewegungen untereinander für jedes Gelenk charakteristisch ist.
Findet man bei der passiven Funktionsuntersuchung ein Kapselmuster, so bedeutet dies, daß eine Reizung der gesamten Kapsel wie z.B. bei Arthritis oder Arthrosis vorliegt.
Das Kapselmuster kommt nur bei denjenigen Gelenken vor, die von Muskeln geführt werden.
Gelenke, deren Stabilität nur durch Kapsel und Ligamente gewährleistet wird, wie z.B. Akromioklavikular- und Sakroiliakalgelenk, zeigen kein Kapselmuster.

Findet man ein anderes Muster, ein *«nicht-kapsuläres Muster», so handelt es sich um eine andere Affektion als um eine Arthritis oder Arthrosis oder um die Kombination einer der beiden letztgenannten mit einer anderen Affektion (z.B. Arthrosis mit einem Corpus liberum).*
Im allgemeinen kann man drei Stadien unterscheiden:

Stadium 1: Mäßige Schmerzen bei bestimmten Bewegungen, geringe Bewegungseinschränkung infolge muskulärer Abwehrspannung oder Schrumpfung der kapsuloligamentären Strukturen (des Kapsel- und Bandapparates), normales Endgefühl; zuerst nimmt der Untersucher das Endgefühl wahr, und unmittelbar danach gibt der Patient Schmerzen an.

Stadium 2: Schmerzen bei bestimmten Bewegungen und zuweilen auch in Ruhe, mäßige Bewegungseinschränkung durch Kapselschrumpfung, abnormes Endgefühl: Der Untersucher nimmt das Endgeühl im selben Augenblick wahr, in dem der Patient Schmerzen angibt.

Stadium 3: Schmerzen bei Bewegung und in Ruhe (Ruhe- und Bewegungsschmerz), starke Bewegungseinschränkung durch Schrumpfung der kapsuloligamentären Strukturen oder Entzündung der Synovialis (Gelenkinnenhaut) und Schmerz, abnormes Endgefühl: zunächst werden Schmerzen angegeben, erst danach nimmt der Untersucher das Endgefühl wahr.

In diesem Buch wird das Kapselmuster für jedes Gelenk schematisch angegeben:

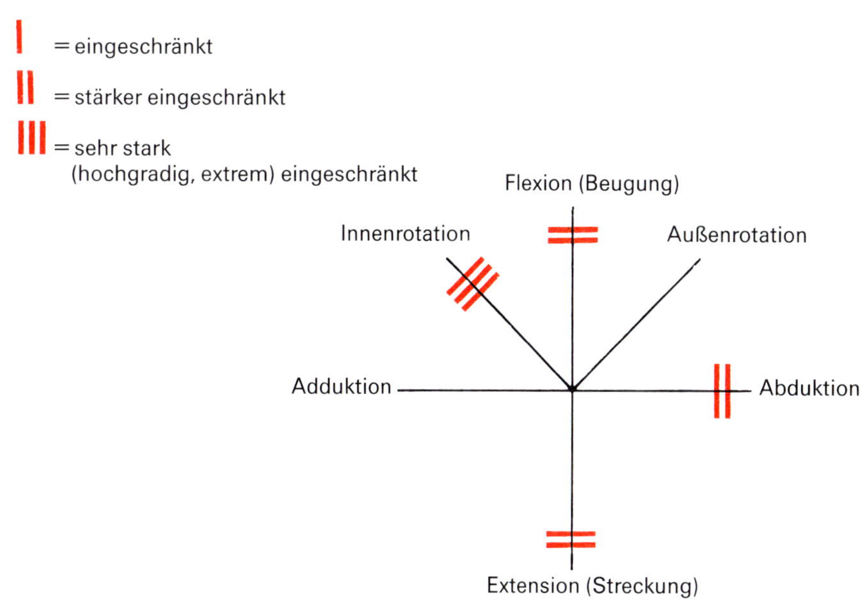

Beispiel: Arthritis des Hüftgelenks

Affektionen von Ligamenten (Bändern)

AKUTE VERLETZUNGEN: (siehe auch traumatische Gelenkaffektionen)
1. Überdehnung oder Verrenkung
2. Partielle Ruptur
3. Totalruptur

CHRONISCHE VERLETZUNGEN: (Schäden)
4. Instabilität, aber funktionell stabil
5. Instabilität, auch funktionell instabil

Akute Bandverletzungen

ad 1)
Überdehnung oder Verrenkung

Hierbei wird eine Anzahl kollagener Fasern des Ligaments auseinandergezerrt und möglicherweise rupturiert (zerrissen), wobei die nur in geringer Zahl vorhandenen elastischen Fasern intakt bleiben.

Klinischer Befund:
Akut oder kurze Zeit nach einem (Sport-)Trauma (Verletzung) auftretende bzw. zunehmende Schmerzen an der betroffenen Seite des Gelenks. Oft kommt reflektorisch – oder wenn ein *kapselverstärkendes* Ligament bei einem Kapselmuster mit einbezogen ist – eine Bewegungseinschränkung des Gelenkes zustande.

Diagnose:
Gewöhnlich läßt die Anamnese bereits eine Bandverletzung vermuten, jedoch ist die Funktionsuntersuchung, bei der das Ligament durch passive Bewegungen gedehnt wird (Streßtest), ausschlaggebend. Durch Palpation der betroffenen Struktur kann die Verletzung dann noch genauer lokalisiert werden.

Therapie:
So schnell wie möglich mit lokal durchgeführten Querfriktionen behandeln, um die Bildung von Adhäsionen zwischen dem Ligament und den darunter befindlichen Strukturen zu verhindern. Nach den Friktionen werden aktive und passive Bewegungen ausgeführt, die unterhalb der Schmerzgrenze liegen müssen.
Bei Verletzungen der unteren Extremität muß auch dem korrekten Gangbild Aufmerksamkeit gewidmet werden.

ad 2)
Partielle Ruptur

Hier handelt es sich um eine Kontinuitätstrennung eines Teiles des Ligamentes.

Klinischer Befund:
Siehe 1, Überdehnung; nunmehr wird bei der Funktionsprüfung ein leichter Grad von Instabilität festgestellt: das Gelenk zeigt einen abnormen Bewegungsumfang.

Therapie:
Da die Differenzierung zwischen einer partiellen und einer Totalruptur häufig sehr schwierig ist, muß die Beurteilung bezüglich des Schweregrades der Verletzung dem orthopädischen Chirurgen überlassen werden, der entscheiden kann, ob eine funktionelle Behandlung wie unter 1 beschrieben indiziert ist, oder ob das Gelenk mittels elastischem Verband, Klebeverband (Elastoplast) oder Gips ruhiggestellt werden muß. Wird nicht immobilisiert, so ist neben der Friktions- und der mobilisierenden Behandlung vor allem ein gutes Übungsprogramm anzuraten, das darauf abzielt, die funktionelle Stabilität des Gelenkes zu gewährleisten. Dasselbe gilt auch für die Periode nach dem Zeitpunkt, von dem ab der Patient sich nach der Immobilisation wieder bewegen darf.

ad 3)
Totalruptur

Nun handelt es sich um eine Kontinuitätstrennung des gesamten Ligaments. Bei noch nicht erwachsenen Patienten muß man immer in Abrißfrakturen an der Stelle des Ligamentansatzes am Knochen denken. Bei Adoleszenten (Jugendlichen) sind die Bandstrukturen gewöhnlich widerstandsfähiger als der Knochen. Eine besondere Form dieser Verletzungen ist der Abriß von Apo- und Epiphysen.
Bei der Ruptur von Ligamenten, die mit der Gelenkkapsel verbunden sind, den sogenannten artikulären Ligamenten, reißt im Gegensatz zu den sogenannten extraartikulären Ligamenten häufig auch die betreffende Kapsel (Kapsel-Band-Ruptur).

Klinischer Befund:
Siehe 1 und 2. Die Differenzierung zwischen einer partiellen und einer Totalruptur ist nicht immer einfach. Bei Patienten, die sich völlig entspannen können, ist die Differenzierung häufig ohne Narkosemaßnahmen möglich; da jedoch viele Patienten sich infolge der Schmerzen nicht ausreichend entspannen können, infiltriert man in solchen Fällen die verletzte Stelle zweckmäßigerweise mit einem Lokalanästhetikum oder führt die Stabilitätsprüfung eventuell in Vollnarkose durch.

Therapie:
Siehe 2. Abhängig von Lebensalter und Beruf bzw. Sport des Patienten wird das verletzte Gelenk ruhiggestellt (Gips) oder operiert (Bandplastik). In beiden Fällen wird das Gelenk nach der Immobilisationsperiode sehr vorsichtig mobilisiert, wobei auch hier der Nachdruck auf der Wiederherstellung einer guten funktionellen Stabilität durch stabilisierende Übungstherapie und (anfangs isometrischer) muskelkräftigender Übungstherapie liegt.

Chronische Bandverletzungen

ad 4)
Instabilität, aber funktionell stabil

Klagt ein Patient trotz einer nicht vollständig wiederhergestellten Kontinuität eines Bandes nicht über ein Gefühl der Unsicherheit (Versagen des Gelenks wie bei Knie- und Sprunggelenken), sondern ausschließlich über Schmerzen oder eine nach Belastung auftretende Schwellung und findet man bei der Funktionsuntersuchung ein instabiles Gelenk, so verwenden wir hierfür die Bezeichnung *funktionelle Stabilität.*

Therapie:
Diese Form der Instabilität ist sehr schwierig zu behandeln; manchmal sind eine oder mehrere Bewegungen geringfügig eingeschränkt, und das Lockern und Aktivieren dieser Bewegungen kann zur Wiederherstellung führen. Es ist empfehlenswert, vor der mobilisierenden Behandlung zunächst Friktionen der betroffenen Ligamente durchzuführen.
Häufig handelt es sich um Sportler, denen angeraten werden muß, ihre Sportart in etwas weniger intensivem Maße zu betreiben.

ad 5)
Instabilität, auch funktionell instabil

Wurde nach einer kompletten Bandruptur keine Wiederherstellung der normalen Kontinuität erreicht, so kann daraus eine Instabilität des betreffenden Gelenkes resultieren. Der Patient klagt über ein Gefühl der Unsicherheit oder das Versagen des Gelenks. Zugleich schwillt das Gelenk, vor allem nach Belastung, regelmäßig an. Man spricht in diesem Fall von *funktioneller Instabilität.*

Therapie:
Neben symptomatischer Behandlung mittels elastischen Verbandes oder Klebeverband (Elastoplast, tape) kommt bei dieser Form der «späten Instabilität» nur die Operation (Bandplastik) in Betracht.

Muskeln und Sehnen

Im Bereich des Muskel-Sehnen-Apparates sind die Sehnen und ihre Insertionen (Ansätze) der empfindlichste Bestandteil; daher werden Affektionen dieser Strukturen am häufigsten beobachtet.
Muskel- und Sehnenverletzungen können wie folgt eingeteilt werden:

AKUTE LÄSIONEN (Verletzungen):
1. Überdehnung oder Verrenkung
2. Partielle Ruptur
3. Totalruptur

CHRONISCHE SCHÄDEN:
4. Tendopathie
5. Tendovaginitis (stenosans)/Tendosynoviitis
6. Myosynoviitis
7. Myositis (ossificans)
8. Andere Veränderungen

Akute Verletzungen

ad 1)
Überdehnung oder Verrenkung
(«first degree strain» – Überdehnung 1. Grades)

Hierbei werden die Grenzen der Elastizität und Integrität eines Muskels oder einer Sehne erreicht, aber nicht überschritten.

ad 2)
Partielle Ruptur
(«second degree strain» – Überdehnung 2. Grades)

Die genannten Grenzen werden jetzt überschritten, und es entsteht eine anatomische Schädigung einer kleineren oder größeren Anzahl von Sehnen- und Muskelfasern und des dazwischenliegenden Bindegewebes. Die Fasern proximal und distal der Läsion ziehen sich zusammen, so daß ein Hohlraum gebildet wird, der sich mit Blut füllt.

ad 3)
Totalruptur
(«third degree strain» – Überdehnung 3. Grades)

Hierbei kommt es zu einer vollständigen Kontinuitätstrennung des Gewebes, die sich meistens am Muskel-Sehnen-Übergang befindet oder auch in der Sehne selbst an Stellen, wo diese nur mäßig oder schlecht durchblutet ist (s. S. 33).

ad 1, 2 und 3

Ursache:
Die Ursache liegt in einer plötzlich auftretenden zu großen Zugkraft, die auf einen Teil des Muskels/der Sehne einwirkt (meistens durch den Muskel selbst), z.B. durch Kontraktion gegen einen zu großen Widerstand oder bei gleichzeitiger Kontraktion von Antagonisten.
Prädisponierende Faktoren sind:
- Kälte und unzureichende Durchblutung des Muskels/der Sehne;
- lokale oder allgemeine Übermüdung;
- unzureichender Trainingszustand;
- unzureichendes «warming up» (Aufwärmen), siehe a);
- schlechter Allgemeinzustand, z.B. während oder kurz nach Infektionskrankheiten.

Klinischer Befund:
In allen Fällen tritt ein akuter heftiger Schmerz («coup de fouet», Peitschenhieb) in einem Muskel oder einer Sehne auf, der eine lokale Schwellung und Funktionsbeeinträchtigung des Muskels zur Folge hat.
Im allgemeinen stellt der Patient selbst die Diagnose. Die Funktionsuntersuchung und das Ausmaß der Schwellung leisten einen wesentlichen Beitrag zur Feststellung des Schweregrades der Verletzung: Schmerzen beim wesentlichen Widerstandstest, ohne daß allzuviel Krafteinbuße besteht, lassen gewöhnlich auf eine Überdehnung schließen. Um eine

partielle Ruptur handelt es sich, wenn der Patient heftige Schmerzen bei den Widerstandtests angibt und wenn hierbei auch eine deutliche Krafteinbuße konstatiert wird. Bei einer Totalruptur werden nur Schwäche bei den Widerstandstest sowie geringer oder kein Schmerz festgestellt.

Therapie bei Muskelverletzungen:
Kommt der Patient mit einem «first» oder «second degree strain» (Überdehnung 1. oder 2. Grades) im akuten Stadium (innerhalb 24 h) zur Behandlung, so kann man das verletzte Gebiet mit einem Lokalanästhetikum oder mit Eisanwendung betäuben und danach in völlig entspanntem Zustand einige Muskelkontraktionen ausführen lassen. Vom 2. Tage an kann man (auch bei großen partiellen Rupturen) die Behandlung mit einigen vorsichtigen Querfriktionen beginnen, um einer abnormen Adhäsionsbildung vorzubeugen. Danach werden wieder aktive (und eventuell elektrische) Muskelkontraktionen in weitestmöglich entspanntem Zustand durchgeführt. Zugleich kann man nun damit beginnen, vorsichtige Dehnungen vorzunehmen (s. S. 60). Im Lauf der Behandlung können sowohl die Intensität wie auch die Dauer der Querfriktionen gesteigert werden.
In manchen Fällen ist es während des ersten, akuten Stadiums möglich, das entstandene Hämatom zu aspirieren.
Bei einer Totalruptur ist so schnell wie möglich entweder operativ vorzugehen oder zu immobilisieren (u. a. abhängig von der Lokalisation).

Therapie bei Sehnenverletzungen:
(S. S. 34)
Eine Totalruptur ist so bald wie möglich der operativen Behandlung zuzuführen oder muß, abhängig von der Lokalisation, immobilisiert werden.

Chronische Verletzungen

ad 4)
Tendopathie

Hierunter versteht man eine degenerative Veränderung des Sehnengewebes; man nimmt an, daß die chronische funktionelle Überbelastung eine der wichtigsten Ursachen dafür darstellt. Vornehmlich in Sehnen, die eine Zone verminderter Durchblutung aufweisen, ist die Degenerationsgefahr groß.
Eine derartige «kritische Zone» beobachtet man vor allem in der Sehne des M. supraspinatus, in der Achillessehne und in der Sehne des M. quadriceps femoris (Lig. patellae). Bei weiterem Fortschreiten des degenerativen Prozesses können Sehnen auch ohne vorausgehende Beschwerden (!) partiell oder total rupturieren.

Die häufigsten Lokalisationen sind:
a) die Sehneninsertion (Insertionstendopathie/Enthesiopathie);
b) die Sehne selbst (Tendinitis);
c) der Muskel-Sehnen-Übergang.

Weitere Ursachen von Sehnenläsionen (Sehnenverletzungen):
1. Progressive Verminderung der Blutversorgung in den Sehnen infolge Alterungsprozessen (man beobachtet eine Abnahme von ca. 40% zwischen dem 20. und dem 30. Lebensjahr!).
2. Abnorme Belastung durch (häufig sehr geringfügige) Fehlhaltungen oder abnorme Bewegungen einer Extremität oder von Teilen derselben, auch Überbelastung, wie sie z. B. bei Sportlern infolge externer Faktoren vorkommt, u. a. durch Verwendung ungeeigneten Materials oder Schuhwerks, zu schwerer Gewichte oder durch ungünstige Bodenbeschaffenheit usw.

3. Unzureichende oder falsche Gestaltung und/oder Fortführung des Trainings (z. B. das Unterlassen von Dehnungsübungen).
4. Injektion von Kortikosteroiden, sowohl in die Sehne hinein wie entlang ihres Verlaufes, können schließlich zu Rupturen führen (s. auch S. 64).
5. Auch die Anwendung von anabolen Steroiden kann sich für das Sehnengewebe als schädlich erweisen.

Therapie:
Tiefe Querfriktionen.
Infiltration mit einem Lokalanästhetikum oder Triamcinolonacetonid 10 mg/ml (Volon A 10) – (letztgenannte Substanz darf ausschließlich in die Sehneninsertion injiziert werden, s. S. 64).
Sobald die Funktionsuntersuchung negativ ausfällt, kann man mit Dehnungsübungen beginnen.
Allgemeiner Hinweis: Dehnungsübungen sind für Sportler über 30 Jahre eine sehr wichtige prophylaktische Maßnahme (s. auch S. 61).
Manchmal muß eine operative Therapie durchgeführt werden.

Klinischer Befund bei Tendopathie

Stadium 1

Eine gewisse Empfindlichkeit, vor allem nach stärkerer Belastung (Arbeit/Sport), die einige Stunden später wieder aufgehoben ist.
Bei der Funktionsuntersuchung wird meistens beim wesentlichen Widerstandstest leichter Schmerz angegeben, manchmal nur Loslaßschmerz.
Die besten therapeutischen Ergebnisse werden erzielt, wenn der Patient in diesem Stadium behandelt wird.

Stadium 2

Mäßiger Schmerz zu Beginn der Sportaktivität/Arbeit und nach deren Beendigung, jedoch bleiben die Beschwerden nunmehr viel länger bestehen.
Die Funktionsuntersuchung ist bei den Widerstandstests deutlich positiv, oft auch bei Dehnung der betroffenen Sehne.

Stadium 3

Schmerz zu Beginn der Anstrengung, der zwar abnimmt, aber nicht ganz verschwindet, und der nach Beendigung der Belastung zuweilen noch tagelang in Form dumpfer, ständig anhaltender leichter, ziehender Schmerzen anhält, vor allem bei Belastung.
Die Leistungen des Patienten werden nicht beeinträchtigt.

Stadium 4

Die Schmerzen sind nun während Belastung so stark, daß Sport/ Arbeitsleistung dadurch deutlich beeinträchtigt werden.

Stadium 5

Die Schmerzen bleiben anhaltend bestehen, auch in Ruhe.

Stadium 6

Gestörte Funktion (Ruptur); diese kann auch ohne vorangehende klinische Erscheinungen auftreten.

ad 5)
Tendovaginitis
(stenosans)

Diese Affektion besteht aus einer entzündlichen Reaktion der Vagina tendinis (Stratum fibrosum) der Sehnenscheide in dem Bereich, in dem die Sehne durch einen osteofibrösen Kanal verläuft. Die klinisch wichtigsten Befunde sind Bewegungsschmerz, Dehnungsschmerz bei der Funktionsuntersuchung und zuweilen Schmerzen bei der Untersuchung der betroffenen Struktur gegen Widerstand. Bei der Palpation findet man im allgemeinen lokalen Druckschmerz. Ist vornehmlich die Vagina synovialis betroffen, so steht klinisch neben Schmerzen vor allem die Krepitation bei Bewegung der Sehne in der Sehnenscheide im Vordergrund.

Man spricht dann auch von *Tendosynovitis*. Funktionelle Überbelastung und Traumen führen zu Fibrosierung der Sehnenscheide, die dadurch (makroskopisch sichtbar) verdickt. Die Folge ist häufig die, daß die Beweglichkeit der Sehne gegenüber der Sehnenscheide abnimmt.
Die fibröse Verengung des Raumes zwischen Sehne und Sehnenscheide kann schließlich zu degenerativer Veränderung und lokaler Schwellung der Sehne führen. An manchen Stellen entsteht dann das sogenannte «Triggerphänomen» (z. B. schnellender Daumen oder Finger), das durch die Hemmung verdickter (hypertrophischer) Teile der Sehne hinter der Verengung der Sehnenscheide zustandekommt.
Die am häufigsten vorkommenden Lokalisationen der Tendovaginitis sind die gemeinsame Sehnenscheide des M. abductor pollicis longus und des M. extensor pollicis brevis in Höhe der Handwurzel (Morbus de Quervain), die Sehnenscheide des M. tibialis posterior und die des M. peroneus brevis. Die Affektion tritt bei Frauen 10mal häufiger auf als bei Männern.

Therapie:
Tiefe Querfriktion oder Injektion von Triamcinolonacetonid 10 mg/ ml zwischen Sehne und Sehnenscheide.
Zuweilen ist eine operative Behandlung indiziert.

Eine Tendovaginitis kann auch infolge infektiöser Affektionen, wie Grippe, Typhus, Lungenentzündung oder Scharlach entstehen. Bei rheumatoider Arthritis, aber auch bei anderen rheumatischen Krankheiten wie Morbus Bechterew können Sehnenscheidenentzündungen oft ein Frühsymptom sein und sogar stärkere Beschwerden verursachen als die Gelenke selbst. In diesem Fall ist auch die Vagina synovialis (Sehnenscheide) betroffen, und es kommt zu grober Krepitation, wenn die Sehne sich in der Sehnenscheide bewegt.
Die Tuberkulose kann auch zu starker, meistens nicht schmerzhafter Schwellung der Sehnenscheide führen, wobei die Sehne häufig rupturiert. Anfangs entsteht auch hier eine grobe Krepitation.
Die Gicht kann sich in Sehnen und Sehnenscheiden manifestieren.
Eine Tendovaginitis infolge Gichttophi kann zu Sehnenrupturen führen.

ad 6)
Myosynoviitis

Obwohl Muskeln keine synoviale Hülle besitzen, scheint die Sehnenscheide sich zuweilen über einen Teil des zugehörigen Muskels fortzusetzen. In diesen Fällen erscheint es gerechtfertigt, bei einer synovialen Reizung von einer Myosynoviitis oder Myotendosynoviitis zu sprechen.
Die wichtigsten Lokalisationen sind die Strecker und der lange Abduktor des Daumens (M. abductor pollicis longus) und der M. tibialis anterior.

ad 7)
Myositis ossificans

Hier geht es um mehr oder weniger ausgeprägte Knochenbildungen in einem Muskel infolge eines Traumas oder mehrerer Mikrotraumen. Bevorzugte Lokalisationen sind der M. quadriceps, die Adduktoren des Oberschenkels und der M. brachialis.

Ursache:
Obwohl noch keine Einhelligkeit über die Entstehung der Myositis ossificans besteht, wird doch angenommen, daß diese durch intensive mechanische Reize, wie z. B. Massage in einem der o. g. traumatisierten Muskeln, in Gang gesetzt wird.

Klinischer Befund:
Eine nicht besonders schmerzhafte Muskelschwellung von fester Konsistenz, meistens am Ort einer früher dort lokalisierten Ruptur.
Es entsteht eine langsam auftretende Muskelverkürzung, wodurch

sowohl die aktive als auch die passive Funktion des bzw. der zugehörigen Gelenke eingeschränkt wird.
Das Röntgenbild bestätigt die Verdachtsdiagnose.

Therapie:
Vorsichtige passive Dehnungen, um die Länge des Muskels aufrechtzuerhalten. Röntgenkontrolle, um eine eventuelle Ausdehnung des Prozesses feststellen zu können. Erst wenn bei wiederholter Röntgenkontrolle sichergestellt ist, daß der Prozeß zur Ruhe gekommen ist, kann man schließlich die operative Entfernung der knöchernen Neubildungen erwägen.

ad 8)
Andere Veränderungen
Ganglien

Diese zystischen Schwellungen können außer von der Gelenkkapsel her auch aus Sehnenscheiden entstehen. Unter allen möglichen Lokalisationen kommen Ganglien im Bereich des Handgelenks weitaus am häufigsten vor (besonders dorsal, in Höhe des Os capitatum). Ein Ganglion erreicht gewöhnlich einen Durchmesser von 3 bis 8 mm.

Therapie:
Manchmal gelingt es, ein Ganglion zu zerdrücken oder zu punktieren; danach eventuell Triamcinolonacetonid 10 mg/ml (Volon A 10) injizieren. Bei wiederholten Rezidiven ist die operative Behandlung angezeigt.

Aponeurotische Verdickungen

Unter der Bezeichnung M. Dupuytren und M. Ledderhose sind Verdikkungen der Palmar- bzw. Plantaraponeurose bekannt, die schließlich zu Kontrakturen führen. Die Ätiologie ist bisher unbekannt, jedoch spielt wahrscheinlich ein hereditärer Faktor eine Rolle (s. auch S. 190 und S. 355).

Tumoren

Maligne Tumoren wie das Synovialom, die von der Sehnenscheide ausgehen, werden äußerst selten beobachtet. Benigne Tumoren kommen häufiger vor und sind vornehmlich an den Händen lokalisiert. Muskeltumoren sind selten, jedoch muß vornehmlich bei jungen Patienten die Möglichkeit in Betracht gezogen werden (Myosarkom).

«Myogelosen»

Hierunter versteht man lokale Verdickungen/Verhärtungen in einem Muskel, die als Folge lokaler Tonusveränderungen auftreten. Diese Stellen sind gewöhnlich druckschmerzhaft. «Myogelosen» kommen nach unvorbereiteten bzw. unvorhergesehenen Anstrengungen vor, können jedoch einen segmentalen Charakter aufweisen, z. B. im M. trapezius bei gewissen zervikalen Wurzelreizungen.

Schleimbeutel

Schleimbeutel (Bursae synoviales) sind ebenso wie Sehnenscheiden Strukturen, die sich an Stellen befinden, wo Sehnen sich auf kurze Entfernung hin über eine harte Unterlage bewegen. Hierdurch wird die Sehne gegen zu starke Reibung geschützt.
Es gibt zwei Typen von Bursae (Schleimbeuteln), die subkutanen und die tiefen Bursae. Die subkutanen Bursae entstehen erst nach der Geburt als Folge externer Friktion. Die tiefen Bursae sind gewöhnlich bereits vor der Geburt vorhanden.
Die normale Bursa besteht aus zwei dünnen Lagen, deren innere sich aus synovialen Zellen zusammensetzt, während die äußere Lage einen mehr fibrösen Charakter aufweist. Eine gesunde Bursa enthält keine Flüssigkeit, hingegen einen «fluid film» (eine sehr dünne Flüssigkeitsschicht).
An jeder Körperhälfte kommen im Durchschnitt 78 Bursae vor (Bywaters 1964). Auch an Stellen, an denen besondere mechanische Belastungen auf Sehnen einwirken, können im Laufe des Lebens Bursae entstehen.

1. Traumatische Bursitis

Man unterscheidet zwei Arten, die *aseptische Bursitis*, die sich infolge eines *einmaligen Traumas* entwickelt, meistens bei älteren Menschen (die Bursa ist hier gewöhnlich mit Blut gefüllt), und die *aseptische Bursitis*, die unmittelbar durch eine *chronische Reizung* (Mikrotrauma) entsteht, z.B. die Bursitis olecrani (Stützen auf den Ellenbogen), oder indirekt infolge Affektionen von Strukturen, die in engem Kontakt mit der betreffenden Bursa stehen (z.B. Bursitis subdeltoidea infolge einer Insertionstendopathie des M. supraspinatus).
Eine *akute aseptische Bursitis* kann dann entstehen, wenn z.B. ein Kalkherd aus einer angrenzenden degenerierten Sehne (häufig der des M. supraspinatus) in die Bursa durchbricht.
Zuweilen kommen Bursitiden ohne deutlich erkennbare Ursache vor (z.B. «primäre» chronische Bursitis subdeltoidea). Man vermutet jedoch, daß dann ursächlich eine andere (oft symptomlose) Affektion vorliegt.
In chronisch entzündeten Bursae können sich knorpelige Fremdkörper bilden, die sogenannten Corpora oryzoidea (Reiskörperchen, Fibrinablagerungen).
Die traumatisch am häufigsten betroffenen Bursae sind:
- Bursa subacromio-subdeltoidea;
- Bursa subcutanea olecrani;
- Bursa subtrochanterica;
- Bursa subtendinea achillei;
- Bursa subcutanea calcanea posterior;
- Bursa suprapatellaris.

Therapie:
a) Kausal: (Was ist die Ursache?).
b) Symptomatisch: Infiltration mit einem Lokalanästhetikum oder bei unbefriedigendem Resultat oder Rezidiv Infiltration mit einer Kombination eines Lokalanästhetikums mit Triamcinolonacetonid 10 mg/ml (Volon A 10) (die Menge ist abhängig von der Größe der Bursa).

2. Infektiöse Bursitis

Entzündungen der Bursa können durch (unsorgfältig ausgeführte) therapeutische Maßnahmen entstehen oder sind Folge einer direkten oder lymphogenen Ausbreitung eines infektiösen Prozesses in der Umgebung der Bursa.
Spezifische Bursitiden können auf einer *Tuberkulose* beruhen (vor allem bei den großen Gelenken: Hüft-, Knie- und Ellenbogengelenk) oder auf einer *rheumatoiden Arthritis* (vor allem die Bursa olecrani und die Bursa

subtendinea achillei) und *Gicht* (vor allem die Bursa olecrani und die Bursa praepatellaris).

3. Tumoren

Maligne Synovialome sind selten, gehen jedoch in ungefähr 40% der Fälle von Bursen aus.
Eine seltene tumorige Affektion ist die Chondromatose der Bursa, bei der in der Wand der Bursa Knorpelgewebsteilchen gebildet werden.

Zwischenwirbelscheiben (Bandscheiben, Disci intervertebrales)

Beschwerden, denen eine Wirbelsäulenveränderung zugrundeliegt, kommen sehr häufig vor, namentlich im Bereich der unteren Lendenwirbelsäule (62% aller Wirbelsäulenaffektionen) und im Bereich der unteren Halswirbelsäule (36%). Thorakale Veränderungen sind selten (2%). In den meisten Fällen gehen Wirbelsäulenveränderungen primär oder sekundär von der Zwischenwirbelscheibe (Discus intervertebralis, Bandscheibe) aus. Der Verlauf der meisten dieser Affektionen ist gutartig, und nur ein sehr kleiner Prozentsatz muß klinisch behandelt werden.

Bewegungssegment der Wirbelsäule

Der Discus intervertebralis (Bandscheibe) ist das Zentrum einer elastisch reagierenden biomechanischen funktionellen Einheit, dem Bewegungssegment der Wirbelsäule.

Dieses Bewegungssegment besteht weiterhin aus der unteren Hälfte des darüberliegenden und der oberen Hälfte des darunterliegenden Wirbels, aus den zu diesen Wirbelanteilen gehörigen Articulationes intervertebrales (Wirbelgelenke, «Facetten»-Gelenke) und ihren Kapseln, aus den beide Wirbel verbindenden Ligamenten und Muskeln und den austretenden Wurzeln mit ihrer Durascheide sowie den Nn. recurrentes.

Struktur

Die Bandscheibe stellt die kritischste Komponente dieses Bewegungssegmentes dar, da sie das größte Gewicht trägt und die auf die Wirbelsäule einwirkenden Kräfte dank guter stoßdämpfender und druckausgleichender Eigenschaften gleichmäßig verteilt.

Der *Nucleus pulposus*, der Kern der Bandscheibe, besteht aus einer gallertigen Struktur aus Mukoproteiden und Mukopolysacchariden. Er befindet sich zwischen knorpeligen Deckplatten und wird von einer lamellären fibrokartilaginären (faserknorpeligen) Struktur, *dem Anulus fibrosus*, umgeben.

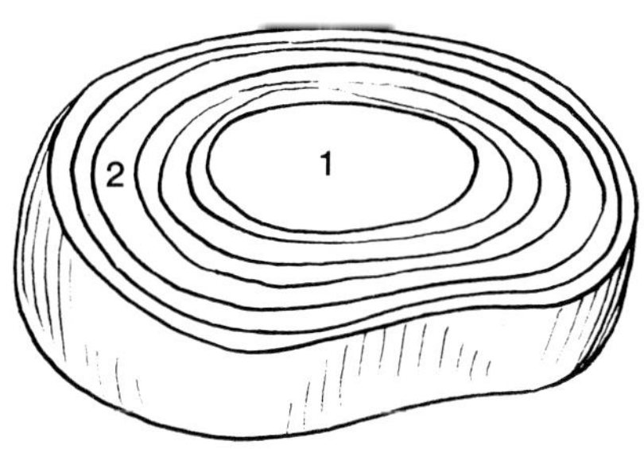

Abbildung 1.20
Discus intervertebralis (Bandscheibe).
1. Nucleus pulposus
2. Anulus fibrosus

Die Polysaccharide bewirken, daß der Nucleus pulposus Wasser binden kann. Der H_2O-Gehalt im Nucleus variiert zwischen 85 bis 90% seines Gesamtgwichtes bei der Geburt und ±70% in späteren Jahren. Der Druck im Zentrum des normalen Nucleus pulposus beträgt aufgrund einer vorbestehenden Gewebespannung niemals 0, auch dann nicht, wenn der Diskus nicht belastet wird. Diese charakteristische Eigenschaft wird auch «Vorbelastung» genannt. Sie ermöglicht es, den von außen einwirkenden Kräften besser Widerstand bieten zu können.

Biomechanik

Bei einer normal funktionierenden Bandscheibe bewegt der Nucleus pulposus sich in Richtung der Konvexität; so wird er sich bei Flexion (Vorwärtsbeugung) der Wirbelsäule vornehmlich nach dorsal verlagern, bei Extension (Rückwärtsneigung) nach ventral (s. Abb. 2.1).

Der Anulus fibrosus besteht aus zwei sich kreuzenden Fasersystemen (s. Abb. 1.21). Diese Fasern des Anulus sind ventral dicker und zahlreicher als dorsal (s. Abb. 1.22) und heften sich der Kortikalis des Wirbelkörpers (die äußere Lage) und den knorpeligen Deckplatten (die mittleren und

Abbildung 1.21
Ringfasersystem des Anulus fibrosus.

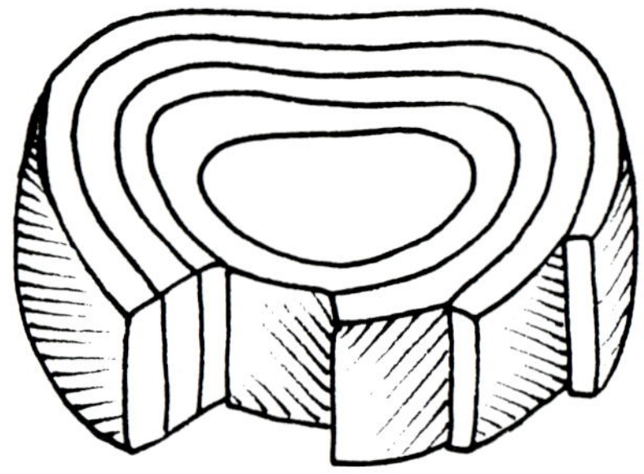

Abbildung 1.22
Ventral stärkere und zahlreichere Fasern des Anulus fibrosus als dorsal.

1. *Grund- und Deckplatte*
2. *Epiphysenring*
3. *Lig. longitudinale anterius*
4. *Lig. longitudinale posterius*

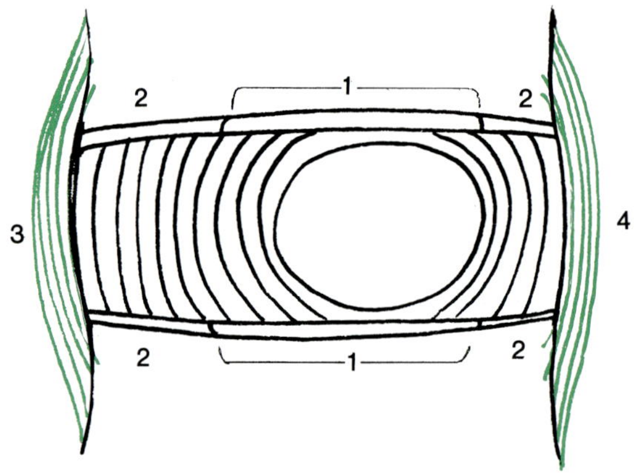

inneren Lagen) an. Die dorsalen Fasern heften sich auch am Lig. longitudinale posterius an, das von zervikal nach lumbal zunehmend dünner und schmaler wird.

Die Bandscheibe ist durch hyalinen Gelenkknorpel in Form von Knorpeldeckplatten von den angrenzenden Wirbelkörpern getrennt. Nach dem 8. Lebensjahr verlieren diese knorpeligen Deckplatten ihre Blutversorgung. Im Knorpel bleiben Hohlräume von Blutgefäßen bestehen, durch welche die Stoffwechselprodukte leicht diffundieren können; jedoch wird die Festigkeit der gesamten Struktur beeinträchtigt.
So besitzt die lumbale Bandscheibe einige inhärente (ihr innewohnende) strukturelle Kennzeichen, die eine Prädisposition für eine eventuelle mechanische Funktionsstörung bilden, wie z. B. die parallele Anordnung der dorsalen Fasern des Anulus, die dorsale Lage des Nucleus pulposus, die Dicke der dorsalen Fasern und die Hohlräume in den knorpeligen Deckplatten.
In der normalen Bandscheibe erhöht eine Kompressionsbelastung den intradiskalen Druck, und die Fasern des Anulus werden gedehnt. Die resultierenden Kräfte richten sich radial auf die Deckplatten und den Anulus. Die inneren Lagen des Anulus unterliegen einer leichten Kompressionsspannung, die durch den Flüssigkeitsdruck des Nucleus pulposus auf die Wirbel übertragen wird. Die äußeren Lagen des Anulus werden einer Zugspannung ausgesetzt, ohne daß diese übertragen wird. Aufgrund der Faseranordnung können diese äußeren Lagen die Zugspannung jedoch aufnehmen bzw. abfangen.
Die Größe der Zugbelastung ist vom Kaliber (Durchmesser, Dicke) der Anulusfasern abhängig. Der Zug, der auf die dünneren, stärker parallel angeordneten dorsalen Fasern der Bandscheiben ausgeübt wird, ist vier- bis fünfmal größer als die einwirkende Belastung. Bei gleicher Druckbelastung wird der Nucleus pulposus eines degenerierten Diskus diese Belastung nicht auffangen, sondern sie auf den Anulus übertragen.
In diesem Fall werden die äußeren Anulusfasern einer starken Dehnung unterworfen, ohne daß der Fasermechanismus diese radial weiterleiten kann. Infolgedessen gelangen die inneren Fasern unter zu starke Druckbelastung.

Flexions- und Torsionskräfte

Die funktionelle Bewegung im Bereich der Wirbelsäule ergibt sich aus einer Kombination von direkter und indirekter Belastung. Diejenigen Bewegungen, die die größte Ursache für ein Wirbelsäulentrauma bilden, werden Flexion und Torsion sein. Sie bewirken Verschiebungs-, Kompressions- und Zugkräfte.

Flexionsbelastung beinhaltet, daß im Diskus an verschiedenen Stellen gleichzeitig Dehnung, Kompression und Verschiebung stattfinden. Flexion der Wirbelsäule nach vorn oder seitwärts oder auch Extension übt eine Dehnungsspannung auf die konvexe Seite des Anulus aus und zugleich infolge des Körpergewichtes eine Kompressionskraft auf die konkave Seite. Jene Seite des Anulus, die Dehnungskräften unterliegt, streckt sich, während die Seite, die unter Druckbelastung gerät, sich ausdehnt oder gar ausbuckelt bzw. sich ausstülpt.

Bei Flexion tritt die maximale Dehnung an der äußeren Oberfläche der Struktur auf. An der Wirbelsäule bedeutet dies, daß die äußeren Anuluslagen an der konvexen Seite der stärksten Dehnung ausgesetzt sind und an der konkaven Seite dem stärksten Druck.

Kombinationen von Bewegungen wie Rotation (Drehung) und Flexion (Beugung) resultieren in einer vermehrten Dehnung des Diskus sowie Druck auf diesen, vor allem bei besonderer Belastung.

Protrusion oder Prolaps?

Unter einer Protrusion versteht man eine Vorwölbung des Discus intervertebralis, wobei der Anulus fibrosus (jedenfalls seine äußere Lage) noch intakt ist.

Ein Prolaps ist eine Ausstülpung des Nucleus pulposus durch den perforierten Anulus fibrosus hindurch.

Ganz allgemein ist es wesentlich, abzuklären, ob die Ursache der Beschwerden eine Protrusion oder ein Prolaps ist. Eine Protrusion hat im allgemeinen eine viel günstigere Prognose als ein Prolaps.

DIFFERENTIALDIAGNOSE PROTRUSIO/PROLAPS:

Protrusio (Protrusion)	Prolaps
Allmähliches Auftreten.	Meistens akuter Beginn.
Wechselnde Schonhaltung.	Ständige Schonhaltung.
Lokale Beschwerden stehen im Vordergrund	Ausstrahlende Beschwerden stehen im Vordergrund (Schmerz, Parästhesien).
Keine neurologischen Ausfallerscheinungen.	Motorische, sensible Ausfälle oder Ausfall von Reflexen.

Innervation

Der Diskus selbst ist nach dem zweiten Lebensjahr fast nicht mit sensiblen Nervenendigungen versehen, einzig der äußere/hintere Anteil des Anulus fibrosus und das Lig. longitudinale posterius. Weitere sensibel innervierte Strukturen sind die Kapseln der Wirbelgelenke (Intervertebralgelenke), die Dura mater, der Duraärmel und der Spinalnerv selbst. Der Duralärmel (der Teil der Dura mater, der die Wurzel des Spinalnerven bis zum Foramen intervertebrale begleitet bzw. diesen Raum auskleidet) spielt bei der Ursache der Schmerzen eine wesentliche Rolle (s. auch S. 7 bis 18).

Diskusdegeneration (Diskose)

Die Bandscheibe ist nicht mit Gefäßen versehen und unterliegt ebenso wie alle anderen nichtvaskularisierten Strukturen einer verhältnismäßig schnellen Degeneration, die bereits bei Kindern zwischen dem 2. und 4. Lebensjahr infolge des Wegfallens der intradiskalen Blutgefäße in der Bandscheibe beginnen kann.

Es folgen histologische Veränderungen sowohl des Nucleus pulposus als auch des Anulus fibrosus, biochemische Veränderungen und eine Verminderung des intradiskalen onkotischen Druckes (onkotischen Druckes in der Bandscheibe). Bei Kindern können massive Verschiebungen des Nucleus pulposus entstehen, die sich im Bereich der Halswirbelsäule in Form eines akuten Tortikollis (Schiefhals) äußern können und im Bereich der Lendenwirbelsäule in Form der Hüft-und Lendenstrecksteife. Zwischen dem 20. und 35. Lebensjahr treten bereits kleine Einrisse im Anulus fibrosus auf, in die der Nucleus pulposus eindringen kann. Wiederum später entstehen im Bereich der Bandscheibe womöglich Protrusionen (Anulus fibrosus noch intakt) oder Prolapse (Anulus fibrosus vom Nucleus pulposus perforiert), und schließlich kommt es zur Verminderung der Diskushöhe, wodurch abnorme Druck- und Zugkräfte seitens der Wirbelgelenke bzw. deren Kapseln auftreten.

Der Prozeß endet mit röntgenologisch sichtbaren Deformitäten (Verformungen) von Wirbelkörper und Wirbelgelenken («Facetten»-Gelenken, Gelenkfacetten) (Spondylose und Spondylarthrose).

Der gesamte Diskoseprozeß kann ohne Beschwerden verlaufen; jedoch herrscht ein ziemlich labiles Gleichgewicht, das sehr leicht – etwa durch übermäßige Bewegungen oder langdauernde abnorme Haltungen, meistens Hyperlordose – gestört werden kann und dann zu Beschwerden führt.

Primär bandscheibenbedingte («diskogene») Beschwerden

Diese entstehen durch mechanische Irritation (Reizung) (wie bei Diskusprotrusion/-prolaps) durch die vom N. recurrens innervierten Strukturen (s. Abb. 1.15).

Sekundär bandscheibenbedingte («diskogene») Beschwerden

Sie entstehen als Spätfolgen der Diskusdegeneration (s. S. 41) und gehen durch Spondylarthrose meistens von den Wirbelgelenken und den dorsalen Muskeln der Wirbelsäule aus.

Nicht die röntgenologisch sichtbare Größe und Art der Deformierungen kennzeichnen das Auftreten der Beschwerden, sondern die Zeitdauer, in der diese Deformierungen entstehen!

Sehr langsam entstandene Deformationen können beschwerdefrei bleiben (Torsionsskoliose, schwere Spondylose, Osteochondrose usw.), während eine akute geringgradige Diskusprotrusion heftige Beschwerden auslösen kann!

Wirbelgelenke

Letzthin wurde den Wirbelgelenken (zu) große Bedeutung beigemessen. Es ist umstritten, daß Blockierungen nur der Wirbelgelenke auftreten können, die sich durch spezifische Manipulationen wieder beheben lassen (Krämer 1978).

Wirbelgelenke werden auch unter höchst abnormen Bedingungen (z. B. nach Diskektomie oder maximaler Traktion) weder blockiert noch luxiert. Dabei treten eher Wirbelfrakturen auf.

Wirbelgelenke verursachen bei abnormer Belastung, etwa bei Diskusveränderungen, Beschwerden; z. B. kann bei zu langdauernder oder zu starker Traktion Kapselüberdehnung entstehen. Hingegen gerät das Wirbelgelenk unter zu hohen Druck, wenn eine abnorme, anhaltende axiale Belastung nicht durch einen intakten Diskus aufgefangen wird.

Bewegungen der kräftigen Rumpf- und Nackenmuskeln werden bei Ausfall der Bandscheibenfunktion unkontrolliert auf die Wirbelgelenke übertragen und bewirken die typischen «facettären» Schmerzen, die kaum exakt lokalisierbar und nicht wie die primär diskogenen Beschwerden haltungsabhängig sind. Sie reagieren meistens gut auf Physiotherapie und Antiphlogistika.

Literatur

Siehe Literaturverzeichnisse bei den Kapiteln über die Hals-, Brust- und Lendenwirbelsäule.

«Referred pain»

Unter «referred pain» (fortgeleitete Schmerzen) versteht man das Phänomen, daß ein Patient an einer anderen Stelle als der ursächlichen Läsion, also entfernt vom Schadensherd, Schmerzen empfindet. Die Ursache ist eine reflektorische Irritation (Reizung) des segmentalen nozisensorischen Systems zwischen dem Gelenk (Knochen, Kapsel und Ligamente) einerseits und dem tendomyotischen System (Muskelbauch, Muskel-Sehnen-Übergang, Sehne und Sehneninsertion) und/oder den inneren Organen andererseits. Diese Erscheinung findet man auch umgekehrt bei ischämischen Koronarerkrankungen (Schmerzen im Kieferbereich und im linken und/oder rechten Arm), bei Schulterschmerz infolge Zwerchfellaffektionen oder Ohrenschmerzen bei Erkrankungen der Mundhöhle oder des Halses. Siehe auch S. 46 und 199.

Während der embryonalen Entwicklung entstehen aus den Urwirbeln oder Somiten (Segmenten der ersten Mesenchymblätter) verschiedene Gewebearten, die sich weiter in Richtung auf die unterschiedlichen Körperteile wie Skelett, Muskelsystem, innere Organe, Haut entwickeln.

In der endgültigen Lokalisierung dieser Gewebe im Körper ist die segmentale Entstehung all jener Strukturen nicht mehr wiederzuerkennen. Jedoch hat der Spinalnerv bereits in einem sehr frühen Entwicklungsstadium eine dauerhafte Verbindung mit seinem «Somiten» gebildet, und die Ausläufer des Spinalnerven folgen getreu der aus dem Somiten entstehenden Struktur. Hierdurch gewinnen wir doch eine Orientierung bezüglich der segmentalen Entwicklung.

Ein Segment ist somit das gemeinsame Areal, das durch einen Spinalnerven versorgt wird.

Je nach den zum Segment gehörigen Strukturen sprechen wir von Sklerotom, Myotom, Dermatom, Enterotom. Auch die vegetative Innervation von Gefäßen, Schweißdrüsen und Piloreaktoren erfolgt segmental. Das Zentrum eines Segmentes ist der Discus intervertebralis mit der proximal und distal gelegenen Wirbelhälfte.

Eigenschaften

Referred pain infolge Affektionen des Bewegungsapparates kreuzt nie die Mittellinie.

Segmentale Ausbreitung: Der Schmerz wird in der «Tiefe» eines zu dem betroffenen Gewebe gehörigen Dermatoms empfunden.

Innerhalb eines Dermatoms wird der Schmerz vor allem nach distal, viel weniger proximalwärts fortgeleitet.

Die Affektion befindet sich zwar oft in der Nähe, nicht aber unbedingt innerhalb des schmerzhaften Gebietes.

Nicht nur Nervenwurzeln («umkleidet» von Dura mater – Duraärmel) können eine ausgedehnte Schmerzfortleitung verursachen; auch andere «weiche» Gewebe (z. B. Ligamente, Kapseln, Muskeln, Sehnen usw.) kommen dafür in Betracht.

Die Schmerzen werden *an irgendeiner Stelle* im Dermatom empfunden, nicht aber unbedingt in seiner *gesamten* Ausbreitung.

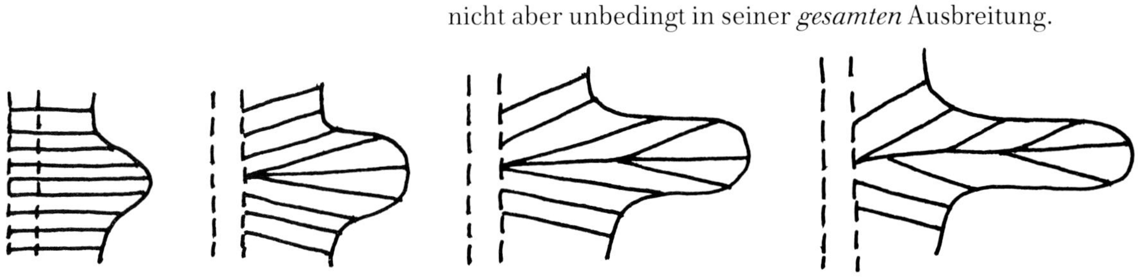

Abbildung 1.23
Das Wachstum der Extremitätenknospen beim Embryo.

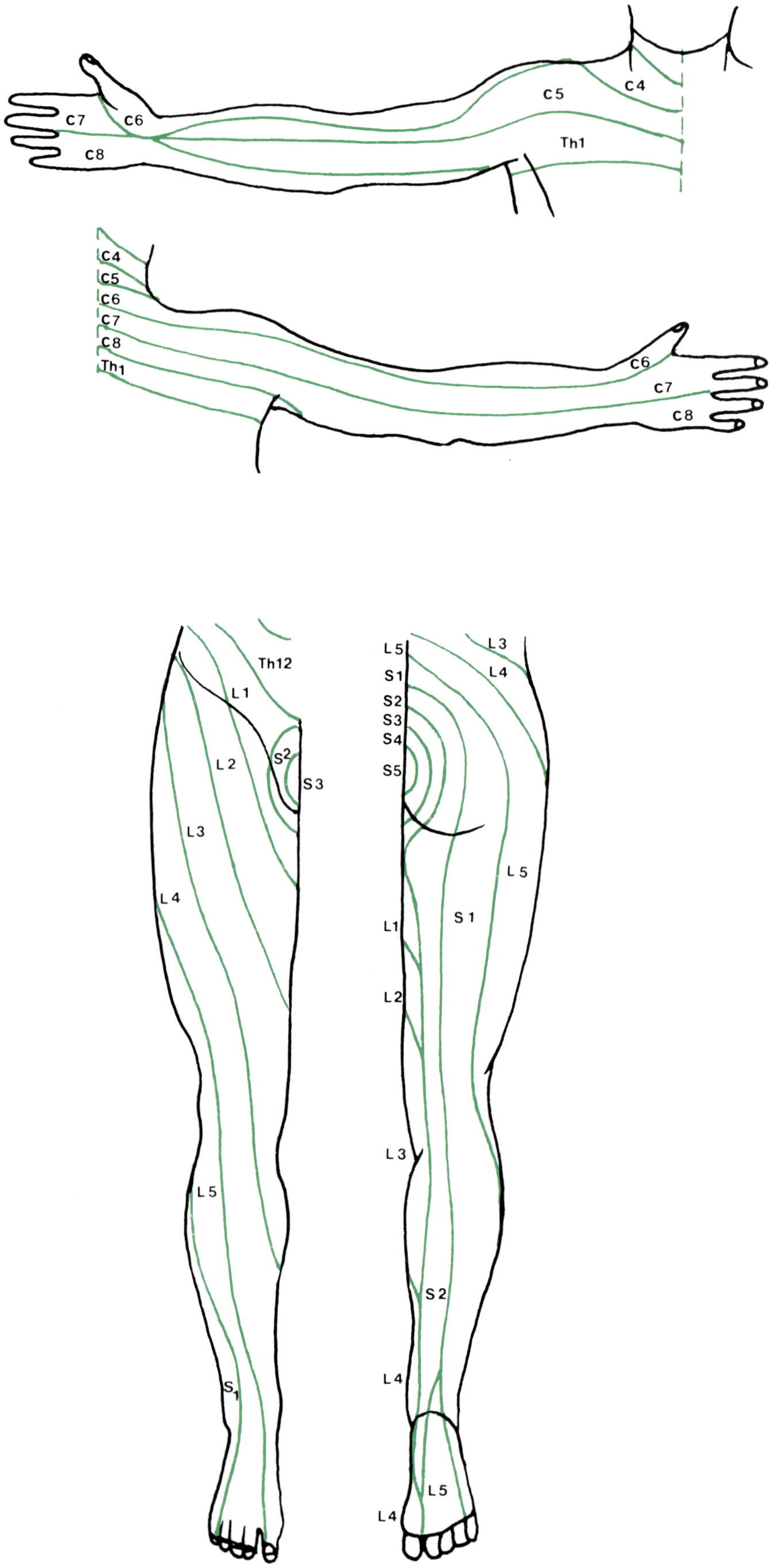

Abbildung 1.24
Die segmentale Anordnung von Dermatomen in den Extremitäten.

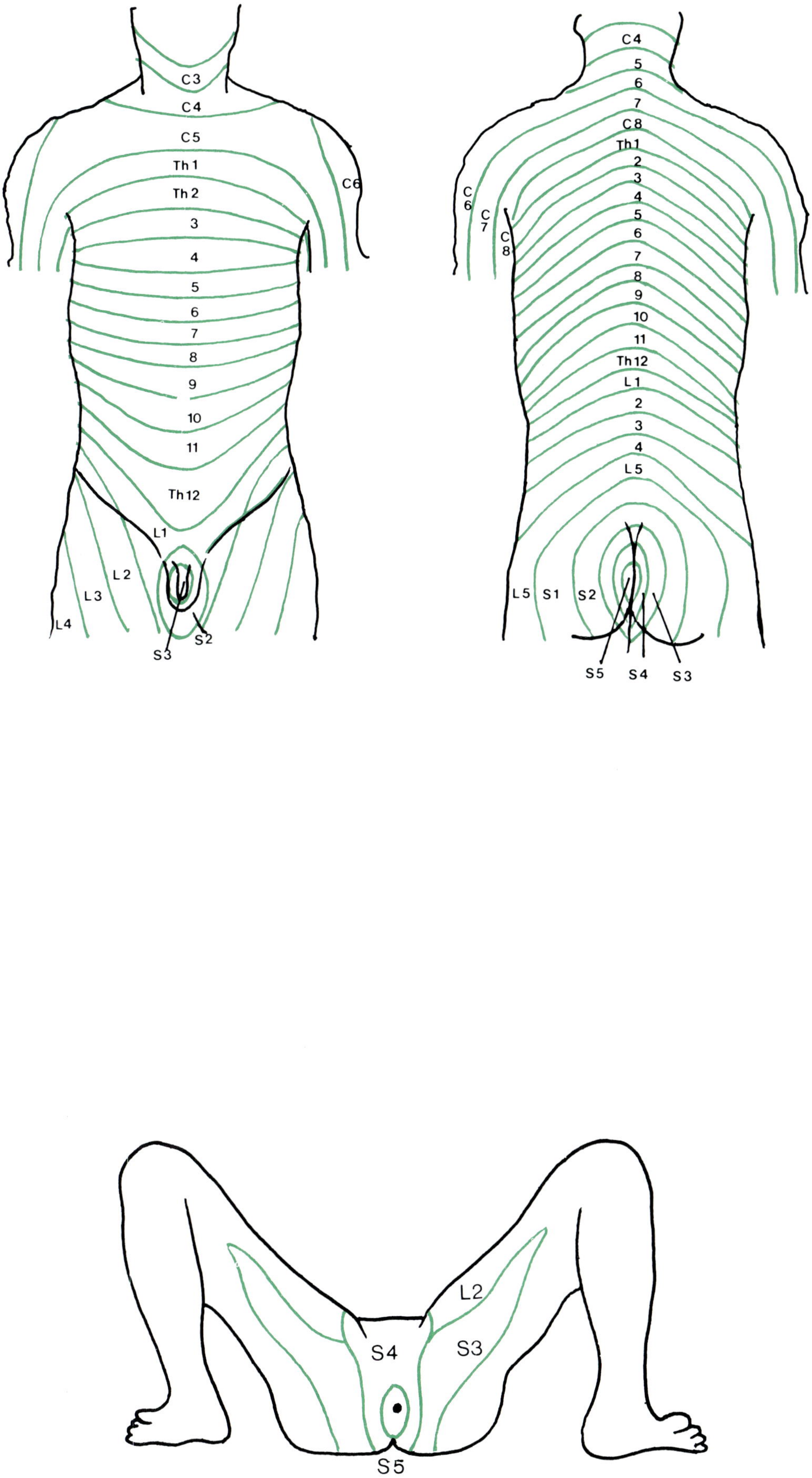

Abbildung 1.25
Die segmentale Verteilung von Dermatomen des Rumpfes. Diese Verteilung gibt einen «Durchschnittswert» der Beschreibungen verschiedener Autoren. Viele individuelle Unterschiede sind möglich.

Diskrepanzen zwischen Dermatomen und Myotomen

a) Dermatome reichen oft weiter nach distal als die Myotome.
b) Myotome reichen oft weiter nach proximal als die Dermatome.

Beispiele:

Gebiet	*Dermatom*	*Myotom*	*Sklerotom*
Skapula	Th2, 3, 4	M. trapezius, C3, 4. Mm. teres minor und major, C5, Mm. spinati, C5.	Thorakale Rippen
Pektoralisbereich	Th2	Mm. pectoralis major und minor, C5, 6, 7, 8 (Th1).	Thorakale Rippen
Diaphragma (C4)	Th5, 6	Mm. intercostales, Th5, 6, 7. M. transversus abdominis, Th11, 12 + Zweige des Plexus lumbalis	Thorakale Rippen
Herz (Th1, 2, 3 und N. vagus)	Th 2, 3	M. pectoralis major, C5, 6, 7, 8 (Th1)	Thorakale Rippen

Die einzige Ausnahme von der Regel der segmentalen Schmerzfortleitung ist die Dura mater = extrasegmentale Fortleitung von:
a) Schmerzen;
b) Druckschmerz («myalgic spot» – «triggerpoint») (s. Abb. 1.26).

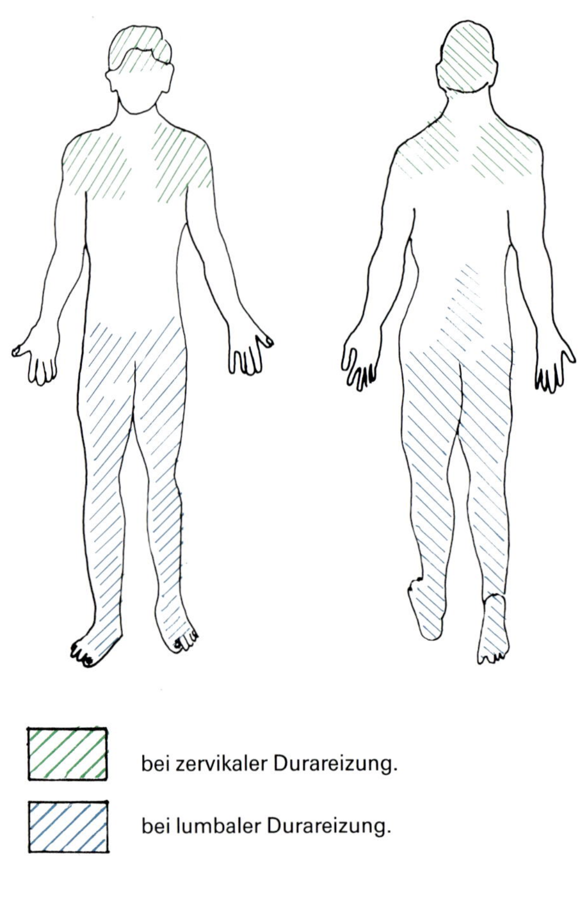

Abbildung 1.26
Gebiete extrasegmentaler Ausstrahlung duralen Schmerzes.

Faktoren, die die Schmerzfortleitung beeinflussen

Stärke des Reizes:
Je stärker der Reiz, umso ausgedehnter wird die Schmerzfortleitung sein.

Lage der betroffenen Struktur:
Proximal in einem Dermatom:
Wahrscheinlich erhebliche Schmerzfortleitung nach distal.
Distal in einem Dermatom:
Geringe Schmerzfortleitung sowohl nach proximal als auch distal.

Tiefe der betroffenen Struktur:
Je tiefer die betroffene Struktur liegt, umso mehr Schmerzfortleitung ist zu erwarten.

Art der Struktur:
Nervengewebe:
Nicht unbedingt Beschwerden in der Nähe der Verletzung (der Schädigung).
Andere «weiche» Gewebe:
Gewöhnlich doch leichte Schmerzen in der Nähe der Schädigung.
Knochen und Periost:
Praktisch keine Schmerzfortleitung (nur lokale Schmerzen).

Klinische Untersuchung

Die Untersuchung von Weichteilaffektionen ist vor allem eine subjektive Maßnahme. Das heißt, daß die Läsion oft nicht durch Röntgen, EMG, Laborbefunde oder andere derartige Untersuchungsmaßnahmen zu objektivieren ist. Schmerzen infolge einer Schädigung (Affektion) werden gewöhnlich durch Kompression und/oder Dehnung provoziert.
Der Patient muß bei der klinischen Untersuchung Bereitschaft zur Mitarbeit beweisen und deutlich sagen, welche Tests schmerzhaft sind bzw. welche nicht. Empfindet der Patient anhaltend Schmerzen, so muß er deutlich angeben, wann diese nachlassen oder zunehmen. Schmerzhafte und/oder eingeschränkte Bewegungen sind ebenso bedeutungsvoll wie schmerzlose und/oder freie Bewegungen.

Man unterscheidet kontraktile und inerte (nicht kontraktile) Strukturen.

Kontraktile Strukturen

Zu dieser Gruppe gehören:
- Muskelbauch und Muskel-Periost-Übergang;
- Muskel-Sehnen-Übergang;
- Sehne;
- Sehnen-Knochen-Übergang.

Inerte (nicht kontraktile) Strukturen

Hierzu gehören u. a.:
- Gelenkkapsel;
- Bursa;
- Faszie;
- Dura mater sowie Duraärmel und -manschette;
- Nervenwurzel und andere Nervenstrukturen.

Die Läsion einer kontraktilen Struktur ist bei aktiver Kontraktion und passiver Dehnung des Gewebes schmerzhaft. Sie ist meistens noch schmerzhafter bei isometrischen Widerstandstests, die aus der Null-oder Mittelstellung des betroffenen Gelenks heraus durchgeführt werden.
Die Läsion einer inerten (nicht kontraktilen) Struktur ist bei Dehnung oder Kompression schmerzhaft, wie man bei der passiven Bewegungsuntersuchung erkennen kann.

Die klinische Untersuchung besteht aus:
ANAMNESE
INSPEKTION
PALPATION (Wärme – Überwärmung/Schwellung)
FUNKTIONSUNTERSUCHUNG
PALPATION (der betroffenen Struktur)
Siehe auch die ausführliche Beschreibung in Band 1, Anatomie in vivo

Anamnese

Für die Diagnose sind gezielte Fragen von größter Bedeutung. Bei Wirbelsäule, Hüft- und Kniegelenk kann man oft bereits nach erhobener Anamnese eine Wahrscheinlichkeitsdiagnose stellen. Zu wenige wie auch zu viele Fragen können beim diagnostischen Gespräch zu Verwirrung und Irrtümern führen.
Jede Affektion verlangt eine gezielte Anamnese.
Besteht eine deutliche und überraschende Diskrepanz zwischen Frage und Antwort, so muß man an eine ernsthafte Erkrankung oder auch an eine psychosomatische Überlagerung der Beschwerden denken. Gewisse Symptome und/oder Zeichen weisen ohne weiteres auf eine ernsthafte Affektion hin.
Es folgt eine Liste von Fragen, die ungeachtet der Art und Lokalisation der Verletzung immer wieder gestellt werden müssen.

FRAGE	INTERPRETATION (mit Beispielen)
Lebensalter?	Gewisse Affektionen kommen nur in bestimmten Altersgruppen vor, z. B. Morbus Perthes, eine Hüfterkrankung, die man nur bei Kindern findet. Die Koxarthrose ist eine Veränderung des Hüftgelenks, die nur bei alten Menschen in Erscheinung tritt.
Beruf oder Hobby?	Viele krankhafte Veränderungen sind abhängig von Beruf oder Hobby. Beispiel: Achillodynie bei Langläufern, Tendinitis des M. supraspinatus bei Wurfsportlern.
Worin bestehen die Beschwerden?	Folgende Möglichkeiten sind anzuführen: Schmerzen, Kribbeln, Gefühl wie bei Durchfluß elektrischen Stroms, Schwindel, Muskelschwäche, taubes Gefühl usw. Es ist wesentlich, zu erfahren, wo die Parästhesien lokalisiert sind, ob sie beispielsweise scharf begrenzt sind, wie es der Fall bei Affektionen von Hautnerven ist, ob die Parästhesien (Kribbeln) in einem Gebiet auftreten, das durch einen peripheren Nerven innerviert wird, ober ob die Parästhesien (Kribbeln) keine Begrenzung aufweisen und beispielsweise in der ganzen Hand lokalisiert sind. Besitzen die Parästhesien (Kribbeln) deutlicher den Charakter von «Durchfluß elektrischen Stromes», so liegt die Ursache wahrscheinlich in einer Irritation (Reizung) des Rückenmarkes. Wichtig ist auch, ob die Beschwerden während Kompression oder «release» (Entlastung) auftreten (siehe Kompressionssyndrom der oberen Thoraxapertur («thoracic outlet compression syndrome» S. 93). Haben die Parästhesien eher den Charakter von Nadelstichen, und gehen sie mit Hautverfärbungen einher, so muß man in erster Linie an Durchblutungsstörungen denken.
Wann sind die Beschwerden aufgetreten?	Es ist wichtig, zu erfahren, wielange bestimmte Beschwerden bereits bestehen. Viele Affektionen des Bewegungsapparates heilen spontan innerhalb eines gewissen Zeitraumes aus. So wird man beispielsweise die tenoossale Variante des Tennisellenbogens (Typ II) nicht mehr behandeln, wenn diese schon länger als 8 Monate besteht, da diese Affektion gewöhnlich innerhalb von 9 bis 13 Monaten heilt.
Wie haben die Beschwerden begonnen?	*Hat ein Trauma stattgefunden?* Falls ja: Was geschah? Fand z. B. ein Hyperextensionstrauma des Kniegelenkes oder ein Rotationstrauma des Kniegelenkes statt? Vielfach ist durch genaues Befragen des Patienten, welche schadenauslösenden Kräfte in welcher Stellung auf das Gelenk einwirkten, bereits eine Wahrscheinlichkeitsdiagnose zu stellen. *Ohne bekannte Ursache?* Bei vielen Krankheitsbildern, wie z. B. bei Systemerkrankungen, ist die Ursache unbekannt. *Nach Überlastung?* Viele Insertionstendopathien entstehen infolge Überbelastung.
Lokalisation der Beschwerden?	*Ausgesprochen lokal:* Meistens ein lokaler Prozeß (cave «referred pain» in einem kleinen Teilgebiet eines Dermatoms). *Unilateral (einseitig):* Fast alle Affektionen des Bewegungsapparates bewirken einseitige Schmerzen (eine wichtige Ausnahme bildet die Dura mater). *Bilateral (doppelseitig):* Zentral lokalisierte Affektionen können bilaterale (doppelseitige) Beschwerden verursachen (Dura mater). Auch können gewisse Affektionen bilateral auftreten. Ein bekanntes Beispiel ist das Karpaltunnelsyndrom.

FRAGE	INTERPRETATION (mit Beispielen)
Wann treten die Beschwerden auf?	*Die Beschwerden sind konstant, also ständig und anhaltend vorhanden.* Dies weist auf eine ziemlich ernsthafte Läsion hin.
	Die Beschwerden sind haltungs- oder bewegungsabhängig. Bei zervikalen bandscheibenbedingten Beschwerden ist die Kopfhaltung oft ausschlaggebend für das Auftreten von Schmerzen. Extremitätenaffektionen verursachen meistens Beschwerden bei Belastung.
	Zu welchem Zeitpunkt des Tages entstehen die Beschwerden? Manche Affektionen verursachen vor allem nachts Beschwerden, z. B. das Karpaltunnelsyndrom oder auch manchmal das Kompressionssyndrom der oberen Thoraxapertur («thoracic outlet compression syndrome»). Ein Patient, der unter Morbus Bechterew leidet, hat häufig nur morgens Beschwerden.
	Treten die Beschwerden anfallsweise auf? Gewisse Krankheitsbilder zeigen einen intermittierenden, wechselhaften Verlauf, z. B. rheumatoide Arthritis (primär chronische Polyarthritis – PCP).
	Treten heftige, scharfe Stiche auf? Affektionen wie ein Corpus liberum (freier Gelenkkörper) in einem Gelenk verursachen derartige Beschwerden. Auch können manche sehnenbedingten Affektionen plötzliche stechende Schmerzen auslösen.
Kommen Veränderungen des Beschwerdemusters vor?	*Hat sich die Lokalisation der Beschwerden verändert?* Ein solches Beschwerdebild kann man bei einem freien Gelenkkörper (Corpus liberum) erwarten.
	Breiten die Beschwerden sich aus? Dies ist der Fall bei Verschlimmerung entzündlicher Beschwerden (z. B. Bursitiden, Arthritiden, Tendopathien usw.) und bei der Vergrößerung einer Diskusprotrusion oder eines Diskusprolapses sowie bei Tumoren.
Steht der Patient unter Medikation?	Die Einnahme beispielsweise gerinnungshemmender Mittel (Antikoagulantien) ist eine Kontraindikation für viele Therapieformen.
Hat der Patient sich kürzlich oder in der Vergangenheit bestimmter Operationen unterzogen?	Selbst jahrelang zurückliegende Operationen wegen eines bösartigen Tumors können einen Hinweis auf einen neu aufgetretenen malignen Prozeß bieten.
Hat (hatte) der Patient auch Beschwerden seitens anderer Gelenke?	Vor allem bei oligoartikulären (2–4 Gelenke) und polyartikulären Affektionen (5 oder mehr Gelenke) handelt es sich meistens um Systemerkrankungen.

Inspektion

(siehe Band 1, Anatomie in vivo)

Inspektion in Ruhehaltung des Patienten:
Von ventral
Von dorsal
Von lateral

Auf den Konstitutionstyp (Körperbautyp) achten:
Adipös (fett) (endomorph)
Athletisch (mesomorph)
Mager (ektomorph).

Inspektion des Patienten bei Bewegung:
WÄHREND EINES GESAMTBEWEGUNGSABLAUFES
(z. B. Gehen und Laufen);

WÄHREND LOKALER BEWEGUNG:
Aktive Bewegung (durch den Patienten selbst
Passive Bewegung (durch den Untersucher)
Widerstandstests (der Patient leistet eine Anspannung gegen einen maximalen, durch den Untersucher gebotenen Widerstand).

Anthropometrie: Feststellen von Längenmaßen und Gewichten – auch von Teilen – des menschlichen Körpers durch äußere Untersuchung mittels bestimmter Instrumente.

Palpation

Fühlen der Temperatur eines Körperteils (Überwärmung/Wärme gibt Hinweis auf einen aktiven Prozeß). Diese Palpation wird *vor* der Funktionsuntersuchung und *nochmals danach* durchgeführt.

Palpation der Synovialis (eine synoviale Verdickung weist gewöhnlich auf länger bestehende Gelenkveränderungen hin (u. a. bei rheumatoider Arthritis – PCP).

Die Palpation einer Schwellung. (Eine Schwellung kann Anzeichen eines lokalen Entzündungsprozesses, eines Ganglions, einer Zyste oder eines Tumors sein. Die Schwellung eines Gelenkes kann ein Anhalt für einen Hydrops oder ein Hämarthros sein. Die Schwellung einer Extremität oder eines Teiles derselben kann auf ein Ödem oder ein sehr großes Hämatom hinweisen).
Art der Schwellung:
Hart (von harter Konsistenz): Knochen: Tumor, Entzündung.
Fest (prall-elastisch): Ganglion, Zyste.
Schwammig: Synoviale Schwellung.
Weich (von weicher Konsistenz): Hydrops, Hämarthros.

Das Palpieren von Pulsationen kann Aufschluß über den Zustand der Arterien geben.

Funktionsuntersuchung
(siehe Band 1, Anatomie in vivo)

Die Funktionsuntersuchung besteht aus folgenden Teilen:

Aktive Bewegungen

Hierbei achtet man auf:
Bewegungsumfang (Bewegungsausschlag);
Schmerzen (besteht z. B. ein «painful arc», ein schmerzhafter Bewegungsabschnitt, dem ein schmerzloser Bewegungsabschnitt vorausgeht und auch folgt) und
Bereitwilligkeit des Patienten zu Bewegungen.

Passive Bewegungen

Man achte hierbei auf:

Bewegungsumfang (-ausschlag)
- eingeschränkt
  - Kapselmuster (s. S. 29)
  - nicht-kapsuläres Muster
- nicht eingeschränkt

Schmerzen und
Endgefühl (s. S. 52) (Gefühl der Endständigkeit)

Widerstandstests

Man achte hierbei auf:
Kraft und
Schmerzen.

Mögliche Befunde bei den Widerstandstests sind:
Kräftig und schmerzlos: Es bestehen keine krankhaften Veränderungen der kontraktilen Strukturen.
Kräftig und schmerzhaft: Nunmehr handelt es sich um eine kleinere Läsion einer kontraktilen Struktur.
Schwach und schmerzhaft: Wahrscheinlich eine partielle Ruptur.
Alle Bewegungen sind schwach und schmerzhaft: Man muß mit einer ernsthaften Erkrankung oder mit psychosomatischen Beschwerden rechnen.
Schwach und schmerzlos: Es handelt sich um eine neurologische Erkrankung oder um eine Totalruptur.

Palpation

Nach der Funktionsuntersuchung wird nochmals die Temperatur des erkrankten Körperteils geprüft. Ein Temperaturanstieg kann Hinweis auf ein zunehmend gereiztes Stadium der Affektion sein. Dasselbe gilt für eine eventuelle Flüssigkeitsansammlung in einem Gelenk (Hydrops).
Die Funktionsuntersuchung führt zu einer Wahrscheinlichkeitsdiagnose. Durch die Palpation der vermutlich betroffenen Struktur kann die Diagnose gesichert und der Ort der Affektion nunmehr noch exakter festgestellt werden.

Endgefühl
(Gefühl der Endständigkeit)

Bei der passiven Gelenkuntersuchung hat das sogenannte Endgefühl am Ende eines Bewegungsausschlages große diagnostische und therapeutische Bedeutung.

Normales Endgefühl
(Gefühl der Endständigkeit)

1. *Hart:* Einige Bewegungen enden aprupt, wie z. B. Extension im Ellenbogengelenk oder im Kniegelenk (feste bzw. harte kapsuloligamentäre Straffung bzw. Stop).

2. *Federnd* («Kapsel-Gefühl»): Die meisten Bewegungen haben ein federndes Endgefühl. Führt man eine Bewegung *mit geringem Kraftaufwand* passiv aus, so gelangt man zu einem bestimmten Zeitpunkt an das Ende der Bewegung; gibt man nun einen *geringen Überdruck*, so fühlt man ein elastisches Nachgeben. In dieser Weise endigen Rotationen des Schulter-, Hüftgelenkes und des Nackens.

3. EXTRAARTIKULÄRES AUFEINANDERTREFFEN VON GEWEBEN («tissue approximation») (weiches Endgefühl): Manche Bewegungen werden nicht durch einen im Gelenk selbst befindlichen Hemmfaktor beendet, sondern dadurch, daß die Weichteile eine weitere Bewegung verhindern wie z. B. bei der Flexion von Ellenbogen- und Kniegelenk.

Innerhalb dieser drei Hauptgruppen findet man untereinander noch viele Unterschiede. So haben z. B. die Extension des Ellenbogen- und des Kniegelenkes beide ein hartes Endgefühl, jedoch fühlt sich die Extension des Ellenbogens unter normalen Bedingungen härter (unelastischer, rigider) an als die Extension des Kniegelenkes. Weiterhin kann das Endgefühl von Patient zu Patient auch etwas unterschiedlich sein. Man muß deshalb immer einen Vergleich mit der gesunden Seite anstellen.

Pathologisches Endgefühl
(Gefühl der Endständigkeit)

1. *Verhärtet:* Das Endgefühl ist härter als zu erwarten, z. B.:
- Arthritis: Die Elastizität ist vermindert, steifer geworden.
- Corpus liberum (Gelenkmaus, freier Gelenkkörper): Beugehemmung im Ellenbogengelenk: härteres Endgefühl anstelle des normalen extraartikulären elastischen Endgefühls.
- Morbus Bechterew: Verhärtetes (starres) bis knochenhartes Endgefühl bei den Rotationsbewegungen der Wirbelsäule.

2. *Zu weich:* Das Endgefühl ist weicher als zu erwarten, z. B. Corpus liberum, das eine Streckhemmung des Ellenbogengelenkes bewirkt; es entsteht ein weicheres Endgefühl anstelle des normalen harten Endgefühls.

3. *Spastisch:* Eine plötzliche, unwillkürliche muskuläre Abwehrspannung bei noch so vorsichtiger Bewegung deutet auf eine ernsthafte Erkrankung hin, z. B. aktives (Reiz-)Stadium einer Arthritis, Fraktur, Metastasen usw.

4. *Leeres (fehlendes) Endgefühl («Leere-Gefühl»):* Bei einer passiven Bewegung teilt sich der Hand des Untersuchenden ein «leeres» Gefühl mit, ohne artikulären Widerstand. Dennoch löst die Bewegung beträchtliche Schmerzen aus, so daß der Patient bittet aufzuhören und mit willkürlicher, starker Abwehrspannung reagiert. Auch dieses Endgefühl deutet auf eine ernsthafte Erkrankung oder Aggravation (Hysterie) hin, z. B. auf
- eine akute Bursitis oder einen sehr schmerzhaften extraartikulären Prozeß;
- Aggravation: Der Patient setzt dem Weiterführen der Bewegung anfänglich heftigen Widerstand entgegen, der bei (manchmal sehr lange) anhaltendem Druck schließlich einem vollen, uneingeschränkten Bewegungsausschlag weicht.

5. *Springend:* Man spricht von einem springenden Endgefühl, wenn am Ende der Bewegung ein plötzliches Zurückfedern (elastischer Rückstoß) entsteht, z. B. im Kniegelenk, wenn ein subluxierter Meniskus die Streckung federnd blockiert.

Endgefühl bei der Manipulation
(Gefühl der Endständigkeit bei Manipulation)

Das Endgefühl nach Dehnung der Gewebe unmittelbar vor der eigentlichen Manipulation ist sehr bedeutsam:
Knochenhart: Weiteres Forcieren bzw. Dehnen ist sinnlos.
Elastisch: Günstig. Die Manipulationstechnik kann vielleicht etwas kräftiger wiederholt werden.
Muskuläre Abwehrspannung (Muskelspasmus): Die Manipulation *nicht* weiterführen! Die Läsion ist *nicht* für Manipulation geeignet, Kontraindikation!

Literaturverzeichnis (Gelenke und Bänder, Muskeln und Sehnen, Schleimbeutel, referred pain und klinische Untersuchung).

1. Aegerter, E., Kirkpatrick, J. A.: Orthopaedic diseases. Physiology, pathology, radiology. Philadelphia 1968.
2. Ansell, B. M.: Chronic arthritis in childhood. In: Annals of the rheumatic diseases **37**, 107–120 (1978).
3. Barnett, C. H., et al.: Synovial joints. Their structure and mechanics. London 1961.
4. Bluestone, R., Bacon P. A. (ed.): Extra-articular manifestations of rheumatoid arthritis. Clinics in rheumatic diseases **3**, no. 3., London 1977.
5. Bluestone, R.: Rheumatological complications of some endocrinopathies. Clinics in rheumatic diseases **1**, 95–107 (1975).
6. Bruchner, F. E., Howell, A.: Neuropathic joints. Seminars in arthritis and rheumatism **2**, 47–70 (1972).
7. Bywaters, E. G. L.: Lesions of bursae, tendons and tendon sheats. Clinics in Rheumatic Diseases **5**, no. 3 (1979).
8. Cyriax, J.: Textbook of Orthopaedic Medicine, Diagnosis of Soft Tissue Lesions. Vol. I, 7th Edition. Baillière Tindall, London 1978.
9. Fechner, R. E.: Neoplasms and neoplasm-like lesions of the synovium. In: L. V. Ackerman et al. (ed.): Bone and joints. (International Academy of Pathology monograph no 17). Baltimore 1976, pp. 157–186.
10. Feltkamp, T. E. W.: Auto-immuunziekten. De Nederlandse bibliotheek der geneeskunde no. 66, Leiden 1971.
11. Ficat, P.: Cartilage et arthrose. Exploration fonctionnelle, pathologie et thérapeutique. Paris 1979.
12. Freeman, M. A. R. (ed.): Adult articular cartilage. London 1979.
13. Hamilton, E. B. D.: The arthritis of hyperparathyroidism, haemochromatosis and Wilson's disease. Clinics in rheumatic diseases **1**, 109–124, 1975.
14. Hollingworth, J. W.: Local and systemic complications of rheumatoid arthritis. Philadelphia 1968.
15. Hoppenfeld, S.: Physical Examination of the Spine and Extremities. Appleton-Century-Crofts, New York, 1976.
16. Keizer, G. de: Over synoviale vloeistof, gewrichtssmering en arthrosis deformans. Academisch proefschrift. Utrecht 1976.
17. Kingma, M. J. (red.): Nederlands leerboek der orthopedie. Bohn, Scheltema Holkema, Utrecht 1982.
18. Kisker, C. T., et al.: Arthritis in hemophilia. Seminars in arthritis and rheumatism **1**, 220–235 (1972).
19. Korst, J. K. van der: Spontane femurkopnecrose. Nederlands tijdschrift voor geneeskunde **112**, 229–231 (1968).
20. Kost, J. K. van der: Gewrichtsziekten. Bohn, Scheltema Holkema, Utrecht 1980.
21. Krejci, V., Koch, P.: Muscle and Tendon Injuries in Athletes. Georg Thieme Verlag, Stuttgart 1979.
22. McCarty, D. J. (ed.): Arthritis and allied conditions. A textbook of rheumatology. Philadelphia 1979.
23. Mohr, W.: Pathologie der Erkrankungen des extraartikulären Bindegewebes («Weichteilrheumatisus»). Colloquia rheumatologica, Nr. 14, Geigy 1983.
24. Nade, S.: Acute Septic Arthritis in Infancy and Childhood. Journal of Bone and Joint Surgery **65-B**, No. 3, May (1983).

25. Ogilvie-Harris, D. J., Hons, Ch. B.: Pseudomalignant myositis ossificans: heterotopic new-bone formation without a history of trauma. Journal of Bone and Joint Surgery **62-A**, No. 8 (1980).
26. Rooney, P. J., et al.: Disorders of the locomotor system with abnormalities of lipid metabolism and the lipoidoses. Clinics in rheumatic diseases **1**, 163–193 (1975).
27. Rubin, P.: Dynamic classification of bone dysplasias. Chicago 1964.
28. Schmid, F. R. (ed.): Infectious arthritis. Clinics in rheumatic diseases **4**, no. 1 (1978).
29. Scott, J. T. (ed.): Copeman's textbook of the rheumatic diseases. Edinburgh 1978.
30. Sokoloff, L. (ed.): The joints and synovial fluid. Volume 1. New York 1978.
31. Springfield, S., Kennedy, W. F.: Idiopathic aseptic necrosis. L. V. Ackerman et al. (ed).: Bone and joints. (International Academy of Pathology monograph no. 17). Baltimore 1976, pp. 61–87.
32. Talbott, J. H., Yü, T. F.: Gout and uric acid metabolism. Stuttgart 1976.

Therapeutische Möglichkeiten

Die nichtoperativen therapeutischen Möglichkeiten, die uns bei der Behandlung der in diesem Buch besprochenen Affektionen zur Verfügung stehen, sollen in Band 3 dieses schematischen Handbuches, das sich in Vorbereitung befindet, ausführlich behandelt werden.
Die von uns vorzugsweise und am häufigsten angewandten Techniken sollen hier kurz erläutert werden.

Querfriktion

Unter (tiefer) Querfriktion versteht man eine streng lokal ausgeführte Massage, wobei mit der Finger- oder Daumenspitze Bewegungen quer zum Faserverlauf der erkrankten Struktur durchgeführt werden.

Wirkungsweise

Mechanisch mit dem Effekt der Mobilisierung von Adhäsionen. Durch die Behandlung der betroffenen Struktur in der o.g. Weise wird in akuten Fällen der Adhäsionsbildung mit angrenzenden Strukturen entgegengewirkt.
In subakuten oder chronischen Fällen werden bereits bestehende Adhäsionen gelöst.

Lokal biochemisch: Effekt: Man beseitigt die lokale Entzündungsreaktion, wahrscheinlich durch die Freisetzung chemischer Stoffe, wie u.a. Histamin und Serotonin, aus zerstörten Mastzellen.

Reflektorisch: Schmerzfreiheit.

Technik

Die korrekte Lokalisation ist wesentlich:
Behandelnder Finger und Haut des Patienten müssen sich gemeinsam als Einheit bewegen (Reibung führt zu Blasen);
Behandlung quer zum Faserverlauf;
ausreichende Amplitude (Friktionsbreite);
ausreichende Friktionstiefe.

Tiefe Querfriktion darf unangenehm sein, jedoch nicht schmerzhaft! Während einer Behandlung wird der Druck verstärkt, wenn der Patient angibt, daß der Schmerz nachläßt.

GUTE AUSGANGSHALTUNG:
Betroffene Struktur innerhalb des Fingerbereiches.
Läsion (Verletzung) im Muskelbauch: Muskel in entspannter Haltung.
Läsion (Verletzung) in einer Sehne oder tenoossal: Für jede Affektion trifft eine spezifische Ausgangshaltung zu.
Läsion (Verletzung) einer Sehnenscheide: Sehne in gedehntem Zustand.
Läsion (Verletzung) in einem Ligament: In gedehntem Zustand behandeln, wo dies möglich ist.

HANDHALTUNG (abhängig von der Lokalisation des betroffenen Gewebes):
Daumen (z. B. M. infraspinatus, tenoossal);
Zeigefinger, verstärkt durch Mittelfinger (z. B. M. supraspinatus, tenoossal);
Mittelfinger, verstärkt durch Zeigefinger (z. B. Sehnen-Muskel-Übergang des M. supraspinatus);
Ringfinger, verstärkt durch Mittelfinger (z. B. parapatellare Insertion);
zwei oder drei Fingerspitzen (z. B. Sehne des M. tibialis posterior);
Kneifgriff zwischen Daumen und Fingern (z. B. Muskelbauch des M. biceps brachii).

Anmerkung: Hyperextension in den Fingergelenken vermeiden!

KRÄFTESPARENDES ARBEITEN:
In zwei Phasen: Spannen – Entspannen;
mit der ganzen oberen Extremität (Handgelenk, Ellenbogengelenk und Schultergelenk) mitgehen.
Den *Zeitraum* zwischen zwei Behandlungen verlängern, falls das betroffene Gewebe sich als zu empfindlich erweist. *Nicht* einfach mit verminderter Intensität (Druck und Zeitdauer) arbeiten, wenn nach der vorigen Behandlung zu starke Empfindlichkeit bestehengeblieben ist.

Die Behandlung wird abgeschlossen, wenn die Funktionsuntersuchung keine pathologischen Befunde mehr erkennen läßt. Eine noch vorhandene Druckempfindlichkeit kann etwa zwei Wochen lang anhalten.

Indikationen

ÜBERDEHNUNG (ZERRUNG) UND PARTIELLE RUPTUREN VON MUSKELN
Frisches Trauma: Vorsichtige Querfriktionen vom zweiten Tag an (nachfolgend aktive und – eventuell – elektrostimulierte Kontraktionen in weitestgehend entspanntem Zustand).
Altes Trauma: Lösen von Adhäsionen durch intensive tiefe Querfriktionen (die wiedergewonnene Beweglichkeit durch aktive Muskelkontraktionen in weitestgehend entspanntem Zustand erhalten), darauf folgen vorsichtige Dehnungen (s. S. 160).

ÜBERDEHNUNG (ZERRUNG) UND PARTIELLE RUPTUREN DES MUSKEL-SEHNEN-ÜBERGANGES
Anfangs (in der ersten Woche) werden täglich tiefe Querfriktionen ausgeführt, später weniger häufig (siehe weiter oben unter «Muskeln»).

SEHNENVERLETZUNGEN s. S. 32.
Auch hier außer Friktionen Dehnungen vornehmen.

ÜBERDEHNUNG (ZERRUNG) UND PARTIELLE RUPTUREN VON LIGAMENTEN
Frisches Trauma: Unmittelbar vorsichtig einige Querfriktionen zur Verhütung von Adhäsionsbildung. Nach den Friktionen aktiv und passiv unterhalb der Schmerzgrenze mobilisieren (bei Verletzungen der unteren Extremität auch die Aufmerksamkeit auf das korrekte Gangbild lenken) (Gangschule!).
Altes Trauma (chronische Bänderaffektion): Nach vorbereitenden tiefen Querfriktionen werden vorhandene Adhäsionen manipulativ gelöst (die wiedererlangte Mobilität wird durch aktives Üben zu Hause – «Hausarbeit») erhalten.
Ausnahmen:
- die dorsalen und kollateralen Ligamente des Handgelenkes;
- die meniskotibialen Ligamente des Kniegelenkes:
- das Ligamentum deltoideum des oberen Sprunggelenkes.

Kontraindikationen

Bakterielle Entzündungen.
Traumatische Arthritis des Ellenbogengelenkes.
Weichteilverkalkungen.
Rheumatoide Formen von Arthritis oder Tendinitis.
Bursae und
Nervenstrukturen.

Mobilisierung (manuell)

Mobilisierung ist das manuelle Verbessern der Funktion (und Belastbarkeit) des Bewegungsapparates. Hierdurch wird das nozizeptive System positiv beeinflußt.

Unspezifische Mobilisierung (bedeutet Mobilisieren aus der Ruhestellung eines Gelenkes).

a) TRAKTION (Extension)

1. Grad: Beseitigung einer eventuell vorhandenen Kompression der beiderseitigen Gelenkflächen, wodurch die Schmerzen abnehmen. Die Kapsel wird hierbei nicht gedehnt.
2. Grad: Die Gelenkkapsel wird soweit gedehnt, daß deutlicher Widerstand zu fühlen ist; die Schmerzen nehmen ab, und es findet eine Mobilisation in geringem Maße statt.
3. Grad: Nun wird das Gelenk mobilisiert, indem die Kapsel noch weiter gedehnt wird; es dürfen jedoch keine Schmerzen auftreten.

b) BEWEGEN BEI TRAKTION (zur Vorbeugung und Verhinderung einer Gelenkkompression)

Aus der Ruhestellung wird in der eingeschränkten Richtung bewegt, wobei die Gelenkflächen möglichst parallel einander gegenüber stehenbleiben. Hierbei muß man sich darüber klar sein, daß für manche Gelenke besondere Regeln Gültigkeit besitzen; so soll man beim Mobilisieren der Schulter die spezifische Rotationsmobilisierung erst ganz zum Schluß ausführen und immer erst die Abduktion und Anteflexion behandeln.

Technik

1. *Ausgangshaltung des Patienten:*
   Das Gelenk befindet sich im Ruhezustand, wobei der Patient sich weitestmöglich entspannen muß; meistens wird in Rückenlage behandelt.
2. *Ausgangshaltung des Therapeuten:*
   Der bzw. die kranialen/proximalen Knochenanteile werden so dicht wie möglich am Gelenk fixiert, und zwar manuell oder mit einem Hilfsmittel (z.B. einer Fixationsbandage); der kaudale/distale Knochenanteil wird so dicht wie möglich in Gelenknähe manuell umfaßt.
3. *Ausführung:*
   Aus der oben beschriebenen Ausgangshaltung wird das Gelenk nun nach Aufnehmen des Spielraums in der Gelenkkapsel («take up the slack») in der eingeschränkten Richtung bewegt, wobei man dafür Sorge tragen muß, daß beim Patienten keine Abwehrspannung entsteht. Man muß darauf achten, daß der Druck der fixierenden Hand bzw. Hände möglichst gleichmäßig über die Haut und die darunterliegenden Gewebe verteilt wird.
   Bei dieser Mobilisationsbehandlung bleibt man unterhalb der Schmerzgrenze. Es ist sehr wichtig, den erreichten neuen Endzustand einige Zeit zu erhalten; danach kehrt man stets wieder mittels Durchführung der Traktion 1. Grades in die Ruhestellung zurück.

Kontrolle – Nachprüfung

Manchmal empfindet ein Patient nachträglich einige Stunden lang leichte Schmerzen; sollte dieser «Nachschmerz» jedoch länger anhalten, so beweist dies, daß offenbar doch mit zuviel Kraftaufwand mobilisiert wurde; man muß dieser Tatsache bei der nächsten Behandlung Rechnung tragen, sonst könnte die Behandlung womöglich eine unerwünschte entgegengesetzte Wirkung erzielen.

Spezifische Mobilisation (d.h. Mobilisieren aus einer anderen als der Ruhestellung des Gelenkes)

a) TRAKTION (Extension)
Die Traktion wird nunmehr in der Haltung, in der der Patient die geringsten Schmerzen empfindet, ausgeführt (Schonhaltung). Auch hierbei gilt

die Voraussetzung und Bedingung, daß die Behandlung keine Schmerzen auslöst. Eine derartige Behandlung führt man gewöhnlich an der Wirbelsäule aus, wenn es sich um ein dérangement interne (Diskusprotrusion oder -prolaps) handelt.
Ist die Schonhaltung aufgehoben, so kann man auch aus der Ruhestellung oder aus anderen Stellungen heraus Traktionen ausführen.

b) AUSFÜHREN VON BEWEGUNGEN UNTER TRAKTION
Aus anderen als der Ruhestellung her werden nun die Gelenkflächen parallel gegeneinander bewegt.

c) MANIPULATION
Man versteht hierunter eine sehr schnell ausgeführte Mobilisierung, bei der der Bewegungsausschlag möglichst gering ist.

Indikationen

1. Das Beseitigen einer (geringen) Bewegungseinschränkung eines Gelenkes bzw. das Wiederherstellen der normalen Gelenkfunktion.
2. Das Beseitigen einer abnormen Stellung (Subluxation oder Luxation) eines Gelenkes bzw. das Wiederherstellen der normalen Gelenkverhältnisse.
3. Das Wiederherstellen der Gelenkbeweglichkeit, wenn diese infolge eines dérangement interne (Luxation oder Subluxation eines intraartikulären Diskus oder Meniskus, Diskusprotrusion oder -prolaps, Corpus liberum) gestört ist.
   Bei der Manipulation eines infolge eines Corpus liberum bewegungseingeschränkten Gelenkes gilt nahezu immer, daß eine Kombination von Bewegungen unter (maximaler) Traktion ausgeführt wird, z.B. am Kniegelenk: aus Flexion nach Extension mit gleichzeitig durchgeführter Innen- und Außenrotation.

Wirkungsweise

Mechanisch: Erzielt werden das Mobilisieren der Adhäsionen oder die Lageveränderung von intraartikulären Fragmenten, luxierten oder subluxierten intraartikulären Diszi oder Meniszi usw. In manchen chronischen Fällen können bestehende Adhäsionen gelöst werden.
Reflektorisch: Erzielt wird Schmerzbeseitigung.

Nachbehandlung und Begleitung des Patienten

Nach jeder Behandlung muß man danach trachten, den Patienten die verbesserte Gelenkbeweglichkeit bewußt empfinden zu lassen, und dafür Sorge tragen, daß der Patient diese neugewonnene Beweglichkeit auch beibehält (funktionelle Reedukation – Wieder- bzw. Neuerziehung).
In einer Reihe von Fällen muß der Patient lernen, eine andere (bessere) Haltung einzunehmen, damit nicht sehr bald wieder ein Rezidiv auftritt wie bei einem Diskusprolaps/einer Diskusprotrusion.

Kontraindikationen

Jede Form von Bewegungseinschränkung, die mit synovialer Reizung (Irritation), Entzündungsprozessen und Tumoren einhergeht bzw. Folge einer solchen krankhaften Erscheinung ist.
In manchen Fällen die Einnahme von Antikoagulantien. Vor allem für die Wirbelsäule gelten noch weitere Kontraindikationen, die in Band 3, Therapie, ausführlich besprochen werden.

d) DEHNEN VON KONTRAKTILEN STRUKTUREN
Dies ist eine besondere Form der Mobilisierung, die an der Muskulatur angreift.

Indikationen

Affektionen (Verletzungen) von Muskeln und Sehnen wie: Zustand nach Überdehnung (Zerrung), partielle oder totale Ruptur und Tendopathien.

Weiterhin kann man in vielen Fällen manuelle Mobilisierungstechniken mit Muskeldehnungen kombinieren oder Muskeldehnungen der Mobilisierung des Gelenkes vorausgehen oder folgen lassen, um die restliche Muskelverkürzung zu beheben.
Prophylaktisch sind Dehnungen vor allem bei Sportlern nach dem 30. Lebensjahr von größter Bedeutung; hierdurch können in vielen Fällen Sehnen- und Muskelverletzungen vermieden werden.

Technik

Es gibt viele Möglichkeiten, Muskeln zu dehnen. Ungeachtet der angewandten Methode (z. B. vorheriges Anspannen von Agonist oder Antagonist) gelten folgende Regeln:

1. Die ausgeführte Dehnung darf keine Schmerzen auslösen.
2. Im Prinzip wird niemals federnd gedehnt.
3. Die Dehnung muß mindestens 8 Sekunden lang durchgeführt werden, jedoch kann sie, je häufiger die Übung betrieben wird, auch länger dauern (bis zu einigen Minuten).
4. Neben der Behandlung durch den Krankengymnasten kann der Patient diese Dehnungsübungen im allgemeinen sehr gut selbst ausführen (2- bis 4mal täglich).

Für Sportler (mit oder ohne Verletzungen) gilt, daß Dehnungsübungen sowohl vor als auch nach dem «warming-up» (Aufwärmen) wie auch nach dem Training oder Wettkampf zu empfehlen sind.

Injektion/Infiltration von Lokalanästhetika

Wirkungsweise

Alle Lokalanästhetika wirken gemäß demselben Prinzip: Die Erregungsleitung in Nervenfasern vollzieht sich an der Außenseite der Nervenfasern, und das Lokalanästhetikum kann sich an der Faserwand anheften, wodurch die Erregungsleitung unterbrochen wird und das Signal des betreffenden Nerven erlischt.
Maß und Dauer dieser Unterbrechung sind abhängig vom betreffenden Nervenfasertyp, dem Kaliber (Durchmesser, Dicke) der Faserart und der Konzentration des Lokalanästhetikums, von der Aufnahme des Lokalanästhetikums im umgebenden Gewebe und noch vielen anderen Faktoren.
Bei den Lokalanästhetika sind aufgrund ihrer chemischen Strukturformel zwei Gruppen zu unterscheiden, nämlich die Estergruppe und die Amidgruppe, abhängig von der Ester- bzw. der Amidbindung zwischen dem lipophilen und dem hydrophilen Teil ihrer chemischen Struktur.
Die Präparate der Estergruppe sind chemisch weniger stabil als diejenigen der Amidgruppe; auch werden allergische Reaktionen nach Verabreichung eines Lokalanästhetikums häufiger bei der Anwendung eines Präparates der Estergruppe als eines solchen der «Amidkollegen» beschrieben. Die klassischen Präparate, die sich des größten Ruhmes erfreuen, sind Abkömmlinge der Estergruppe, während die neueren Lokalanästhetika überwiegend der Amidgruppe angehören.
Man beschränkt sich zweckmäßig auf einige Präparate, um mit diesen Erfahrung zu sammeln; man kommt z. B. mit einem «kurzwirkenden» Präparat (Lidocain) und einem «langwirkenden» Präparat (Bupivacain) gut aus.

LIDOCAIN

Ein bereits ziemlich lange bekanntes und sehr brauchbares kurzwirkendes Lokalanästhetikum. Es wirkt 2- bis 3mal so stark wie Procain in gleicher Dosierung; der Wirkungseintritt erfolgt nach einigen Minuten, die Geweberesorption ist gut, und die Wirkung des Präparates hält einige Stunden an. Für die lokale Infiltration oder Leitungsanästhesie kann man eine 0,5- bis 1%ige Lösung verwenden; wird eine motorische Blokkade bezweckt, so ist eine 2%ige Lösung wünschenswert. In der Zahnheilkunde verwendet man 2- und 3%ige Lösungen.

BUPIVACAIN

Das Präparat wirkt ungefähr 4mal so stark wie Lidocain. Es ist ein langwirkendes Mittel; der Wirkungseintritt liegt in derselben Größenordnung wie der von Lidocain; gleiches gilt auch für die Geweberesorption dieses Präparates.

Bupivacain bindet sich stark an Eiweiße im Körper; diese Eiweißbindung läßt das Präparat besonders geeignet für geburtshilfliche Indikationen und für regionale intravenöse Techniken erscheinen; andererseits vergrößert diese Eiweißbindung die relative Toxizität bei versehentlicher intravenöser Verabreichung (Albright 1979). Für die Infiltrations- und Leitungsanästhesie braucht man 0,125–0,25%; wird die motorische Blokkade gewünscht, 0,5% oder 0,75%* (van Kleef 1981), jedoch ist letztgenannte Lösung in den Niederlanden z. Z. noch nicht verfügbar.

Bezüglich der Dosierungen der verschiedenen Lokalanästhetika wird auf die bekannten Handbücher verwiesen (Covino 1976, De Jong 1977, Moore 1965).

Im allgemeinen erweist es sich als zweckmäßig, sich nach der Grundregel zu richten, daß man eine ausreichende Menge einer möglichst schwachen Konzentration verabreichen sollte, um die gewünschte Wirkung zu erzielen und toxische Erscheinungen zu vermeiden.

Adrenalin hinzufügen?

Man kann die Wirkungsdauer eines Lokalanästhetikums verlängern und den Blutspiegel dieser Substanz senken, wenn man der zu verwendenden Lösung eine geringe Menge Adrenalin hinzufügt.

Adrenalin bewirkt in den Geweben eine Gefäßverengung; es strömt daher nunmehr weniger Blut durch das soeben injizierte Gebiet, wodurch die Verdünnung des Lokalanästhetikums im Gewebe träger stattfindet und die Substanz durch den Blutstrom langsamer abgeschwemmt wird.

Die optimale Dosierung beträgt 1:200000, d.h. 0,1 ml Adrenalin, 1:1000 auf 20 ml Anästhetikum.

Der Nachteil der kommerziell hergestellten Mischungen mit Adrenalin besteht darin, daß der pH-Wert dieser Präparate zu niedrig liegt, um die Oxydation des Adrenalins zu vermeiden. Dieser niedrige pH-Wert hat nachteiligen Einfluß auf die Wirkung und die Geweberesorption des Präparates.

Übrigens muß bei der Anästhesie (Betäubung) von Endorganen (Akren) wie Finger, Zehen, Penis, Nase und Ohren die Anwendung von Adrenalin wegen der Nekrosegefahr der betreffenden Extremität durch die Gefäßverengung auf jeden Fall unterbleiben.

Nebenwirkungen

1. Vasovagaler Kollaps durch die Injektion, unabhängig vom Injektionsmittel. Vielleicht ist dies die am häufigsten verkannte Nebenwirkung einer Injektion mit einem Lokalanästhetikum.
2. Allergische Reaktion auf das Injektionsmittel (Lokalanästhetikum oder zugefügte chemische Stabilisatoren). Die allergischen Reaktionen bei Lokalanästhetika unterscheiden sich nicht von anderen allergischen Reaktionen, und das gesamte Spektrum der bekannten Reaktionen kann in Erscheinung treten.
   Echte allergische Reaktionen auf Lokalanästhetika sind ziemlich selten; sie werden noch am relativ häufigsten bei der Anwendung von

* In der Bundesrepublik Deutschland: Carbostesin

Lokalanästhetika der Estergruppe vermeldet, aber auch in der Amidgruppe werden sie beschrieben (Brown et al. 1981).

3. Echte Überdosierungen des Lokalanästhetikums oder des zugefügten Adrenalins können entstehen durch:
   Anwendung falscher Konzentrationen oder Volumina,
   übermäßige Resorption von der Injektionsstelle her,
   versehentliche intravasale Applikation.

Die Überdosierung äußert sich meistens durch Symptome seitens des Zentralnervensystems, z. B. Benommenheit, Ohrensausen, Parästhesien (Kribbeln) im Lippenbereich, Sehstörungen und bei höheren Konzentrationen Atembeschwerden und Krämpfe.
Auch können Herzfunktion und Kreislauf beeinträchtigt werden, worüber ausführliche Dokumentationen bestehen (Block et al. 1981).
Die Behandlung schwerer Erscheinungen umfaßt letztlich das gesamte Spektrum wiederbelebender Maßnahmen bis zur Herzmassage und Beatmung. Die wichtigste Aufgabe des behandelnden Arztes ist es, dafür zu sorgen, daß derartige Situationen nicht auftreten. Atemdepression und Krämpfe behandelt man in erster Linie mit Sauerstoffzufuhr; erst danach wird man beatmen oder Diazepam in niedrigen Dosierungen gegen die Krämpfe zuführen müssen.

Indikationen

Lokalanästhetika haben sowohl diagnostische wie therapeutische Bedeutung.
Es ist noch nicht vollständig geklärt, auf Grund welcher Wirkungsweise die ein- oder mehrmalige Infiltration einer Läsion mit einem Lokalanästhetikum diese Affektion beseitigt. Möglicherweise handelt es sich um das Durchbrechen eines Circulus vitiosus von Schmerz – Gewebereizung – Schmerz usw., wie man in der Neuraltherapie annimmt.
Wenn bei der Funktionsuntersuchung nicht deutlich zu erkennen ist, in welcher Struktur die Affektion genau lokalisiert ist, so gibt die Infiltration der am wahrscheinlichsten betroffenen Struktur gewöhnlich Aufschluß.
Findet man z. B. bei der Funktionsuntersuchung der Schulter einen «painful arc» (Schmerzhaften Bogen) und Schmerzen bei Abduktion und Außenrotation gegen Widerstand, und ist man sich nicht sicher, ob außer dem M. supraspinatus auch der M. infraspinatus betroffen ist, so bedeutet das Infiltrieren der Insertion des M. supraspinatus mit 1 ml Lokalanästhetikum eine weitere diagnostische Maßnahme. Es zeigen sich nun, wenn nach einigen Minuten das Lokalanästhetikum seine Wirkung entfaltet hat, folgende Möglichkeiten:

1. Der Schmerz ist vollständig abgeklungen. Die Diagnose lautet nun: ausschließliche Läsion des M. supraspinatus.
2. Der Schmerz ist teilweise verschwunden. Diagnose: Wahrscheinlich ist auch der M. infraspinatus betroffen.
3. Sind die Schmerzen bestehengeblieben, so muß man nunmehr aufs neue forschen, ob wohl richtig lokalisiert wurde!
   Gründliche Kenntnis der Anatomie und vor allem Geschicklichkeit in der Ausübung der Anatomie in vivo sind unerläßlich.

Bursen sind diejenigen Strukturen, die am günstigsten auf Infiltration mit Lokalanästhetika reagieren. Hier wird das Lokalanästhetikum als Therapeutikum angewandt. Man läßt den Patienten eine Woche nach der Infiltration zur Kontrolle zurückkommen. Stellt man eine deutliche Verbesserung fest, so wird nochmals das Lokalanästhetikum infiltriert. Sind die Beschwerden hingegen unverändert geblieben, so kann man je nach der Größe der Bursa eine oder mehrere ml Triamcinolonacetonid 10 mg/ml (Volon A 10) hinzufügen.
Muskelüberdehnungen (-zerrungen), vor allem des Muskelbauches und des Muskel-Sehnen-Überganges, reagieren ebenfalls oft sehr gut auf die

Behandlung mit Lokalanästhetika, obwohl hier die (tiefe) Querfriktion die Behandlung der Wahl ist.
Affektionen von Sehnenursprüngen oder -insertionen, ebenso wie ligamentäre Verletzungen (keine Rupturen!) können auch, wenn – mindestens 6 Behandlungen – mit tiefer Querfriktion eine ungenügende Wirkung gezeitigt haben, mit Lokalanästhetika behandelt werden. In der Regel gibt man dann eine Injektion pro Woche. Sollte nach dreimaligem Infiltrieren das Ergebnis noch unbefriedigend ausfallen, so ist die Infiltration mit Triamcinolonacetonid 10 mg/ml (Volon A 10) indiziert (s. S. 65).

Kontraindikationen

1. **Örtliche Infektion in der Umgebung der Injektionsstelle oder Sepsis.**
2. **Gerinnungsstörungen bzw. Antikoagulantientherapie.**
3. **Bekannte Allergie gegen das betreffende Präparat.**

Technik

Im Prinzip verwendet man eine möglichst dünne Nadel (Kanüle) und eine möglichst geringe Menge des Lokalanästhetikums.
Nach der Lokalisierung der Läsion durch Funktionsuntersuchung und Palpation wird im Falle von Ligamenten, Sehneninsertionen und Muskeln tropfenweise infiltriert. Bei Affektionen von Bursen wird getrachtet, mit der Nadel den schmerzhaftesten Teil bzw. die betreffenden Teilgebiete der Bursa aufzusuchen und zu infiltrieren. Gelingt dies nicht, so wird zweckmäßigerweise die ganze Bursa mit dem Lokalanästhetikum «gefüllt».
Für die intraartikuläre Verabreichung von Lokalanästhetika bestehen nur wenige Indikationen.

Injektion/Infiltration von Kortikosteroiden

Als Kortikosteroide bezeichnet man die durch die Nebennierenrinde gebildeten Steroide, die in die Gruppen Mineralokortikoide, Glukokortikoide, kortikale Androgene unterteilt werden.
Die für die lokale Injektionstherapie gebräuchlichen Steroide gehören zur Gruppe der Glukokortikoide.

Wirkungsweise

Die Wirkung dieser Substanzen besteht in der Hemmung und Beseitigung von entzündlichem Exsudat, u.a. durch Vasokonstriktion und verminderte Durchlässigkeit der Gefäßwand. Die Wirkung ist somit als symptomatisch zu interpretieren und beseitigt die Ursache der Affektion im eigentlichen, kausalen Sinne nicht.
Die Nebenwirkungen beruhen auf den sogenannten eiweißkatabolen oder eiweißabbauenden Eigenschaften und sind nach allgemeinen Wirkungen zu unterscheiden, vor allem bei Langzeitverabreichung: z.B. Natrium- und Wasserretention, verminderte Resistenz gegenüber Infektionen und noch viele andere. Für uns sind vor allem die Nebenwirkungen von Bedeutung. Diese treten am Ort der Injektion auf, nämlich in Form einer Hemmung der Bildung von Granulationsgewebe, wodurch Wundheilungsstörungen auftreten können, von Osteoporose und Osteonekrose sowie der Degeneration von Knorpel, Muskelgewebe, Sehnengewebe, Subkutis und Haut.
Es kann nicht genug Nachdruck darauf gelegt werden, daß diese Nebenwirkungen schwerwiegender Natur sind und bereits nach einer Injektion auftreten können!
Bevor man also eine lokale Injektion von Kortikosteroiden vornehmen will, muß man zunächst genauestens die Alternativen erwogen und auch angewandt haben; und falls man die lokale Injektion tatsächlich durchführen will, ist es von größter Wichtigkeit, die vorgeschriebene Häufigkeit und Dosierung nicht zu überschreiten.

Von allen Kortikosteroiden scheint *Triamcinolonacetonid* (Volon A) die besten Ergebnisse und den geringsten «Nachschmerz» zu bewirken. Diese Substanz enthält *kein Sorbitol* und ist in Lösungen von 10 und 40 mg/ml erhältlich. Am häufigsten wird die Lösung zu 10 mg/ml verwendet. Die Lösung zu 40 mg/ml wird niemals bei Affektionen von Sehnen oder Ligamenten verwendet, und nur – allenfalls – bei einigen Gelenkaffektionen.

Indikationen

Sehnen
Die Sehne (das Sehnengewebe) selbst wird niemals infiltriert.
Im allgemeinen ist der Sehnen-Knochen-Übergang sehr geeignet für Infiltrationen. Bei Tendovaginitiden wird zwischen Sehne und Sehnenscheide injiziert.
Der Muskel-Sehnen-Übergang wie auch der Muskelbauch werden niemals mit Kortikosteroiden infiltriert.

Ligamente
Ebenso wie die Sehnen werden diese Strukturen, wenn eine Infiltration indiziert ist, mit der Suspension 10 mg/ml behandelt.
Es gibt Ligamente, die überhaupt nicht auf eine Infiltration mit Kortikosteroiden reagieren; der Grund ist nicht ersichtlich (z.B. die dorsalen interkarpalen Ligamente – diese reagieren hingegen ausgezeichnet auf Querfriktionen).

Bursae
In erster Linie werden Bursae mit einem Lokalanästhetikum infiltriert. Wenn der Patient nach einer Woche weniger Schmerzen angibt, wird die Injektion wiederholt. Hat nur eine vorübergehende Besserung stattgefunden (z.B. zwei oder drei Tage) und sind die Schmerzen und Beschwerden wiederum vollständig aufgetreten, so wird Triamcinolonacetonid 10 mg/ml (Volon A 10) hinzugefügt; die Menge ist von der Größe der Bursa abhängig.

Gelenke
Auch hier gelten strenge Regeln für die Anwendung von Kortikosteroiden. Zunächst einmal muß das Gelenk das sogenannte «Kapselmuster» aufweisen, was bedeutet, daß die gesamte Kapsel – ungeachtet der Ursache – betroffen ist. Des weiteren werden lasttragende Gelenke selten mit intraartikulären Kortikosteroidinjektionen behandelt. Es besteht die Gefahr, daß eine Steroidarthropathie auftreten kann. Für intraartikuläre Anwendungen wird daher auch die 10-mg/ml-Suspension verwendet, jedoch abhängig vom Schweregrad der Affektion auch die 40-mg/ml-Suspension. Bei rheumatoiden Arthritiden verwendet man meistens die 40-mg/ml-Suspension, ebenso bei Arthritiden infolge der Spondylitis ankylopoetica (Morbus Bechterew), der Psoriasis und des Lupus erythematodes.
Intraartikuläre Injektionen werden bei rheumatoiden Arthritiden nur dann verabreicht, wenn die orale medikamentöse Therapie keine oder nur unzureichende Wirkung zeitigt.
Um eine bessere Verteilung der Substanz im Gelenk zu erhalten, kann man eine kleine Menge Triamcinolonacetonid in einem Lokalanästhetikum auflösen.

Kontraindikationen

Außer den im Text bereits erwähnten Kontraindikationen:
1. **Lokale Infektion;**
2. **Sepsis;**
3. **schwere Infektionskrankheiten.**

Technik

Die Infiltration von Sehnen- und Bandansätzen erfolgt ebenso wie bei den Lokalanästhetika tropfenweise; wenn die Größe der Läsion beispielsweise 1 cm^3 beträgt, so muß man ungefähr 20 Tropfen deponieren, d. h. sowohl oberflächlich wie tief, vorn wie hinten und medial wie lateral. Man verwendet vorzugsweise eine möglichst dünne Nadel.
In jedem Fall wird der Patient angewiesen, während der ersten drei Tage nach einer Injektion in ein Ligament oder in einen Sehnen-Knochen-Übergang jegliche Aktivität des behandelten Körperteils zu unterlassen und die Extremität anschließend noch vier Tage lang weitestgehend zu schonen (sicher keine Übungstherapie!). Nach zwei Wochen wird der Patient wiederum untersucht und eventuell eine zweite Injektion beschlossen.
Nach einer intraartikulären Injektion ist es gewöhnlich ausreichend, während der ersten Tage hiernach das Gelenk nicht zu stark zu belasten; vollständige Ruhe ist hingegen auch nicht notwendig. Bei einer Reihe von Affektionen gelten allerdings, soweit es die Häufigkeit und die Anzahl der Injektionen betrifft, andere Regeln.
Auf jeden Muskel, jede Sehne, Bursa und jedes Gelenk und Ligament treffen andere, eigene Regeln zu. Es ist das große Verdienst von Cyriax, diese Regeln als erster zusammengestellt zu haben.

2

Hals-
wirbelsäule

Kapselmuster

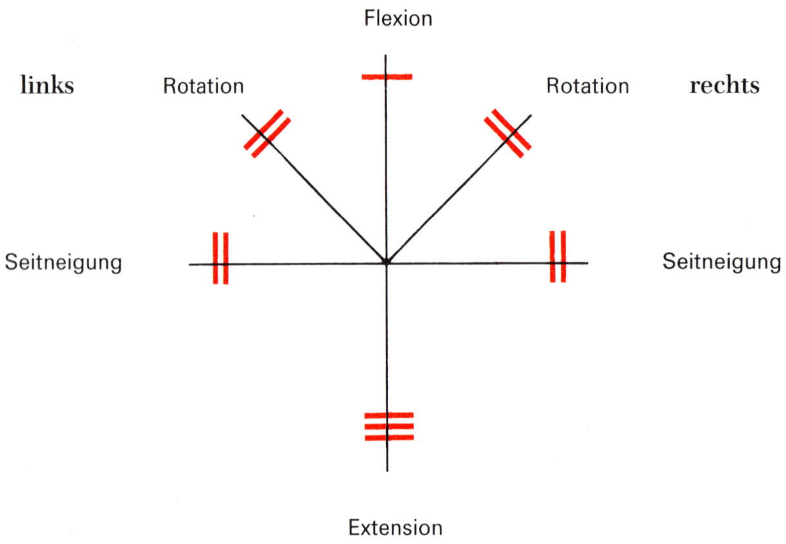

Beispiel für ein
nichtkapsuläres Muster

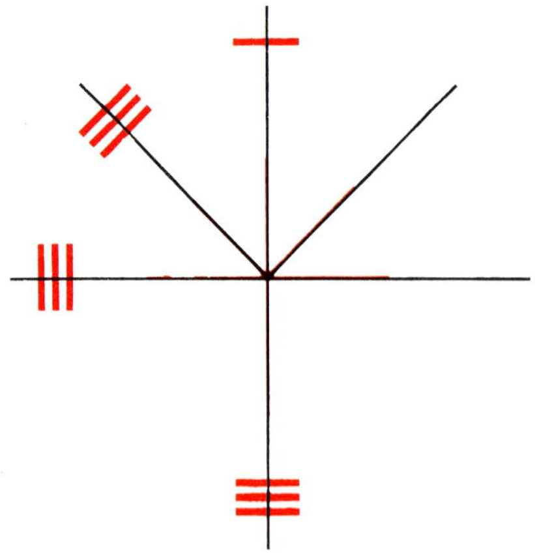

= akuter Schiefhals (Tortikollis)
infolge einer Diskusprotrusion

Untersuchung der Halswirbelsäule

Anamnese

1. Lebensalter, Beruf, Hobby (Sport)?
2. Welches sind die Klagen bzw. Beschwerden?

Schmerzen

Differenzierung der Schmerzen
- Wann/wie begonnen – Trauma – Verlauf?
- Traten die Beschwerden auch früher schon auf?
  Wurden Sie deshalb bereits behandelt und mit welchem Erfolg?
- Wo befinden sich die Schmerzen bzw. Beschwerden?
- Kopfschmerzen: Unregelmäßig, nur morgens bzw. beim Aufwachen? Haltungs- und bewegungsabhängig?
  Unilateral, bilateral, wie oft, Intensität?
- Nacken: Hoch- oder tiefsitzend, unilateral, Mittellinie, bilateral, anfallsartig?
- Skapula: Unilateral, bilateral, anfallsartig, stets an derselben Stelle, hartnäckig?
- Arm: Wo, wann, wie lange andauernd?
- Welche Beschwerden treten beim Husten und Niesen auf? Falls Schmerzen, wo? (Arm oder Nacken).
- *Parästhesien (Kribbeln):* Eine Hand oder beide Hände, welche Finger, mit oder ohne Schmerz? Treten in den Füßen Parästhesien auf (Rükkenmarkskompression)?
- *Kraftverlust(-verminderung):* In Arm oder Hand?
- *Gefühlsstörungen:* Wo lokalisiert?
- *Schwindelgefühl:* Spontan oder bei bestimmten Haltungen/Bewegungen?

3. Steht der Patient unter Medikation («Nehmen Sie Medikamente?»)? (Blutdrucksenkende Mittel – Antihypertensiva – Antikoagulantien.)

Inspektion
(siehe Band 1, Anatomie in vivo)

Haltung des Kopfes und der Schulterblätter beachten.
Auf Atrophien achten.

Funktionsuntersuchung
Zu beachten sind:

Artikuläre Zeichen (Welche Bewegungen sind schmerzhaft und/oder eingeschränkt?).

Wurzelzeichen (Muskelkraft, Sensibilität und Reflexe).

Rückenmarkszeichen (spastisches Gangbild, Fußsohlenreflex nach Babinski).

Andere Schmerzursachen (Kompressionssyndrom der oberen Thoraxapertur – «thoracic outlet compression syndrome», Affektionen des Schulter-, Ellenbogen- oder Handgelenkes).

Siehe Beschreibung der entsprechenden anzuwendenden Handgriffe und der Ausführung der folgenden Tests Band 1, Anatomie in vivo.

Klagt der Patient zu diesem Zeitpunkt über Schmerzen? Falls ja, verändern sich die Schmerzen nunmehr bei der Funktionsuntersuchung?

Vergleichen Sie stets die erkrankte mit der gesunden Stelle!

Aktive Bewegungen

Flexion.
Rotation nach links und rechts.
Seitneigung nach links und rechts.
Extension.

Den Bewegungsausschlag (-umfang) (normal oder eingeschränkt) und ebenfalls Schmerzen (Lokalisation) beachten.

Passive Bewegungen

Rotation nach links und rechts.
Seitneigung nach links und rechts.
Extension.

Den Bewegungsausschlag (-umfang) beachten (normal oder eingeschränkt, kapsuläres oder nicht-kapsuläres Muster) sowie Schmerzen (Lokalisation).

Widerstandstests

Flexion.
Rotation nach links und rechts.
Seitneigung nach links und rechts.
Extension.

Die Muskelkraft beachten (cave Schwäche, möglicherweise schwerwiegende Pathologie) und Schmerzen (Lokalisation); besteht nur Schwäche, so handelt es sich um die Wurzel C1 (selten).

Tests von Muskelkraft, Sensibilität und Reflexen sowie Untersuchung anderer Ursachen der Beschwerden

Motorik
(«Kennmuskeln»)

Schulterheben (Elevation der Skapula)

Aktiv:
Schmerz, Bewegungseinschränkung (Lungenspitzentumor, kostokorakoide Faszie, 1. Rippe)

Parästhesien (thoracic outlet compression syndrome).

Gegen Widerstand:
Schwach: Wurzel C2-C3-C4.

Armheben (Elevation des Armes)

Verschiedene Schmerzursachen (siehe Kapitel Schulter und thoracic outlet compression syndrome).

Widerstandstests
(Bewegungen gegen Widerstand) bei der Untersuchung des Schultergelenkes (siehe auch Abschnitt «Untersuchung des Schultergelenks»)

Abduktion

Schwach:
Z. B. Wurzel C5.
Neuritis des N. suprascapularis, Verletzung des N. axillaris, Sehnenruptur des M. supraspinatus.
Schmerzen:
Läsion des M. supraspinatus (selten des M. deltoideus).

Adduktion

Schwach:
Z. B. Wurzel C7.
Schmerzen:
Selten (M. pectoralis major, M. latissimus dorsi, M. teres major).

Außenrotation

Schwach:
Z. B. Wurzel C5 (+ C6).
Neuritis des N. suprascapularis, Sehnenruptur des M. infraspinatus.
Schmerzen:
Läsion des M. infraspinatus (selten des M. teres minor).

Innenrotation

Schwach:
Z. B. Wurzel C5, C6.
Schmerzen:
Läsion des M. subscapularis (selten anderer Innenrotatoren).

Widerstandstests bei der Untersuchung des Ellenbogengelenkes
(Bewegungen gegen Widerstand) (siehe auch Untersuchung des Ellenbogengelenkes).

Flexion

Schwach:
Z. B. Wurzel C5, C6.
Schmerzen:
Läsion des M. biceps brachii (selten anderer Flexoren).

Extension

Schwach:
Z. B. Wurzel C7.
Schmerzen:
Läsion des M. triceps brachii.

Widerstandstests bei der Untersuchung des Handgelenkes
(siehe auch Untersuchung des Ellenbogen- und Handgelenkes sowie der Hand)

Extension

Schwach:
Z. B. Wurzel C6.
Schmerzen:
Tennisellenbogen (Epicondylitis lateralis).

Flexion

Schwach:
Z. B. Wurzel C7.
Schmerzen:
Golferellenbogen (Epicondylitis medialis).

Widerstandstests bei der Untersuchung des Daumens

Extension.

Schwach:
Z. B. Wurzel C8.
Schmerzen:
M. de Quervain.

Widerstandstests bei der Untersuchung der Finger

Adduktion des Kleinfingers

Schwach:
Z. B. Wurzel Th1.
Schmerzen:
M. interosseus palmaris.

Sensibilität

(Siehe auch Schema Parästhesien im Bereich der Finger S. 110).
Daumen und Zeigefinger C6;
Zeige-, Mittel- und Ringfinger C7;
Ringfinger und Kleinfinger C8.

Reflexe

M. brachioradialis C5;
M. biceps brachii C5, C6;
M. triceps brachii C7; auf asymmetrische Befunde achten!
Patellarreflex (PSR);
Achillessehnenreflex (ASR);
Fußsohlenreflex.

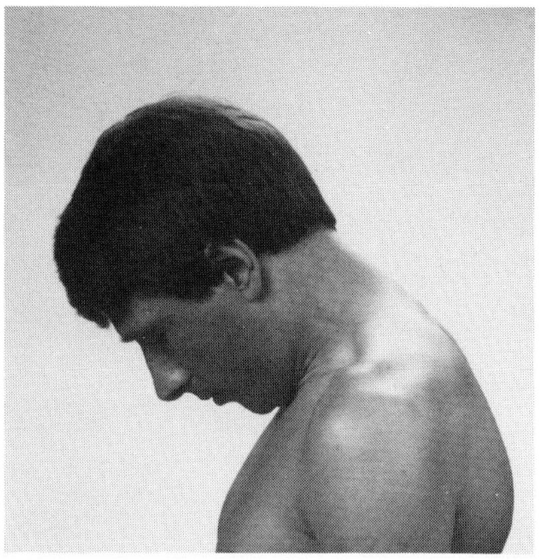

Aktive Flexion.

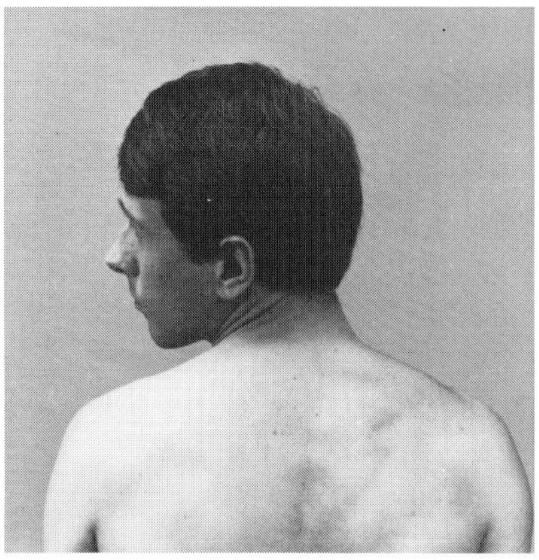

Aktive Rotation – links, rechts.

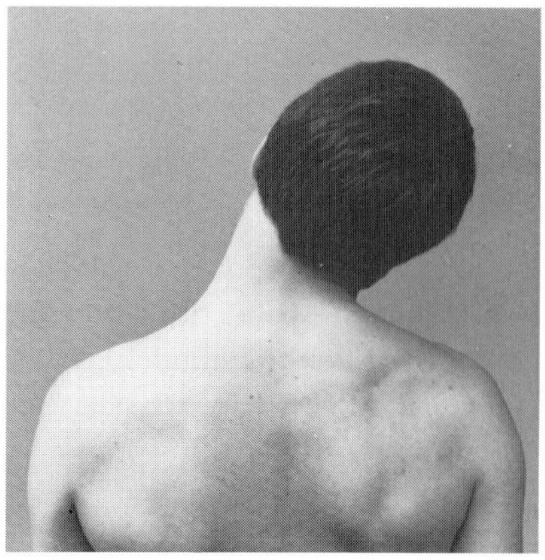

Aktive Seitneigung – links, rechts.

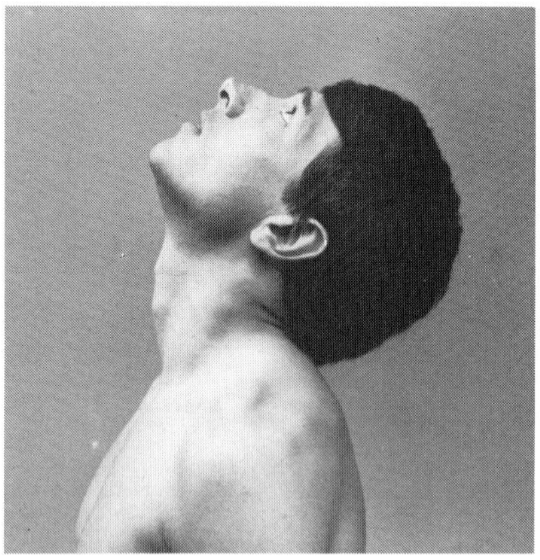

Aktive Extension.

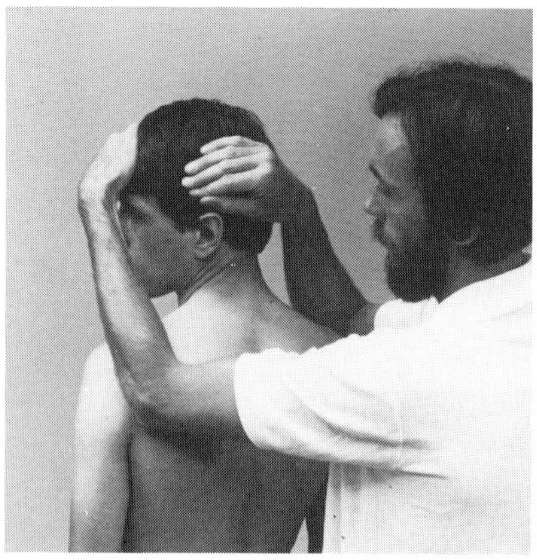

Passive Rotation – links.

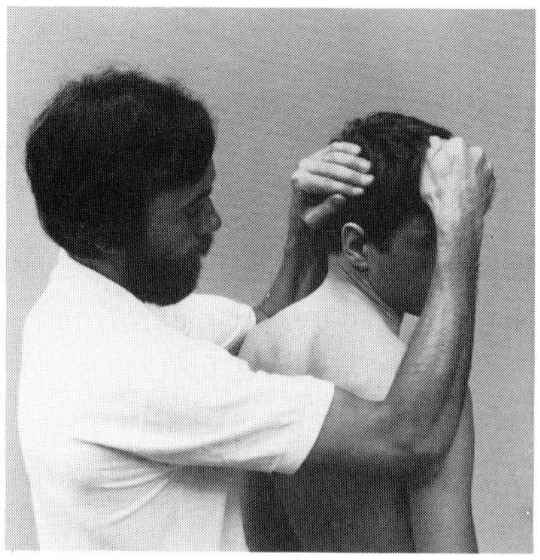

Passive Rotation – rechts.

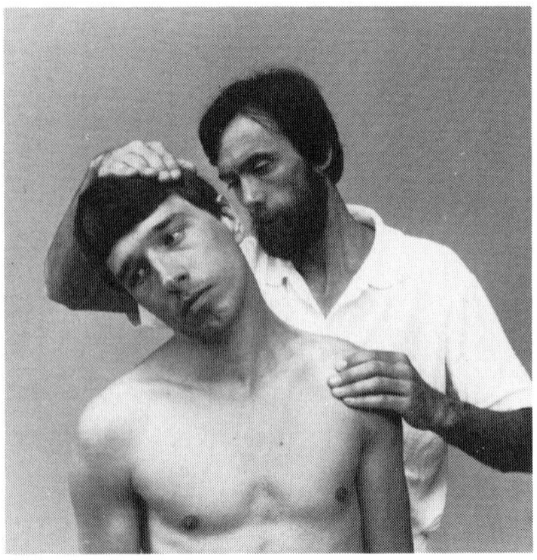

Passive Seitneigung – links, rechts.

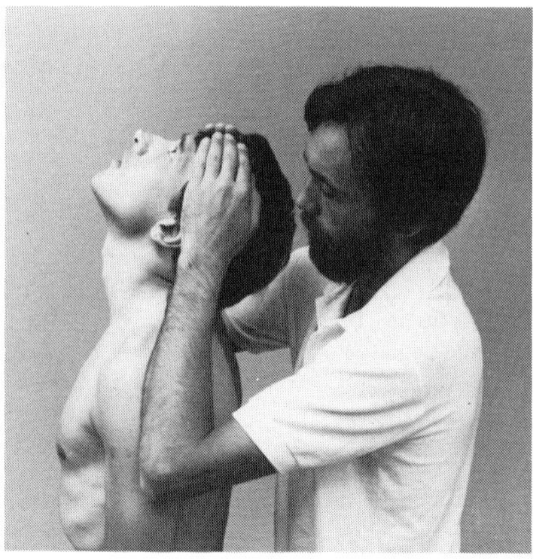

Passive Extension.

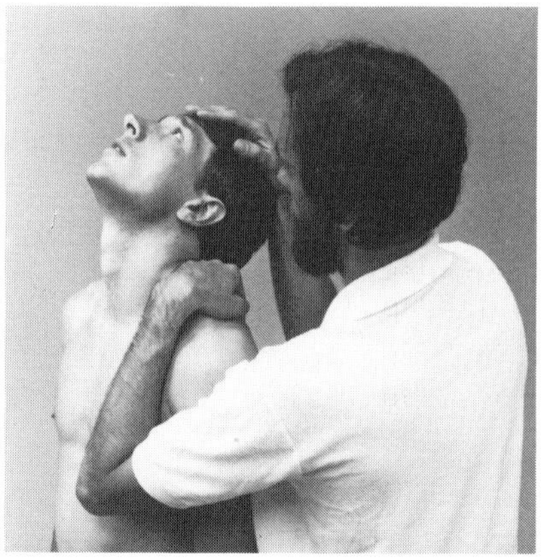

Passive Extension (andere Ausführung).

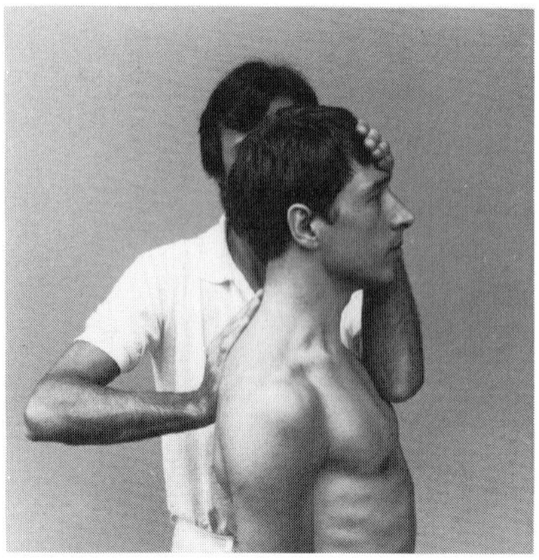

Isometrische Flexion.

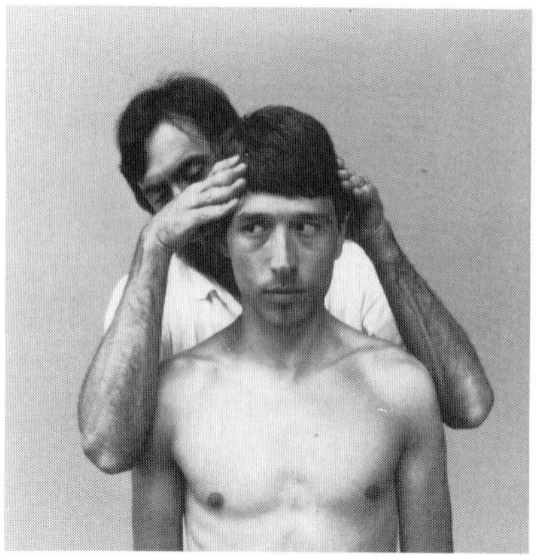

Isometrische Rotation – links, rechts.

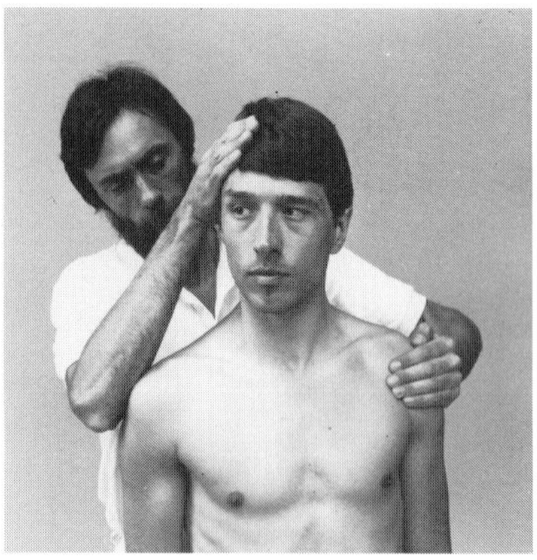

Isometrische Seitneigung – links, rechts.

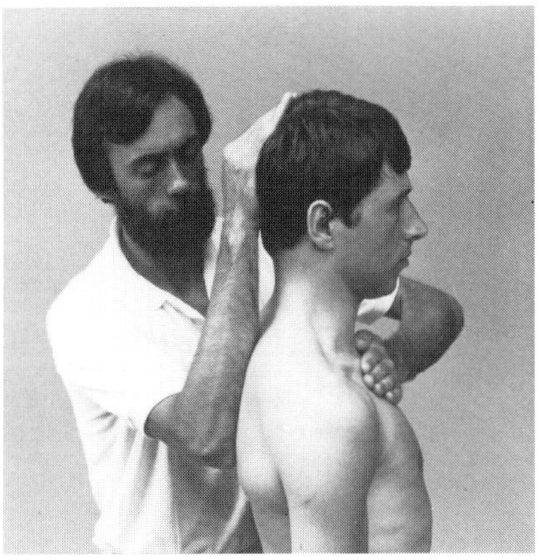

Isometrische Extension.

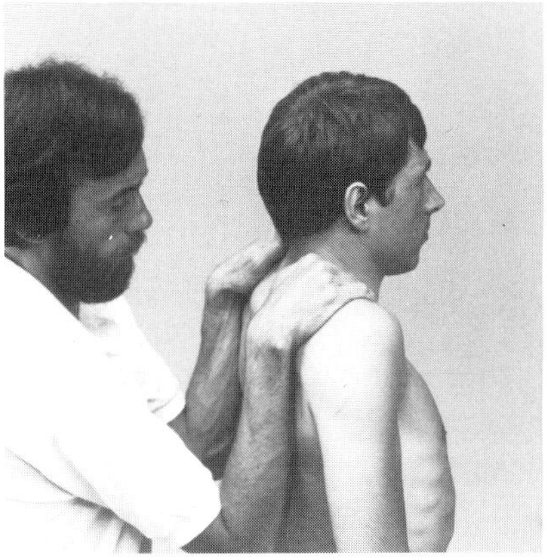

Isometrisches Anheben (Elevation) der Skapulae.

Siehe auch Untersuchung von Schulter-, Ellenbogen- und Handgelenk sowie Hand bezüglich der Handgriffe (Handhaltungen) und Durchführung der die Kennmuskeln betreffenden Tests.

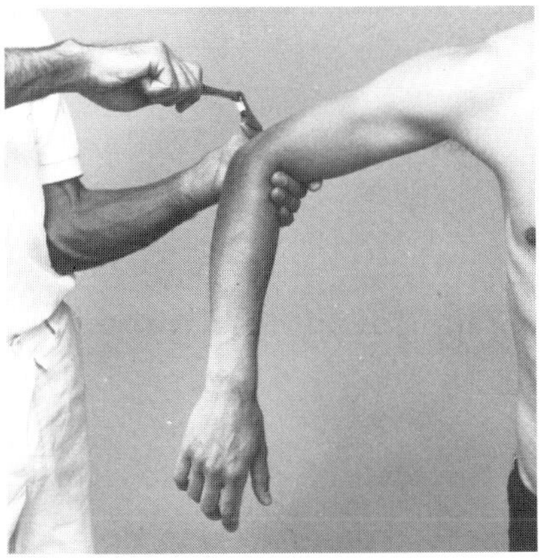

Brachioradialisreflex («Radius-Periost-Reflex»).

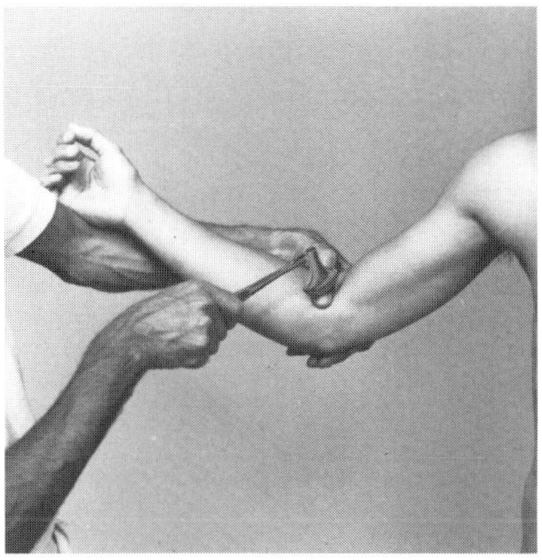

Bizepsreflex (BSR) (M. biceps brachii).

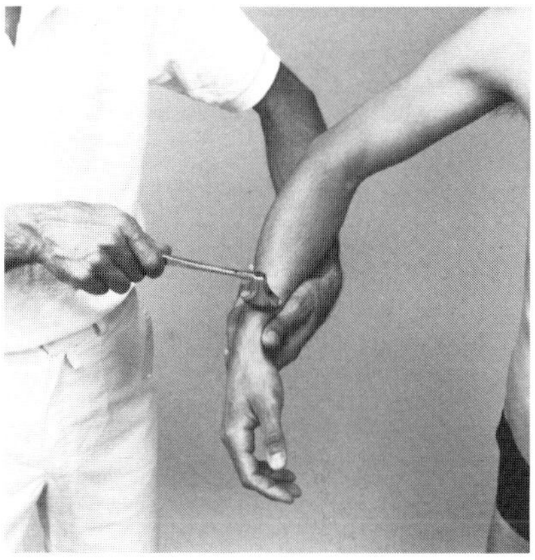

Trizepsreflex (M. triceps brachii).

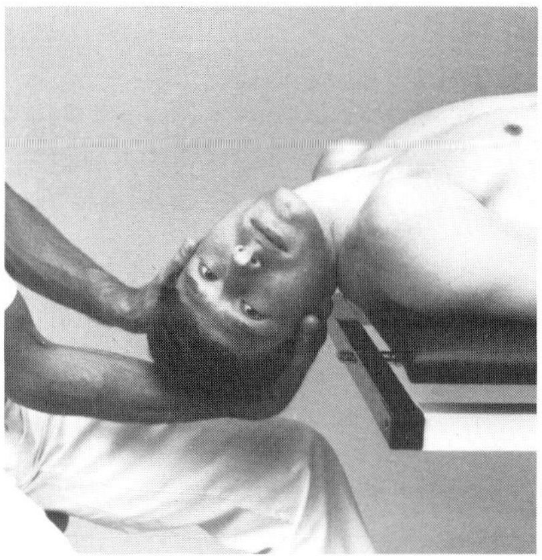

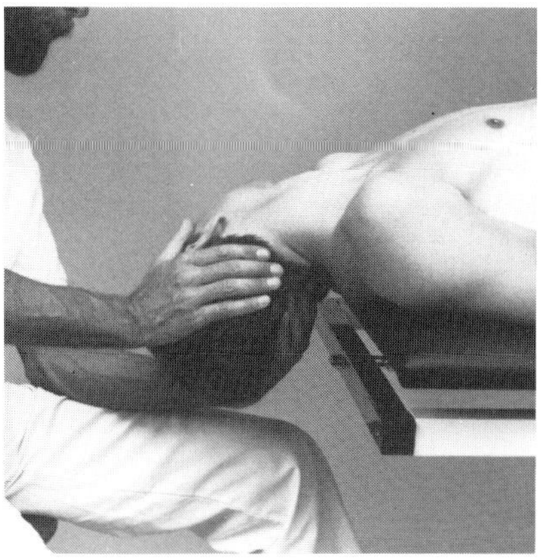

Test nach De Kleyn und Nieuwenhuyse.

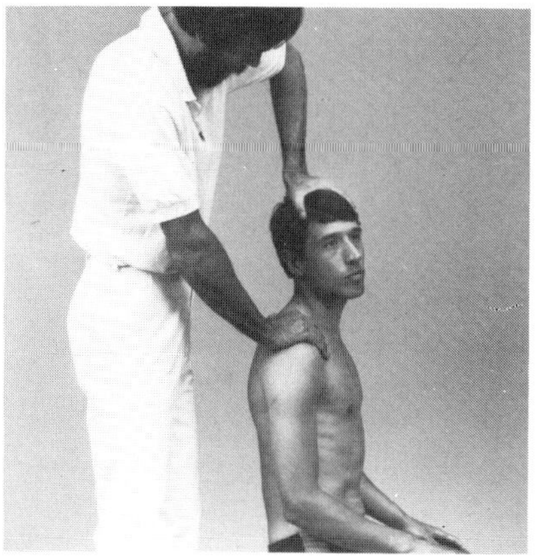

Foramina-Kompressionstest.

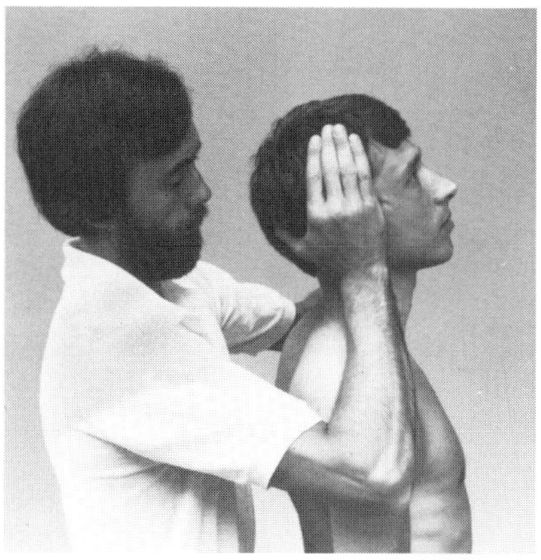

Traktion in leichter Extension.

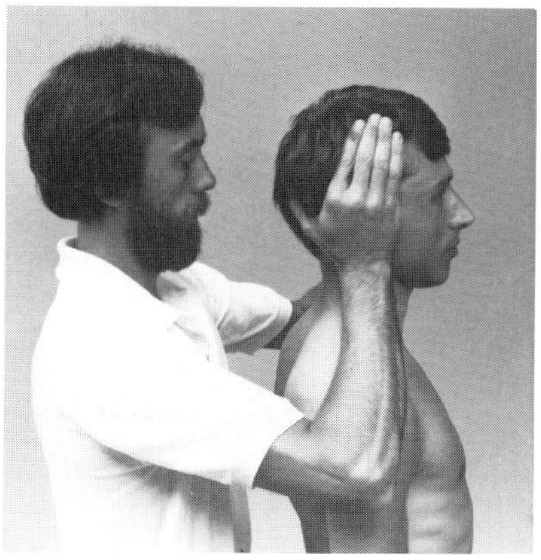

Traktion in neutraler Stellung (Mittelstellung).

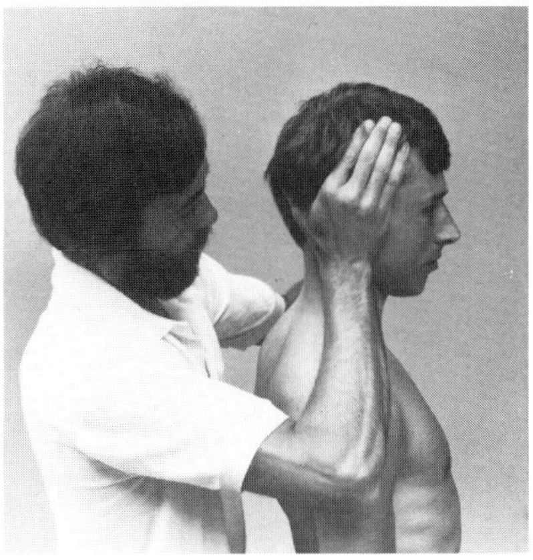

Traktion in leichter Flexion.

Ergänzende Untersuchungen

GEFÄSSUNTERSUCHUNGEN

A. vertebralis.
A. carotis interna.

TEST NACH DE KLEYN UND NIEUWENHUYSE
(Durchführung: Patient liegt mit geöffneten Augen)

Der Nacken wird in maximale Extension und Rotation gebracht und ca. 45 Sekunden in dieser Stellung gehalten (links und rechts). Auf das eventuelle Auftreten von Nystagmus, Schwindel, Ohrensausen, Übelkeit und Unwohlbefinden des Patienten achten!
Fällt dieser Test positiv aus, so darf *keine* manipulative Therapie angewandt werden. Auch wenn dieser Provokationstest negativ ausfällt, die Anamnese jedoch auf mögliche Störungen im Bereich der A. vertebralis hindeutet, so ist die manipulative Therapie ebenfalls kontraindiziert.

FORAMINA-KOMPRESSIONSTEST

In sitzender Haltung wird ein kurzdauernder axialer Druck auf den Kopf ausgeübt, wobei der Kopf in leichter Extension, Rotation und Seitneigung gehalten wird. Dieser Test wird sowohl nach links wie nach rechts ausgeführt.
Sollte eine Verengung eines oder mehrerer Foramina intervertebralia bestehen, so kann dieser Test eine Wurzelkompression auslösen, die einen heftigen, kurzdauernden Schmerz im entsprechenden Wurzelgebiet zur Folge hat.

TRAKTIONSPRÜFUNG

Während der Patient sitzt oder steht, wird in drei verschiedenen Haltungen eine leichte manuelle Traktion ausgeübt (leichte Extension, neutrale Stellung [Mittelstellung] und leichte Flexion). Die Stellung, bei der der Patient ein Nachlassen der Schmerzen angibt, ist auch diejenige, aus der heraus man mit eventueller manipulativer Behandlung unter Traktion beginnt (cave zu starke Flexion – Beugung!).

NEUROLOGISCHE UNTERSUCHUNG DER DYNAMISCHEN KOORDINATION

Wesentliche Prüfungen sind der Finger-Nasen-Versuch und der Knie-Hacken-Versuch.

Ergänzende fachärztliche (spezialistische) Untersuchungsmöglichkeiten

Röntgen (Funktionsaufnahmen, Kontrastmitteluntersuchungen, Computertomographie [CT]).
Elektromyographie.
Laboruntersuchungen.

Zervikalsyndrom

Unter dem Zervikalsyndrom versteht man alle Beschwerden, die direkt oder indirekt als Folge traumatischer oder degenerativer Veränderungen des Discus intervertebralis entstehen.
Diese Beschwerden äußern sich in:

- Schmerzen bei Nackenbewegungen und später eventuell auch in Ruheschmerz im Nacken, Schultergürtel, zwischen den Schulterblättern, im Kopf und in den Armen;
- Bewegungseinschränkung im Bereich des Nackens;
- Muskelspannung im Bereich des Nackens und Schultergürtels und radikulären Symptomen an den oberen Extremitäten.

Man unterscheidet akute und chronische Beschwerden:
Akut: Meistens junge Menschen.
Chronisch: Meistens ältere Menschen.

Die schmerzlose Bewegungseinschränkung (Kapselmuster), die sich im Laufe des Alterns einstellt, gehört nicht zum Zervikalsyndrom. 36% aller bandscheibenbedingten Veränderungen befinden sich im Bereich der Halswirbelsäule.

Es folgen hier einige wesentliche Aspekte der besonderen Anatomie und Physiologie der Halswirbelsäule:

PROCESSUS UNCINATI

Es handelt sich hierbei um die an beiden Seiten den Deckplatten der Wirbelkörper von C3 bis C7 aufsitzenden Randleistenstrukturen, die die Bandscheiben lateral begrenzen und schützen. Durch eine Diskose (s. S. 41) entstehen osteophytäre Veränderungen der Processus uncinati. Diese Processus befinden sich in unmittelbarer Nähe der Nervenwurzel und der A. vertebralis.

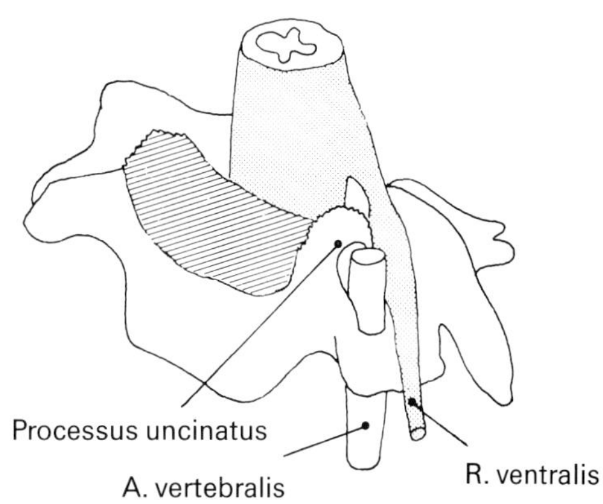

Abbildung 2.1
Die Beziehungen zwischen dem Processus uncinatus, der A. vertebralis und dem Spinalnerven.

Aus: Krämer, J., Bandscheibenbedingte Erkrankungen. Mit Dank für die Zustimmung des Autors für die Genehmigung zur Veröffentlichung.

A. vertebralis

Diese Arterie entspringt aus der A. subclavia und verläuft durch die Foramina intertransversaria (costotransversaria) durch die Processus transversi von C6 bis C1, unmittelbar entlang den Processus uncinati. Durch Osteophyten der Processus uncinati können Insuffizienten der A. vertebralis entstehen, deren häufigste Folgen sich in:
Kopfschmerz;
Schwindel;
Ohrensausen (einseitig) und
Hör-, Seh- und Schluckstörungen manifestieren.

Halssympathikus

Der zervikale Grenzstrang des Sympathikus steht über die Rr. communicantes grisei mit den Spinalnerven in Verbindung und versorgt über drei Halsganglien die vegetative Innervation des Kopf-Hals-Bereiches und der oberen Extremitäten. Sympathische Fasern begleiten die A. vertebralis.

Discus intervertebralis

Ebenso wie in den übrigen Diszi der Wirbelsäule verlagert sich der Nucleus pulposus in Richtung der am geringsten belasteten Seite: bei Flexion nach dorsal, bei Extension nach ventral, bei Seitneigung nach der gegenüberliegenden Seite.
Bei Kindern und jungen Erwachsenen (Adoleszenten) fällt die Verlagerung stärker aus als bei älteren Menschen.
Bei asymmetrischer Kompression und langdauerndem Sitzen/Liegen in einer falschen – unphysiologischen – Haltung können auch totale Diskusverschiebungen auftreten. Ein bekanntes Beispiel ist der akute Schiefhals.
Wegen des relativ großen Gewichtes des Kopfes erfahren die Diszi einen erheblichen Druck, der größtenteils durch die Muskulatur abgefangen und aufgenommen wird. So beträgt der Druck in den unteren zervikalen Bandscheiben bei normaler Haltung (physiologische Lordose) und normalem Muskeltonus 5,6 kp/cm². Bei Ausfall der Muskulatur wird der Druck auf 40 kp/cm² gesteigert.

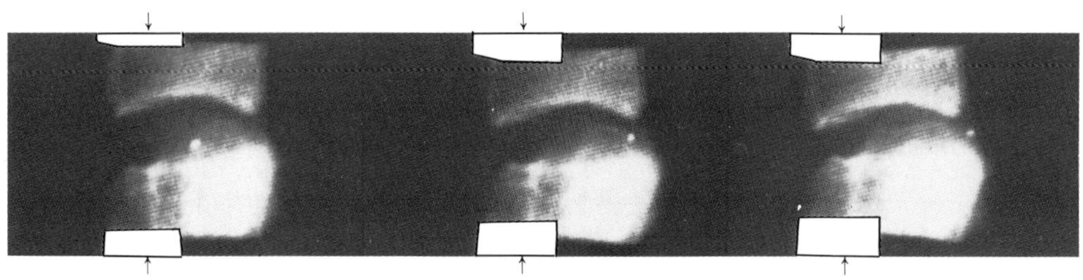

Einseitige Belastung an der Vorderseite (Kyphosieren).

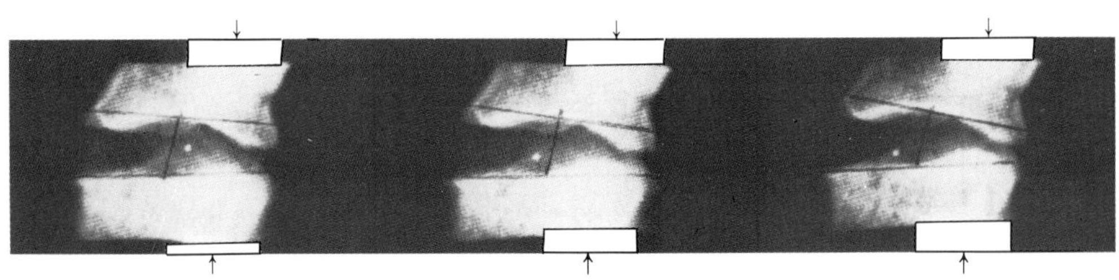

Einseitige Belastung an der Rückseite (Lordosieren).

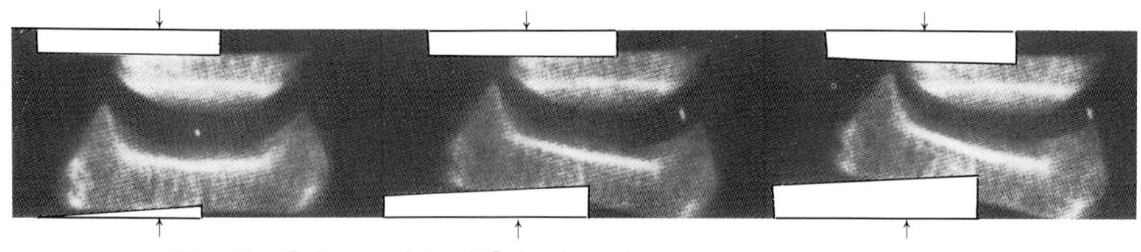

Einseitige Belastung lateral (Seitneigung).

Abbildung 2.2
Verschiebung des Nucleus pulposus bei asymmetrischer Kompression (50–100 kp) der Bandscheibe zwischen C4 und C5 bei einem 18jährigen. (Mit einem Metallstift markiert).

Aus: Krämer: J. Bandscheibenbedingte Erkrankungen. Georg Thieme Verlag, Stuttgart 1978. Mit Dank für die Zustimmung des Autors für die Genehmigung zur Veröffentlichung.

Die häufigsten Veränderungen entstehen im unteren Zervikalbereich, weil hier die meisten Bewegungen stattfinden. Da sich hier auch der Übergang zur relativ starren Brustwirbelsäule befindet, kommen natürlich besonders große Belastungen zustande.
Lumbal kann der Druck innerhalb der Bandscheibe durch Zunahme des intraabdominalen Druckes vermindert werden. Eine solche Möglichkeit fällt in der Halswirbelsäule fort.

Diskose

Siehe Verlauf der physiologischen Diskose auf S. 41. Eine erlittene zervikale Diskusprotrusion oder ein stattgehabter Diskusprolaps bilden den Anlaß für einen schnelleren Verlauf bzw. für die raschere Entwicklung einer physiologischen Diskose, die folgendes bewirkt:
Knochenkontakt der Processus uncinati (infolge der Höhenminderung der Diszi), arthrotische Veränderungen der Processus uncinati und später auch der «Facetten»-Gelenke (Spondylarthrose). Hierdurch entstehen eine Verengung des Foramen intervertebrale, eine anhaltende Reizung (Irritation) des Spinalnerven und Druck auf die A. vertebralis.
Schließlich kommt es zu einem schmerzlos bewegungseingeschränkten Nacken (Kapselmuster). Die Beweglichkeit der beiden ersten Segmente bleibt größtenteils erhalten.

Häufigkeit

Die Segmente C5–6 (41%) und C6–7 (33%) sind am häufigsten betroffen. Die ersten Beschwerden entstehen oft nach langdauernder Kyphosehaltung der zervikalen Wirbelsäule (Schreiben, Tippen, Lesen usw.). Zuerst sind meistens die Rotationsbewegungen schmerzhaft.
Häufig schreibt der Patient seine Beschwerden längeranhaltender Zugluft (offenes Fenster im Auto) zu. Tatsächlich aber ist die Kombination einer *über längere Zeit eingenommenen ungünstigen Haltung*, wobei *eine Verkrampfung der Muskulatur auftritt* (evtl. Mitwirken von Kälte), und der dadurch *vermehrten Zugkraft der Muskeln*, die *einen erhöhten bandscheibeninternen Druck* bedingen, verantwortlich.

Charakteristisch ist, daß sich die Beschwerden häufig nachts verschlimmern. Dies liegt an den oft belastenden Nacken-/Kopfhaltungen, die der Patient einnimmt, wodurch dann wieder Wurzelreiz und Muskelspannung auftreten, so daß der Patient aufwacht. Oft ist auch ein zu dickes Kissen die Ursache der Beschwerden.

Formen des Zervikalsyndroms

Die folgende Einteilung ist sehr schematisch gehalten. Eine strenge Unterteilung der verschiedenen Formen ist eigentlich nicht möglich, da die Verschiedenheit der reichhaltigen Symptomatologie groß ist und diese Symptome sich einander einerseits abwechseln, andererseits gleichzeitig vorkommen oder während des Verlaufes einer Affektion Veränderungen unterliegen.

Affektion	*Klinischer Befund*	*Therapie*
1. AKUTER SCHIEFHALS (Tortikollis)		
Der akute Schiefhals kommt bei Kindern und jungen Erwachsenen (Adoleszenten) vor und ist eine frühe Form der zervikalen bandscheibenbedingten Veränderungen bzw. Störungen. Meistens entsteht nachts infolge des Liegens in Flexion oder Seitneigung der Halswirbelsäule eine extreme interne Verlagerung des Nucleus pulposus (Protrusion) nach posterolateral. Beim Aufstehen nimmt der Patient dann gewöhnlich ein knackendes Geräusch wahr und empfindet darauf im Nackenbereich heftige einseitige Schmerzen. *Differentialdiagnose:* Traumatisch: Frakturen und Subluxationen. Nicht traumatisch: Torticollis spasticus (Verkrampfung des M. sternocleidomastoideus infolge Encephalitis epidemica, Otitis media, Mastoiditis oder juveniler Polyarthritis). Der Kopf wird hierbei in leichter Flexion, Seitneigung (gleichseitig – homolateral) und Rotation (zur entgegengesetzten Seite – heterolateral) gehalten. Hysterischer Tortikollis.	Der Kopf wird in Seitneigung und Rotation entgegengesetzt zur schmerzhaften Seite gehalten und befindet sich in leichter Flexion (Beugung). Rotation und Seitneigung zur schmerzhaften Seite sind stark eingeschränkt (manchmal unmöglich) und schmerzhaft. Das gleiche gilt für die Extension. In dieser Haltung vergrößert sich das Foramen intervertebrale an der betroffenen Seite so stark wie möglich, wodurch der N. recurrens und der Spinalnerv mehr Raum für den Durchtritt erhalten. Die Protrusion bewirkt – ebenso wie bei der akuten Lumbago – eine Reizung (Irritation) der sensiblen Fasern des N. recurrens im Lig. longitudinale posterius.	Die Beschwerden halten gewöhnlich einige Wochen an, mit Behandlung jedoch nur einige Tage bis ca. 1 Woche. Therapie der Wahl ist die Manipulation.

2. Lokales Zervikalsyndrom

Regelmäßig ergibt die Anamnese bei diesen Patienten, die meistens zwischen 30 und 45 Jahre alt sind, daß sie einmal oder mehrfach einen akuten Schiefhals erlitten haben.
Die Beschwerden können akut oder auch schleichend beginnen. Es handelt sich hier vornehmlich um eine Reizung (Irritation) des N. recurrens und des R. dorsalis.
Der häufig vorkommende Hinterkopfschmerz kommt durch Irritation des N. occipitalis major infolge der Hypertonie des M. trapezius (descendens) zustande.
In vielen Fällen ergibt sich schließlich ein chronisch rezidivierender Verlauf mit schmerzfreien Intervallen von Monaten oder (manchmal) Jahren (s. zervikobrachiales Syndrom).

Differentialdiagnose:

Vor allem Karzinommetastasen (Bronchial-, Schilddrüsen-, Mamma- und Nierenkarzinome) können zuweilen, ohne daß der Primärtumor Erscheinungen hervorrief oder bekannt war, einem scheinbar unverdächtigen Zervikalsyndrom ähneln. Die Widerstandstests im Nackenbereich erweisen sich dann als schmerzhaft und schwach (kraftlos)!
Primäre Tumoren sind selten. Röntgenaufnahmen und Blutuntersuchungen erhellen die Diagnose; Neurinome der Spinalnerven; Spondylitiden.

Der Patient lokalisiert die Beschwerden meistens in den Muskeln. Handelt es sich um eine bandscheibenbedingte Störung im unteren Zervikalbereich (C5 bis C7), so werden die Schmerzen meistens zwischen den Schulterblättern angegeben (die Mm. rhomboidei und levator scapulae sind druckschmerzhaft).
Ist die Affektion höher lokalisiert (oberhalb C5), so befindet sich die Schmerzangabe meistens im M. trapezius (descendens) (in der Linie vom Hinterhaupt zum Akromioklavikulargelenk). Manchmal besteht eine gewisse Schmerzausstrahlung in den dorsalen Oberarm.

Bei einer oder verschiedenen Bewegungen tritt Schmerz oder Bewegungseinschränkung im Nacken auf (nicht-kapsuläres Muster). Die Schmerzen werden im Nacken und/oder im Schultergürtel empfunden, meistens unilateral (einseitig). Anstrengende Haltungen sind schmerzhaft, und es besteht eine Hypertonie der Muskulatur des Nackens und Schultergürtels, jedoch nicht bei Widerstandsprüfungen.

Meistens klingen die Beschwerden von selbst ab. Nur bei hartnäckigem Fortbestehen muß man nach Ausschluß anderer krankhafter Veränderungen (s. Differentialdiagnose) therapeutische Maßnahmen ergreifen.

Therapeutisch kommen in Betracht:

Manipulation;

Wärme;

Halskrawatte;

evtl. Analgetika.

Affektion	*Klinischer Befund*	*Therapie*
3. ZERVIKOBRACHIALSYNDROM		
bei Patienten zwischen dem 30. und 45. Lebensjahr. Häufig geht diesem Syndrom ein bereits früher durchgemachtes Zervikalsyndrom voraus (s. 2.). Die Ursache ist eine posterolaterale Diskusprotrusion oder später ein Diskusprolaps. *Differentialdiagnose:* Zuweilen leidet der Patient unter derartigen Schulterschmerzen, daß Armbewegungen weitestmöglich vermieden werden; in manchen Fällen entsteht dann eine Immobilisationsarthritis der Schulter. Siehe weiter Nr. 2.	Die Beschwerden treten im allgemeinen akut auf und werden durch eine Zwangshaltung des Kopfes gekennzeichnet (Kyphose). Charakteristisch sind die vom Nacken in den Arm ausstrahlenden Schmerzen, die manchmal mit Sensibilitätsstörungen einhergehen. Die ausstrahlenden Schmerzen werden in den zu den betreffenden Segmenten gehörenden Dermatomen empfunden (meistens C6 oder C7, weniger häufig C8, selten C5). Häufig treten Beschwerden sympathischer Natur wie Akrozyanose und feucht-kalte Hände auf, auch ein – nicht objektivierbares – Schwellungsgefühl in den Händen. Man findet ein nichtkapsuläres Muster. Motorische Störungen (Schwäche der Kennmuskeln) stellen sich später ein. Husten und Niesen werden im Nacken-Arm-Bereich als schmerzhaft empfunden.	In den meisten Fällen gehen die Beschwerden (auch ohne Therapie, jedoch dann langsamer) von selbst zurück, rezidivieren hingegen nach manchmal sehr langen schmerzfreien Intervallen. Die Wurzelschmerzen erreichen nach ungefähr 14 Tagen ihren Höhepunkt, bleiben dann vier bis acht Wochen konstant und verschwinden durchschnittlich nach ca. drei Monaten, falls zugleich auch motorische Ausfälle bestanden haben, und nach ungefähr vier Monaten, wenn keine motorischen Ausfälle konstatiert wurden. Manipulation ist in manchen Fällen indiziert. Weiterhin: Halskrawatte; Ruhe; Wärme während akuter Schmerzzustände; medikamentös; paravertebrale Blockaden.

Differentialdiagnose: Posterolateraler Diskusprolaps und Neurinom

	Posterolateraler Diskusprolaps	*Neurinom*
Lebensalter	Selten unterhalb 35 Jahren.	Jedes Lebensalter.
Trauma	Fast immer traumatisch; (Trauma ca. zwei Jahre vor Beschwerdebeginn).	Nicht traumatisch.
Drucksteigernde Faktoren (Husten, Niesen, Pressen)	Können, jedoch brauchen keine (Zunahme der) Schmerzen lokal und/oder im Arm auszulösen.	Verursacht gewöhnlich seltener Schmerzen oder Zunahme der Schmerzen lokal oder im Arm.
Beginn	Beginn meist mit proximalen Schmerzen, danach distale Ausstrahlung.	Beginn meistens distal mit Parästhesien, die sich danach proximal ausbreiten können.
Dauer	Unilateraler Wurzelschmerz hält gewöhnlich drei bis vier Monate an; ist diese Symptomatik bereits mehrfach aufgetreten, so kann der Wurzelschmerz konstant (anhaltend) werden.	Zunehmende Beschwerden
Schwäche	Gewöhnlich von einer Wurzel ausgehend; allerdings können von der Höhe C4–5 ab auch zwei Wurzeln komprimiert werden (Wurzelausfall in Höhe Th1 infolge eines Diskusprolapses kommt fast nie vor).	Regelmäßig wird mehr als nur eine Wurzel betroffen. Ursache: Ausdehnung des Neurinoms oder Vorhandensein meherer Neurinome! (Auch Ausfall von Th1 ist möglich.)
Ausbreitung	Unilaterale (einseitige) Symptome.	Gewöhnlich nur unilaterale Symptome.
Parästhesien	Vornehmlich im distalen Teil des betreffenden Dermatoms.	Gefühl des Durchflusses elektrischen Stromes, oft über den gesamten Körper ausgedehnt. Diese nehmen bei Flexion im Nacken und/oder Traktion (Zug – Extension) zu.
Rückenmarkszeichen	Keine.	Fußsohlenreflex nach Babinski + (pathologisch), falls das Rückenmark komprimiert wird.
Foramina-Kompressionstest	Schmerzen.	Keine Schmerzen (das Foramen intervebrale ist meistens infolge Erosion durch das Neurinom pathologisch vergrößert). Anmerkung: Häufig handelt es sich um Patienten mit Morbus Recklinghausen (Neurofibromatose).

4. Zervikobrachialsyndrom bei Patienten oberhalb des 45.–60. Lebensjahres (meistens nicht über 65 Jahre)

Affektion	Klinischer Befund	Therapie
Diese Form der Wurzelreizung kommt häufiger als die unter Nr. 3 genannte vor. Die Beschwerden treten nur sehr allmählich auf, wenn durch Osteophyten der Processus uncinati auch der «Reserveraum» für die Wurzel im Foramen intervertebrale eingenommen («verbraucht») ist. Durch die Degeneration der Bandscheiben entsteht eine relative segmentale Hypermobilität. Gleichzeitig entwickeln sich die unkovertebralen Osteophyten. Halten der physiologische Fibrosierungsprozeß und die damit einhergehende Bewegungseinschränkung während des Alterns miteinander Schritt, so treten, wie bei den meisten Menschen, keine Beschwerden auf. Beschwerden entstehen nur dann, wenn die «Hypermobilität» infolge der Bandscheibenabflachung noch anhält und doch bereits Osteophyten der Processus uncinati vorhanden sind. Häufig sieht man eine Kombination von radikulären und neurovaskulären Symptomen (siehe Zervikozephales Syndrom, 5.). Der Beschwerdeverlauf ist meistens chronisch rezidivierend mit monate- bis jahrelangen schmerzfreien Intervallen. Wenn die physiologische Fibrosierung schließlich die relative Hypermobilität aufhebt, so gehen auch die Beschwerden zurück, während die Osteophytose sich häufig weiterentwickelt.	Die Beschwerden sind haltungs- und bewegungsabhängig und manifestieren sich ebenso wie bei primär bandscheibenbedingter Ursache (s. 3.) in Schmerzen im (Nacken und) Arm in dem betreffenden Dermatom. Oft wachen die Patienten nachts durch die Schmerzen und Parästhesien in dem Dermatom auf (siehe Differentialdiagnostik). Auch sind die Beschwerden von der Wachstumsrichtung der Osteophyten abhängig: In posterolateraler Richtung entsteht eine Kompression der Nervenwurzel mit der Folge radikulärer Symptome; nach lateral kommt es zur Kompression der A. vertebralis (s. Abb. 2.3) mit der Folge neurovaskulärer Symptome.	Halskrawatte; Wärmeanwendung bei akuten Schmerzzuständen; medikamentös; paravertebrale Blockaden (Sympathikus und Wurzel); Denervation der Gelenkfacetten; Rhizotomie: operativ. **Traktion ist kontraindiziert, da hierdurch der physiologische Fibrosierungsprozeß gestört wird.**

Differentialdiagnose:

Die in derselben Altersgruppe vorkommenden Affektionen, wie z. B. das thoracic outlet compression syndrome (Kompressionssyndrom der oberen Thoraxapertur) (s. S. 93) und das Karpaltunnelsyndrom (s. S. 106), können ebenfalls nächtliche Parästhesien verursachen.

Siehe weiter Nr. 2.

Schemaübersicht des Zervikobrachialsyndroms

	Zervikobrachialsyndrom durch Diskusprotrusion/-prolaps (Nr. 3).	*Zervikobrachialsyndrom durch unkovertebrale Osteophyten* (Nr. 4).
Lebensalter	30–45 Jahre.	45–65 Jahre.
Beginn	Akut.	Allmählich.
Wichtigste Beschwerden	Schmerzen in Nacken und Armen.	Schmerzen in den Armen, (manchmal) neurovaskuläre Symptome.
Haltung des Nackens	Schonhaltung.	Meistens normal.
Verlauf	Spontanheilung (spontane Genesung).	Chronisch mit schmerzfreien Intervallen.
Prognose bei konservativer Therapie	Gut.	Schlecht.
Röntgen	Abgeflachte Lordose.	Unkonvertebrale Osteophyten.

Häufigkeit monoradikulärer Syndrome nach Krepel (1977):

Wurzel C5 4,1%.
Wurzel C6 36,1%.
Wurzel C7 34,6%.
Wurzel C8 25,2%.

28,4% der radikulären Syndrome waren polyradikulär. Dies hat seine Ursache darin, daß zwischen den Spinalnerven Anastomosen bestehen, und ebenfalls darin, daß manchmal zwei oder mehr Wurzeln gereizt (irritiert) waren.

Affektion	*Klinischer Befund*	*Therapie*

5. ZERVIKOZEPHALES SYNDROM

Dieses Krankheitsbild ist durch ein lokales Zervikalsyndrom gekennzeichnet, bei dem vaskuläre und neurovegetative Erscheinungen im Vordergrund stehen:

a) Kopfschmerz (auch halbseitig – Migraine cervicale),
b) Schwindelgefühl,
c) Ohrensausen,
d) Schluckstörungen,
e) Hörstörungen und
f) Sehstörungen.

Als Ursache ist der Druck auf die A. vertebralis und den Halssympathikus (Rr. communicantes und Grenzstrangganglion) zu betrachten, und zwar infolge der Osteophytose der Processus uncinati.
Ebenso wie bei den lokalen und brachialen Zervikalsyndromen sieht man einen chronischen Verlauf mit oft sehr langen beschwerdefreien Perioden, bis die unter 4. erwähnte physiologische Fibrosierung die extremen Bewegungen unmöglich macht und die Beschwerden zur Verschwinden bringt.

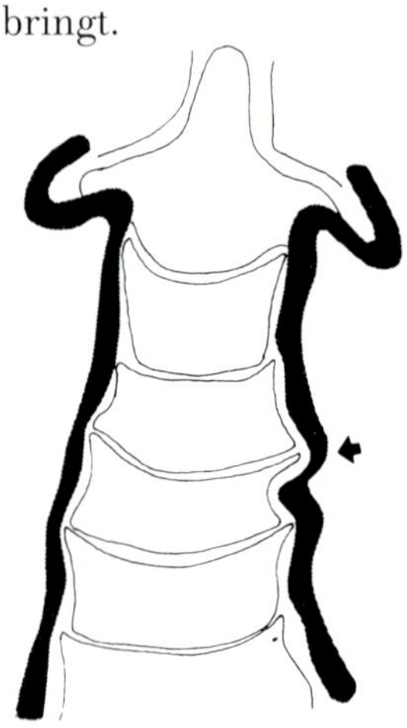

Abbildung 2.2
Kompression der A. vertebralis durch laterale Osteophytenbildung der Processus uncinati.
Aus: Krämer, J., Bandscheibenbedingte Erkrankungen. Georg Thieme Verlag, Stuttgart 1978. Mit Dank für die Zustimmung des Autors für die Genehmigung zur Veröffentlichung.

a) *Kopfschmerz*

Kopfschmerz ist das am stärksten in den Vordergrund tretende Symptom. Er entsteht anfallsweise, abhängig von der Kopfhaltung, und kann ein- oder beiderseitig auftreten; meistens ist er von kurzer Dauer.

b) *Schwindelgefühl*

Schwindelgefühl tritt ebenso wie der Kopfschmerz in Abhängigkeit von bestimmten Kopfhaltungen auf. Bei Rotation und Hyperextension kann ein sekunden- bis minutenlanger Drehschwindel entstehen (meistens bei *einer* bestimmten Drehrichtung). Auch bei plötzlichen Bewegungen der zervikalen Wirbelsäule können Schwindelgefühle auftreten, namentlich bei Extension.
Bei passiver Extension und Rotation (modifizierter Test nach De Kleyn) läßt sich der Schwindel hervorrufen, und man konstatiert häufig auch einen Nystagmus.

c) *Ohrensausen*

Auch dieses Phänomen tritt anfallsweise, einseitig und kurzdauernd auf.

d) *Schluckstörungen*

Die Ursache von Schluckstörungen in diesem Zusammenhang sind meistens große spondylotische Haken an der Vorderseite der Wirbelkörper, die eine mechanische Beeinträchtigung des Ösophagus zur Folge haben können.

Halskrawatte;

Medikamentös;

paravertebrale Blockaden;

Operativ.

Affektion	*Klinischer Befund*	*Therapie*
Differentialdiagnose: Migraine (s. untenstehendes Schema); typische Hals-Nasen-Ohren-Veränderungen (u. a. M. Menière, S. 86); wirkliche Augenerkrankungen; Kopfschmerz infolge anderer Ursachen. Siehe ferner Nr. 2.	e) *Hörstörungen* Neben dem unter c) erwähnten Ohrensausen können auch Ohrenschmerzen und Taubheit auftreten, Symptome, die sich bei gewissen Kopfhaltungen einstellen und verschlimmern und von kurzer Dauer sind. f) *Sehstörungen* Diese Erscheinungen treten meistens gemeinsam mit Schwindelgefühl auf und können sich äußern in: Schwarzwerden vor den Augen; Flecken vor den Augen; Verschleiertsehen.	

Differentialdiagnose: Migräne und Migraine cervicale

	Migräne	*Migraine cervicale*
Entstehungsweise	Spontan.	Häufig infolge verschiedener Kopfhaltungen.
Einfluß der Haltung	Keine Veränderung.	Beeinflußbar durch gewisse Kopfhaltungen.
Dauer	Einige Stunden, manchmal den ganzen Tag lang.	Kurzdauernd (abhängig von der Kopfhaltung).
(Zusätzliche) Symptome	Übelkeit, Erbrechen.	Schmerzen in Nacken und Hinterkopf, manchmal Schwindel, zuweilen subjektive Sehstörungen.
Untersuchung des Nackens	Keine pathologischen Veränderungen	Schmerzhafte Bewegungseinschränkung (nicht-kapsuläres Muster oder Kapselmuster).
Therapie	Medikamentös.	Manchmal Traktion (Extension).

Differentialdiagnose: M. Menière und zervikozephales Syndrom

	M. Menière	*Schwindelgefühl, Ohrensausen und Nystagmus infolge eines zervikozephalen Syndroms.*
Entstehungsweise	Spontan.	Infolge gewisser Kopfhaltungen.
Veränderung der Kopfhaltung	Keine Veränderung der Beschwerden.	Kann die Beschwerden verstärken oder auch lindern.
Dauer	Stunden bis Tage.	Kurzdauernd (abhängig von der Kopfhaltung).
(Zusätzliche) Symptome	Erbrechen, Taubheit.	Symptome des Zervikalsyndroms und Kopfschmerz.
Untersuchung des Nackens	Keine pathologischen Veränderungen.	Schmerzhafte Bewegungseinschränkung.
Therapie	Medikamentös.	Manchmal Traktion (Extension). Halskrawatte.

Affektion	*Klinischer Befund*	*Therapie*
6. ZERVIKOMEDULLÄRES SYNDROM Tritt wenig oder gar kein Schmerz auf und klagt der Patient trotzdem über Krankheitserscheinungen, die auf eine Rückenmarkskompression hinweisen, so muß man unbedingt einen medialen Diskusprolaps in die Überlegung einbeziehen. Dieses Syndrom ist selten; es kann traumatisch bedingt oder allmählich auftreten. *Differentialdiagnose:* Andere Affektionen, die Rückenmarkskompression verursachen können (Tumoren u.ä.).	Pyramidenbahnzeichen (anfangs nur pathologische Reflexe der unteren Extremitäten). Gefühl von Durchfluß elektrischen Stromes im ganzen Körper oder auch nur in Beinen und/oder Armen, manchmal bei Flexion im Nacken (Kopfbeugung) zunehmend. Spastische Hemi- und Paraparesen. Gangstörungen. Ataxien. Babinski +.	Operativ.

7. POSTTRAUMATISCHES ZERVIKALSYNDROM

Der Unterschied gegenüber bandscheibenbedingten Störungen aufgrund degenerativer Veränderungen liegt ausschließlich in Entstehungsweise und Verlauf. Symptome und Therapie stimmen überein. Es kann somit ein lokales Zervikalsyndrom, ein Zervikobrachialsyndrom bzw. ein zervikozephales und schlimmstenfalls ein zervikomedulläres Syndrom entstehen. Man unterscheidet:
a) *Hyperflexionstraumata*,
b) *Hyperextensionstraumata*,
c) *Peitschenhiebverletzungen* und
d) *Kombinationstraumata*.

Erfährt die Halswirbelsäule ein Trauma und sind bereits degenerativ veränderte Segmente vorhanden, so werden sich im Bereich dieser Segmente die stärksten posttraumatischen Störungen manifestieren.

Differentialdiagnose:

Commotio cerebri (unmittelbar auftretende Beschwerden, keine Bewegungseinschränkung der Halswirbelsäule, zuweilen Bewußtlosigkeit, Erbrechen und retrograde Amnesie);

posttraumatische Schulter- und/oder Armaffektionen.
Siehe ferner Nr. 2.

a) *Hyperflexionstrauma*

Entstehungsweise: Meistens Unfälle bei Turnsport (Kopfrolle u. ä.).

Mögliche Folgen:
Ventral:
Kompressionsfrakturen.
Dorsal:
Rupturen des Anulus fibrosus, des Lig. longitudinale posterius, des Lig. interspinale, des Lig. supraspinale (evtl. mit Abrißfraktur des Processus spinosus) und der Kapseln der Gelenkfacetten («Facetten»-Gelenke). Auch können Risse in der Nackenmuskulatur mit Hämatomen entstehen. Verletzungen der A. vertebralis kommen beim Hyperflexionstrauma selten oder gar nicht vor.

Prognose:
Sind keine Frakturen oder Diskusrupturen aufgetreten, so ist die Prognose gut, und das lokale Zervikalsyndrom heilt nach Resorption der Hämatome und Ödeme aus.

b) *Hyperextensionstrauma*

Entstehungsweise:
Z. B. bei Fechtsportarten (Boxen – Kinnschlag), (Verkehrs-)Unfällen und vor allem beim Tauchen in flachem Wasser.

Mögliche Folgen:
Ventral:
Überdehnung des Diskus und der Weichteile, wobei es manchmal zu retropharyngealen Hämatomen kommt, die Schluckstörungen hervorrufen. Bei ungestörtem Schluckakt handelt es sich im allgemeinen nicht um stärkere Traumatisierungen.

Abhängig von den Symptomen und Untersuchungsbefunden, siehe 2. bis 6.

(Fortsetzung)

Dorsal:
Frakturen der Dornfortsätze (selten); Densfraktur (führt nicht unbedingt zum sofortigen Tod, falls keine starke Dislokation vorliegt).
Die Gefahr einer Verletzung der A. vertebralis beim Hyperextensionstrauma ist vornehmlich dann groß, wenn die Halswirbelsäule bereits degenerative Veränderungen aufwies.

c) *Schleudertrauma, Peitschenhiebverletzung*

Dieser Begriff kennzeichnet eigentlich ein kombiniertes Hyperflexions- und Hyperextensionstrauma, das meistens durch von hinten erfolgende Auffahrunfälle zustandekommt. Die Halswirbelsäule erfährt zunächst eine Hyperextension (Trägheit der Masse!), und danach entsteht durch den Zug der an der Vorderseite befindlichen Strukturen eine Hyperflexion, die noch verstärkt wird, wenn man vorn auf einen Widerstand aufprallt.
Es verhält sich allerdings häufig so, daß auch Seitneigung und Rotationskomponenten eine Rolle spielen, z. B. wenn der Auffahrunfall nicht ganz genau von hinten her erfolgte, sondern etwas seitlich.
Oft empfindet der Patient zunächst keine Beschwerden; jedoch treten diese einige Stunden später auf, manchmal sogar erst nach mehreren Tagen.
Beim Schleudertrauma können sämtliche zervikalen und Ausstrahlungssyndrome in Erscheinung treten. Man muß vor allem seine ganze Aufmerksamkeit darauf richten, ob womöglich ein posttraumatisches zervikomedulläres Syndrom besteht.
So deuten die häufig vorkommenden brennenden Schmerzen in den zervikalen Dermatomen (meistens C7 und C8) auf mehr oder weniger kleine Schädigungen des Hinterhorns und mediale (Teil-)Schäden der Hinterstränge (Krämer 1978).

d) *Kombinationstraumen (z. B. Flexion/Extension mit Rotation)*

Hierzu gehören auch die Rotationstraumen, ebenfalls die Rotationsmanipulationen, sofern diese bei bestehender Kontraindikation durchgeführt werden. Die Folgen können schwerwiegend sein; die Ursache dafür sind meistens Verletzungen der A. vertebralis.

Affektion	*Klinischer Befund*	*Therapie*
ZERVIKALE ODER ZERVIKOBRACHIALE BESCHWERDEN BEI RHEUMATOIDER ARTHRITIS (R. A.), (Polyarthritis chronica progressiva – primär chronische Polyarthritis – PCP)		
Bei 85% der Patienten mit PCP stellen sich Veränderungen der Halswirbelsäule ein. Durch diese Systemerkrankung können die Ligamente und die von Synovialis umgebenen Gelenke der Halswirbelsäule betroffen werden, wodurch Ligamenterweichungen (Bänderschwächen) und Erosionen an den Gelenken sowie am Dens des Axis (Epistropheus) entstehen können. Hierdurch können in allen Höhen der HWS (Halswirbelsäule) (Sub-) Luxationen auftreten: *Atlantoaxial:* Durch Erweichung/Destruktion des Lig. transversum atlantis kann es zur Subluxation nach ventral kommen (C1 gegenüber C2), hierdurch entsteht eine Kompression des Rückenmarkes durch den Dens. Durch Erosion des Dens kann eine Subluxation nach dorsal erfolgen. *Unterhalb C2:* Hier ist das Rückenmark namentlich in Höhe von C5–6 und C6–7 kompressionsgefährdet, da dort der Wirbelkanal (Canalis vertebralis) am schmalsten ist.	Der Patient ist meistens als Polyarthritiker bekannt. Gewöhnlich bestehen allmählich zunehmende Schmerzen in Nacken und Hinterkopf, die bei Flexion im Nacken (Kopfneigung nach vorn) meistens zunehmen. Bei der Untersuchung ist größte Vorsicht geboten, vor allem bei den passiven Tests. Auch die Widerstandsprüfungen (isometrische Tests) sind meistens schmerzhaft. *Komplikationen:* Kompression der A. vertebralis bei Rotationen und Extension des Nackens, die Funktionsstörungen in Hirnstamm und Kleinhirn (Zerebellum) zur Folge haben können wie: «Drop attacks» (Fallen ohne Bewußtseinsverlust); Parästhesien in Armen und Beinen; Fußsohlenreflex nach Babinski +; spastische Paresen usw. Die drei letztgenannten Phänomene können auch durch eine Rückenmarkskompression hervorgerufen werden.	Stabilisierende Halskrawatte; entspannende Massage (nicht während der akuten Phase); Physiotechnik (cave akute Phase); Anweisungen zur richtigen Körperhaltung (Kopf aufrecht, niemals vornübergebeugt); Operativ (Spondylodese). **Niemals mobilisierende (auch nicht aktive) oder manipulative Therapie! Dies ist eine absolute Kontraindikation!**

Zusammenfassung: Zervikale Wurzelsyndrome

Wurzel	*Dermatom*	*Muskelschwäche*	*Zugehörige Reflexstörungen*	*Parästhesien*
	(Der Schmerz muß nicht im ganzen Dermatom spürbar sein). Nach J. Cyriax.			(Siehe Schema Parästhesien S. 110)
C1	Schädeldach – Scheitelgegend.	Tiefe kurze Nackenmuskeln (Rotatoren).		
C2	Schläfen, Stirn, Hinterhaupt.			
C3	Nacken, Hals, Unterkiefer, unterer Teil der Ohren.	M. trapezius.		Wangen, seitlicher Hals.
C4	«Schulterkappe» (Schulterhöhe), unterer Nackenbereich, Klavikula-Bereich, oberer Teil des Skapula-Gebietes.			Horizontales Band über/zwischen Klavikula und oberem Teil der Skapula.
C5	Gebiet des M. deltoideus, laterale bzw. radiale Seite des ganzen Armes bis an das Daumengrundgelenk.	M. spinati; M. deltoideus; M. biceps brachii.	M. biceps brachii; M. brachioradialis.	
C6	Ventrale (Beuge-)Seite des Armes, radiale Seite der Hand mit Daumen und Zeigefinger.	M. biceps brachii; M. supinator, Handextensoren (Handstrecker), Fingerextensoren (Fingerstrecker).	M. biceps brachii.	Daumen und Zeigefinger.
C7	Dorsale (Streck-)Seite des Armes mit 2., 3. und 4. Finger als häufigster Kombination.	M. triceps brachii; Handflexoren (Handbeuger^{+}); M. latissimus dorsi; (selten Handextensoren – Handstrecker).$^{+}$ Fingerflexoren (Fingerbeuger).	M. biceps brachii (selten).	2., 3. und 4. Finger.
C8	Ulnare Seite des Handgelenks und der Hand sowie 4. und 5. Finger.	Ulnare Abduktoren, Daumenextensoren und -adduktor (selten M. triceps brachii und Fingerextensoren).		5. Finger (Kleinfinger) allein oder in Kombination mit 4. oder 4. und 3. Finger.
Th1	Mediale Seite des Unterarms bis zur Basis des 5. Fingers (Kleinfingers).	Diskusläsionen in Höhe Th1/Th2 scheinen keine Muskelschwäche zu verursachen; Schwäche der kleinen (genuinen) Handmuskeln entsteht infolge des Kompressionssyndroms der oberen Thoraxapertur, Lungenspitzenkarzinoms, Läsion des N. ulnaris oder progressiver Muskelatrophie.		
Th2	Mediale Seite des Oberarmes bis zum Ellenbogen, M.-pectoralis-und mittleren Skapula-Bereich.	*«Stretch» (Dehnung) von Dura und Wurzel:* Th1: Flexion des Ellenbogens bei horizontaler Haltung des Armes, Pronation des Vorderarmes und Dorsalflexion des Handgelenkes, Flexion des Halses nach der entgegengesetzten Seite. Th1 und Th2: Elevation oder Adduktion der Skapulae. *In jeder thorakalen Höhe:* Flexion des Nackens (Kopfbeugung nach vorn).		

Literaturverzeichnis (Halswirbelsäule)

1. Cyriax, J.: Textbook of Orthopaedic Medicine, Vol. I, Diagnosis of Soft Tissue Lesions. 7th Edition. Baillière Tindall, London 1978.
2. Groh, H.: Die Belastung der Bandscheiben der Wirbelsäule. Dtsch. Ärztebl. **65**, 746 (1968).
3. Jenkner, F. L.: Das Cervicalsyndrom. Manuelle und elektrische Therapie. Springer-Verlag, Wien 1982.
4. Jung, A.: Résection de l'articulation uncovertébrale. Mém. Acad. Chir. **89**, 361 (1963).
5. Jung, A., Kehr, P.: Pathologie de l'artère vertébrale et des racines nerveuses dans les arthroses et les traumatismes du rachis cervical. Vol. I. Masson, Paris 1972.
6. Jung, A., Kehr, P. et al.: The Cervical Spine. Huber, Bern 1974.
7. Kapandji, I. A.: The Physiology of the Joints. Volume Three. The Trunk and Vertebral Column. Churchill Livingstone. Edinburgh and London 1974.
8. Kikuchi, S. et al.: Localisation of the level of symptomatic cervical disc degeneration. Journal of Bone and Joint Surgery **63-B**, no. 2, March (1981).
9. Knoef, D. et al.: Cervikale afwijkingen bij reumatoïde arthritis. Ned. Tijdschrift v. Fysiotherapie. juni, 1981.
10. Krämer, H.: Bandscheibenbedingte Erkrankungen. Georg Thieme Verlag, Stuttgart 1978.
11. Kuhlendahl, H.: Monoradikuläre Kompression und osteogene Konstriktion cervikaler Nervenwurzeln. Langenbecks Arch. Chin. Chir. **276**, 146 (1953).
12. Kuhlendahl, H.: Schleudertrauma der Halswirbelsäule. Langenbecks Arch. Chin. Chir. **316**, 470 (1975).
13. Kunert, W.: Wirbelsäule und innere Medizin. Enke, Stuttgart 1975.
14. Mathews, J. A.: Atlanto-Axial Subluxation. A 5-year follow-up study. Annals of the Rheumatic Disorders, **33**, 526–531 (1974).
15. Pellici, P. M. et al.: A prospective study of the progression of rheumatoid arthritis of the cervical spine. Journal of Bone and Joint Surgery. The American Volume, march, 1981.
16. Sherk, H. H., Howard, Th.: Clinical and pathologic correlations in traumatic spondylolisthesis of the Axis. Clinical Orthopaedics and Related Research, No. 174, April 1983.
17. White, A. A. III., Panjabi, M. M.: Clinical Biomechanics of the Spine. J. B. Lippincott Company, Philadelphia-Toronto 1978.
18. Yashon, D.: Spinal Injury. Appleton-Century-Crofts, New York 1978.

Kompressionssyndrom der oberen Thoraxapertur

(Thoracic outlet-inlet compression syndrome – Schultergürtelsyndrom)

Neurovaskuläre Kompression im Gebiet von Schultergürtel und Arm

Einleitung

Das Kompressionssydrom der oberen Thoraxapertur ist ein nichtradikuläres Krankheitsbild, das durch Kompression der Strukturen des Gefäß-Nerven-Stranges an engen Durchtrittsstellen des Schultergürtels verursacht wird.

Symptome

Das Krankheitsbild wird durch die folgenden wesentlichen Symptome gekennzeichnet:

1. Schmerzen in einem oder beiden Armen, manchmal mit Ausstrahlung in den Arm bis zum Kleinfinger (5. Finger), manchmal zum Hinterkopf.
2. Kribbelparästhesien in den Dermatomen von (C2–C7) C8 und Th1.
3. Gefühl von Kraftlosigkeit (motorischer Schwäche) bei oder nach Ausführung spezifisch belastender Bewegungen.

Da die Kompression sich regelmäßig wieder spontan behebt, kommen Erscheinungen wie Parese, Thrombose und Embolie nur selten vor.

Bezeichnungen

Unter den Sammelbegriff «Kompressionssyndrom der oberen Thoraxapertur» fallen:

1. DAS SKALENUSSYNDROM
   Man nimmt an, daß die Beschwerden durch Kompression in einer oder in beiden Skalenuslücken entstehen.

2. DAS KOSTOKLAVIKULARE KOMPRESSIONSSYNDROM
   Hierbei vermutet man als Ursache der Beschwerden eine Kompression des Armplexus und der Gefäße im Raum zwischen der 1. Rippe und der Klavikula (kostoklavikulärer Raum).

3. DAS PECTORALIS-MINOR-SYNDROM (Hyperabduktionssyndrom oder «Hyperelevationssyndrom» nach Wright):
   Man führt die Beschwerden auf eine Kompression des Gefäß-Nerven-Stranges in der korako-thorako-pektoralen Durchtrittsstelle zurück (Engpaß unter dem Hypomochlion des Pektoralisansatzes und des Korakoids).

Pathogenese

Primär verantwortlich für Schmerzen, Kribbelparästhesien und die subjektive Kraftminderung (Muskelschwäche) sind eine Verminderung und Beeinträchtigung der Mikrozirkulation des Plexus brachialis und die Irritation (Reizung) seiner sympathischen Fasern.
Die Reizerscheinungen haben ein mechanisches und/oder reflektorisches Moment.

Klinische Befunde

Wenn die neurogene Kompression im Vordergrund steht

Kribbelparästhesien können bei Beginn, während und nach der kompressionsauslösenden Ursache auftreten.
Kribbelparästhesien während solcher Belastungsmomente werden häufig durch die Tätigkeit selbst bzw. durch die Schmerzen übertönt.
Kribbelparästhesien in Ruhe können einige Minuten anhalten und dann langsam wieder abklingen («realease-Phänomen» = Entlastungsphänomen, Cyriax 1978).
Parästhesien, die den Patienten nachts wecken, entstehen durch neue Kompressionsfaktoren, z.B. durch Liegen auf dem Arm oder in «Hurra-Stellung».

Wenn die venöse Kompression im Vordergrund steht

Blau- und Dickwerden der Hände;
verstärkte Venenzeichnung.
Klinisch: Schmerzen, mattes, müdes, schweres Gefühl;
Schwierigkeiten beim Tragen schwerer Gegenstände;
manchmal ist der Druck der BH-Träger bereits zu belastend.
Komplikationen: Thrombose, Ulzeration, Gangrän (selten).

Wenn die arterielle Kompression im Vordergrund steht

Blässe und Zyanose der Haut.
Klinisch: «Lähmende Schmerzen» bei anstrengenden Tätigkeiten;
Schwierigkeiten bei «Überkopf-Arbeiten» (Tätigkeiten mit über den Kopf erhobenen Armen), wie Fensterputzen, Haarföhnen, Geigenspielen, Arbeiten im Abschmiertunnel oder unter der Hebebühne (Auto!) und andere vergleichbare (Arbeits-)Situationen.
Eine arterielle Minderdurchblutung kann zu einer (passageren) Fallhand («dropping hand») führen.
Die Kribbelparästhesien klingen nach einiger Ruhe und/oder nach Haltungsänderung wieder ab, z.B. wenn die Schultern eleviert (angehoben) werden: Aufstützen der Arme auf die Sessellehnen beim Sitzen.
Komplikationen: Mikroembolien, Ulzerationen, Gangrän (selten).

Differentialdiagnose

Halswirbelsäule

(Bilaterale) Diskusprotrusion C6–C7, C7–Th1,
erlittenes Trauma;
Neurofibrome in Höhe C2–Th1;
Spondylose, Spondylarthrose, Spondylosis uncovertebralis (= Spondylosis intervertebralis, laterale Spondylose der Wirbelkörper);
Poliomyelitis;
Tuberkulose;
Springomyelie;
Intra- oder extramedulläre entzündliche Prozesse.

Thorax

Lungenspitzentumor (Pancoast-Tumor).

Obere Extremität

Traumatische Schädigung des Plexus brachialis;
Kompressionsneuropathien («entrapment neuropathies») (s. S. 105 und 140);
Affektionen an den verschiedensten Lokalisationen in der Bewegungskette Ober-/Vorderarm/Hand).

Weitere Ursachen

M. Raynaud;
Perniones;
Migraine occipitale;
Hyperventilation;
M. von Paget-Schroetter.

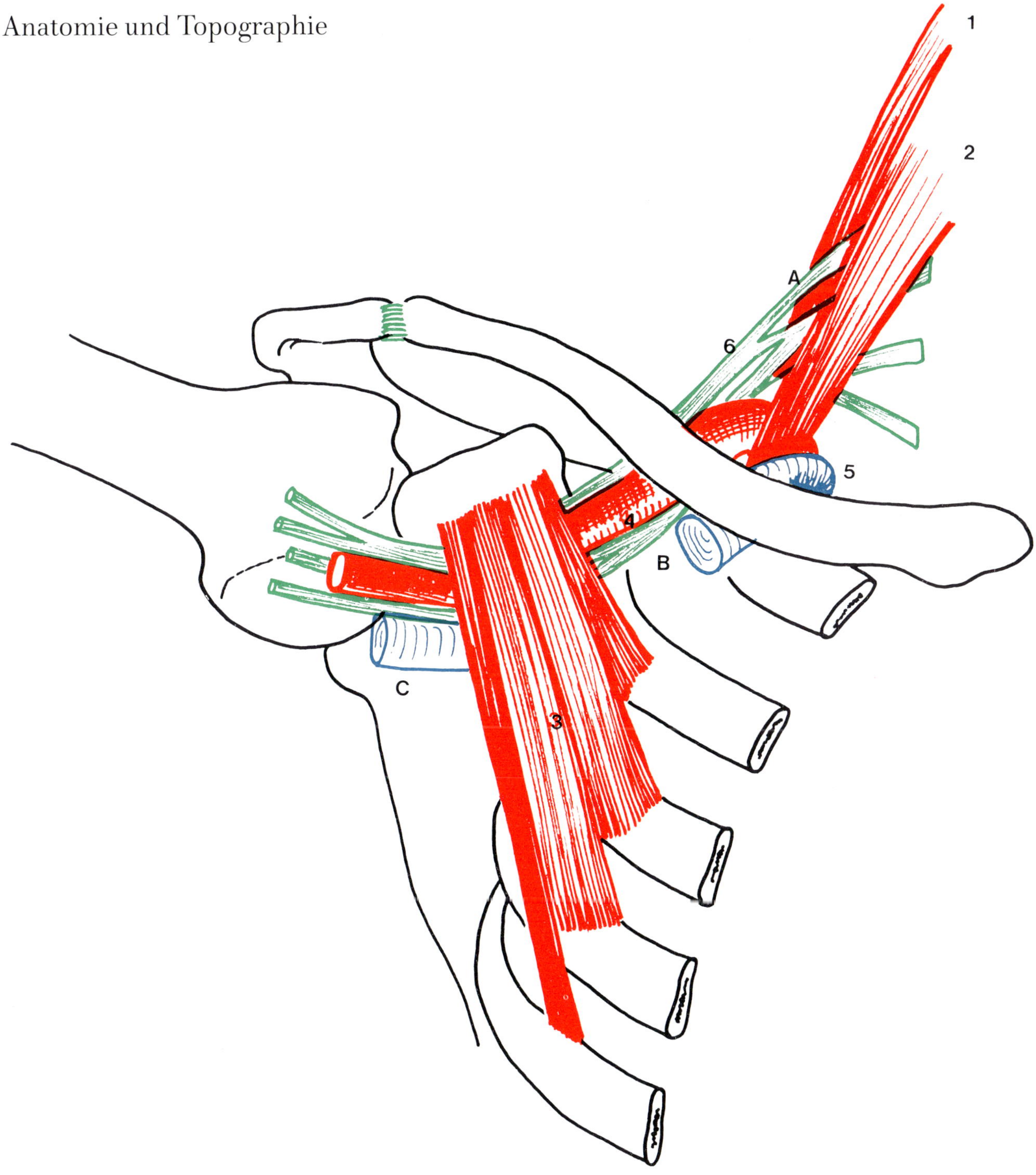

Abbildung 2.4
Stellen in der oberen Thoraxapertur, an denen Kompressionssyndrome entstehen können.

A. Hintere Skalenuslücke
B. Kostoklavikulärer Raum
C. Korako-thorako-pektorale Durchtrittsstelle (Pforte)
1. M. scalenus medius
2. M. scalenus anterior
3. M. pectoralis minor
4. A. subclavia
5. V. subclavia
6. Plexus brachialis

Strukturen, die zu Kompressionen führen können

In den Skalenuslücken	*Vordere Skalenuslücke:* Muskelbäuche bzw. Insertionen des M. sternocleidomastoideus und des M. scalenus anterior (selten). *Hintere Skalenuslücke:* Abnorm dicke (hypertrophe) Muskelbäuche des M. scalenus anterior und des M. scalenus medius (wie bei Asthma bronchiale, Hyperventilation und bei manchen Sportlern); abnorm breite Insertionen oder Fusion (Verschmelzung) beider Insertionen auf der ersten Rippe.
Im kostoklavikulären Raum	Megatransversus von C7 mit oder auch ohne «cervical bands» (zervikale Stränge – kongenitale ligamentäre Strukturen); ausgeprägte Halsrippe; rudimentäre 1. Rippe; Exostose der 1. Rippe; Lungenspitzentumor (Pancoast-Tumor); Klavikulafraktur mit überschießender Kallusbildung; Klavikulafraktur mit Dislokation (Winkelstellung der Fragmente); Klavikulafraktur mit Pseudarthrosebildung.
In der korako-thorako-pektoralen Durchtrittsstelle (Pforte)	Verkürzung oder Hypertonie des M. pectoralis minor; scheinbar verkürzter M. pectoralis minor bei starrem Thorax.

Strukturen, die komprimiert werden können

In den Skalenuslücken	*Vordere Skalenuslücke:* V. subclavia (selten); N. phrenicus; große Lymphgefäße. *Hintere Skalenuslücke:* A. subclavia; Plexus brachialis.
Im kostoklavikulären Raum	V. subclavia; Lymphgefäße; A. subclavia; Plexus brachialis, und zwar hier primär die Mikrozirkulation und die sympathischen Fasern.
In der korako-thorako-pektoralen Durchtrittsstelle (Pforte)	V. subclavia; A. subclavia; Plexus brachialis.

Test	*Ausführung*	*Klinischer Befund*
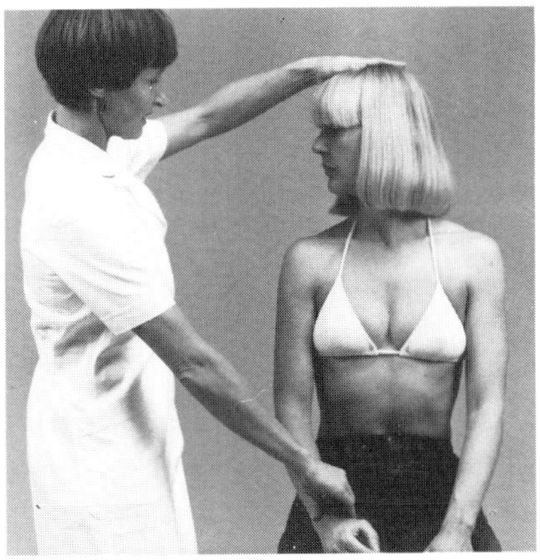 1. *Test bei Verdacht auf Skalenussyndrom: Probe nach Adson (Adson-Manöver).*	Der Patient streckt den Nacken vollständig; der Kopf wird nach der zu untersuchenden Seite gedreht (die Mm. scaleni lagern sich übereinander) ... oder der Kopf wird zur anderen Seite gedreht (die Mm. scaleni kontrahieren sich); nun wird tief eingeatmet. Anmerkung: Der Patient muß seinen Arm auf dem Bein ruhen lassen, da durch das Gewicht des herabhängenden Armes auch der kostoklavikuläre Raum verengt würde.	Der Radialispuls kann schwächer werden und/oder ganz verschwinden; möglicherweise tritt ein supraklavikuläres Stenosegeräusch auf.
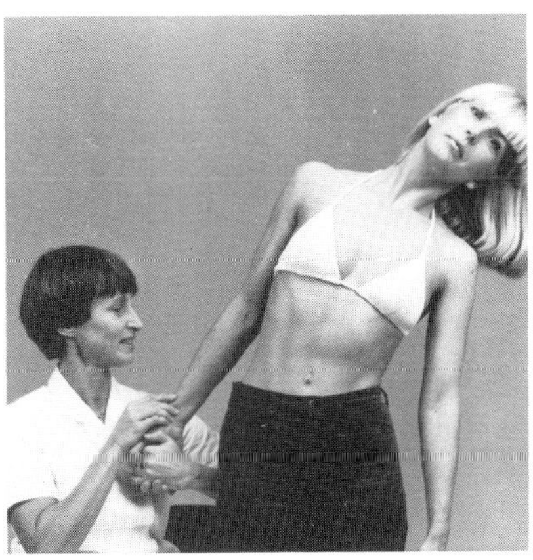 2. *Test bei Verdacht auf kostoklavikuläres Kompressionssyndrom; Probe nach Eden.*	Der Untersucher sitzt auf einem Hocker; der Patient steht neben dem Untersucher und stützt sich mit dem Bein gegen den Untersucher. Der Schultergürtel wird in Depression und Retraktion gebracht (nach hinten und unten gepreßt – militärische Haltung!), und der Patient läßt sich nach der anderen Seite überhängen, während der Untersucher die Qualität des Radialispulses palpiert. Der Patient atmet nun tief ein.	Der Radialispuls kann schwächer werden und/oder ganz verschwinden; möglicherweise ist ein supra- und infraklavikuläres Stenosegeräusch zu auskultieren; auch können Kribbelparästhesien auftreten, desgleichen Schmerzen und venöse Stauung.
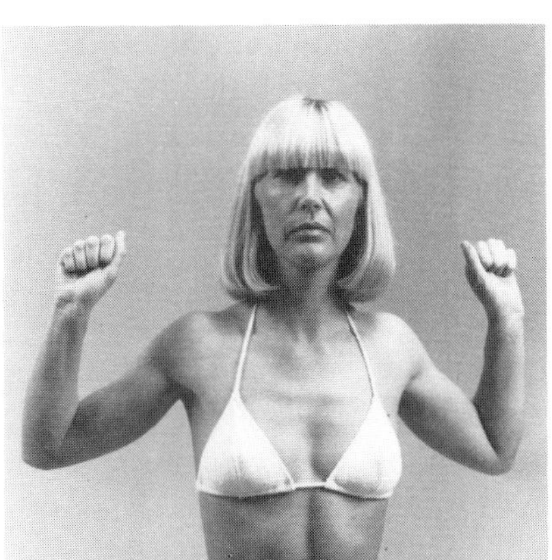 3. *Erste Modifikation des kostoklavikulären Tests; arterieller Belastungstest; Probe nach Roos.*	Der Patient bringt den Schultergürtel wieder aktiv in Depression und Retraktion; die Ellenbogengelenke werden gebeugt; nun werden langsam die Fäuste geballt und die Hände danach wieder vollständig geöffnet. Der Patient versucht diese Übung drei Minuten lang durchzuhalten.	Dieselben Befunde wie bei der Probe nach Eden; ferner: Die Bewegung vollzieht sich sehr bald viel langsamer, träger und unvollständiger; eine Hand erfährt sehr schnell größere Mühe; die Schmerzen können einen «lähmenden» Charakter besitzen; möglicherweise stellen sich Farbunterschiede der Hände ein; die kapilläre Wiederauffüllung («refill») verschlechtert sich. Anmerkung: Der Radialispuls kann unverändert bleiben.

Test	*Ausführung*	*Klinischer Befund*
4. *Zweite Modifikation des kostoklavikulären Tests.*	Ausgangshaltung wie bei 3. – «Zeitunglesen». Der Patient muß trachten, seinen Arm in der Ausgangsstellung zu halten, während der Untersucher dagegen Widerstand leistet.	Dieselben Befunde wie bei den vorhergehenden Provokationstests. Hierbei kommt möglicherweise auch ein Kompressionsmoment in der korako-thorako-pektoralen Durchtrittsstelle zustande.
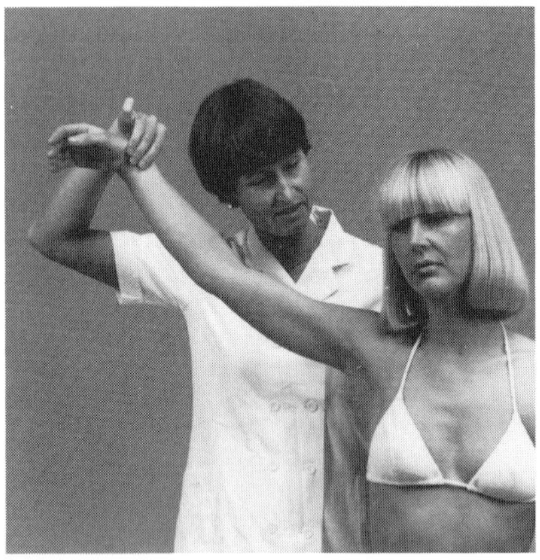 5. *Test bei Verdacht auf das Pectoralis-minor-Syndrom (Kompression in der korako-thorako-pektoralen Pforte bzw. Lücke). Probe nach Wright (Hyperabduktionsmanöver).*	Der zu untersuchende Arm wird passiv in Elevation und Hyperabduktion gebracht. Man achtet nun darauf, wie schnell und zu welchem Zeitpunkt während dieser Bewegungsspanne die Beschwerden auftreten.	Siehe Test 1. Ferner können Schmerzen und Kribbelparästhesien auftreten. Die Haut kann stark abblassen, und es kann sich ein Gefühl von Kraftlosigkeit einstellen.
6. *Funktionelle Belastungstests.*	Behinderungen bei der Selbstversorgung des täglichen Lebens; Vorführenlassen spezifisch belastender Bewegungen wie Anreichen von Gegenständen, Fensterputzen, Haareföhnen usw.	Die anamnestisch bekannten Beschwerden werden angegeben.
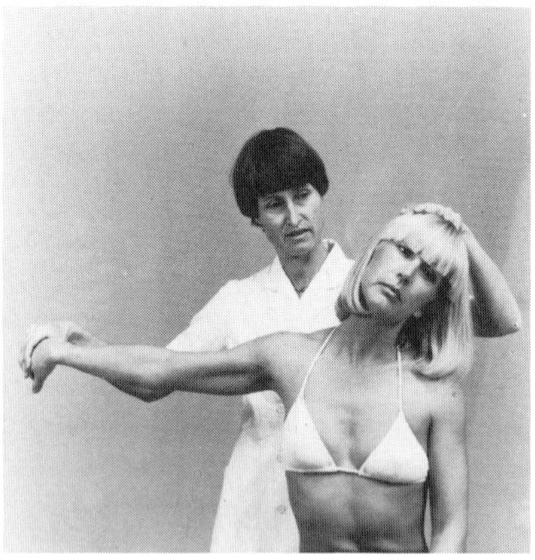 7. *Prüfung des Ausmaßes der Plexusreizung (die gegenüber radikulären Schmerzen zu differenzieren ist); Probe nach Erb (Lasègue des Armes).*	Den Kopf passiv in Seitneigung (Lateralflexion) zur gegenüberliegenden Seite bewegen; sodann den zu untersuchenden Arm in Retroflexion und Abduktion, das Ellenbogengelenk in Extensions- und Pronationsstellung bringen und das Handgelenk und die Finger in Flexionsstellung.	Heftig einschießende Schmerzen während der gesamten Bewegungsspanne neben anderen für Diskusprotrusion/-prolaps typischen Befunden sprechen für ein radikuläres Syndrom. Brennende Schmerzen mit langsam auftretenden Kribbelparästhesien und übrigen anamnestisch bekannten Beschwerden lassen auf ein Kompressionssyndrom der oberen Thoraxappertur schließen.

Weitere diagnostische Maßnahmen

Röntgen *(Übersichtsaufnahme der oberen Thoraxpertur)*	Mögliche Befunde: Megatransversus von C7; Halsrippe; rudimentäre 1. Rippe; Exostose der 1. Rippe; Klavikulafraktur; Tumor (Pancoast-Tumor).
Blut, Urin	Für die Differentialdiagnostik.
EMG (Elektromyographie) oder S.S.E.P. («Somato-Sensory Evoked Potentials» = somatosensorische evozierte Potentiale)	Da sich das Krankheitsbild regelmäßig wieder spontan behebt, treten selten Paresen auf. Bei einem geringen Prozentsatz der Patienten findet man eine verzögerte Erregungsleitung des N. ulnaris.
Arteriographie und Phlebographie	Zur Aufdeckung vaskulärer Kompressionen. Man fertigt Serienaufnahmen in Ruhe und während für den Patienten belastender Haltungen an. Bei Verdacht auf Thrombose und Mikroembolien ist diese Untersuchungsmethode angezeigt, nicht jedoch bei primär unkomplizierten Symptomen. Zuweilen wird diese Untersuchung nach Rippenresektion wiederholt, falls noch anhaltend starke Beschwerden bestehen; postoperative vaskuläre Probleme können damit dann nachgeweisen und verdeutlicht werden.
Doppler-Sonographie	Ultraschallregistrierung arterieller Pulsationen, um Stenosen aufzuspüren; gleiches gilt für die venöse Durchblutung, um eine Thrombenbildung zu erkennen.
Plethysmographie	Photoelektrische Registrierung der kapillären Durchblutung, die am Nagelbett des Daumens gemessen wird.
Neurologische Untersuchung	Reflexverhalten: Selten pathologische Veränderungen. Sensibilität: Manchmal geringe Hypästhesie (feiner Tastsinn, Schmerzempfindung) in den Dermatomen (C2–7) **C8 und Th1**. Kraft: Keine objektivierbare Kraftverminderung, jedoch wird während der Belastungsproben Muskelschwäche aufgrund von Schmerzen und Minderdurchblutung empfunden. Vegetativ: Manchmal vermehrte Schweißsekretion (ca. 5%).

Kinesiologische Untersuchung

Die Fahndung nach kinesiologischen Veränderungen in der oberen Thoraxapertur, die zu Kompression, vor allem der Klavikula, auf die erste Rippe führen können.

Test	*Ausführung*	*Klinischer Befund*
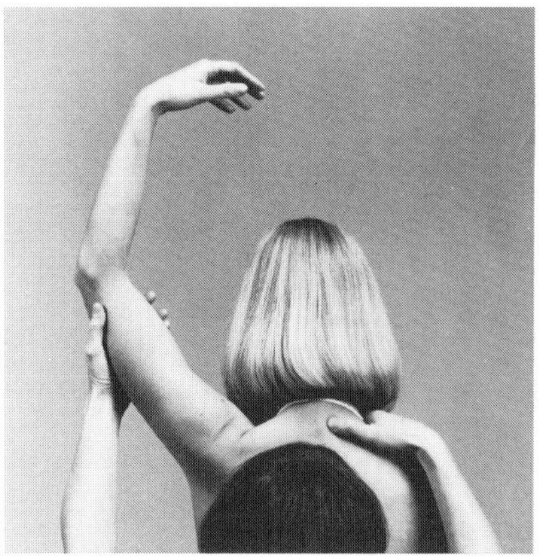 1. *Prüfung der zervikothorakalen Rotation.*	Der Arm des Patienten wird aktiv eleviert. Zwischen 160 und 180° muß im unteren Zervikalbereich bis Th5 eine gleichseitige Rotation stattfinden. Während der Durchführung dieser Armelevation müssen die entsprechenden Dornfortsätze sich in Gegenrichtung drehen (der Wirbelkörper dreht sich in der Richtung des sich bewegenden Armes). Eine eventuelle Einschränkung kann ebenfalls mittels dieser Palpation aufgedeckt werden, und zwar bei aktiver Rotation der Halswirbelsäule.	Ist diese Rotation eingeschränkt, so erreicht der übrige Anteil des Schultergürtels bei der Elevation des Armes früher die Endständigkeit. Die Klavikula bewegt sich vorzeitig dorsalwärts und bewirkt dadurch einen Druck auf die erste Rippe.
2. *Prüfungen der Schultermobilität (-beweglichkeit): passive Elevation; passive skapulohumerale Abduktion; passive horizontale Adduktion; passive Außenrotation und passive Innenrotation.*	Siehe Untesuchung des Schultergelenkes.	Kapsuläre oder nicht-kapsuläre Einschränkungen lassen das glenohumerale Gelenk früher die Endständigkeit erreichen. Die übrige Bewegung des Schultergürtels muß dann durch andere beteiligte Gelenke übernommen werden. Die Klavikula erreicht vorzeitig die Endständigkeit und bewirkt bei anhaltender Elevation Druck auf die erste Rippe.
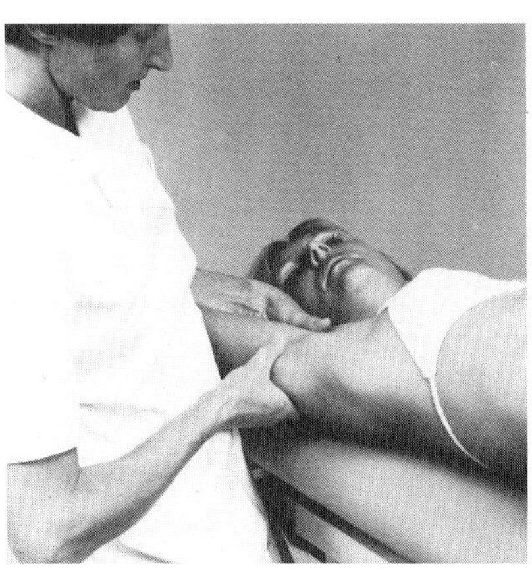 3. *Translatorische Bewegungsprüfung (Gleitbewegung) des Humeruskopfes (Caput humeri) nach anterior bzw. kaudal bei erreichter Endständigkeit der Elevation.*	Der Untersucher umfaßt den maximal elevierten Oberarm des auf dem Rücken liegenden Patienten so, daß seine beiden Zeigefinger der Hinterfläche des Humeruskopfes direkt unterhalb des Akromions anliegen. Durch Radialabduktion beider Handgelenke bewegt der Untersucher den Humeruskopf nach ventral. Bei der Prüfung der Kaudaltranslation in Endständigkeit des Gelenkes beträgt die Bewegungsrichtung ca. 45° nach lateral, bezogen auf die Position der Cavitas glenoidalis.	Siehe oben.

Test	*Ausführung*	*Klinischer Befund*
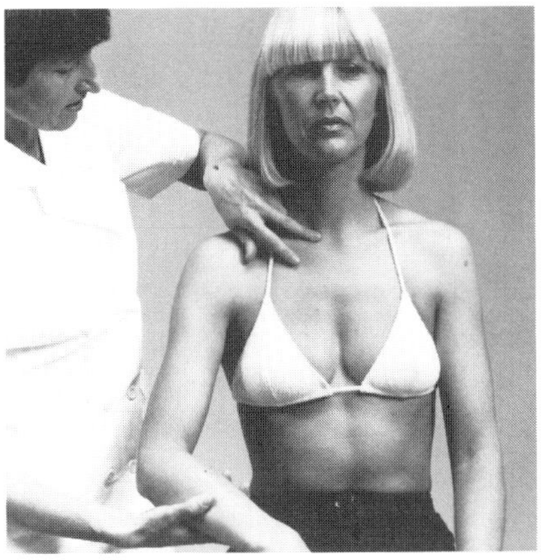 *4a. Klavikula-Test. Passive Elevation bis 45°; bewegt sich die Klavikula nach ventral?* 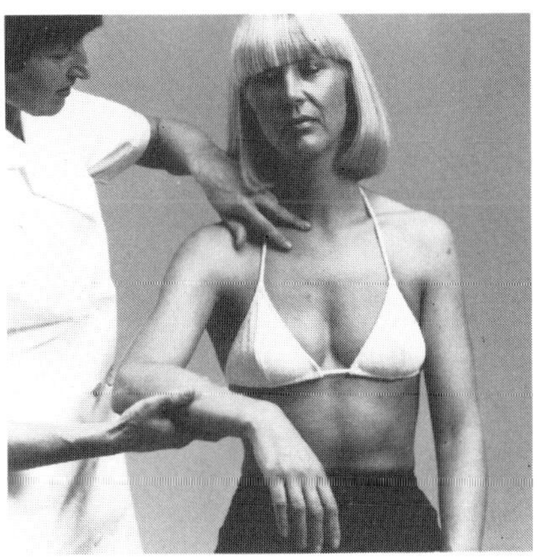 *4b. Wird der palpierende Finger (zu) schnell aus der Fossa supraclavicularis hinausgedrückt?*	Der Arm des Patienten wird mit der homolateralen Hand des Untersuchers bis ca. 45° eleviert. Ein Finger der anderen Hand palpiert die Bewegung der Klavikula, und zwar möglichst dicht beim Sternoklavikulargelenk.	Normalerweise tastet der palpierende Finger in der ersten Phase der Bewegung einen etwas größeren Raum, da die Klavikula sich als Anfang einer halbelliptischen Bewegung nach vorn verlagert. Dieser Mechanismus bewirkt, daß zwischen Klavikula und erster Rippe ausreichender Raum bestehen bleibt. Eine akromioklavikuläre und/oder sternoklavikuläre Bewegungseinschränkung kann einen umgekehrten Mechanismus herbeiführen, wodurch dann eine kostoklavikuläre Kompression entsteht. Diese Erscheinung tritt während der ersten 45° der Armelevation auf (Stenvers 1981).
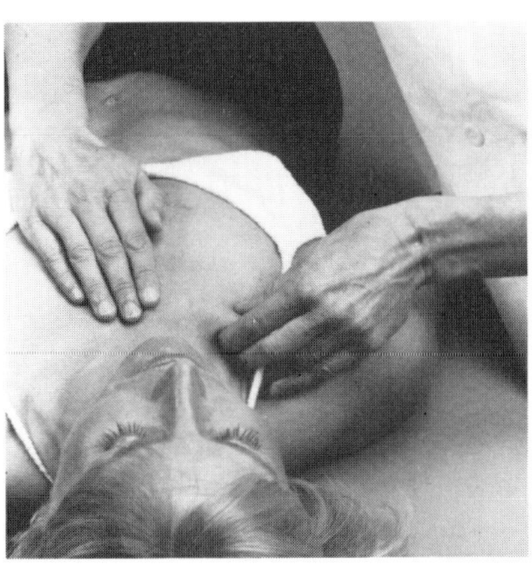 *5. Ventrales Anheben der Klavikula als «Raumtest» (Test des verfügbaren Raumes) kostoklavikulär.*	Die homolaterale Hand des Untersuchers fixiert das Sternum des in Rückenlage befindlichen Patienten. Die Klavikula wird zwischen Daumen und Fingerspitzen der anderen Hand festgehalten und nach ventral bewegt.	Siehe Test 4.

Test	*Ausführung*	*Klinischer Befund*
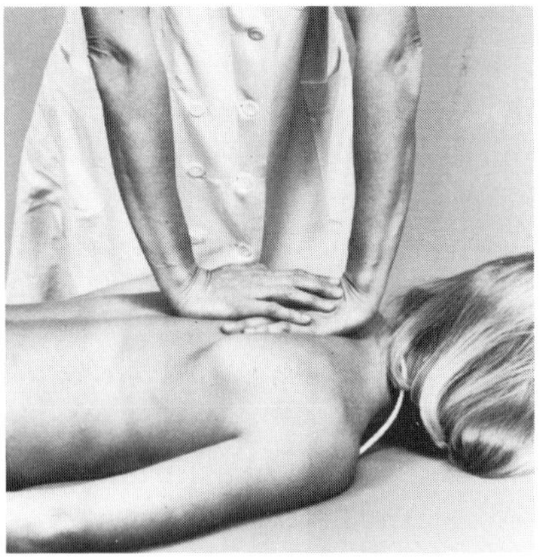 6. *Prüfung der Thoraxmobilität.*	Der Patient befindet sich in Bauchlage. Nach tiefer Inspiration werden während der Exspiration die oberen und mittleren thorakalen Segmente in Extensionsrichtungen (Zugrichtung) bewegt.	Findet man einen starren Thorax, so ist der M. pectoralis minor – scheinbar – verkürzt. Die (normale) Kippung des Schulterblattes nach dorsal bei der Elevation des Armes unterbleibt, so daß der normale Bewegungsumfang nicht möglich ist. Die Klavikula muß diese Bewegungseinschränkung (teilweise) kompensieren und gerät daher früher in die Endständigkeit, wodurch wiederum eine kostoklavikuläre Kompression entstehen kann.
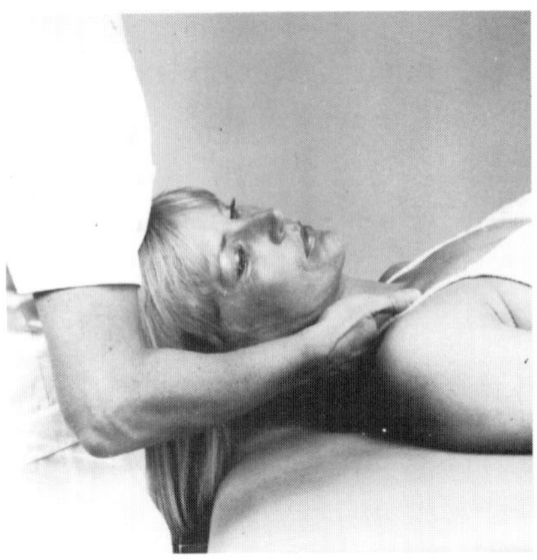 7. *Prüfung der Mobilität der ersten Rippe.*	Der Patient befindet sich in Rückenlage. Der Untersucher drängt mit der proximalen Phalanx des Zeigefingers der homolateralen Hand die erste Rippe (ca. 5 cm lateral des Processus spinosus von C7) in ventromediale Richtung.	Ein sehr starrer Widerstand kann auf eine Inspirationsblockade der ersten Rippe deuten (Greenman 1977).

Untersuchung des neuromuskulären Anteils
Die überwiegend vorhandene Haltemuskulatur innerhalb der oberen Thoraxapertur, die primär oder sekundär für Kompressionsmomente verantwortlich sein kann

Test	*Ausführung*	*Klinischer Befund*
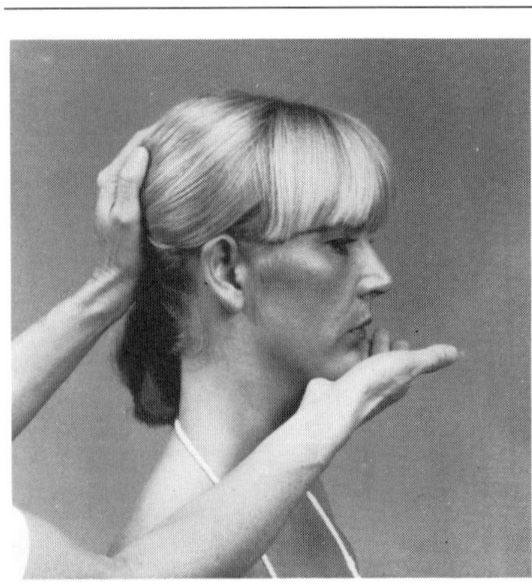 1. *Prüfung der Mm. scaleni.*	Der Patient zieht das Kinn an, wonach mittels Unterstützung die Halswirbelsäule aktiv abgeflacht wird. Bei maximaler Ausatmung sind die Mm. scaleni nun gestreckt.	Die hintere Skalenuslücke verengt sich (manchmal werden die Muskelbäuche sichtbar). Die Hypertrophie der Mm. scaleni wie bei manchen Sportlern, bei Asthma bronchiale und Hyperventilation kann in ausgeprägten Fällen eine Kompression in der hinteren Skalenuslücke verursachen, ebenfalls im kostoklavikulären Raum infolge Hochstandes der ersten Rippe.

Test	*Ausführung*	*Klinischer Befund*
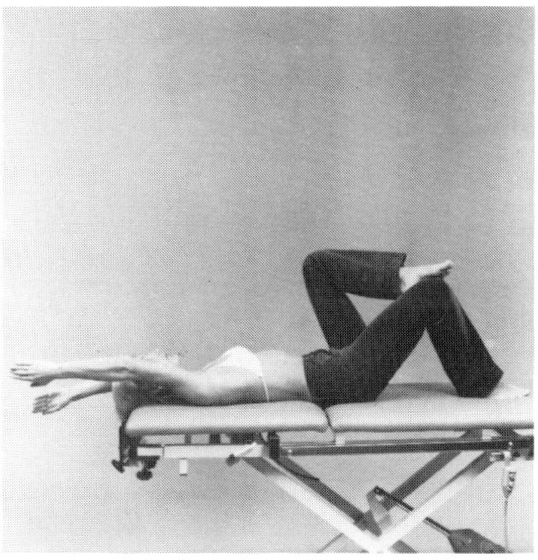 2. *Übersichtstest der Länge der Mm. pectorales.*	Der Patient befindet sich in Rückenlage, setzt einen Fuß auf das Knie des anderen Beines, das im Hüftgelenk um 45° gebeugt ist. Hierdurch wird die Lendenwirbelsäule vollständig abgeflacht. Jetzt werden beide Arme gestreckt, außenrotiert und eleviert. Der Patient atmet maximal aus und versucht, in Exspiration beide Oberarme auf die Unterlage zu bringen, ohne dabei in der Lenden- oder Halswirbelsäule kompensatorische Bewegungen auszuführen. Anmerkung: Nicht zuvor die Arme auf der Unterlage ruhen lassen, da bei einer möglichen Verkürzung nicht vollständig ausgeatmet werden kann.	Ist der M. pectoralis minor und/oder der M. pectoralis major verkürzt, so kann dieses Ergebnis (das die Norm darstellt), nicht erreicht werden. Eine Verkürzung schränkt die volle Funktion des Schultergürtels ein, und es können sowohl kostoklavikulär als auch korako-thorako-pektoral Kompressionsmomente auftreten.
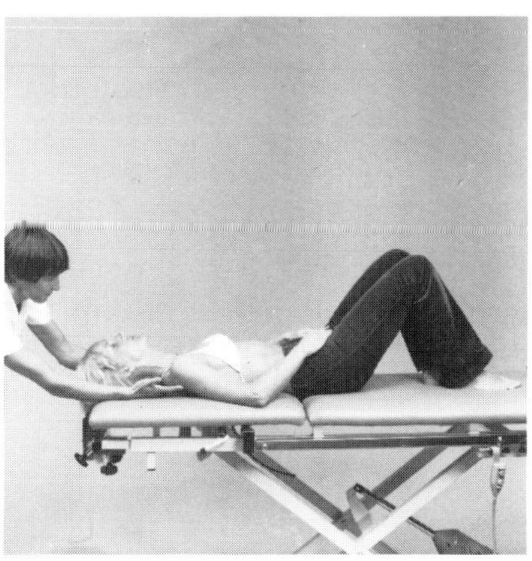 3. *Längentest des M. pectoralis minor.*	Ausgangshaltung: Rückenlage, Kniegelenke um ca. 90° gebeugt. Der Hals wird gestreckt, und der Patient wird aufgefordert, maximal auszuatmen und gegen Ende der Exspiration seinen Schultergürtel in Depression und Retraktion zu bringen. Wird die Norm erreicht (= Schultern auf der Untersuchungsliege)? Der Untersucher palpiert bei Erreichen der Endständigkeit nach einem übermäßig federnden Widerstand.	Handelt es sich um eine Verkürzung, so bleiben die Schultern in Protraktion stehen. Bei passivem Weiterbewegen wird ein starker (federnder) Widerstand getastet. Eine wirkliche wie auch eine scheinbare Verkürzung (bei starrem Thorax, Test 6) haben eine Bewegungseinschränkung bei der Armelevation zur Folge. Diese wird durch die Klavikula kompensiert, die wieder früher die Endständigkeit erreicht, wodurch im kostoklavikulären Raum eine Kompression auftreten kann. Eine auf den M. pectoralis minor beschränkte Verkürzung verengt außerdem die korako-thorako-pektorale Pforte.

Faktor «Haltung»

Eine Störung des muskulären Gleichgewichtes, eine Balancestörung, kann entweder eine Kompression verursachen oder gelenkbedingte Bewegungseinschränkungen auslösen bzw. unterhalten. Es muß danach geforscht werden, ob Unausgewogenheiten im subtilen Zusammenspiel bzw. Zusammenwirken von «Agonisten-Synergisten-Antagonisten» in der dem Patienten eigenen Haltung zu erkennen sind.
Auch müssen alle belastenden Bewegungen genau analysiert werden (siehe auch S. 98 Nr. 6).

Literaturverzeichnis

(Kompressionssyndrom der oberen Thoraxapertur – thoracic outlet compression syndrome)

1. Adson, A. W., et al.: Cervical rib, method of anterior approach for relief of symptoms by division of scalenus anticus.
   Annals of Surgery, **85**, 339–857 (1927).
2. Ansink, B. J. J., van Meerwijk, G. M., et al.: Neurologie voor Paramedische Beroepen.
   Bunge, Utrecht 1982.
3. Britt, L. P.: Nonoperative treatment of the thoracic outlet syndrome symptoms. Clinical Orthopaedics and related Research, **51**, 45–48 (1976).
4. Eden, J. C.: Vascular complications of cervical rib and first thoracic rib abnormalities.
   British Journal of Surgery **27**, 105 (1939).
5. Glover, J. L.: Evokedt responses in the diagnosis of «thoracic outlet syndrome».
   Surgery **1**, 86–93 (1981).
6. Greenman, Ph. E.: Manipulative therapy for the thoracic cage.
   Osteopathic Annals **140**, 63–73 (1977).
7. Kopell, H. P., Thompson, W. A. L.: Peripheral entrapment neuropathies.
   R. E. Krieger Publishing Company, Huntington-New York 1976.
8. Lascelles, R. G.: The thoracic outlet syndrome.
   Brain, **100**, 601–612 (1979).
9. Meerwijk, G. M. van: Syllabus onderzoeken en behandelen, hoofdstuk 16 en 26.
   Uitgave van de Stichting Akademie voor Fysiotherapie Amsterdam 1979.
10. Mumenthaler, M., Schliack, H.: Läsionen peripherer Nerven.
    Georg Thieme Verlag, Stuttgart 1977.
11. Roos, D. B.: New concepts in the etiology, diagnosis and surgical treatment of the thoracic outlet syndrome. Developments in surgery.
    Martinus Nijhof, Den Haag-Boston-London 1979, pp. 201–210.
12. Stenvers, J. P., Overbeek, W. J.: Het kissing coracoid.
    De Tijdstroom, Lochem-Poperinge 1981.
13. Wright, I. S.: The neurovascular syndrome produced by hyperabduction of the arm.
    American Heart Journal **29**, 1 (1945).

Kompressionsneuropathien der oberen Extremität («Entrapment neuropathy» – Einklemmungsneuropathien)

1. KOMPRESSIONEN DES N. RADIALIS
(C5, C6, C7 und C8)

Nerv

a) R. superficialis n. radialis (Hautnerv).
b) R. profundus, n. radialis (vornehmlich motorisch).

Lokalisation der Kompression

a) Abnormaler Verlauf des R. superficialis: *Durch* anstelle *über* den M. extensor carpi radialis brevis.
Die Kompression entsteht intramuskulär.
b) Die Durchtrittsstelle des Nerven unter dem M. extensor carpi radialis brevis, wonach der Nerv durch den M. supinator hindurch seinen Weg nach distal fortsetzt.

Abbildung 2.5
N. radialis in Höhe des (linken) Ellenbogens.

1. *R. profundus n. radialis*
2. *R. superficialis n. radialis*
3. *Eintrittsstelle in den M. supinator (rot punktiert)*
4. *R. recurrens n. radialis*
5. *M. extensor carpi radialis brevis*
6. *Einklemmungsstelle des N. recurrens unter der Sehne des M. extensor carpi radialis brevis*

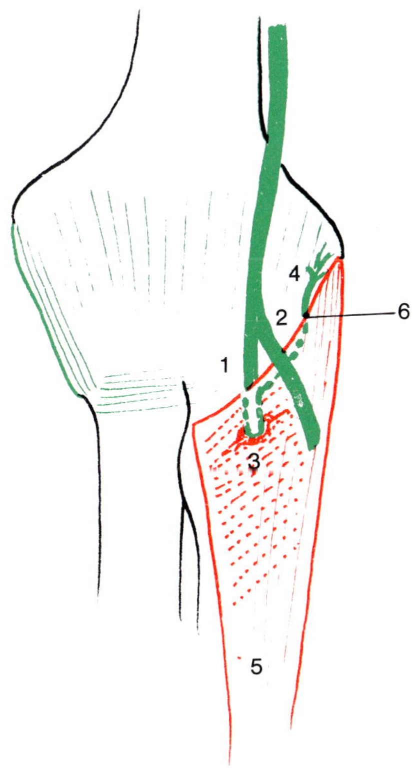

Ursache

Zu a) und b) Direktes Trauma
Fraktur mit Luxation von Hals oder Kopf des Radius (Collum radii, Caput radii).
Subluxation des Radiuskopfes bei Kindern.
Zu b) Indirektes Trauma
Plötzliche Supination, Dorsalflexion oder Radialabduktion des Handgelenkes gegen Widerstand, wie z. B. beim Tennisspiel ein forcierter Rückhandschlag (maximale Kontraktion des M. extensor carpi radialis brevis und des M. supinator).

Klinischer Befund

Zu a) Schmerzen und Sensibilitätsstörungen (Hyperästhesie, Hypästhesie, Anästhesie) im Daumen, dem 2. und 3. Finger und der radialen Hälfte des 4. Fingers.

Die Beschwerden sind ausschließlich an der Dorsalseite der Finger lokalisiert.
Zu b) Streng lokalisierter Schmerz am Epicondylus radialis (lateralis) humeri, meistens infolge einer Kompressionsneuropathie des kleinen Nervenastes, der sich vom R. profundus abzweigt und zum lateralen Epikondylus verläuft.

Der laterale Epikondylus selbst ist mäßig druckschmerzhaft. Ist der R. profundus selbst betroffen, so besteht Druckschmerz an der Vorderseite des Radiusköpfchens. Supination und Dorsalflexion des Handgelenks gegen Widerstand – bei gestrecktem Ellenbogengelenk – sind schmerzhaft. Die Extension (Streckung) der Finger ist empfindlich, selbst schmerzhaft bei Prüfung des 3. Fingers.
Diese Befunde ähneln sehr stark dem Syndrom des Tennisellenbogens. Eine Friktion am Ort des Schmerzes vermindert die Beschwerden jedoch nicht, sondern verstärkt sie eher noch! Ist der Nerv weiter proximal betroffen, so fallen die Widerstandstests negativ aus. In schwerwiegenden Fällen kommt es zu einem Ausfall der Extensoren der Hand, der Finger und des Daumens und des M. abductor pollicis longus.

Differentialdiagnose

Tennisellenbogen;
Morbus de Quervain.

Therapie

a) + b) Dosierte Ruhigstellung.
Injektion von 1 mg Triamcinolonacetonid (Volon A) 10 mg/ml perineural am Ort der Kompression (cave intraneural!).
Bei rezidivierenden Beschwerden muß operativ vorgegangen werden.
Bei therapieresistentem Tennisellenbogen muß man immer eine Kompressionsneuropathie in die diagnostische Erwägung einbeziehen.

2. KARPALTUNNELSYNDROM

Nerv

N. medianus (C5, C6, C7, C8 und Th1).

Lokalisation der Kompression

Der Karpaltunnel (Karpalkanal), der durch das straffe Ligamentum transversum carpi (Retinaculum flexorum) überspannt wird. In diesem Bereich ist der Nervus medianus ein gemischter Nerv.

Abbildung 2.6
N. medianus und N. ulnaris in Höhe der Volarseite des (linken) Handgelenkes.

1. *N. medianus*
2. *N. ulnaris*
3. *Retinaculum flexorum*
4. *Sehne des M. flexor carpi radialis*
5. *Sehnen des M. flexor digitorum superficialis*
6. *A. ulnaris*
7. *R. profundus n. ulnaris*

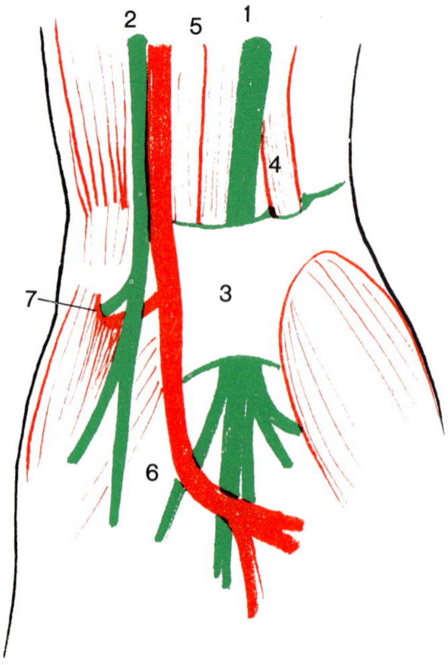

Ursache

Traumatisch infolge einer Colles-Fraktur (distale Radiusfraktur, wobei das distale Fragment in der Weise disloziert wird, daß eine Bajonettstellung des Handgelenks entsteht – «typische Radiusfraktur»), einer Fraktur des Os scaphoideum (Os naviculare, Kahnbein) oder des Os lunatum (Mondbein).
Weitere Ursachen:
Raumfordernde Prozesse wie
Tumor;
Ganglion;
Gichttophi;
Tenosynovitiden, vor allem der Sehnen des M. flexor digitorum profundus;
PCP (Primär chronische Polyarthritis), in 30% der Fälle noch vor der Manifestation der eigentlichen rheumatischen Beschwerden.

Klinischer Befund

Parästhesien und Schmerzen im Arm und Hand, vor allem in den ersten drei Fingern, nachts stärker als tagsüber, vornehmlich bei Frauen zwischen dem 40. und 50. Lebensjahr (Brachialgia paraesthetica nocturna).
Zuweilen findet man eine Atrophie des M. opponens pollicis. Bei der Tenosynovitis der Fingerflexoren ist häufig eine lokale Schwellung tast- und sichtbar.
Der Test nach Phalen ist meistens positiv: Das Handgelenk wird passiv in maximaler Palmarflexion gehalten; die Kribbelparästhesien und ein Taubheitsgefühl treten innerhalb 60 Sekunden ein.

Differentialdiagnose

Im Zusammenhang mit den häufig – zuweilen bis zum Nacken – ausstrahlenden Schmerzen müssen folgende Affektionen differentialdiagnostisch abgeklärt werden:
Thoracic outlet compression syndrome (Kompressionssyndrom der oberen Thoraxapertur);
zervikale bandscheibenbedingte Beschwerden;
Pronator-teres-Syndrom.

Therapie

In erster Linie konservativ.
Möglichkeiten:
1. Nachtschiene: Handgelenk in Mittelstellung, Finger frei.
2. Injektion von 2 ml Triamcinolonacetonid 10 mg/ml, Nadel 5 cm, in den Karpaltunnel (cave intraneurale Injektion!).

Die letztgenannte Therapie ist vor allem bei einer Tenosynovitis des M. flexor digitorum profundus erfolgreich.

Bei Rezidiv: Operatives Vorgehen.

3. PRONATOR-TERES-SYNDROM

Nerv

N. medianus (C5, C6, C7, C8 und Th1).

Lokalisation der Kompression

Die Durchtrittsstelle des Nerven zwischen den Köpfen des M. pronator teres (siehe S. 155, Abb. 4.3).

Ursache

Strukturelle Hypertrophie oder plötzliche kräftige (wiederholte) Kontraktion des M. pronator teres.
Weitere Ursachen:
Direktes Trauma (selten);
Tumoren (sehr selten);
Sehnige Stränge im M. pronator teres.

Klinischer Befund

Schmerzen im Verlauf des N. medianus vom Ellenbogen an abwärts.
Druckschmerz unter dem Lacertus fibrosus.
Mitunter taubes Gefühl in Daumen und Zeigefinger.
Häufig können Schmerzen durch Pronation gegen Widerstand ausgelöst werden.

Therapie

Ruhe (Ruhigstellung).
Perineurale Injektion von 2 ml Triamcinolonacetonid 10 mg/ml am Ort der Kompression.
Bei Rezidiv: Operatives Vorgehen.

4. KUBITALTUNNELSYNDROM

Nerv

N. ulnaris (C8 und Th1, manchmal auch C7).

Lokalisation der Kompression

Unmittelbar dorsal des Epicondylus medialis humeri im epikondylären Sulkus.

Ursache

Direktes Trauma oder stets wiederkehrende Mikrotraumata wie z. B. wiederholtes Dehnen des Nerven bei Cubitus valgus (z.B. nach einer Fraktur, die manchmal bereits Jahre zurückliegt).
Zuweilen ist eine Luxation des Nerven aus dem Sulkus die Ursache einer Neuropathie (hier handelt es sich dann jedoch nicht um eine Kompression – «entrapment»).
Bei jeder Flexion des Ellenbogens luxiert der Nerv, und bei jeder Extension wird der Nerv wieder in die physiologische Stellung zurückgeführt.

Klinischer Befund

Brennende Schmerzen im 5. Finger und in der ulnaren Hälfte des 4. Fingers.
Anfangs besteht Hyperästhesie, die später allmählich in Anästhesie übergeht. Motorischer Ausfall der Mm. interossei und der Mm. flexor pollicis brevis und adductor pollicis (Atrophie!). Diese Muskeln werden meistens zuerst betroffen, später auch Ausfall des M. flexor digitorum profundus und M. flexor carpi ulnaris.

Therapie

Geringer oder kein Erfolg bei konservativer Therapie.
Operative Transposition nach vorn ist die empfehlenswerteste Therapie.

5. KOMPRESSIONEN «ENTRAPMENTS» DES N. ULNARIS – DISTAL

Nerv

a) R. palmaris n. ulnaris.
b) R. profundus n. ulnaris.
c) R. superficialis n. ulnaris.

Lokalisation der Kompression

a) Meistens in Höhe des Os pisiforme.
b) Im Kanal von Guyon («loge de Guyon»)
c) Distal des Os pisiforme.
(Siehe Abb. 2.6).

Ursache

a) + b) + c) Traumatisch, oder wiederholte Mikrotraumata (Schraubenzieher, Spazierstock, Krücke, Stütze, Handball!).
Tumoren (selten).
a) infolge Tendinitis des M. flexor carpi ulnaris, tenoossal.
b) Ganglion aus der Gelenkkapsel des Karpus.

Klinischer Befund

a) + c) Brennende Schmerzen im 5. Finger und in der ulnaren Hälfte des 4. Fingers, nur an der palmaren Seite.
Zunächst Hyperästhesie, später Analgesie.

a) + b) Minderung der Muskelkraft, vor allem des Daumens (M. flexor pollicis brevis und M. adductor pollicis), später auch der Mm. interossei (Atrophie!).

Therapie

Falls nur Sensibilitätsstörungen bestehen: Perineurale Injektion von 1 ml Triamcinolonacetonid 10 mg/ml am Ort der Kompression.
Bei motorischen Ausfällen: Schnellstmöglich operative Dekompression.

6. METAKARPALTUNNEL-SYNDROM

Nerv

Nervi digitales palmares communes.
Zweige des N. medianus (2. bis 4. Finger) und des N. ulnaris (4. und 5. Finger).

Lokalisation der Kompression

Im intermetakarpalen Tunnel. Dies ist die Durchtrittsstelle zwischen den tiefen und oberflächlichen transversalen metakarpalen Ligamenten zwischen den Köpfchen der Ossa metacarpalia.

Ursache

Traumatisch, gewöhnlich Hyperextension und Seitabweichung eines oder mehrerer Finger. Raumfordernde Affektionen wie Tendosynoviitis der Fingerflexoren;
Affektionen der Mm. lumbricales;
Arthritis des metakarpophalangealen Gelenkes (MCP-Gelenk – Articulationes metacarpophalangeae – Fingergrundgelenke zwischen den Köpfchen der Mittelhandknochen und den proximalen Enden der basalen Fingerknochen);
«Trigger finger» (schnellender Finger);
chronische Irritation z.B. durch Spazierstock («Spazierstock-Drucklähmung»).

Klinischer Befund

Brennender Schmerz in einem oder zwei Fingern;
Sensibilitätsstörungen von Hyperästhesie bis Anästhesie.
Die Hyperextension der Finger im MCP-Gelenk ist sehr schmerzhaft.
Druckschmerz zwischen den Köpfchen der betroffenen Ossa metacarpalia.

Differentialdiagnose

Tendosynoviitis der Fingerflexoren;
Arthritis des MCP-Gelenkes;
Karpaltunnelsyndrom.

Therapie

Lokale perineurale Injektion von 1 ml Triamcinolonacetonid 10 mg/ml mehrfach durchgeführt; zeitlicher Abstand zwischen den Injektionen immer zwei Wochen. Diese Therapie erweist sich vor allem nach einem einmaligen Trauma und bei Tenosynovitiden als erfolgreich.
Bei Rezidiv: Operatives Vorgehen.

Parästhesien im Bereich der Finger

Klein-finger (5. Fi.)	Ring-finger (4. Fi.)	Mittel-finger (3. Fi.)	Zeige-finger (2. Fi.)	Dau-men	**Affektion** (die am häufigsten auftretenden Möglichkeiten)
				X	Kontusion des Thenar-Nebenastes des N. medianus in Höhe der Articulatio trapezio-metacarpale I. (Os trapezium = Os multangulum majus). Druck auf den N. digitalis palmaris in Höhe der radialen Seite des Daumens.
			X	X	Bandscheibe C5–6 (Wurzel C6).
		X	X	X	Bandscheibe C5–6 (Wurzel C6).
	½ X	X	X	X	Palmar: N. medianus (Kompression im Karpaltunnel oder Pronator-teres-Syndrom). Dorsal: N. radialis (z. B. Subluxation des Os scaphoideum = Os naviculare).
X	X	X	X	X	In *einer* oder beiden Händen: Kompressionssyndrom der oberen Thoraxapertur. In beiden Händen: Zervikaler medianer Bandscheibenprolaps (Gefühl von elektrischem Srom).
		X	X		Bandscheibe C6–7 (Wurzel C7). Palmar: Metakarpaltunnelsyndrom (Kompression des N. digitalis palmaris). Dorsal: Karpale Subluxation.
	X	X	X		Bandscheibe C6–7 (Wurzel C7).
	½ X	X	X		Kompression des N. medianus distal des Lig. transversum carpi (Nervenast zum Daumen bleibt unversehrt).
X	X	X	X		Bandscheibe C6–7 (Wurzel C7).
		X			Bandscheibe C6–7 (Wurzel C7).
	X	X			Bandscheibe C6–7 (Wurzel C7) oder Metakarpaltunnelsyndrom.
X	X	X			Bandscheibe C7–Th1 (Wurzel C8).
X	X				Bandscheibe C7–Th1 (Wurzel C8) oder Kompressionssyndrom der oberen Thoraxapertur.
X	½ X				Kompression des N. ulnaris: – In der Hand (Ganglion in Höhe des Os hamatum (Hakenbein); – Im Bereich des Ellenbogens in Höhe des Epicondylus medialis. Kompressionssyndrom der oberen Thoraxapertur.

Bei den oben erwähnten Befunden muß stets der *gesamte* Nervenverlauf untersucht werden, und zwar von der Wirbelsäule bis zu den Fingern.
Wenn die Parästhesien nicht *einem* Nerven entsprechen, so muß die Läsion oberhalb der Aufteilung des Plexus brachialis in die entsprechenden Faszikuli liegen.
Die oben aufgeführten Möglichkeiten haben einen großen Wahrscheinlichkeitswert, besitzen jedoch *nicht* den Charakter *absoluter Sicherheit!*
Viele neurologische Affektionen können mit Parästhesien im Bereich der Hand beginnen.
Einige Beispiele:
Zervikales Neurinom, Syringomyelie, Paralysis agitans und Chorea.

Literatur

(Kompressionsneuropathien der oberen Extremität)

1. Bassett, F. M., Nunley, I. A.: Compression of the musculocutaneous nerve at the elbow.
   Journal of Bone and Joint Surgery **64-A**, No. 7, (1982).
2. Benini, A.: Das Karpaltunnelsyndrom und die übrigen Kompressionssyndrome des Nervus medianus.
   Georg Thieme Verlag, Stuttgart 1975.
3. Feindel, W., Stratford, J.: The role of the cubital tunnel in tardy ulnar palsy.
   Canadian Journal of Surgery **1**, 287–300 (1958).
4. Gelberman, R. H., et al.: The carpal tunnel syndrome.
   Journal of Bone and Joint Surgery, the American Volume, March, 1981.
5. Gilliatt, R. W., le Quesne, P. M., et al.: Wasting of the hand associated with a cervical rib or band.
   Journal of Neurol. Neurosurg. Psychiat. **33**, 615 (1970).
6. Halpern, A. A., Nagel, D. A.: Compartment syndromes of the forearm, early recognition using tissue pressure measurements.
   Journal of Hand Surgery **4**, 258–263 (1979).
7. Hartz, C. R., et al.: The pronator teres syndrome; compression neuropathie of the median nerve.
   Journal of Bone and Joint Surgery **63-A**, No. 6 (1981).
8. Haymaker, W., Woodhall, B.: Peripheral nerve injuries. ed. 2.
   W. B. Saunders Co., Philadelphia 1956.
9. Johnson, R. K., et al.: Median nerve entrapment syndrome in the proximal forearm.
   Journal of Hand Surgery **4**, 48–51 (1979).
10. Kopell, H. P., Thompson, W. A. L.: Pain and the frozen shoulder.
    Surg. Gynec. & Obst. **109**, 92–96 (1959).
11. Kopell, H. P., Thompson, W. A. L.: Peripheral entrapment neuropathies.
    Robert E. Krieger Publishing Company, Huntington-New York 1976.
12. Kopell, H. P.: Carpal tunnel compression median neuropathy treated nonsurgically.
    New York Journal of Medicine **58**, 744 (1958).
13. Kopell, H. P., Thompson, W. A. J.: Pronator syndrome.
    New England Journal of Medicine **259**, 713–715 (1958).
14. Kleinrensink, G. J., Smits, M.: Entrapment Neuropapathieen.
    Tijdschr. van de Ned. en Belg. Ver. voor Geneesk., Nr. 2 (1983).
15. Martinelli, P., et al.: Pronator syndrome due to thickened bicipital aponeurosis.
    Journal of Neurology, Neurosurgery and Psychiatry, No. 45, February 1982.
16. Mumenthaler, M., Schliack, H.: Läsionen peripherer Nerven.
    Georg Thieme Verlag, Stuttgart 1977.
17. Murray, J. W. G.: A Surgical approach for entrapment neuropathy of the suprascapular nerve.
    Orthop. Rev. **3**, 33–35 (1974).
18. Phalen, G. S.: The carpal-tunnel syndrome.
    Clinical Orthopaedics **83**, 29–40 (1972).
19. Rosati, L. M., Lord, J. W.: Neurovascular compression syndromes of the shoulder girdle.
    Grune & Stratton, New York 1961.
20. Seyffarth, H.: Primary myoses in m. pronator teres as cause of lesion of n. medianus (pronator syndrome).

Acta psychiat. et neurol. Supp. **74**, 251–254 (1951).
21. Shea J. D., McClain, E. J.: Ulnar nerve compression syndrome at and below the wrist.
Journal of Bone and Joint Surgery **51-A**, 1095 (1969).
22. Thompson, W. A. L., Kopell, H. P.: Peripheral entrapment neuropathies of the upper extremity.
New England Journal of Medicine **260**, 126–1265 (1959).

3

Schulter

Kapselmuster

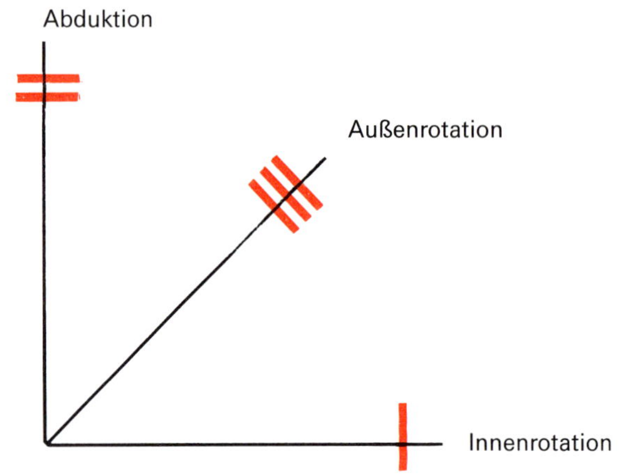

Beispiel 1:
Abduktion um 10° eingeschränkt.
Außenrotation um 30° eingeschränkt.
Innenrotation nicht eingeschränkt, aber schmerzhaft.
(Leichtes – angedeutetes – Kapselmuster)

Beispiel 2:
Abduktion um 70° eingeschränkt.
Außenrotation um 90° eingeschränkt.
Innenrotation um 30° eingeschränkt.
(Ausgeprägtes Kapselmuster)

Beispiel für ein nicht-kapsuläres Muster

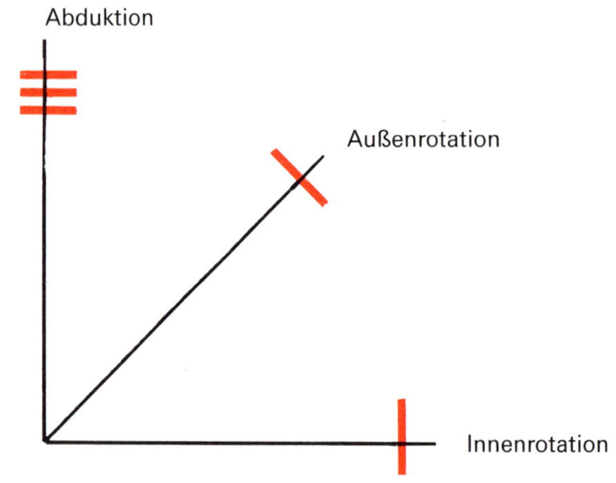

= aktue Bursitis subdeltoidea

Akromio- und Sternoklavikulargelenk

Kapselmuster

Keine Bewegungseinschränkung, Bewegungen hingegen nur endgradig schmerzhaft.

Untersuchung des Schultergelenkes

«Die Schulter» besteht nicht allein aus dem glenohumeralen Gelenk (Articulatio humeri = Schultergelenk zwischen der Cavitas glenoidalis bzw. Fossa articularis des Schulterblattes und dem Caput humeri). Im Sinne der funktionellen Anatomie kann man folgende Gelenke unterscheiden:

1. *Das Sternoklavikulargelenk* (Articulatio sternoclavicularis).
2. *Das Akromioklavikulargelenk* (Articulatio acromioclavicularis).
3. *Das Subakromial-«Gelenk»* (zwischen dem Bogen, der durch das kräftige Band vom Acromion zum Processus coracoideus gebildet wird und das Schultergelenk überdacht, einerseits und dem Caput humeri (Oberarmkopf) mit Tubercula majus und minus andererseits; die Bursa subacromio-deltoidea fungiert hier als Gelenkhöhle).
4. *Das glenohumerale Gelenk* (Articulatio humeri).
5. *Das skapulothorakale «Gelenk»*.

Für eine optimale Schulterfunktion ist auch ein normales Funktionieren des *zervikothorakalen Überganges* und der *1. (2. und 3.) Rippe* unerläßlich.

Während der Elevation des Armes bewegen sich sämtliche fünf erwähnten Gelenke gleichzeitig.
Die Endgradigkeit des gesamten Bewegungsablaufes wird durch die Bewegung im zervikothorakalen Übergang und der ersten Rippe bzw. den obersten Rippen ermöglicht.
Die Elevation des Armes kann sowohl in Abduktion wie in Anteflexion ausgeführt werden. Während der Elevation bei Abduktion findet gleichzeitig eine glenohumerale Außenrotation statt, während die Elevation bei Anteflexion mit Innenrotation einhergeht. Bei maximaler Elevation ist keine Rotation mehr möglich.
Die «cuff»-Muskeln = Muskeln der Rotatorenmanschette (M. subscapularis, M. supraspinatus, M. infraspinatus und M. teres minor) stabilisieren während der Elevation das Caput humeri in der Cavitas glenoidalis, und der M. trapezius und M. serratus anterior bewirken eine Bewegung der Scapula gegenüber dem Thorax. Die Klavikula rotiert nach ventral.
Die Elevation beginnt immer mit einer leichten Senkung des Schultergürtels; geschieht dies nicht, so deutet das auf eine Affektion einer der Strukturen des Schultergürtels.
Rotationen des Armes (Innen- und Außenrotation) spielen sich streng im glenohumeralen Gelenk und im Subakromialgelenk ab; bei Rotationsende kommt auch eine gewisse Bewegung der Klavikula und Skapula zustande.

Im Laufe des Alterns nimmt die Beweglichkeit des Schultergelenkes ab; sie ist im Alter von ca. 70 Jahren um etwa 25% eingeschränkt.

Die Untersuchung des Schultergelenkes beginnt *immer* mit der Inspektion und Untersuchung der Halswirbelsäule.
Erkrankungen der Halswirbelsäule können Schmerzen im Nacken-Schulter-Bereich und im Arm verursachen; Affektionen des Akromioklavikulargelenkes können Schmerzen im Nacken-Schulter-Bereich auslösen; Erkrankungen im Gebiet der oberen Thoraxapertur können Schmerzen im Nacken-Schulter-Bereich und im Arm bewirken, und Erkrankungen des Schultergelenkes können zu Schmerzen im Bereich von Schulter und Arm führen. Die Anamnese muß daher darauf abzielen, zwischen Erkrankungen der erwähnten Gebiete zu differenzieren.

Anamnese

Siehe auch Anamnese der Halswirbelsäule.

1. Lebensalter, Beruf, Hobby (Sport)?
   Manche Erkrankungen treten nur in einem bestimmten Lebensalter auf (siehe Arthritiden des Schultergelenkes).
2. Wo sind die Schmerzen lokalisiert?
   Werden die Schmerzen im oberen Bereich der Schulter angegeben, so läßt dies auf eine Verletzung des Akromioklavikulargelenkes schließen.
   Finden sich die Schmerzen in einem anderen Bereich der Schulter oder im Trapeziusgebiet, so kann jede andere Schulteraffektion als Ursache in Betracht gezogen werden.
3. Strahlen die Schmerzen aus? Wenn ja, wie weit und wohin?
   Die meisten Schulteraffektionen bewirken eine Schmerzausstrahlung in das Dermatom C5. Je weiter distal die Schmerzausstrahlung sich manifestiert, umso schwerwiegender ist die Affektion zu beurteilen.
4. Hat ein Trauma (eine Verletzung) stattgefunden?
   Wird bei der Untersuchung ein Kapselmuster konstatiert, so handelt es sich wahrscheinlich um eine traumatische Arthritis.
5. Wie lange bestehen die Beschwerden bereits?
   Heftige Schmerzen, die innerhalb einiger Tage entstanden sind, können Folge einer akuten Bursitis subdeltoidea sein. Traumatische und idiopathische Arthritiden heilen in einem Zeitraum von ein bis zwei Jahren aus. Affektionen der Sehnen der Rotatorenmanschette (Rotatorensehnenplatte) halten häufig monatelang an. Eine chronische Bursitis subdeltoidea kann ein über Jahre hin wechselndes Beschwerdebild verursachen.
6. Kann der Patient auf der erkrankten Seite liegen?
   Dies ist bei gewissen Stadien von Arthritis, Bursitis und Tendopathie sowie oft auch bei akromioklavikularen Affektionen unmöglich.
7. Treten die Schmerzen ausschließlich bei Schulterbewegungen oder auch in Ruhe auf? Hierdurch erhält man Aufschluß über das Stadium der vorliegenden Tendopathie oder Arthritis (siehe S. 34 bzw. S. 29).
8. Ist die Schulter das einzige schmerzhafte Gelenk, oder bestehen/bestanden auch Beschwerden von seiten anderer Gelenke?
   Wird diese Frage bejaht, so muß man stets eine Systemerkrankung wie etwa rheumatoide Arthritis (PCP), Psoriasis oder Lupus erythematodes in Betracht ziehen.
9. Ist der Patient operiert worden?
   Diese Frage ist dann von Belang, wenn eine Operation aufgrund einer malignen Erkrankung durchgeführt wurde. Möglicherweise handelt es sich jetzt um Metastasen.
10. Wird der Patient medikamentös behandelt?
    Die Anwendung mechanischer (physikalischer) Therapie (Mobilisierung, Manipulation oder Friktion) ist bei Antikoagulantienbehandlung kontraindiziert.

Inspektion

(Siehe Band 1, Anatomie in vivo.)

Beachten Sie die Haltung des Kopfes, der Schultern und der Schulterblätter.

Bestehen Atrophien (M. deltoideus, M. supraspinatus oder M. infraspinatus)?

Wird eine (Sub-)luxation eines Akromioklavikulargelenkes festgestellt?

Palpation

Vor der Funktionsuntersuchung

In Hinblick auf eventuell vorhandene Schwellung oder Wärme (Überwärmung).

Funktionsuntersuchung

Siehe Beschreibung der entsprechenden anzuwendenden Handgriffe und Ausführung der folgenden Tests Band 1, Anatomie in vivo.

Klagt der Patient zu diesem Zeitpunkt über Schmerzen?
Falls ja, verändern sich die Schmerzen während der Funktionsuntersuchung?

Vergleichen Sie stets die erkrankte mit der gesunden Seite!

Aktive Bewegungen

Elevation (Anheben) beider Arme: Der Patient kann diese Bewegung sowohl bei Anteflexion als auch bei Abduktion ausführen. Beachten Sie das Bewegungsausmaß (Bewegungsausschlag) und Schmerzangaben.
Elevation des abduzierten Armes, wobei das Augenmerk auf einen «schmerzhaften Bogen» («painful arc») gerichtet werden muß, siehe S. 119 (dieser Test kann auch bei Anteflexion des Armes durchgeführt werden).

Passive Bewegungen

Elevation des Armes; die Bewegung medialwärts weiterführen: Druck (Kompression) der tenoossalen Insertionen der Mm. supraspinatus und M. infraspinatus gegen das Labrum glenoidale. Vergleichen Sie dieses Bewegungsausmaß (Bewegungsausschlag) mit der aktiven Bewegungsspanne.

Skapulohumerale Abduktion.
Adduktion.
Innenrotation.
Außenrotation.

Wurde bei der passiven Untersuchung eine Bewegungseinschränkung festgestellt, so ergibt sich daraus die Folgerung, ob es sich um ein Kapselmuster oder um ein nichtkapsuläres Zeichen handelt.
Adduktion horizontal: Kompression (Druck) des distalen Anteils der Insertion des M. subscapularis gegen den Processus coracoideus; Kompressions- und Dehnungstest (ventral bzw. dorsal) des Akromioklavikulargelenkes (Articulatio acromioclavicularis); Kompression der Bursa subcoracoidea; Dehnung des M. infraspinalis und Dehnung des N. suprascapularis.

Widerstandstests

Adduktion: Falls schmerzhaft, so kann es sich um eine Affektion des M. latissimus dorsi, M. pectoralis major, M. teres major und M. teres minor handeln.
Abduktion: Falls schmerzhaft, so dürfte der M. supraspinatus und – seltener – der M. deltoideus betroffen sein; zuweilen die Bursa subdeltoidea.
Innenrotation: Falls schmerzhaft, so handelt es sich um eine Affektion des M. subscapularis oder – selten – des M. latissimus dorsi, M. teres major und M. pectoralis major.
Außenrotation: Falls schmerzhaft, so ist der M. infraspinatus oder – selten – der M. teres minor betroffen.
Flexion (Beugung) des Ellenbogengelenkes: Falls schmerzhaft, so handelt es sich um eine Erkrankung des M. biceps brachii oder – selten – des M. brachialis.
Extension des Ellenbogengelenkes: Falls schmerzhaft – selten – M. triceps brachii.

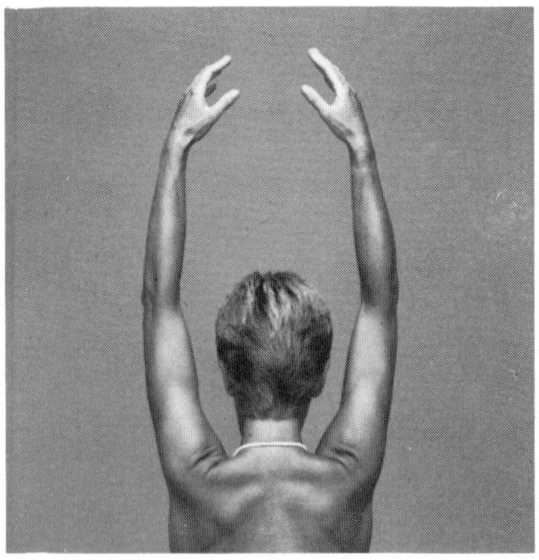

Aktive Elevation der Arme.
(«painful arc»?)

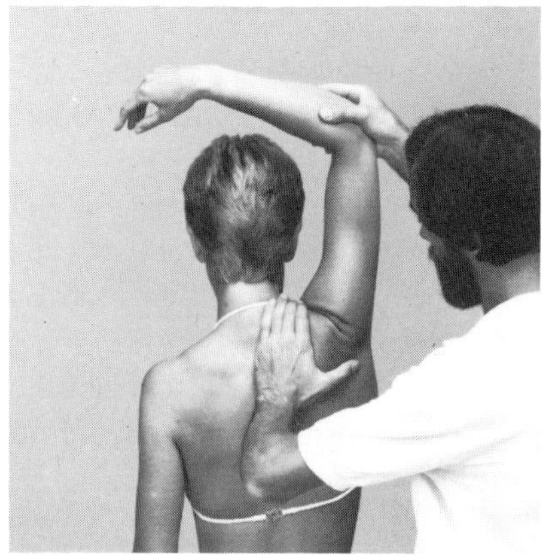

Passive Elevation des Armes.

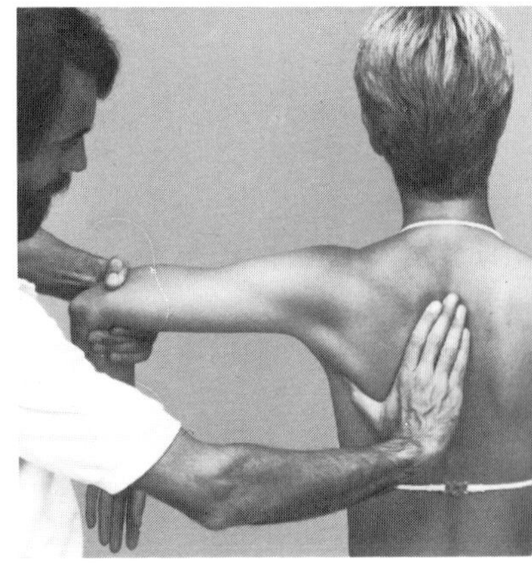

Passive humeroskapuläre Abduktion.

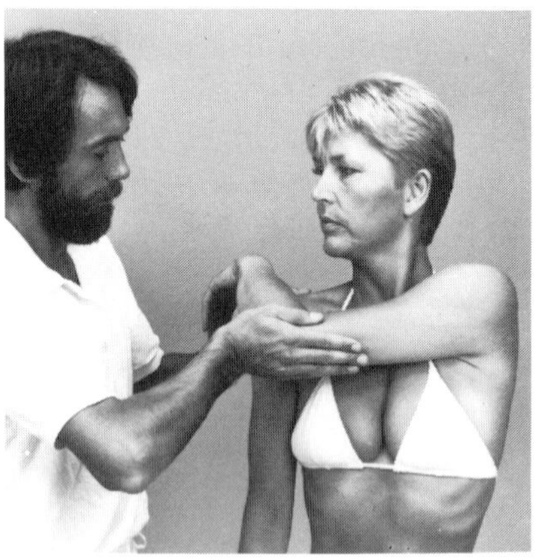

Passive horizontale Adduktion.

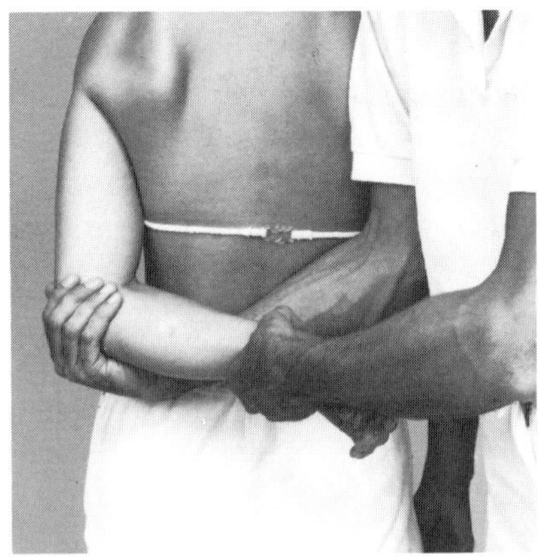

Passive Innenrotation.

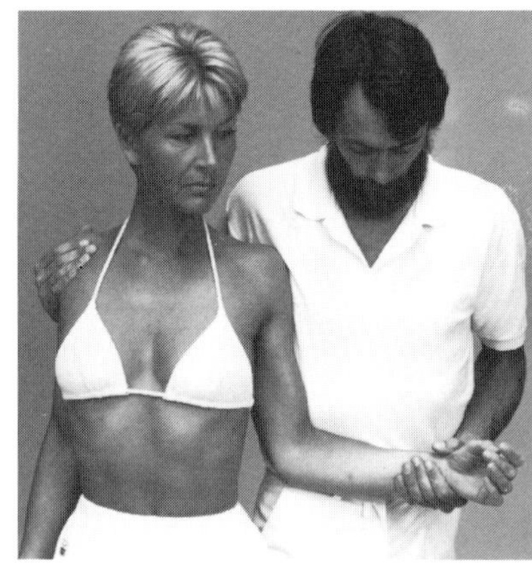

Passive Außenrotation.

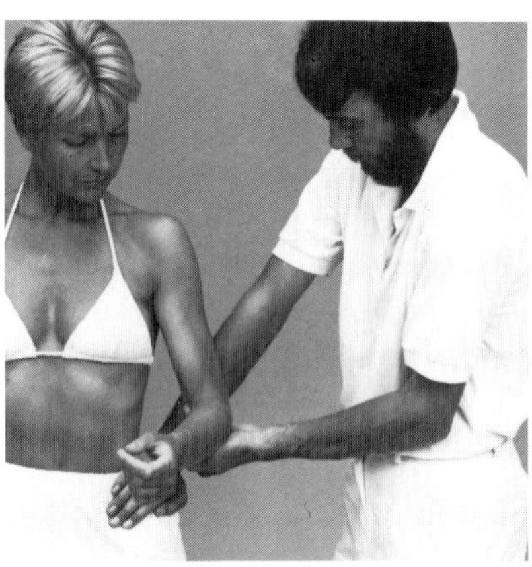

Adduktion gegen Widerstand (isometrische Adduktion).

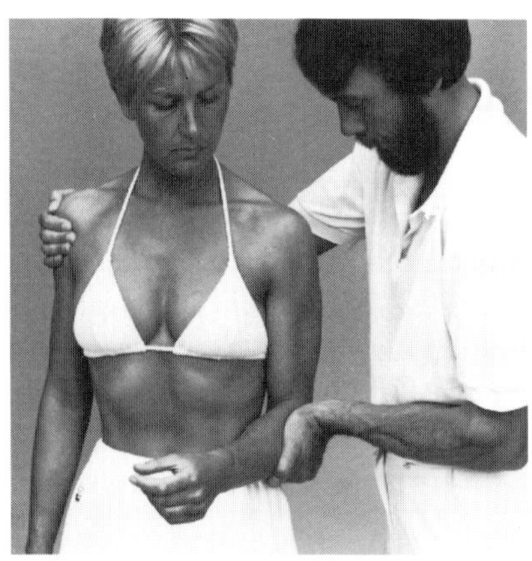

Abduktion gegen Widerstand (isometrische Abduktion).

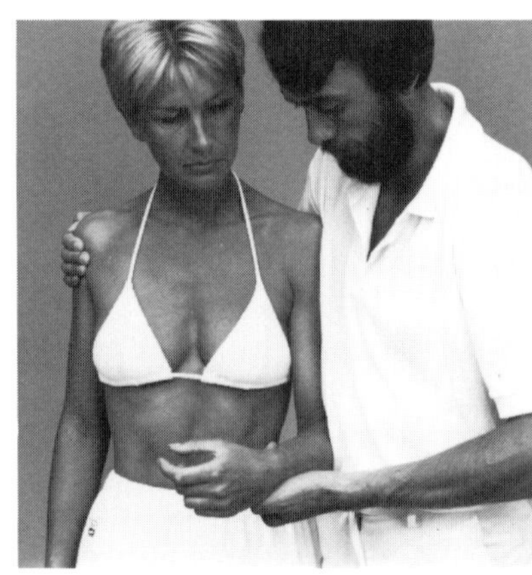

Innenrotation gegen Widerstand (isometrische Innenrotation).

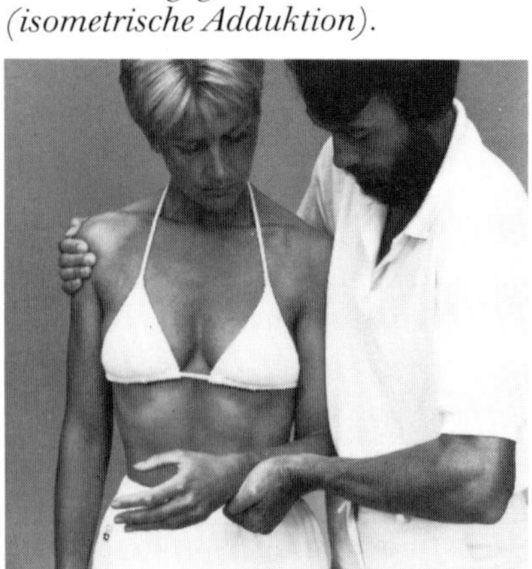

Außenrotation gegen Widerstand (isometrische Außenrotation).

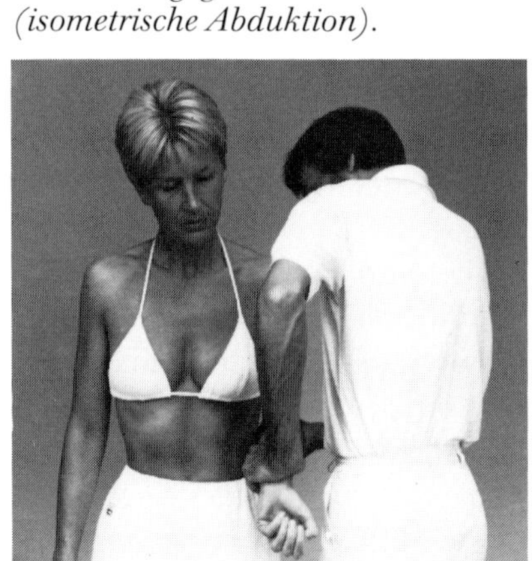

Ellenbogenflexion gegen Widerstand (isometrische Ellenbogenflexion).

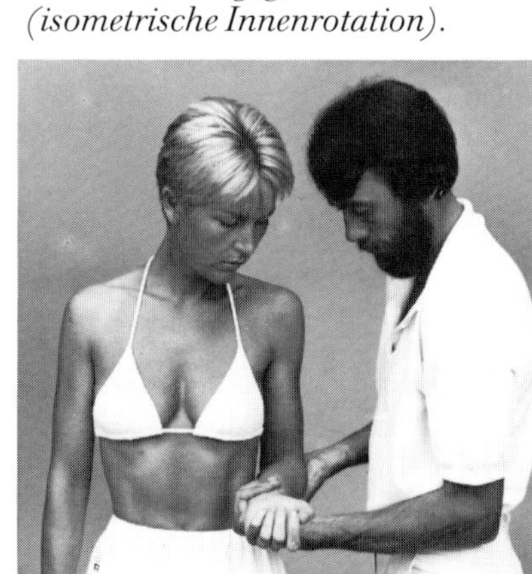

Ellenbogenextension gegen Widerstand (isometrische Ellenbogenextension).

Da bei diesem Test eine Kompression zwischen dem Humeruskopf und dem Akromion entsteht, kann dieser Test auch positiv ausfallen, wenn eine der zwischen Kopf und «Schulterdach» (Akromion) befindlichen Strukturen betroffen ist.

Spezifische (ergänzende) Tests

Läsionen der Bursa subdeltoidea, der Sehne des Caput longum des M. biceps brachii und einiger anderer Anteile der Schultergelenkkapsel (bei Subluxationen) lassen sich noch durch sehr spezifische Tests, die bei den entsprechenden Affektionen beschrieben und/oder abgebildet werden, diagnostizieren.

Palpation nach der Funktionsuntersuchung

Nach der Funktionsuntersuchung wird wiederum in Hinblick auf Schwellung und Wärme (Überwärmung) palpiert, jedoch wird nun auch die diagnostizierte Läsion auf eventuellen Druckschmerz hin durch Palpation geprüft.

Verfügbare ergänzende Untersuchungen

Laboruntersuchung.
Röntgenuntersuchung (u.a. Arthrographie).

Painful arc: «Schmerzhafter Bogen»

Ein «painful arc» = «schmerzhafter Bogen» ist ein schmerzhafter Bewegungsabschnitt während aktiv oder passiv ausgeführter Vorwärts- oder Seitwärtselevation des Armes, dem eine nicht schmerzhafte Bewegungsspanne vorangeht wie auch folgt.

Subakromialer «painful arc»

Ein subakromialer «painful arc» tritt zwischen 60 und 120° auf und ist die Folge einer kurzfristigen Kompression einer oder mehrerer Strukturen, die sich zwischen Caput humeri und Schulterhöhe (Akromion) befinden. Auch kann er infolge einer Affektion der Schulterhöhe oder des Humeruskopfes selbst auftreten.
Man kann die Strukturen, die, falls sie betroffen sind, einen «painful arc» verursachen können, in kontraktile (elastische) und inerte (nicht kontraktile, nicht elastische) Strukturen unterteilen.

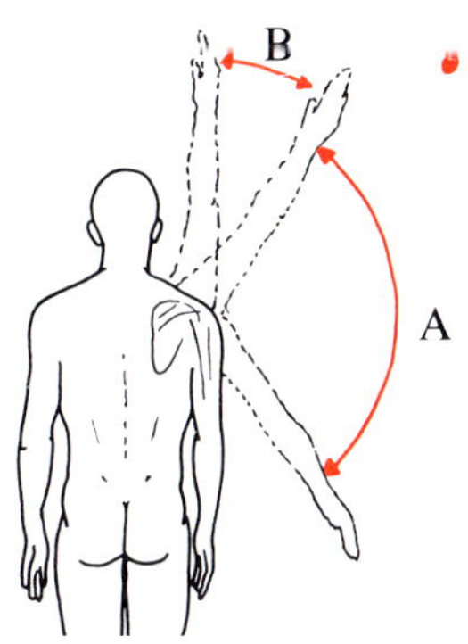

Abbildung 3.1
A. Subakromialer «painful arc».
B. Akromioklavikulärer «painful arc».

KONTRAKTILE STRUKTUREN:
M. subscapularis (proximaler Anteil der Insertion);
M. supraspinatus (oberflächlicher tenoossaler Anteil);
M. infraspinatus (oberflächlicher tenoossaler Anteil);
M. biceps brachii caput longum (Sehne, Übergang von extra- nach intraartikulär).

INERTE STRUKTUREN:
Bursa subdeltoidea – subacromialis;
Akromioklavikulargelenk;
Akromion;
Ligamentum coracoacromiale;
Tuberculum minus;
Tuberculum majus.

Akromioklavikulärer «painful arc»

Ein akromioklavikulärer «painful arc» manifestiert sich zwischen 160 und 180°. Die Schmerzen lassen häufig in Endstellung nicht nach, jedoch wird auch dann von einem «painful arc» gesprochen, obwohl dessen Definition nicht strikt erfüllt wird.
Am schmerzhaftesten ist dann die passive horizontale Adduktion.

Strukturen, die einen «painful arc» verursachen können

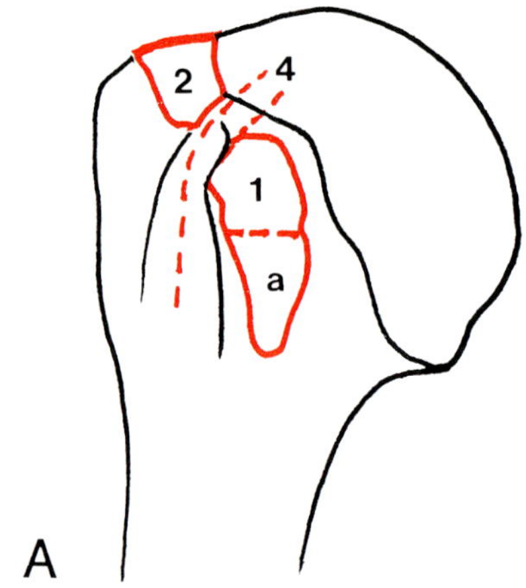

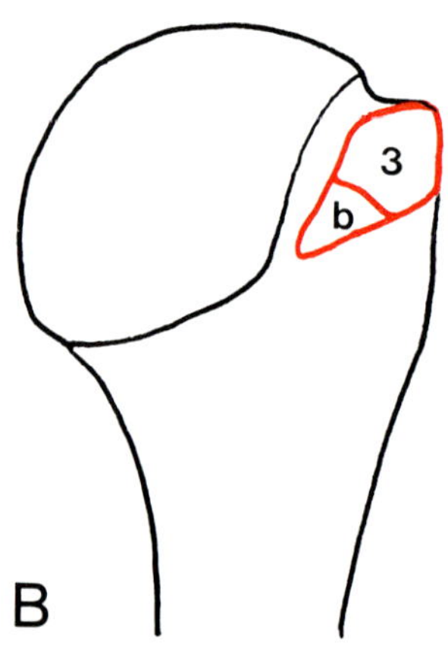

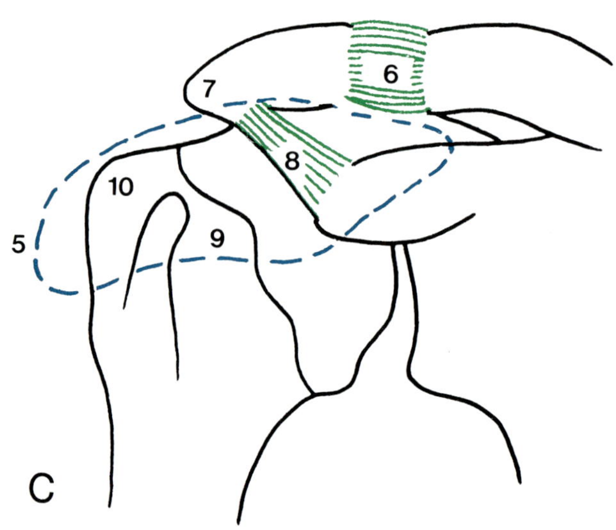

Abbildung 3.2
A. Rechter Oberarmkopf von ventral
B. Rechter Oberarmkopf von dorsal
C. Rechte Schulter von ventral

1. *Proximaler Anteil der Insertion des M. subscapularis*
2. *Insertion des M. supraspinatus*
3. *Insertion des M. infraspinatus*
4. *Sehne des Caput longum des M. biceps brachii*
5. *Bursa subdeltoidea – subacromialis*
6. *Akromioklavikulargelenk*
7. *Akromion*
8. *Lig. coracoacromiale*
9. *Tuberculum minus*
10. *Tuberculum majus*

a) Distaler Anteil der Insertion des M. subscapularis
b) Insertion des M. teres minor

Diese Strukturen können keinen «painful arc» hervorrufen.

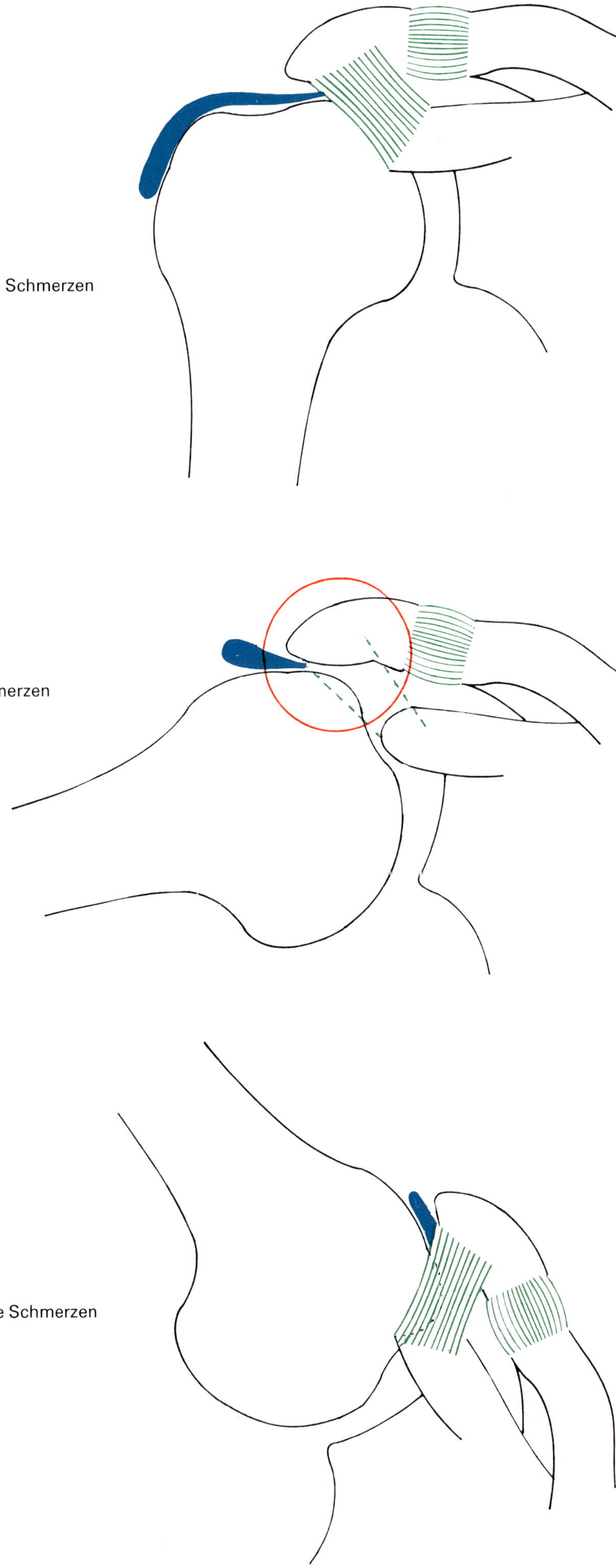

keine Schmerzen

Schmerzen

keine Schmerzen

Abbildung 3.3
Painful arc
(«Schmerzhafter Bogen»)
(Beispiel: Bursitis subdeltoidea)

Erkrankungen des Schultergelenkes

Affektion | *Klinischer Befund* | *Therapie*

1. TRAUMATISCHE ARTHRITIS

Affektion

Diese Erkrankung tritt selten bei Patienten unter 45 Jahren auf. Einige Tage nach einem Bagatelltrauma stellen sich gewöhnlich Schmerzen im Deltoideusgebiet ein, anfangs nur während bestimmter Bewegungen, jedoch nach einem Zeitraum von drei bis fünf Wochen auch in Ruhe.
Die Pathogenese dieser Affektion ist unbekannt; möglicherweise beruht sie auf einer «Reflexdystrophie».
Auch nach Operationen am Schultergelenk kann manchmal eine kapsuläre Bewegungseinschränkung entstehen.

Manchmal entsteht nach einem Trauma (Verletzung) des Schultergelenkes eine kapsuläre Bewegungseinschränkung, bei der besonders auffällt, daß die Schmerzen nicht nur im Oberarm lokalisiert werden, sondern sich über den gesamten Schulterbereich ausbreiten. Erweist sich bei der Funktionsprüfung die passive, in horizontaler Richtung durchgeführte Adduktion als eingeschränkt und schmerzhaft, so ist möglicherweise eine traumatische Kompressionsneuropathie («entrapment neuropathy») des N. suprascapularis als Ursache der Beschwerden zu interpretieren. Die Bewegungseinschränkung entsteht in diesem Fall vornehmlich durch die Immobilisation, die der Patient sich selbst auferlegt hat (siehe unter 17.).

Klinischer Befund

Man unterscheidet 3 Stadien:

Stadium 1:
Ausschließlich Schmerzen im Schultergelenk und/oder Oberarm;
ausschließlich Bewegungsschmerz.
Liegen auf der erkrankten Schulter wird nicht als schmerzhaft empfunden.

Stadium 2:
Hierbei handelt es sich um eine Übergangsform zwischen Stadium 1 und 3.

Stadium 3:
Schmerzausstrahlung distal des Ellenbogengelenkes;
anhaltender Schmerz;
Liegen auf der erkrankten Schulter wird als schmerzhaft empfunden.

Funktionsuntersuchung:

Es besteht ein Kapselmuster.
Das Ausmaß der Bewegungseinschränkung ist vom Stadium der Affektion abhängig:

Stadium 1:
Bei passiver Bewegungsprüfung wird zunächst Widerstand festgestellt, und erst danach klagt der Patient über Schmerzen.

Stadium 2:
Schmerzen und Widerstand treten gleichzeitig auf.

Stadium 3:
Zunächst klagt der Patient über Schmerzen, erst danach wird bei der Untersuchung Widerstand festgestellt.

Therapie

Die Therapie richtet sich nach dem jeweiligen Stadium:

Stadium 1:
Mobilisierung (u.a. Dehnen der Kapseltasche).

Stadium 2:
Ist das Endgefühl elastisch, so ist dies ein günstiger Hinweis auf den Erfolg vorsichtiger Kapseldehnungen.
Erweist sich das Endgefühl als härter (weniger elastisch), so bedeutet dies eine ungünstige Voraussetzung für Kapseldehnungen, und der Patient wird am zweckmäßigsten mit Distraktionen oder mit einer intraartikulären Injektion von 20 mg Triamcinolonacetonid in 5 ml Lokalanästhetikum behandelt.

Stadium 3:
Die Therapie der Wahl ist eine intraartikuläre Injektion (siehe oben). Ist diese Therapie hingegen nicht durchführbar (beispielsweise infolge anderer Erwägungen kontraindiziert), so kann eine Distraktion in Betracht gezogen werden (siehe Band 3).
Wird diese Affektion nicht behandelt, so nehmen Schmerzen und Bewegungseinschränkung während einer Zeitspanne von etwa vier Monaten zu. Nach diesem Zeitraum lassen die Schmerzen allmählich nach, und nach ungefähr einem Jahr ist die Schulterfunktion vollständig wiederhergestellt.

Affektion	Klinischer Befund	Therapie
2. IMMOBILISATIONSARTHRITIS		
Diese Erkrankung kann in jedem Lebensalter auftreten, kommt jedoch vornehmlich bei älteren Patienten vor, meistens wenn der Arm, gleich aus welchem Grunde, einige Zeit in einer Mitella ruhiggestellt wurde. Auch bei Patienten, die an einer Hemiplegie oder anderen neurologischen Affektionen leiden, infolge derer der Arm gelähmt ist, kann eine Immobilisationsarthritis entstehen, wenn der Patient nicht entsprechend behandelt wird.	Siehe die Stadien wie unter 1 – traumatische Arthritis – beschrieben. Dieselben Stadien gelten auch für die Immobilisationsarthritis. *Funktionsuntersuchung:* Kapselmuster (siehe weiter unter 1).	Prophylaktisch: Während der Immobilisationsperiode passiv bewegen. Therapeutisch: Es gilt dieselbe Therapie wie unter 1 – traumatische Arthritis – beschrieben. Sie ist ebenfalls vom Stadium der Erkankung abhängig.
3. IDIOPATHISCHE ARTHRITIS		
Hier handelt es sich um eine Bewegungseinschränkung des Schultergelenkes gemäß dem Kapselmuster, die bei Patienten zwischen 45 und 60 Jahren auftritt. Möglicherweise kann eine Schädigung der Supraspinatussehne als Ursache angenommen werden. In ungefähr 25 % aller Fälle läßt sich ein Diabetes mellitus nachweisen. Besteht die Affektion beiderseits (doppelseitig) oder zunächst an der einen Seite und später auch an der anderen Seite, so ist die Wahrscheinlichkeit, daß der Patient an einem Diabetes mellitus leidet, noch größer. *Differentialdiagnose:* Siehe «Nicht traumatisch» entstandene Arthritiden S. 27.	Anfangs treten ausschließlich Schmerzen bei Armbewegungen auf. Die Schmerzen nehmen innerhalb eines Zeitraumes von ca. zwei Monaten zu und strahlen in den Oberarm bis zum Ellenbogen aus, später auch in den Vorderarm. Nach etwa drei bis vier Monaten sind die Schmerzen am stärksten. Zu diesem Zeitpunkt findet man auch eine ausgeprägte kapsuläre Bewegungseinschränkung des Schultergelenkes. Diese Erkrankung wird ebenso wie die unter 1 und 2 beschriebenen Affektionen in 3 Stadien eingeteilt (siehe traumatische Arthritis).	Unbehandelt lassen die Beschwerden nach etwa einem halben Jahr nach; in leichten Fällen ist der Patient oft nach Ablauf eines Jahres vollständig wiederhergestellt. In schweren Fällen kann der spontane Heilungsprozeß allerdings durchaus zwei Jahre dauern. Die einzuschlagende Therapie besteht im Verabreichen einer Serie intraartikulärer Injektionen von Triamcinolonacetonid 20 mg/ml (Volon A). Bei dieser Affektion muß besonderer Wert darauf gelegt werden, daß das Gelenk ständig unter der Einwirkung dieser Medikation bleibt, bis die Schmerzen abgeklungen sind. Die Bewegungseinschränkung bildet sich langsamer zurück als der Schmerz. Manchmal sind mehr als vier Injektionen von jeweils 20 mg erforderlich (siehe auch unter 1). Die Injektionen werden in folgenden Zeitabständen verabreicht: 7 – 7 – 10 – 14 Tage Intervall. Betrifft es einen an Diabetes mellitus leidenden Patienten, der richtig eingestellt ist, so können die Kortikoidinjektionen die Diabeteseinstellung vorübergehend beeinträchtigen.

Affektion	*Klinischer Befund*	*Therapie*
4. SCHULTER-HAND-SYNDROM		
Diese verhältnismäßig seltene Affektion ist die am häufigsten vorkommende Form einer sympathischen Dystrophie ohne traumatische Ursache. Die Affektion kann sowohl einseitig wie doppelseitig auftreten, meistens zwischen dem 50. und 70. Lebensjahr.	Die Affektion beginnt häufig mit brennenden Schmerzen in der Schultergegend, die bei Bewegung zunehmen. Etwa gleichzeitig entsteht eine diffuse Schwellung vor allem des Handrückens und der Dorsalseite der Finger. Die Volarseite der Hand ist auffallend hyperhidrotisch. Die Finger befinden sich in leichter Flexionsstellung, und die Fingergelenke können weder vollständig gebeugt noch vollständig gestreckt werden (Kapselmuster). Schon die leichte Berührungen der Haut ist meistens auffallend schmerzhaft (Hyperästhesie). Man unterscheidet 2 Stadien: *Das hypertrophische Stadium* Dieses wird durch diffuse Schwellung der Hand gekennzeichnet; Hyperämie, Hyperhidrosis und heftige Schmerzen in Schultern, Oberarm und Hand. Dieses Stadium zieht sich über ein halbes bis ganzes Jahr hin. Ein ausgeprägtes Kapselmuster der Schulter entwickelt sich. *Das atrophische Stadium* Die Schwellung der Hände geht zurück, und die Haut der Hände wird straff und gespannt, blaß und häufig kalt. Die Schmerzen lassen erheblich nach, auch die Bewegungseinschränkungen, diese allerdings langsamer. Dieses Stadium kann Jahre anhalten, und häufig bleiben Bewegungseinschränkungen, vor allem der Finger, bestehen. Das Röntgenbild der Hand zeigt (nach 3 Monaten) eine fleckige Atrophie des Handskleletts (Sudecksche Atrophie (Dystrophie, Sudeck-Syndrom).	Soweit möglich muß der Patient regelmäßig Übungen durchführen. Die orale Verabreichung von 10–20 mg Prednison täglich während der akuten Phase zeitigt oft eine günstige Wirkung. Das Schultergelenk reagiert mitunter gut auf intraartikuläre Injektionen von 2 ml Triamcinolonacetonid 40 mg/ml. Die Blockade des Ganglion stellatum kann die Affektion sehr günstig beeinflussen.

Affektion	*Klinischer Befund*	*Therapie*
5. ARTHROSE		
Die Arthrose des Schultergelenkes tritt seltener auf als die Arthrose des Knie- oder Hüftglenkes.	Die Arthrose des Schultergelenkes verläuft gewöhnlich ohne deutliche Symptome. Krepitation ist oft deutlich hör- und/oder fühlbar. Bei der Untersuchung wird ein – meistens leichtes – Kapselmuster gefunden. Ein geringfügiges Trauma, (relative) Überbelastung oder Immobilisation können zu einer traumatischen bzw. Immobilisationsarthritis führen. Siehe auch S. 27 Arthrose – Allgemeines.	Die symptomlose Schulterarthrose erfordert keine Therapie. Entsteht aufgrund einer Arthrose eine traumatische oder eine Immobilisationsarthritis, so ist die Behandlung von dem jeweiligen Stadium der Arthritis abhängig (siehe unter 1).
6. AKUTE BURSITIS SUBDELTOIDEA (SUBACROMIALIS)		
Die Bursa subacromiodeltoidea wird auch als Gelenkhöhle des subakromialen Gelenkes betrachtet. Die Bursa ist fest am Tuberculum majus und an den Ansätzen des M. supraspinatus und M. infraspinatus angeheftet. Zentral ist die Bursa mit dem Akromion und dem Lig. coracoacromiale fest verwachsen. Der laterale Anteil liegt frei, wodurch die Elevation des Armes ermöglicht wird. *Ätiologie:* Wahrscheinlich eine Reaktion auf das Durchbrechen eines Kalkdepots aus der Rotatorenmanschette («cuff») (meistens die Sehne des M. supraspinatus) in die Bursa. Zuweilen ist eine akute pyogene Bursitis oft das erste Symptom einer rheumatoiden Arthritis, Gicht oder primären villonodulären Synovitis.	Innerhalb einiger Tage entsteht unerträglicher Schmerz in der Schultergegend und im Ober- und Vorderarm. Es besteht Bewegungseinschränkung nicht-kapsulären Musters; die Adduktion ist sehr eingeschränkt, die Außenrotation viel weniger, und die übrigen Bewegungen sind manchmal geringfügig eingeschränkt.	Spontane Heilung ist in einem Zeitraum von vier bis sechs Wochen zu erwarten. Im akuten Stadium wird die Bursa mit 5 ml Triamcinolonacetonid 10 mg/ml infiltriert.

Affektion	*Klinischer Befund*	*Therapie*
7. CHRONISCHE BURSITIS SUBDELTOIDEA (SUBACROMIALIS)	Allmählich entstehende Schmerzen in der Schulter, dem lateralen Deltoideusgebiet und oft Ausstrahlung in den Oberarm (Dermatom C5)	
a) *Primäre chronische Bursitis*		
Weder die primäre noch die sekundäre chronische Bursitis sind Folge der zuvor beschriebenen akuten subdeltoiden Bursitis. Diese Affektion tritt zwischen dem 25. und 65. Lebensjahr auf. Andere Schulterbeschwerden gehen dem Krankheitsbild nicht voraus. Als Ursache vermutet man symptomlose degenerative Veränderungen (vornehmlich) des M. supraspinatus.	*Funktionsuntersuchung:* Es besteht ein «painful arc» (schmerzhafter Bogen). Zuweilen sind passive Innen- oder Außenrotation endständig schmerzhaft.	Infiltration von 5 ml eines Lokalanästhetikums. Ist nach Ablauf einer Woche der Zustand gebessert, so wird die Infiltration wiederholt; ist jedoch keine Besserung eingetreten, obwohl dies unmittelbar nach der ersten Infiltration doch der Fall war, so wird wiederum infiltriert, diesmal jedoch mit 3 ml des Lokalanästhetikums, dem 2 ml Triamcinolonacetonid 10 mg/ml zugefügt werden. Gewöhnlich führen 2 bis 4 Infiltrationen zu dem gewünschten Erfolg.
b) Sekundäre chronische Bursitis		
Diese Erkrankung kommt häufiger vor als die primäre chronische Bursitis und ist Folge anderer Schulteraffektionen wie z. B. der Mm. supra- und infraspinatus, subscapularis, der Sehne des Caput longum des M. biceps brachii, Affektionen des Akromioklavikulargelenkes oder Unregelmäßigkeiten bzw. Abweichungen des Akromion, des Tuberculum majus oder Tuberculum minus.	*Funktionsuntersuchung:* Es besteht ein «painful arc». Manchmal wird bei allen passiven Bewegungen endständig Schmerz angegeben, ohne daß die Bwegungen selbst eingeschränkt wären. Oft ist auch Abduktion und Außenrotation gegen Widerstand empfindlich. Prüft man jedoch die Abduktion unter Zug (Traktion), so läßt der Schmerz nach. Das bedeutet, daß die Bursa selbst, und nicht der M. supraspinatus für die Beschwerden verantwortlich zu machen ist. Manchmal findet man ein wechselndes Beschwerdebild; bei der Funktionsuntersuchung wird bei gewissen Widerstandstests Schmerz angegeben.	Die Bursa wird in der gleichen Weise wie bei der primären chronischen Bursitis (siehe unter 7a) behandelt, jedoch muß in diesem Fall auch die primäre Schädigung behandelt werden, da es schnell zu rezidivierenden Beschwerden kommt.

Affektion	*Klinischer Befund*	*Therapie*
	Wiederholt man die Funktionsuntersuchung hingegen einige Tage später, so gibt der Patient bei anderen Widerstandsprüfungen Schmerzen an. Werden die Widerstandstests unter Traktion durchgeführt, so treten gewöhnlich keine Schmerzen auf, zumindest aber in viel geringerem Maße. Häufig ist die Untersuchung der Schulter in liegender Position von ergänzender Aussagekraft. Die Rotationen gegen Widerstand sind selektiver, und die passive Außenrotation ist exakter zu messen.	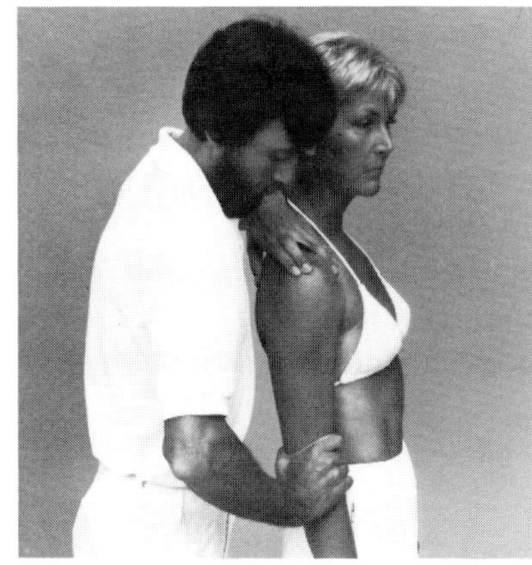 *Widerstandstest Abduktion unter Zug.*
c) *«Bursitis calcarea»*		
Auf dem Röntgenbild ist ein wolkiger Kalkschatten zu erkennen. Diese Verkalkung befindet sich meistens in der Rotatorenmanschette, und nicht in der Bursa. Tatsächlich handelt es sich daher nicht um eine wirkliche Bursitis. Nur selten findet man primäre Verkalkungen der Bursa selbst.	Diese Kalzifikationen bleiben oft symptomlos, können jedoch mit klinischen Erscheinungen einhergehen, siehe auch unter 10b).	Infiltrationen von 5 ml eines Lokalanästhetikums (siehe auch unter 7a).

8. AFFEKTIONEN DES AKROMIOKLAVIKULARGELENKES

Affektionen des Akromioklavikulargelenkes können primärer oder sekundärer Natur sein. Primäre Krankheitserscheinungen sind fast immer die Folge eines Traumas (direkt oder indirekt).
Sekundäre akromioklavikuläre Gelenkaffektionen werden regelmäßig bei Patienten mit einer schon länger bestehenden Schulteraffektion festgestellt, wobei die Art dieser Affektion keine Rolle spielt. Fast jede Bewegungsstörung des Schultergürtels führt auf die Dauer zu Überlastung des Akromioklavikulargelenkes, deren Folge degenerative Veränderungen dieses Gelenkes sind.

Möglichkeiten:

a) Traumatische Arthritis.
b) Subluxation.
c) Luxation.
d) Osteolyse des lateralen Anteils der Klavikula.
   Diese Affektion ist selten und kann nur röntgenologisch diagnostiziert werden.

Differentialdiagnose:

Infektiöse Arthritis;
Rheumatoide Arthritis (PCP).

Schmerzen im oberen Bereich der Schulter (Dermatom C4), desgleichen wenn die Affektion Folge einer schon länger bestehenden anderen Schulteerkrankung ist, so werden die Schmerzen auch im lateralen Deltoidusbereich angegeben (abhängig vom Schweregrad der Erkrankung können die Schmerzen bis zur Basis des Os metacarpale I empfunden werden).

Funktionsuntersuchung:

Oft läßt sich ein hochgradiger (160 bis 180°) «painful arc» (akromioklavikulärer «painful arc») feststellen.

Meistens sind alle passiven Bewegungen der Schulter endständig schmerzhaft und häufig etwas eingeschränkt.

Passive horizontal durchgeführte Adduktion ist diejenige Bewegung, die die stärksten Schmerzen verursacht, passive Adduktion bei hinter dem Rücken gehaltenen Arm ist ebenfalls oft schmerzhaft.

Handelt es sich um eine Luxation, so ist das sogenannte Klaviertastenphänomen zu erzeugen; die luxierte Klavikula ist durch manuellen Druck auf die Extremitas acromialis der Klavikula leicht nach kaudal zu drängen, federt jedoch bei der geringsten Bewegung des Schultergürtels wieder spontan zurück.

Zuweilen kommt es nach einem Trauma zu einer Verknöcherung der korakoklavikulären Ligamente; hierduch entsteht dann eine verminderte Klavikularotation, wodurch namentlich die Elevation des Armes eingeschränkt wird.

Bei einer traumatischen Arthritis (8a) und Subluxation (8b) ist die Verabreichung einer Infiltration von 1 ml Triamcinolonacetonid 10 mg/ml meistens voll wirksam. Vor allem die kaudalen Ligamente müssen gut infiltriert werden, da diese in direkter Verbindung mit der Bursa subacromialis und indirekt mit dem M. supraspinatus stehen.
Meistens sind 2 bis 3 Infiltrationen im Abstand von jeweils zwei Wochen ausreichend.

In sehr hartnäckigen Fällen und bei Osteolyse wird die Resektion des lateralen Anteils der Klavikula ausgeführt (ca. 1 cm).

Die Luxation (8c) erfordert die spezialistische (operative) Behandlung.

Die Osteolyse (8d) erfordert meist die Resektion des lateralen Klavikelendes (ca. 1 cm).

Ist die Affektion des Akromioklavikulargelenkes sekundär (Therapie s. 8a und 8b), so muß auch der primäre Schaden behandelt werden; häufig handelt es sich hierbei um eine Tendinitis des M. supraspinatus.

Affektion	*Klinischer Befund*	*Therapie*
9. AFFEKTIONEN DES STERNOKLAVIKULARGELENKES		
a) *Subluxation*		
Diese kann spontan entstehen oder ist Folge eines direkten oder indirekten Traumas. Es kommt zu einer Kapselruptur, und das mediale Ende der Klavikula luxiert nach ventral und kranial, soweit das Ligamentum costoclaviculare dies zuläßt.	Der Patient empfindet genau am Ort der Läsion Schmerzen; eine Ausstrahlung besteht nicht. *Funktionsuntersuchung:* Hier sind alle passiven Schulterbewegungen endständig empfindlich. Passive horizontal ausgeführte Adduktion ist die schmerzhafteste Bewegung und kann auch eingeschränkt sein.	Sowohl in akuten wie in chronischen Fällen wird eine intraartikuläre Injektion von 1 ml Triamcinolonacetonid gegen die Schmerzen verabreicht. Anschließend wird der Arm drei Tage lang in einer Mitella getragen und ruhiggestellt. Übungen verstärken die Beschwerden im allgemeinen.
b) *Arthrose des Sternoklavikulargelenkes*		
Diese Affektion findet man vor allem bei Frauen mittleren Lebenalters.	Keine Schmerzen, nur lokale Schwellung.	Keine Therapie.
c) *Subakute Degeneration des Sternoklavikulargelenkes*		
Die Ursache dieser Affektion ist bisher nicht bekannt. *Differentialdiagnose:* Rheumatoide Arthritis (PCP); akute pyogene Arthritis.	Ohne vorangegangenes Trauma entsteht einigermaßen plötzlich eine knöcherne Schwellung des Gelenkes, vor allem am medialen Ende der Klavikula. Manchmal finden sich leichte Entzündungserscheinungen; die Schmerzen sind meistens nur mäßig stark. *Funktionsuntersuchung:* Alle passiven Bewegungen der Schulter sind endständig schmerzhaft; die passive horizontal ausgeführte Adduktion ist die schmerzhafteste Bewegungsform. Auch die Retraktion der Skapula ist schmerzhaft.	Eine Therapie ist wegen der nur mäßig ausgeprägten klinischen Erscheinungen meistens überflüssig, jedoch kann man in hartnäckigen Fällen eine intraartikuläre Injektion von 1 ml Triamcinolonacetonid 10 mg/ml verabreichen. Gewöhnlich lassen die Schmerzen im Laufe der Zeit spontan bis zur völligen Rückbildung nach.

10. AFFEKTIONEN DES M. SUPRASPINATUS

a) *Tendopathie*

Affektionen des M. supraspinatus kommen vielfach vor.
Zwischen dem Humeruskopf und dem Schulterdach (Akromion) ist nur wenig Raum, dieser Raum wird auch noch während des seitlichen Anhebens des Armes noch verkleinert. Zwischen 60 und 120° ist dieser Raum am kleinsten. Dies ist auch der Bewegungsabschnitt, in dem ein «painful arc» entstehen kann.

Ursachen:
Die tenoossale Insertion und ein Teil der Sehne (Gesamtlänge etwa 1 cm) sind häufig nur mangelhaft oder schlecht vaskularisiert (durchblutet); dieses Gebiet wird darum auch als *«kritische Zone»* bezeichnet. Hierdurch kommt es oft zu – frühzeitiger – Degeneration, die bei Überbelastung zu Beschwerden führen kann. Häufig bilden sich in diesem degenerierten Gewebe Kalkniederschläge. Vielfach wird der Kalk allmählich unter Mitwirkung der Bursa aufgelöst. Die geringe Blutversorgung in der Sehne und der tenoossalen Insertion wird außerdem auch noch weiter eingeschränkt, wenn der Arm am Körper herabhängt. Dieses nennt man das «wringing-out-Phänomen» (Auswringphänomen); es findet sich vor allem bei Schwimmern und Langläufern. Bei jungen Menschen werden Affektionen des M. supraspinatus vor allem bei Sportlern beobachtet (Wurfdisziplinen, Tennis, andere Schlagsportarten und Schwimmen).

Man unterscheidet 5 Stadien:

Stadium 1:
Nur Schmerzen nach entsprechender Aktivität.

Funktionsuntersuchung:
Abduktion gegen Widerstand ist bei Entlastung schmerzhaft.

Stadium 2:
Schmerzen bei Beginn der Tätigkeiten (Sportausübung) und danach.

Funktionsuntersuchung:
Schmerzen bei Abduktion gegen Widerstand und häufig ein «painful arc».

Stadium 3:
Schmerzen während und nach Belastung, aber nur so stark, daß der Sport bzw. die Tätigkeit weitergeführt werden kann und die Leistung nicht (deutlich) dadurch beeinträchtigt wird.

Funktionsuntersuchung:
Schmerzen bei Abduktion gegen Widerstand und ein «painful arc».

Stadium 4:
Schmerzen während und nach der Sportausübung bzw. Tätigkeit, so daß die Leistung hierdurch deutlich beeinträchtigt wird.

Funktionsuntersuchung:
Schmerzen bei Abduktion gegen Widerstand; es besteht ein «painful arc», und oft ist die passive Elevation des Armes endständig schmerzhaft.

Die Therapie einer Tendinitis des M. supraspinatus ist vom jeweiligen Stadium abhängig.

Stadium 1:
Tiefe Querfriktion und Dehnungen. Meistens sind 4 bis 8 Behandlungen ausreichend.

Stadium 2:
Tiefe Querfriktion, Dehnungen und Verminderung der Sportausübungen oder belastenden Tätigkeiten auf ca. 50%.
Meistens sind 6 bis 12 Behandlungen ausreichend.

Stadium 3:
Tiefe Querfriktion, Dehnungen (eventuell täglich) kombiniert mit Ruhe (Ruhigstellung) der betroffenen Extremität. Wird nach 6 Friktionsbehandlungen keine deutliche Besserung erzielt, dann wird mit einem Lokalanästhetikum infiltriert. Diese Infiltration wird höchstens 3mal ausgeführt (1mal pro Woche).

Stadium 4:
Wie Stadium 3, jedoch wird bei unzureichendem Ergebnis 1 ml Triamcinolonacetonid 10 mg/ml infiltriert. Nach der Infiltration wird der Arm drei Tage lang in einer Mitella getragen (ruhiggestellt) (s. S. 66).

Affektion	*Klinischer Befund*	*Therapie*
Häufig ist eine Instabilität des Schultergelenkes die primäre Ursache und hat die Supraspinatuserkrankung zur Folge. *Differentialdiagnose:* Bursitis subacromiodeltoidea. Bei diesem Leiden ist auch die Abduktion gegen Widerstand schmerzhaft. Dieser Test ist unter Zug eher negativ (s. unter 7b).	*Stadium 5:* Sportausübung bzw. Tätigkeitsverrichtung ist unmöglich; es besteht auch Schmerz in Ruhe. *Funktionsuntersuchung:* Siehe Stadium 4. Ein «painful arc» bedeutet, daß die Läsion im oberflächlichen tenoossalen Teil des M. supraspinatus lokalisiert ist; dieser Teil stößt, falls er betroffen ist, gegen das Akromion und/oder das Lig. coracoacromiale, während der Arm bei Abduktion eleviert wird (siehe Abb. 3.4 und 3.5). Schmerzen bei maximaler passiver Seithebung des Armes deuten darauf hin, daß der tiefe tenoossale Anteil des M. supraspinatus betroffen ist. Diese Läsion ist stärker medial lokalisiert (siehe Abb. 3.5). Ist nur die Abduktion gegen Widerstand schmerzhaft, so ist die Läsion im tenomuskulären Übergang lokalisiert. Bei den Widerstandstests (Bewegungen gegen Widerstand) ist zuweilen auch die Außenrotation schmerzhaft, da der M. supraspinatus auch zu einem gewissen Teil an der Außenrotation mitwirkt. Eine doppelte Läsion muß durch Applikation eines Lokalanästhetikum ausgeschlossen werden.	*Stadium 5:* Siehe Stadium 4. Oft ist eine Langzeittherapie notwendig (drei bis neun Monate). In Einzelfällen muß operativ vorgegangen werden. Diese Operation beinhaltet die Resektion des Lig. coracoacromiale und den lateralen Anteil (ca. 1 cm) des Akromion. Heutzutage wird auch die Resektion des lateralen Anteils (ca. 1 cm) der Klavikula empfohlen. In sämtlichen Stadien muß die primäre Ursache der Beschwerden behandelt werden, z. B. durch Verbesserung der Wurf-, Schmetter- oder Schwimmtechnik, Muskelkräftigung bei Instabilität usw.

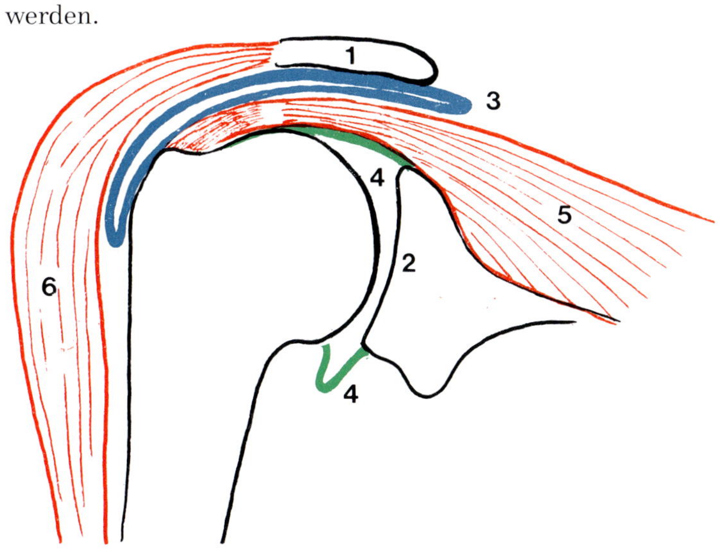

Abbildung 3.4
Beziehungen zwischen Akromion, Bursa subdeltoidea, M. supraspinatus und Gelenkkapsel.

1. *Akromion*
2. *Glenoid*
3. *Bursa subdeltoidea*
4. *Gelenkkapsel*
5. *M. supraspinatus*
6. *M. deltoideus*

Lokalisation	Klinischer Befund
Oberflächlich tenoossal	Schmerzen bei Abduktion gegen Widerstand (isometrische Abduktion). Painful arc.
Tief tenoossal	Schmerzen bei Abduktion gegen Widerstand (isometrische Abduktion). Schmerzen bei maximaler (endgradiger) passiver seitlicher Elevation des Armes.
Oberflächlich und tief tenoossal	Schmerzen bei Abduktion gegen Widerstand (isometrische Abduktion). Schmerzen bei maximaler (endgradiger) passiver seitlicher Elevation des Armes *und* painful arc.
Tendomuskulärer Übergang	Schmerzen nur bei Abduktion gegen Widerstand (isometrische Abduktion).

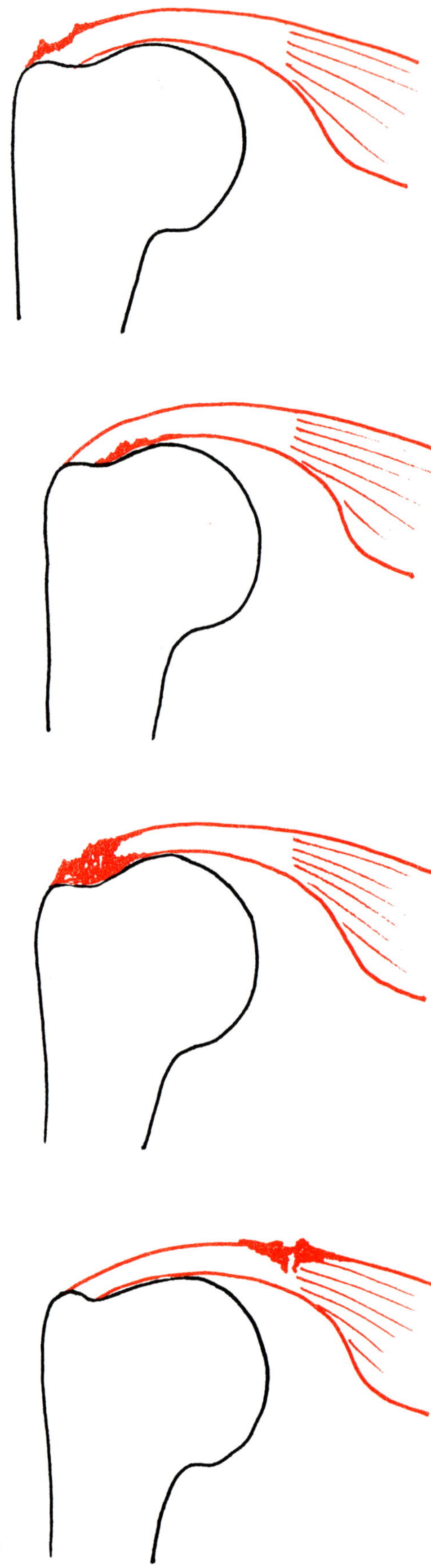

Abb. 3.5

Affektion	Klinischer Befund	Therapie
b) *Tendopathie mit Kalzifikation*		
Röntgenologisch ist ein Kalkdepot im M. supraspinatus nachweisbar.	Siehe auch unter 7c und 10a.	Tiefe Querfriktion lindert die Beschwerden gewöhnlich nicht, verstärkt sie sogar im Gegenteil manchmal. Infiltrationen mit einem Lokalanästhetikum lassen die Beschwerden meistens abklingen (4 bis 8 Infiltrationen, 1mal wöchentlich). Bei großen Kalkablagerungen kann man mit einer dicken Nadel oder einer Bohrnadel den Kalkherd anstechen. Hierdurch entweicht der halbflüssige Kalk aus der Sehne in die Bursa, wo er gewöhnlich rasch resorbiert wird.
c) *Totalruptur der Sehne des M. supraspinatus*		
Eine Totalruptur tritt fast ausschließlich bei degenerativ veränderten Sehnen auf.	Die aktive Elevation des Armes ist stark eingeschränkt; wird die Bewegung jedoch sehr schnell ausgeführt (oft «wirft» der Patient dann den Körper auf die gegenüberliegende Seite), so kann die Bewegungseinschränkung überwunden werden. Offensichtlich bestand ein sehr großer painful arc. Die Bewegungseinschränkung kommt dadurch zustande, daß durch den Ausfall des M. supraspinatus nur der M. deltoideus die Abduktionsbewegung ausführen kann und das Tuberculum majus gegen das Akromion anstößt.	Unter gewissen Umständen kann eine operative Behandlung indiziert sein. In allen anderen Fällen lehrt man den Patienten eine bestimmte Technik, mit der die Elevation des Armes wieder ermöglicht wird. Eventuell kann man beiderseits der Ruptur die verletzten Fasern mit Triamcinolonacetonid 10 mg/ml infiltrieren.

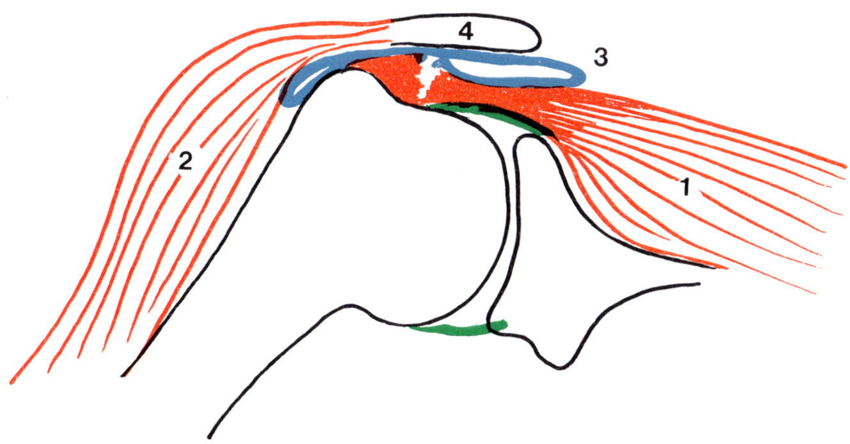

Abbildung 3.6
Verlagerung des Humeruskopfes nach kranial bei einem totalen Riß des M. supraspinatus.

1. *M. supraspinatus*
2. *M. deltoideus*
3. *Bursa subdeltoidea-subacromialis*
4. *Akromion*

Affektion	*Klinischer Befund*	*Therapie*
11. TENDOPATHIE DES M. INFRASPINATUS		
Diese Affektion tritt wesentlich seltener auf als eine Tendopathie des M. supraspinatus. Degenerative Veränderungen der Sehne und der tenoossalen Insertion (Ansatz) des M. infraspinatus werden nicht so ausgeprägt beobachtet wie beim M. supraspinatus, da hier eine bessere Blutversorgung (Vaskularisierung) herrscht. Eine Ruptur stellt sich daher auch nicht so häufig ein. Es gibt 3 mögliche Lokalisationen der Tendopathie:	Der Patient klagt über Schmerzen in der Schulter oder zuweilen auch nur im Oberarm oder im weiteren Ausbreitungsgebiet des Dermatoms C5. Die klinischen Stadien, wie sie bei der Tendinitis des M. supraspinatus beschrieben wurden, gelten ebenfalls für den M. infraspinatus. Bei einer Totalruptur kann nach einigen Monaten eine Bewegungseinschränkung der Außenrotation auftreten (aktiv *und* passiv).	
Oberflächlich tenoossal (Insertion)	Es läßt sich ein «painful arc» sowie Schmerz bei Außenrotation gegen Widerstand feststellen. Oft ist auch die passive, horizontal ausgeführte Adduktion (Dehnung) schmerzhaft.	Die Therapie gleicht derjenigen, die bei der Tendopathie des M. supraspinatus beschrieben wurde, und ist somit vom jeweiligen Stadium abhängig (siehe unter 10a).
Tief tenoossal (Insertion)	Schmerzen bei passiver Elevation – endständig –, Kompression des tiefen tenoossalen Anteils gegen das Labrum glenoidale und Schmerzen bei Außenrotation gegen Widerstand. Die passive horizontal ausgeführte Adduktion ist oft schmerzhaft.	
Die Sehne selbst	Nur Außenrotation gegen Widerstand und passive horizontal ausgeführte Adduktion sind schmerzhaft.	

Affektion | *Klinischer Befund* | *Therapie*

12. TENDOPATHIE DES M. SUBSCAPULARIS

Affektionen des M. subscapularis sind häufig eine Folge von Überbelastung. Vornehmlich bei Patienten, die Wurfsportdisziplinen ausüben, findet man Beschwerden seitens des M. subscapularis, da der Muskel beim Wurf (auch bei «smash»-Bewegungen und «Schmettern» und beim Service, wie er beim Tennis geübt wird) stark belastet wird.
Zunächst wird der Muskel durch die Rückwärtsführung des Armes gedehnt, danach wird eine sehr plötzliche Anspannung verlangt.

Wenn zugleich eine leichte Instabilität nach vorn besteht, wird der Muskel besonders stark gedehnt und muß aus dieser stark gestreckten Haltung forciert kontrahiert werden.

Von denjenigen Muskeln, die zur «cuff» (Rotatorenmanschette) gehören, ist der M. subscapularis in Höhe der Insertion am stärksten vaskularisiert.

Ohne deutliche Ursache kommen Tendopathien nicht so selten bei Frauen zwischen 40 und 60 Jahren vor.

Schmerzen an der Vorderseite der Schulter, eventuell in den Arm ausstrahlend (Dermatom C5). *Funktionsuntersuchung:*

Häufig besteht ein «painful arc»; dies deutet auf eine Läsion des proximalen Anteiles der Insertion des M. subscapularis. Innenrotation gegen Widerstand ist schmerzhaft, häufig auch die passive Außenrotation.
Ist die passive, horizontal ausgeführte Adduktion schmerzhaft, so ist (auch) der distale Anteil der Insertion betroffen. Bei diesem Test wird dieser Anteil der Insertion gegen den Processus coracoideus angedrückt.

Die Affektion reagiert sehr gut auf eine (meistens einmalige) Infiltration mit Triamcinolonacetonid 10 mg/ml.
Nur selten sind mehr als zwei Infiltrationen erforderlich.
Ist nur der proximale oder nur der distale Teil der Insertion betroffen, so genügt 1 ml; sind beide Teile betroffen, so wird die doppelte Menge benötigt.

Tiefe Querfriktion ist zwar wirksam, doch dauert die Behandlung dann meistens sehr lange.

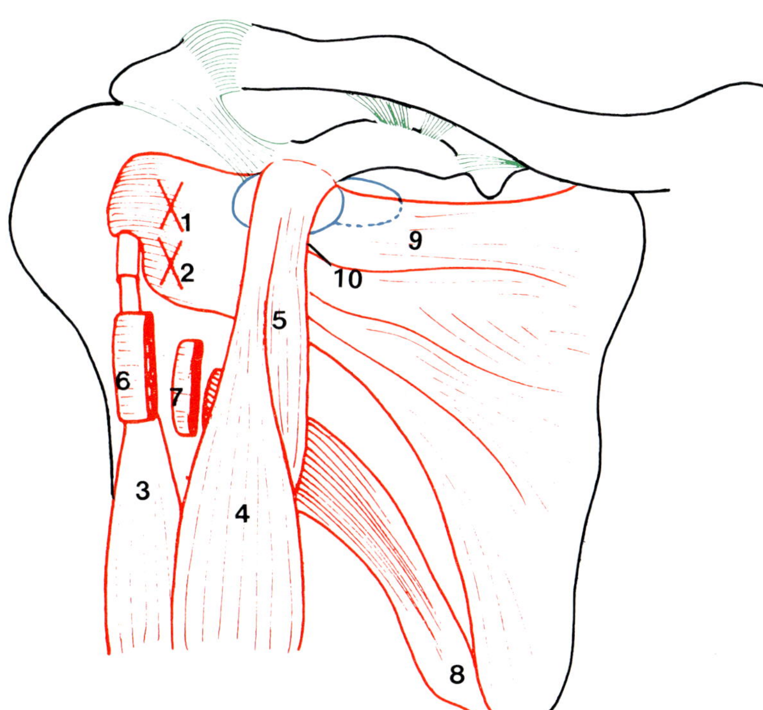

Abbildung 3.7

1. *Proximaler Teil der Insertion des M. subscapularis*
2. *Distaler Teil der Insertion des M. subscapularis*
3. *M. biceps brachii, Caput longoum*
4. *M. biceps brachii, Caput breve*
5. *M. coracobrachialis*
6. *M. pectoralis major*
7. *M. latissimus dorsi*
8. *M. teres major*
9. *Bursa m. subscapularis*
10. *Bursa subcoracoidea*

13. AFFEKTIONEN DES M. BICEPS BRACHII

a) *Tendosynoviitis des Caput longum*

Die Sehne des Caput longum des M. biceps brachii verläuft sowohl intra- wie extraartikulär und wird von Tunica synovialis umgeben. Intraartikulär liegt sie zuweilen (teilweise) in eine Kapselfalte eingebettet; vom Austritt der Sehne aus der Kapsel ist sie bis ca. 4–5 cm nach distal von einer Sehnenscheide umgeben.

Die Sehne bewegt sich während der Schulterbewegungen nicht! Der Humeruskopf gleitet unter der statischen Sehne hindurch. Auch im Sulcus intertubercularis findet *keine* Bewegung statt; allerdings wird die Sehne nun gestrafft. Dieser Sachverhalt trägt nicht zur Erleichterung der Diagnose bei, da die wesentlichen Widerstandstests häufig nicht schmerzhaft ausfallen.

Die Affektion tritt vor allem bei jungen Sportlern auf, vornehmlich bei Wurfsportarten und Tennis (oder anderen Sportarten, bei denen Schläger zur Anwendung kommen).

Schmerzen an der Vorderseite der Schulter, häufig in den Verlauf des M. biceps brachii ausstrahlend.

Ist die Beugung des Ellenbogens gegen Widerstand, eventuell kombiniert mit Supination des Vorderarms gegen Widerstand, schmerzhaft, so bereitet die Diagnose kaum Schwierigkeiten. Oft muß allerdings weiter geprüft werden. Mögliche positive Befunde sind dann:
Schmerzhafter Dehnungstest (siehe Abb. unten):
Passive Retroflexion der Schulter, Extension des Ellenbogens und Pronation des Vorderarms – oder aus dieser Haltung Widerstand gegen die Supination des Vorderarms, Beugung des Ellenbogens und Anteflexion der Schulter.

Häufig ist die passive Elevation des Armes, die bei Bewegungsende noch weiter nach dorsal geführt werden soll, schmerzhaft (Kompression der Sehne gegen das Akromion) (siehe Abb. rechts).

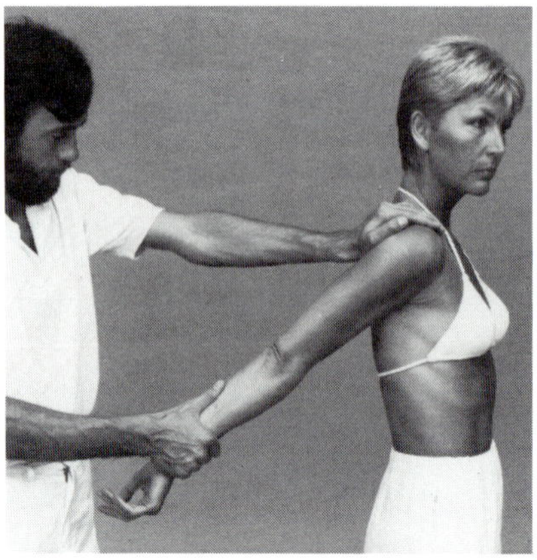

Dehnung des M. biceps brachii.

Die Therapie besteht gewöhnlich in tiefer Querfriktion, eventuell mit Ruhe (Ruhigstellung) kombiniert. Meistens sind für die vollständige Genesung 6–8 Behandlungen erforderlich.

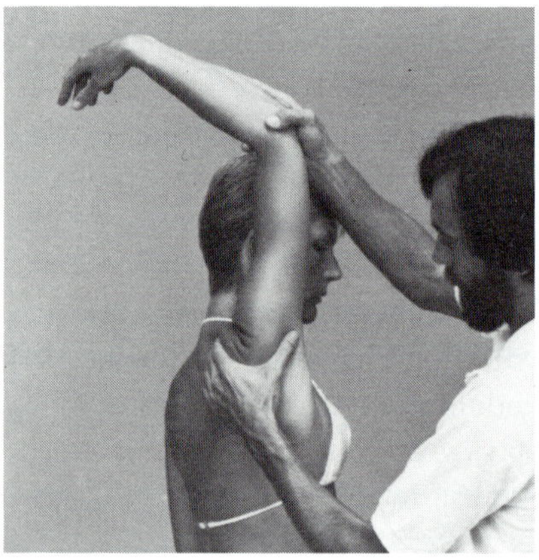

Kompression des Caput longum des M. biceps brachii gegen das Akromion.

Affektion	*Klinischer Befund*	*Therapie*
b) *Luxation der Sehne des Caput longum*		
Die Sehne kann zuweilen aus dem Sulcus intertubercularis herausluxieren. Gewöhnlich kommt dies als Folge einer abnormen Form des Sulkus zustande, wodurch bei wiederholten Außenrotations-Abduktions-Bewegungen das Lig. transversum humeri überdehnt wird oder reißt. Manchmal entsteht die Luxation auch durch ein einmaliges Trauma.	Die dabei auftretenden Schmerzen sind nur selten stark, aber das «Klick-Phänomen», das vor allem bei Außenrotations-Abduktions-Bewegungen empfunden wird, kann sehr hinderlich sein.	Zur Schmerzbekämpfung: Friktion und zeitweiliges Vermeiden der belastenden Bewegungen. Eventuell operative Behandlung, um die Luxation definitiv zu beseitigen.
c) *Ruptur der Sehne des Caput longum*		
Diese entsteht fast immer in der sogenannten «kritischen Zone» der Sehne. Durch die verminderte Durchblutung (Blutversorgung) kommt es frühzeitig zu degenerativen Veränderungen, wodurch die Sehne schon bei einer relativ geringfügigen Anstrengung (Belastung) reißen kann.	Oft wird nur ein «Knacks» gehört und empfunden. Die Schmerzen sind, sofern vorhanden, selten heftig. Beim Anspannen des M. biceps brachii entsteht eine Schwellung des Muskelbauches in unmittelbarer Nähe des Ellenbogens, anstatt wie normalerweise, in der Mitte des Oberarms.	Meistens unternimmt man keine Therapieversuche. In manchen Fällen wird operativ vorgegangen und die Sehne am Humerus anstatt an der Stelle des ursprünglichen Ansatzes angeheftet.

Affektion	*Klinischer Befund*	*Therapie*

14. ANTERIORE (VORDERE) SUBLUXATION DER SCHULTER («DEAD ARM SYNDROME»)

Diese Affektion tritt vor allem bei Sportarten wie Werfen, Schwimmen oder Schlagspielen (Tennis u.a.) bei Service- oder Schmetterbewegung («smash») auf.

Die Ursache beruht oft auf fehlender oder mangelhafter Ausbildung (Anlage) des mittleren glenohumeralen Ligamentes. Bei operativer Behandlung wird in mindestens 50% der Fälle anstelle des Ligaments eine große Öffnung in der Kapsel gefunden, nämlich dort, wo das Ligament lokalisiert sein müßte.

Nach einem Trauma oder Überbelastung der Schulter klagt der Patient über die Unfähigkeit, kräftig werfen, servieren oder schmettern zu können.
Der Patient empfindet in diesem Augenblick einen kurzdauernden scharfen Schmerz, und der Arm fühlt sich wie «lahm» oder «tot» an.
Der akute Schmerz läßt schnell nach, jedoch bleibt der Arm noch einige Stunden lang empfindlich und schwach.
Manche Patienten haben das Gefühl, daß die Schulter subluxiert.

Funktionsuntersuchung:

Grunduntersuchung der Schulter oft negativ, evtl. positiv bezüglich der Rotatorenmanschette (siehe weiter unten).
Ergänzender Test: In Wurfhaltung dorsal am Humeruskopf Druck nach vorn ausüben (Subluxationstest oder «apprehension test»): Plötzlicher Schulterschmerz, evtl. Subluxation nach vorn (siehe Abb. rechts).
Man kann diesen Test auch in verschiedenen Abduktionsgraden durchführen, mit oder ohne Unterstützung des Oberarms.
Eine Schmerzauslösung wird oft erzielt, wenn der Patient eine kräftige Wurfbewegung ausführt, wobei der Untersucher starken Widerstand bietet.
In vielen Fällen ist auch die Rotatorenmanschette («cuff») (teilweise) betroffen (Überlastung durch mangelnde Stabilität).

In erster Linie konservativ; drei bis vier Monate isometrische muskelstärkende Übungen für die Innen- und Außenrotatoren des Schultergelenkes.
Eventuell Querfriktion bei Verletzungen von Muskeln der Rotatorenmanschette.
Häufig ist allerdings ein operatives Eingreifen unerläßlich. Hierbei wird häufig eine «Bankart»-Verletzung gefunden (das Labrum glenoidale anterius ist vom Glenoid abgerissen, oder das Glenoid selbst ist frakturiert).

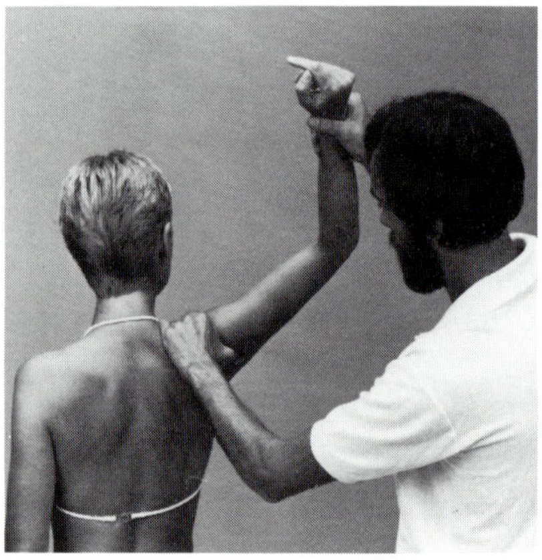

Subluxationstest.

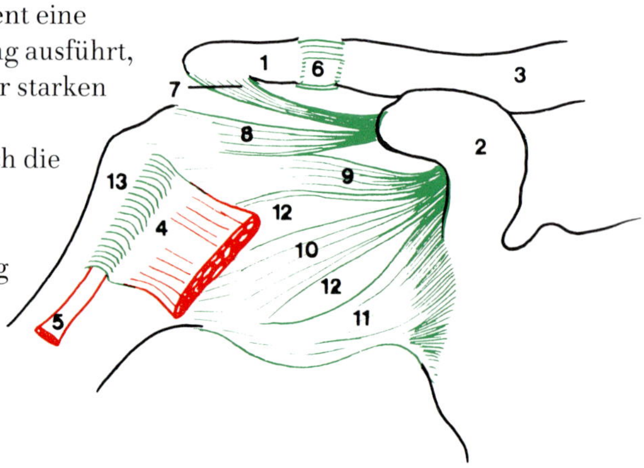

Abbildung 3.8
Die Gelenkkapsel.

1. *Akromion*
2. *Processus coracoideus*
3. *Klavikula*
4. *M. subscapularis*
5. *M. biceps brachii, Caput longum*
6. *Akromioklavikulargelenk*
7. *Lig. coracoacromiale*
8. *Lig. coracohumerale*
9. *Lig. glenohumerale superius*
10. *Lig. glenohumerale mediale*
11. *Lig. glenohumerale inferius*
12. *Capsula articularis*
13. *Lig. transversum humeri*

Affektion	*Klinischer Befund*	*Therapie*

15. SCHULTERLUXATION

Affektion

Man unterscheidet verschiedene Formen:
Traumatische Luxationen und habituelle Luxationen.

Traumatische Luxationen:
Anterior – meistens durch Gewaltanwendung gegen den in Abduktion-Außenrotation befindlichen Arm;
posterior – durch Gewaltanwendung, z. B. Sturz auf den adduzierten Arm oder kräftige, erzwungene Innenrotation.

Bei der Luxation der Schulter nach vorn findet man oft ein nicht oder mangelhaft entwickeltes Lig. glenohumerale mediale.

Die habituelle Luxation entsteht spontan bei gewissen Bewegungen, vornehmlich bei Abduktion und Außenrotation.
Bevor man von habitueller Luxation spricht, sollte zunächst die Bezeichnung «rekurrierende» oder wiederholte (Re)luxation gewählt werden.
Die am häufigsten vorkommenden Formen sind:
Subkorakoide Luxation und die anterior-inferiore (axilläre) Luxation.

Klinischer Befund

Der Patient klagt über heftige Schmerzen. Die Schulterkontur ist verändert; die normale Wölbung des M. deltoideus ist abgeflacht oder sogar eingesunken.
Bei einer posterioren Luxation treten diese Erscheinungen oft weniger deutlich zutage.

Der Arm befindet sich in einer Zwangshaltung – der Patient hält den Arm in Adduktion mit gebeugtem Ellenbogen; der Ellenbogen wird mit der gesunden Hand unterstützt.
Bei einer posterioren Luxation findet sich eine Innenrotations-Zwangshaltung mit Adduktion.

Die Diagnose wird aufgrund der Anamnese gestellt.

Manche Patienten können durch aktive Muskelanspannung die Schulter (sub)luxieren.

Der Subluxationstest fällt positiv aus, wie unter 14. beschrieben.

In vielen Fällen entsteht nach einer anterioren Luxation infolge der Schrumpfung des vorderen Anteiles der Kapsel eine Einschränkung der Außenrotation.

Therapie

Nach röntgenologischem Ausschluß einer Fraktur trachtet man, das Gelenk schnellstmöglich zu reponieren.

Dies kann in Vollnarkose, in Lokalanästhesie oder auch ohne Anästhesie geschehen.

Muskelstärkende Übungstherapie ist nur dann sinnvoll, wenn ein motivierter Patient mindestens ein halbes Jahr lang täglich diejenigen Muskeln trainiert, die die Luxation verhindern können. Bei einer Luxation nach vorn werden die Innenrotatoren, Adduktoren und Extensoren gestärkt, bei einer Luxation nach hinten die Außenrotatoren und Flexoren usw.

Bei habituellen Luxationen ist die operative Behandlung indiziert.

16. KOMPRESSION («ENTRAPMENT» = EINKLEMMUNG) DES N. SUPRASCAPULARIS (C4–C6)

Die Lokalisation dieser Kompressionsneuropathie befindet sich in der Incisura scapulae unter dem Lig. transversum scapulae superius.

Ursache:
Meistens ein akutes Tauma der Schulterregion, oft ein indirektes Trauma wie etwa Sturz auf die ausgestreckte Hand. Oft handelt es sich um eine Komplikation nach einer Colles-Fraktur oder einer Fraktur des Os scaphoideum. Häufig entsteht eine Bewegungseinschränkung der Schulter im Sinne des Kapselmusters infolge der schmerzbedingten Immobilisation durch die Schädigung des N. suprascapularis.
Dies ist das typische Bild einer traumatischen Schulterarthritis, deren Ursache im Schultergelenk selbst liegt.
Siehe auch traumatische Arthritis der Schulter unter 1.

Eine chronische Kompression, wie sie gelegentlich bei Turnern auftritt, wird manchmal als Ursache betrachtet.

Differentialdiagnose:

Arthritis der Schulter;
Tendinitis oder (partielle) Ruptur der Mm. infra- und supraspinatus;
akromioklavikuläre Affektionen.

Schmerzen lateral und dorsal der Schulter, manchmal sehr heftig an der Vorderseite des Akromioklavikulargelenks. Die Schmerzen werden in der Tiefe empfunden und können vom Patienten nicht deutlich und exakt lokalisiert werden. Oft bestehen tiefe ausstrahlende Schmerzen im Oberarm im Verlauf des N. radialis.
Aktives Bewegen der Schulter verstärkt die Schmerzen.
Auch nachts, vor allem während des akuten Stadiums, können sehr heftige Schmerzen bestehen. Bei länger anhaltenden Affektionen kommt es zu Kraftminderung des M. infraspinatus und des M. supraspinatus; später auch zu – sichtbarer – Atrophie.
Passive horizontal ausgeführte Adduktion ist äußerst schmerzhaft, da hierbei der Nerv gedehnt wird.

Perineurale Injektion von Triamcinolonacetonid 10 mg/ml im Abstand von jeweils zwei Wochen – 2- bis 4mal in die Incisura scapulae (cave A. suprascapularis).
Bei unzureichendem Ergebnis wird das Lig. transversum scapulae superius operativ entfernt.

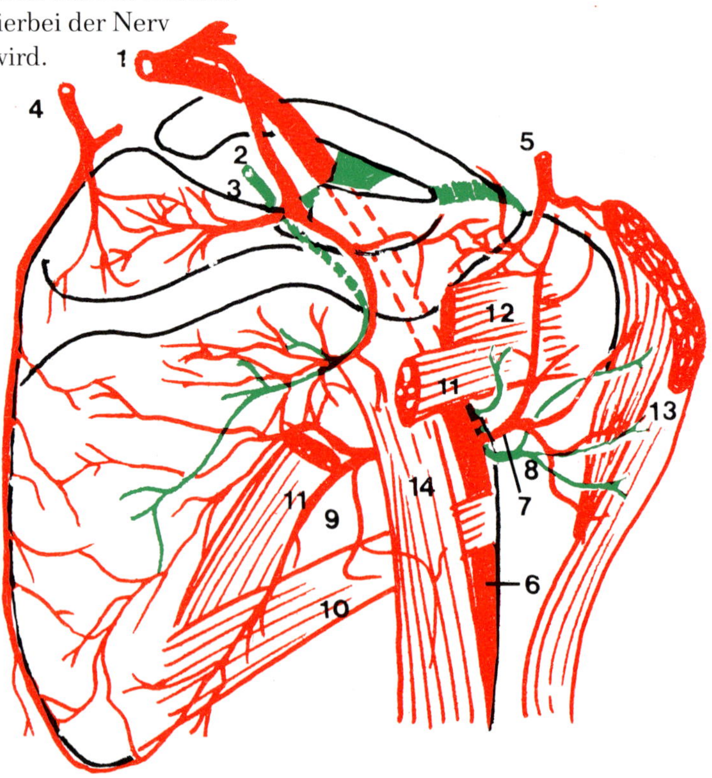

Abbildung 3.9
Der N. suprascapularis.

1. *A. subclavia*
2. *A. suprascapularis*
3. *N. suprascapularis*
4. *A. scapularis descendens*
5. *A. thoracoacromialis*
6. *A. axillaris*
7. *A. circumflexa humeri posterior*
8. *N. axillaris*
9. *A. thoracodorsalis*
10. *M. teres major*
11. *M. teres minor*
12. *M. infraspinatus*
13. *M. deltoideus*
14. *M. triceps brachii*

Affektion	*Klinischer Befund*	*Therapie*
17. SCHÄDIGUNG DES N. THORACICUS LONGUS (C5, C6, C7)		
Läsionen dieses Nerven treten nicht allzu selten auf. Gewöhnlich entsteht diese Affektion durch das Tragen schwerer Lasten auf der Schulter oder durch langes Tragen eines (schweren) Rucksackes («Rucksacklähmung»). Manchmal findet man diese Schädigung bei Menschen, die sehr schwere körperliche Arbeit verrichten. *Folge:* Ausfall des M. serratus anterior.	Die einzigen Beschwerden bestehen meistens in vagen, unbestimmten Schmerzen im Nacken-Skapula-Gebiet, aber bei der Bewegungsuntersuchung der Schulter fällt auf, daß die Elevation des Armes nicht vollständig durchgeführt werden kann. Fordert man den Patienten auf, sich mit beiden Händen gegen eine Wand zu stützen, wobei die Ellenbogen gestreckt gehalten werden müssen, so fällt (meistens einseitig) eine Scapula alata auf – die Skapula entfernt sich dorsal von der Thoraxwand und rückt etwas dichter in die Nähe der Wirbelsäule, während der Angulus inferior etwas nach medial gedreht ist.	Therapeutische Maßnahmen haben keinen Einfluß auf die Heilung. Letztlich ist die Prognose gut, jedoch kann es bis zur vollständigen Heilung bis zu zwei Jahren dauern.

Affektion	*Klinischer Befund*	*Therapie*
18. SCHÄDIGUNG DES N. ACCESSORIUS		
Der N. accessorius ist der 11. Hirnnerv; er innerviert den M. sternocleidomastoideus und den M. trapezius. Der M. trapezius wird zugleich durch die Wurzeln von C3 und C4 innerviert. Klinisch unterscheidet man zwischen einer Parese des N. accessorius, bei der sowohl der M. sternocleidomastoideus wie der M. trapezius (vornehmlich dessen Pars descendens) betroffen sind, und einer Parese des N. accessorius, bei der nur die Pars descendens des M. trapezius betroffen ist. Im erstgenannten Fall muß man immer mit schwerwiegenden Erkrankungen wie Neoplasmen im Bereich der Schädelbasis oder in der Umgebung des Foramen occipitale magnum rechnen. Auch traumatisch kommt diese Affektion vor. Viel häufiger hingegen findet man, daß nur der M. trapezius	– Pars descendens – betroffen ist. Auffallend ist die veränderte Stellung des Schulterblattes, das eine Innenrotation erfahren hat (der Angulus inferior weist mehr in die Richtung der Wirbelsäule, während der Angulus superior mehr lateralwärts zeigt. Das ganze Schulterblatt hebt sich mehr von der Wirbelsäule ab). Es besteht eine Schwäche, jedoch kein Ausfall des M. trapezius – Pars descendens –, und die aktive Elevation des Armes ist manchmal endständig etwas verringert. Vielfach gibt der Patient nur vage – unbestimmte – Nacken-Schulter-Schmerzen als einzige Beschwerden an. Eine Schädigung des N. accessorius wird vor allem postoperativ nach Entfernung von Lymphomen am hinteren	Rand des M. sternocleidomastoideus festgestellt. Therapieversuche bleiben erfolglos. Die Prognose ist schlecht, da nur selten Heilung eintritt.

Affektion	*Klinischer Befund*	*Therapie*
19. POLYMYALGIA RHEUMATICA		
Diese seltene Affektion kommt bei Patienten über 60 Jahren vor; anfangs stehen die Schulterbeschwerden im Vordergrund. Die Ätiologie ist unbekannt.	Der Patient klagt über Schmerzen und Steifheit in beiden Schultern und Hüften. Der Beginn ist meistens akut, gewöhnlich mit Schulterbeschwerden. Die Affektion tritt in 30% der Fälle gemeinsam mit einer *Arteriitis temporalis* auf. Diese Affektion muß unbedingt erkannt werden, da sonst die Blutversorgung des Auges beeinträchtigt wird und eine *irreversible Sehverschlechterung* die Folge sein kann. Man muß daher auch bei Verdacht auf diese Affektion immer nach Kopfschmerzen und Visusstörungen fragen. Die Krankheit geht mit Allgemeinsymptomen wie Appetitlosigkeit, Gewichtsabnahme, schlechtem Allgemeinbefinden einher. Die Blutsenkung ist erhöht, ebenso die Aktivität der alkalischen Phosphatase im Blut.	Spezialistisch. Meistens wird schnell mit der Verabreichung von Kortikosteroiden per os begonnen.

Literaturverzeichnis

(Schultergelenk)

1. Cyriax, J.: Textbook of orthopaedic medicine. Vol. I. Diagnosis of soft tissue lesions.
   Baillière Tindall, London 1978.
2. Gray's Anatomy. 36th Edition.
   Churchill Livingstone, Edingburgh-London-Melbourne-New York 1980.
3. Greep, J. M., Lemmens, H. A. J., Roos, D. B., Urschel, H. C.: Pain in shoulder and arm.
   Martinus Nijoff Publishers, The Hague-Boston-London 1979.
4. Ha'Eri, G. B., Wiley, A. M.: Advancement of the supraspinatus muscle in the repair of ruptures of the rotator cuff.
   Journal of Bone and Joint Surgery **63-A**, No. 2, 232–237 (1981).
5. Hirschfeld, P., Winkel, D.: Die Schulter. Perimed-Verlag, Erlangen 1984.
6. Kennedy, J. C., Hawkins, R. J.: Swimmer's shoulder.
   The physician and sportsmedicine **2**, No. 4, 34–38 (1974).
7. Kessel, L.: Clinical disorders of the shoulder.
   Churchill & Livingstone, New York-London 1982.
8. Kessel, L. Watson, M.: The painful arc syndrome.
   Journal of Bone and Joint Surgery **59-B**, No. 2, 166–172 (1977).
9. Kingma, M. J., Schouderpijn.
   Nederlands Tijdschrift voor Geneeskunde **120**, nr. 8, 325–337 (1976).
10. Leyshon, A., Kessel, L.: Posttraumatic osteolysis of the distal clavicle.
11. Macnab, I.: Rotator cuff tendinitis.
    Annals of the Royal College of Surgeons of England **53**, 271–287 (1973).
12. Neer, C. S. H.: Anterior acromioplasty for the chronic impingement syndrome in the shoulder.
    Journal of Bone and Joint Surgery **54-A**, 41–50 (1972).
13. Oostendorf, R. A. B.: Ooorzakelijke factoren, onderzoek en behandeling van de periarthritis humeroscapularis.
    Nederlands Tijdschrift voor Fysiotherapie, 9, 1980, S. 264.
14. Penny, J. N., Welsh, R. P.: Shoulder impingement syndrome in athletes and their management.
    American Journal of Sports Medicine **9**, No. 1 (1981).
15. Petersson, C. J., Gentz, C. F.: Ruptures of the supraspinatus tendon.
    Clinical Orthopaedics and Related Research, No. 174, April (1983).
16. Protzman, R. R.: Anterior Instability of the Shoulder.
    Journal of Bone and Joint Surgery **62-A**, No. 6, September (1980).
17. Rathbun, J. B., Macnab, I.: The microvascular pattern of the rotator cuff.
    Journal of Bone and Joint Surgery **52-B**, 533–540 (1970).
18. Rothman, R. H., Marvel, Jr. J. P., Heppenstal, R. B.: Anatomic considerations in the glenohumeral joint.
    Orthopaedic Clinics of North America **6**, No. 2 (1975).
19. Rowe, C. R., Zarins, B.: Recurrent transient subluxation of the shoulder.
    Journal of Bone and Joint Surgery **63-A**, No. 6, 863–871 (1981).
20. Sahlstrand, T., Säve-Söderbergh, J.: Subacromial bursitis with loose bodies as a cause of refractory painful arc syndrome.
    Journal of Bone and Joint Surgery **62-A**, No. 7, 1194–1196 (1980).
21. Samilson, R. L., Prieto, V.: Dislocation arthropathy of the shoulder.
    Journal of Bone and Joint Surgery **65-A**, No. 4, April (1983).

22. Simon W. H.: Soft tissue disorders of the shoulder.
Orthopaedic Clinics of North America **6**, No. 2 (1975).
23. Stenvers, J. D., Overbeek, W. J.: Bestaat bij de frozen shoulder toch ook een benige beperking?
Nederlands Tijdschrift voor Geneeskunde **122**, nr. 30, 1081–1087 (1978).
24. Stenvers, J. D., Overbeek, W. J.: Het kissing coracoid.
De Tijdstroom Lochem, Poperinge 1981.
25. Sugahara, L.: Electromyographic study on shoulder movements.
Annual Congress of the Japanese Orthopaedic Association, 1974.
26. Vleeming, A., Winkel, D.: Schematisch handboek voor onderzoek en behandeling van weke delen aandoeningen van het bewegingsapparaat, deel 1 – anatomie in vivo.
Nederlandse Akademie voor Orthopedische Geneeskunde, 1982.

4

Ellenbogen

Kapselmuster

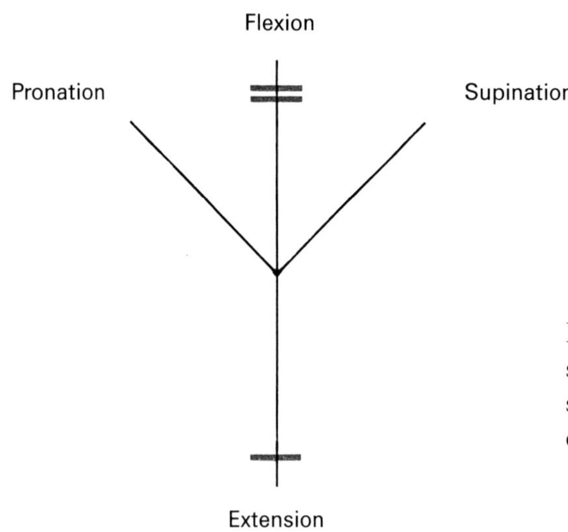

Pronation und Supination sind im Frühstadium schmerzfrei und nicht eingeschränkt.

Beispiel für ein nicht-kapsuläres Muster

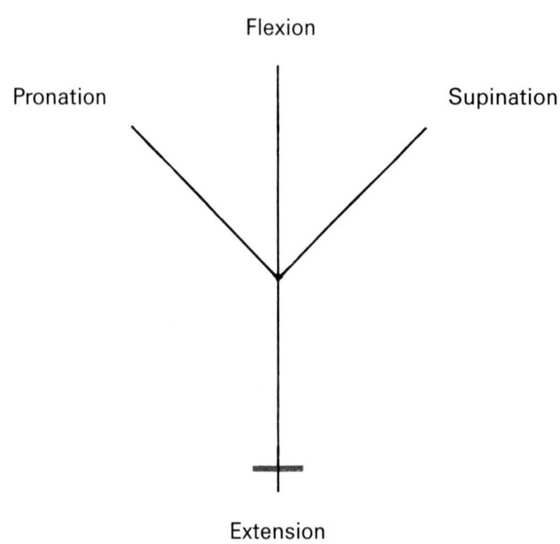

= freier Gelenkkörper (Corpus liberum)

Untersuchung des Ellenbogengelenkes

Schmerzen in der Umgebung des Ellenbogengelenkes haben meistens eine lokale Ursache. Läßt auch die Anamnese auf ein örtliches Problem schließen, so wird gewöhnlich mit der Untersuchung des Ellenbogengelenkes begonnen. Fällt das Ergebnis dieser Untersuchung negativ oder zweifelhaft positiv aus, so muß man sowohl die Halswirbelsäule wie das Gebiet der oberen Thoraxapertur und die Schulter untersuchen.
In manchen Fällen können Affektionen im Bereich des Handgelenkes eine Schmerzfortleitung nach proximal bewirken, und daher muß auch eine Untersuchung des Handgelenkes stattfinden. Man denke immer an die Möglichkeit einer Kompressionsneuropathie der oberen Extremität (Siehe S. 105).

Anamnese

1. Alter?

2. Beruf, Hobby (Sport)?

3. Welches sind die Beschwerden?
   Schmerzen?
   Parästhesien?
   Kraftminderung?
   Sensibilitätsstörungen?
   Gelenksperren?
   Bewegungseinschränkung?

4. Seit wann bestehen die Beschwerden, und was ist ihre Ursache?
   Hat ein Trauma stattgefunden?
   Traten die Schmerzen nach Überlastung auf?
   Unmittelbar danach oder (viel) später?
   Ist keine Ursache erkennbar oder bekannt?
5. Wo sind die Beschwerden lokalisiert?
   Lokal?
   Strahlen die Schmerzen aus?

6. Wann treten die Beschwerden auf?
   Bei Bewegung (des Ellenbogens, der Schulter oder des Nackens)?
   Tagsüber in Ruhe?
   Nachts in Ruhe?

7. Bestehen noch andere (Gelenk-)beschwerden?

8. Wird der Patient medikamentös behandelt (Antikoagulantien)?

9. Wurde der Patient bereits früher behandelt? Ergebnis?

Inspektion
(Siehe Band 1, Anatomie in vivo.)

Vergleichen Sie die Stellung des Ellenbogens und seiner Konturen mit der gesunden Seite. Besteht eine Valgusstellung oder Rekurvation des Gelenkes? Vergleichen Sie die Farbe und Beschaffenheit der Haut.

Palpation

Vor der Funktionsuntersuchung

Achten Sie auf Wärme (Überwärmung), und palpieren Sie in Höhe des Radiusköpfchens und an der Vorderseite des Epicondylus humeri medialis nach einer eventuellen Schwellung und synovialen Verdickung (erstes Zeichen einer traumatischen Arthritis).

Funktionsuntersuchung

Siehe Beschreibung der entsprechenden anzuwendenden Handgriffe und Ausführung der folgenden Tests Band 1, Anatomie in vivo.

Klagt der Patient zu diesem Zeitpunkt über Schmerzen? Falls ja, verändern sich die Schmerzen während der Funktionsprüfung?

Vergleichen Sie stets die erkrankte mit der gesunden Seite!

Passive Bewegungen

Extension: Schmerzen und Bewegungseinschränkung können infolge eines Kapselmusters, eines Corpus liberum oder einer Myositis ossificans bestehen.

Flexion: Schmerzen und Bewegungseinschränkung können Folge derselben Affektionen wie unter Extension beschrieben sein. Bei einem Kapselmuster ist die Flexion am stärksten eingeschränkt.

Supination: Schmerzen und Bewegungseinschränkung sind meistens Folge einer Fraktur oder (Sub)luxation des Radiuskopfes oder einer Kontusion oder Arthrose des proximalen Radioulnargelenkes.

(Articulatio/Syndesmosis/radioulnaris – Bandhafte zwischen Speiche und Elle).

Pronation: Schmerzen können Folge einer Insertionstendopathie des M. biceps brachii sein; Schmerzen und Bewegungseinschränkung sind Folge einer Fraktur des Radiuskopfes (Caput radii).

Widerstandstests

Extension: Falls schmerzhaft, M. triceps brachii oder M. anconeus.

Flexion: Falls schmerzhaft, M. biceps brachii, selten M. brachialis oder M. brachioradialis.

Supination: Falls schmerzhaft, M. biceps brachii, manchmal bei Tennisellenbogen, selten der M. supinator, gelegentlich Kompression des N. radialis in oder unter dem M. supinator.

Pronation: Falls schmerzhaft, Golferellenbogen, manchmal der M. pronator teres oder Kompression des N. medianus zwischen den Köpfen des M. pronator teres.

Dorsalflexion des Handgelenkes:* Falls schmerzhaft, Tennisellenbogen.

*Palmarflexion des Handgelenkes**: Falls schmerzhaft, Golferellenbogen.*

Palpation

Nach der Funktionsuntersuchung
(Siehe Band 1, Anatomie in vivo.)

Die Struktur, die wahrscheinlich für die Beschwerden verantwortlich gemacht werden muß, wird nun sorgfältig palpiert.
Wiederum wird jetzt, ebenso wie *vor* der Funktionsuntersuchung, auf Wärme (Überwärmung), eventuelle Schwellung und synoviale Verdikkung palpiert.

Spezifische Tests

Diese müssen bei einer Reihe von Affektionen zum Zwecke der weiteren Differenzierung ausgeführt werden (siehe z. B. Tennisellenbogen).

Mögliche ergänzende Untersuchungen

Röntgen.
Laboruntersuchung.

* Beide Bewegungen mit gestrecktem Ellenbogengelenk prüfen, da dann sowohl die Flexoren wie die Extensoren des Handgelenkes bzw. der Hand etwas stärker gedehnt werden.

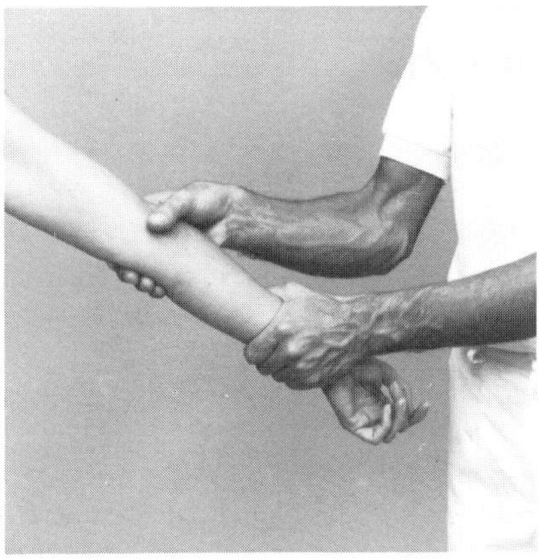

Passive Extension.

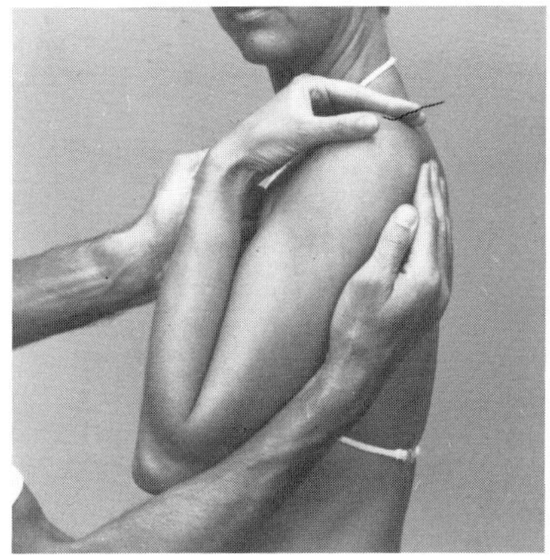

Passive Flexion.

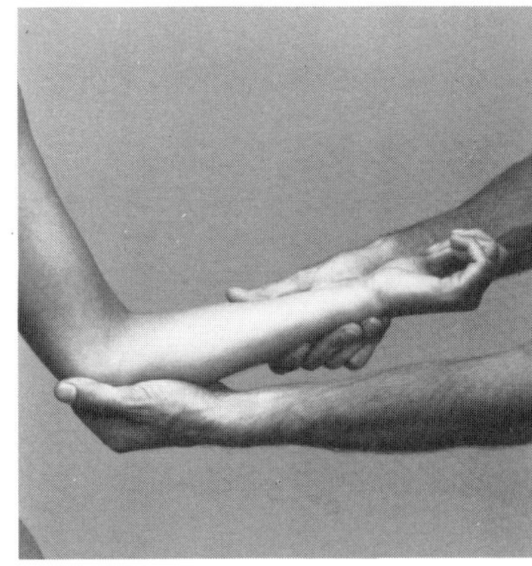

Passive Supination.

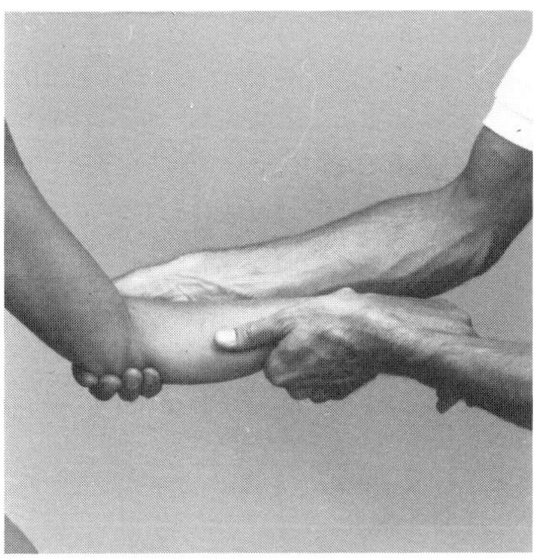

Passive Pronation.

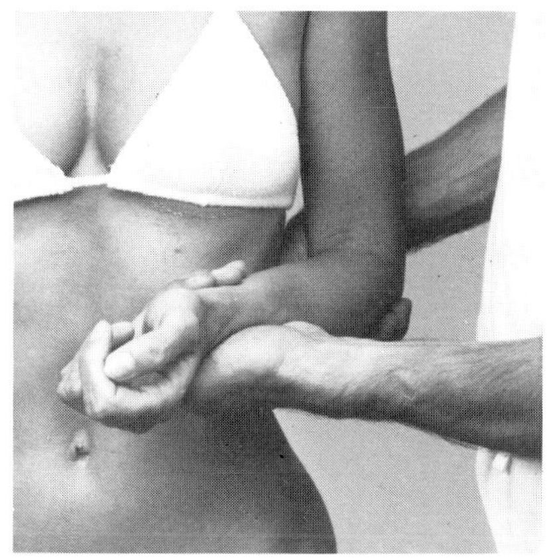

Extension gegen Widerstand (isometrische Extension).

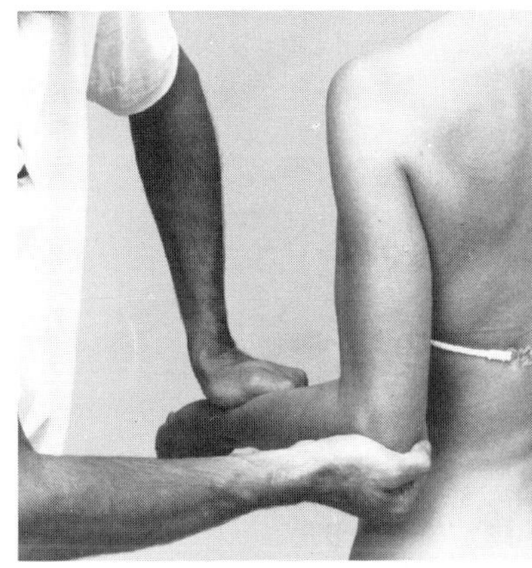

Flexion gegen Widerstand (isometrische Flexion).

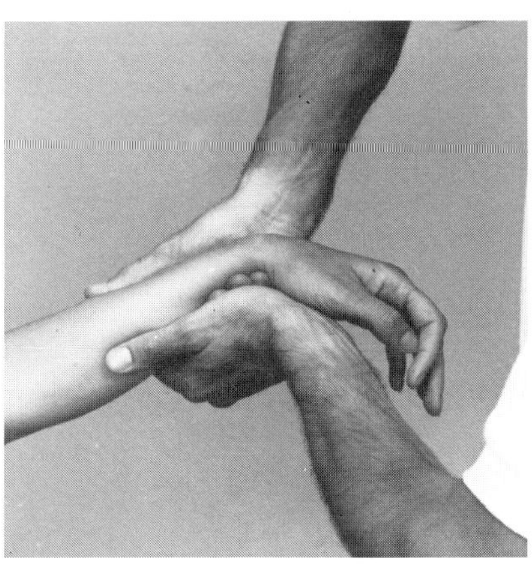

Supination gegen Widerstand (isometrische Supination).

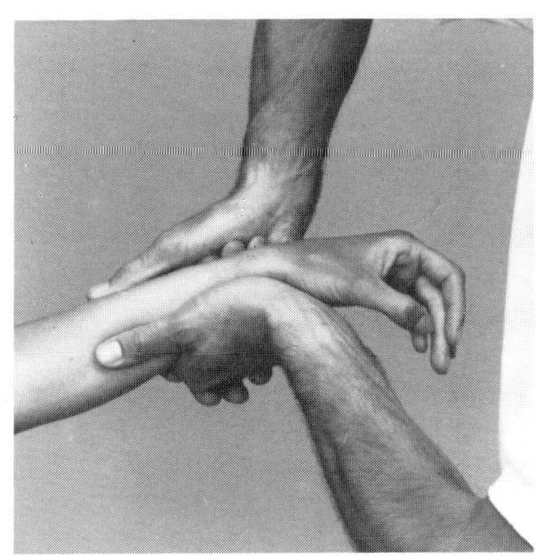

Pronation gegen Widerstand (isometrische Pronation).

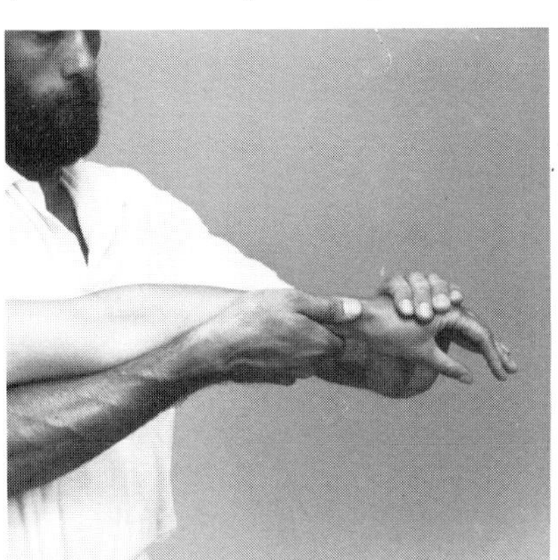

Dorsalflexion des Handgelenks gegen Widerstand (isometrische Dorsalflexion)

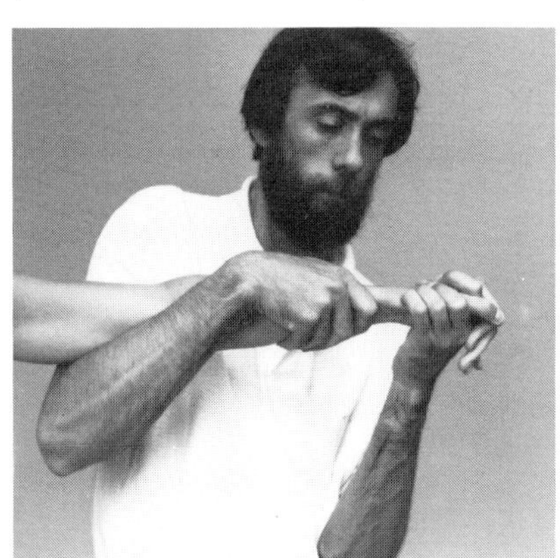

Volarflexion des Handgelenks gegen Widerstand (isometrische Volarflexion).

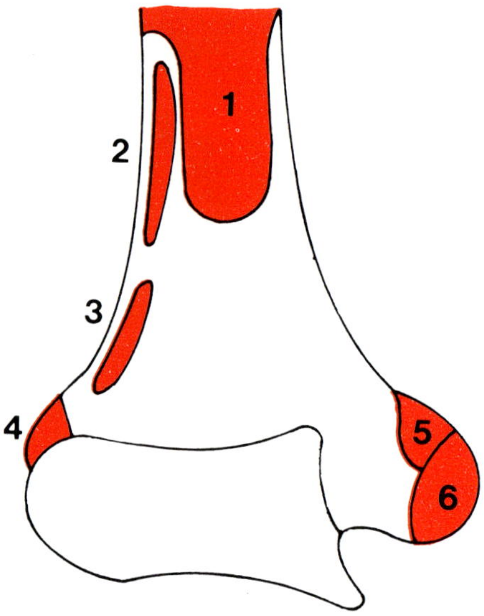

Rechter Humerus – ventral.

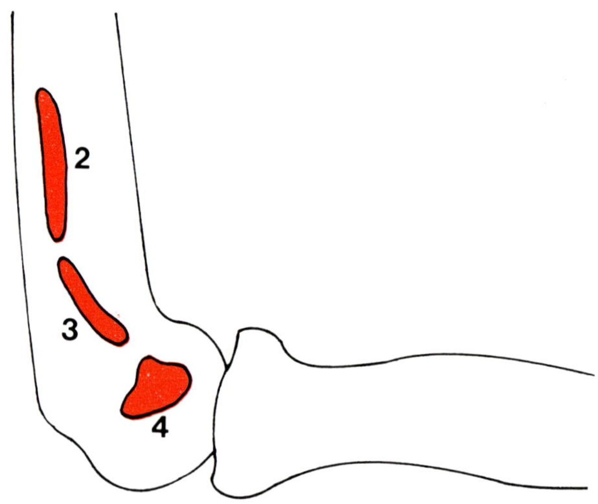

Rechter Radius und rechte Ulna – ventral.

Abbildung 4.1
Die wichtigsten Muskelursprünge und -ansätze im Bereich des Ellenbogengelenkes.

1. *M. brachialis*
2. *M. brachioradialis*
3. *M. extensor carpi radialis longus*
4. *M. extensor carpi radialis brevis (sowie M. extensor digitorum, M. extensor carpi ulnaris und M. supinator)*
5. *M. pronator teres*
6. *Ursprung sämtlicher Volarflexoren des Handgelenks*
7. *M. biceps brachii*
8. *M. supinator*
9. *M. triceps brachii*

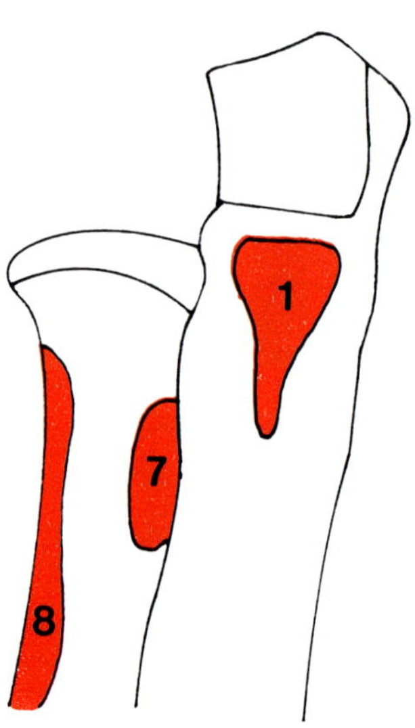

Rechter Humerus und Radius – lateral.

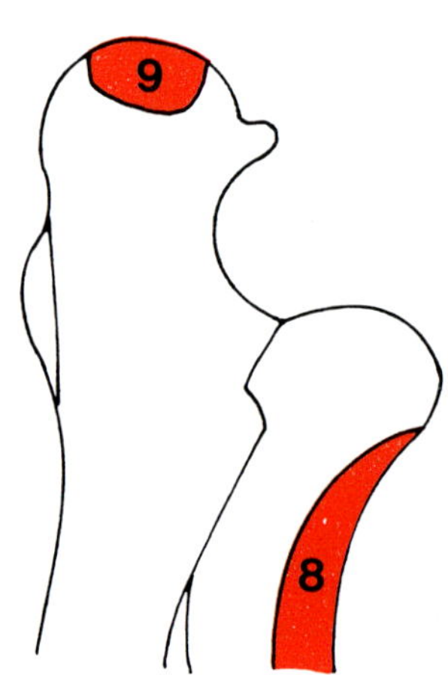

Rechter Radius und rechte Ulna – dorsal.

Erkrankungen des Ellenbogengelenkes

Affektion	*Klinischer Befund*	*Therapie*
1. TRAUMATISCHE ARTHRITIS		
Diese entsteht nach einem Trauma und hat eine Reizung der Synovialis zur Folge.	Diffuse Schmerzen im Ellenbogengelenk. Bewegungseinschränkung der Flexion stärker als der Extension, während die Rotationen schmerzlos sind (Kapselmuster). Ist die Rotation (Pronation und Supination) dennoch schmerzhaft, so besteht die große Wahrscheinlichkeit einer Radiuskopffraktur.	Bei Erwachsenen führt eine intraartikuläre Injektion von 2 ml Triamcinolonacetonid 10 mg/ml sehr schnell zu gutem Erfolg. Eine eventuelle zweite Injektion wird nach einer Woche verabreicht. Nach jeder Injektion wird der Arm drei Tage lang in einer Mitella gehalten (ruhiggestellt). Bei Kindern wird nach einer Woche Ruhigstellung (Mitella) mit vorsichtigem aktiven und passiven Mobilisieren begonnen (keine Injektionen!).
2. DISTORSION		
Diese kann eine Überdehnung oder partielle Ruptur bewirken von: a) dem radialen kollateralen Ligament (Varustrauma); b) dem ulnaren kollateralen Ligament (Valgustrauma); c) der vorderen Kapsel, vornehmlich des ulnaren Anteils (Hyperextensionstrauma).	Wie 1, außerdem: Schmerzen, eventuell kombiniert mit abnormer Beweglichkeit bei passivem Varisieren (a), Valgisieren (b) und Extension (c).	Wie 1. Sobald die Arthritiserscheinungen abgeklungen sind, muß mit vorsichtiger Mobilisierung begonnen werden. Bei deutlicher Instabilität: spezialistische Behandlung.
3. (SUB)LUXATION		
Mögliche Komplikationen: Distale Humerusfrakturen (vor allem bei Kindern); Gefäß- und Nervenläsionen; Volkmannsche Kontraktur.	Wenn die Luxation noch besteht: Heftige Schmerzen, abnorme Stellung und Form (Kontur) des Gelenkes und Functio laesa. Ist die Luxation bereits wieder behoben, so gleicht der Befund demjenigen, den man bei Distorsionen erhebt (siehe 2.).	Reposition, möglichst nach Röntgenbefund. Nach Reposition: Nach einer Immobilisationsperiode vorsichtige aktive und passive Mobilisierung.

Affektion	*Klinischer Befund*	*Therapie*
4. ANDERE ALS TRAUMATISCHE ARTHRITIDEN		
Von den vielen Ursachen, die Arthritiden auslösen, können die meisten auch das Ellenbogengelenk betreffen. Siehe weiter S. 27.		
5. ARTHROSE		
Vor allem nach dem 45. Lebensjahr nimmt die Häufigkeit von Arthrosen des Ellenbogengelenkes stark zu. Die Krankheit tritt häufig doppelseitig (bilateral) auf. Kommt dieses Leiden bei jüngeren Menschen vor, so handelt es sich fast immer um die Folge eines Traumas.	Der Patient hat meistens keine Schmerzen. Man findet eine Einschränkung der Extension um 5–10° und eine Einschränkung der Flexion um 10–20° (Kapselmuster). Das Endgefühl ist sowohl bei Extension wie bei Flexion knochenhart. Häufig ist eine deutliche Krepitation wahrzunehmen.	Falls nicht durch Überlastung eine traumatische Arthritis aufgetreten ist (siehe unter 1.) oder das Gelenk durch Corpora libera irritiert wird (siehe unter 4.), wird auf eine Therapie verzichtet.
6. OSTEOCHONDRITIS DISDSECANS		
Es handelt sich um eine aseptische Nekrose des subchondralen Knochens. Die Folge ist häufig eine Ablösung des subchondralen Knochens mit seiner Knorpelumkleidung, dem darüberliegenden Gelenkknorpel. Auch nach einem Trauma kann eine Osteochondritis dissecans entstehen. Zwischen dem 15. und 20. Lebensjahr wird diese Krankheit beobachtet, bei Männern erheblich häufiger als bei Frauen.	Beschwerden entstehen gewöhnlich erst, nachdem sich das Fragment (Dissekat) abgelöst hat. Der Patient gibt meistens lokalen Schmerz an, vor allem während Belastung. Manchmal entsteht nach Belastung eine akute Gelenkblutung. Die Schmerzen können auch chronischen Charakter besitzen und mit rezidivierendem Hydrops oder chronischen Synoviitiserscheinungen einhergehen. Der Patient erlebt eine plötzliche Blockierung im Gelenk (Gelenksperre). Anschließend halten in den meisten Fällen Bewegungseinschränkung und Schmerz einige Tage an.	Operativ. Ist das Gelenk während der Untersuchung in hinderlichem Maße blockiert, so kann eine Manipulation unter Traktion (Zug) (zeitweilige) Besserung bewirken.
Differentialdiagnose: Osteochondromatose, Osteoarthrose und arthrogene Neuropathie («Charcot»-Gelenktabische Arthropathie).	Manchmal besteht nur eine Bewegungseinschränkung, die sowohl schmerzhaft als auch schmerzfrei sein kann; sowohl die Flexion wie die Extension kann eingeschränkt sein, meistens jedoch nicht beide Bewegungen zugleich.	

Affektion	Klinischer Befund	Therapie
7. CORPUS LIBERUM BEI ERWACHSENEN		
Handelt es sich nicht um eine der zuvor beschriebenen Affektionen (5. und 6.), so kann dennoch eine Gelenkmaus vorhanden sein, die röntgenologisch zu erkennen sein kann, sich aber auch dem röntgenologischen Nachweis entziehen kann. Die Ursache kann traumatischer Natur sein, doch trifft dies nicht in allen Fällen zu, und man muß sich mit der Feststellung einer unbekannten Ursache begnügen.	Schmerzattacken im Ellenbogengelenk, vor allem bei Bewegungen. Häufig Schmerzlokalisation lateral. Differentialdiagnostische Abklärung gegenüber Tennisellenbogen! Je nach der Lokalisation der Gelenkmaus kann die Extension oder Flexion eingeschränkt und schmerzhaft sein (siehe Abb. 4.2). Endgefühl: oft weich-federnd bei Extension und (zu) hart bei Flexion.	Die Manipulation ist in den meisten Fällen sehr zweckmäßig und erfolgreich, vor allem, wenn die Extension eingeschränkt ist. Tritt (zu) häufig ein Rezidiv auf, so ist die Arthrotomie indiziert.

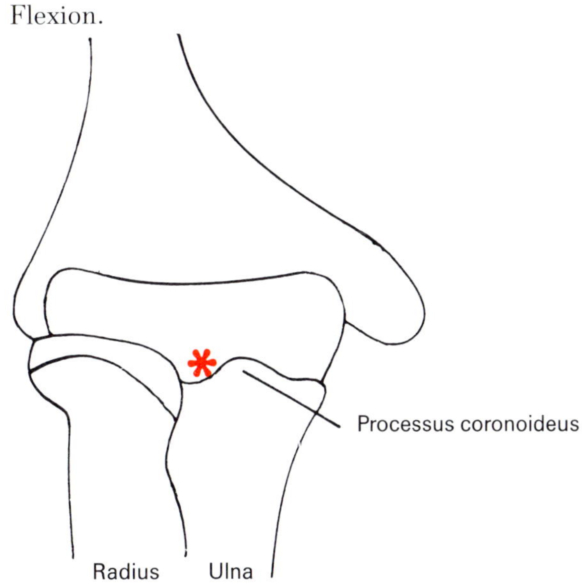

Rechtes Ellenbogengelenk – ventral

* Sitz des freien Gelenkkörpers (Corpus liberum) bei Einschränkung der Flexion.

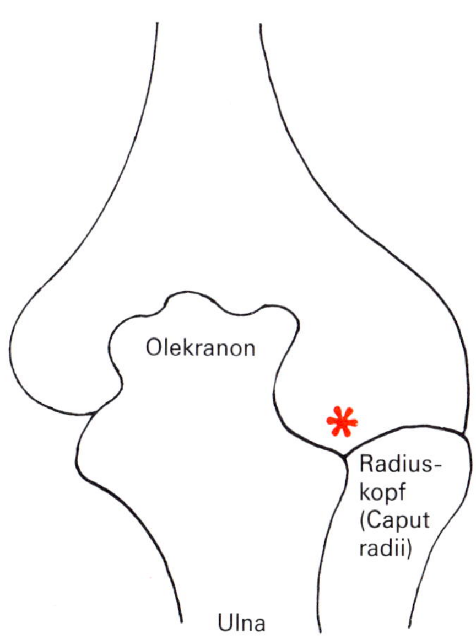

Abbildung 4.2
Rechtes Ellenbogengelenk – dorsal

* Sitz des Corpus liberum bei Einschränkung der Extension.

Affektion	*Klinischer Befund*	*Therapie*
8. OSTEOCHONDROMATOSE		
Diese Krankheit beruht auf einer knorpeligen Metaplasie der Membrana synovialis, in welcher später eine Knochenbildung auftritt. So können zahlreiche chondrale oder osteochondrale Corpora libera entstehen. Bei Männern kommt die Affektion doppelt so häufig vor wie bei Frauen, vor allem zwischen dem 25. und 50. Lebensjahr.	Es bildet sich eine schmerzhafte Gelenkschwellung, wobei es oft zur Flexions- oder Extensionsblockierung des Ellenbogengelenkes kommt. Die Diagnose wird durch eine Biopsie gesichert.	Operativ; Entfernung der Corpora libera oder Synovektomie.
9. SUBLUXATION DES CAPUT RADII (RADIUSKÖPFCHENS) BEI KINDERN (BIS CA. 8 JAHREN) (CHASSAIGNAC-SYNDROM)		
Durch Traktion des Vorderarms (Eltern schwingen das Kind im Kreise oder zerren am Arm des Kindes, wenn dieses «nicht schnell genug mitläuft»), subluxiert der Radiuskopf aus dem Lig. anulare radii. Andere Ursachen sind Traumen bei Kontaktsportarten – Judo usw.	Schmerzen an der Radialseite des Ellenbogengelenkes und häufig auch im Handgelenk. Das Kind hält den Ellenbogen in Flexion von 90°. Die Extension ist um ungefähr 20° eingeschränkt, es besteht ein gummiartiges Endgefühl.	Die manipulative Rückführung in die physiologische Stellung wird im allgemeinen schnell erreicht. Der um 90° gebeugte Ellenbogen wird an der Dorsalseite durch eine Hand des Therapeuten unterstützt. Die andere Hand drängt vom Handgelenk her den Radius in Richtung des Ellenbogens und führt gleichzeitig eine schnelle, wiederholte Pronation und Supination des Vorderarmes aus. Die Rückführung in die physiologische Stellung findet während maximaler Supination statt und manifestiert sich deutlich durch ein Klickphänomen.
10. AFFEKTIONEN DES M. BRACHIALIS		
Affektionen dieses Muskels sind sehr selten. Cave Myositis ossificans. Siehe auch 11.	Ebenso wie bei Affektionen des M. biceps brachii werden die Schmerzen an der Vorderseite des distalen Anteils des Oberarms angegeben. Die Flexion des Ellenbogens gegen Widerstand ist schmerzhaft, die Supination hingegen nicht. Mittels Palpation wird die exakte Lokalisation der Läsion festgestellt; diese befindet sich meistens in Höhe der Sehne des M. biceps brachii.	Gewöhnlich sind 4 bis 6 Behandlungen mit tiefer Querfriktion ausreichend, um die Beschwerden vollständig abklingen zu lassen.

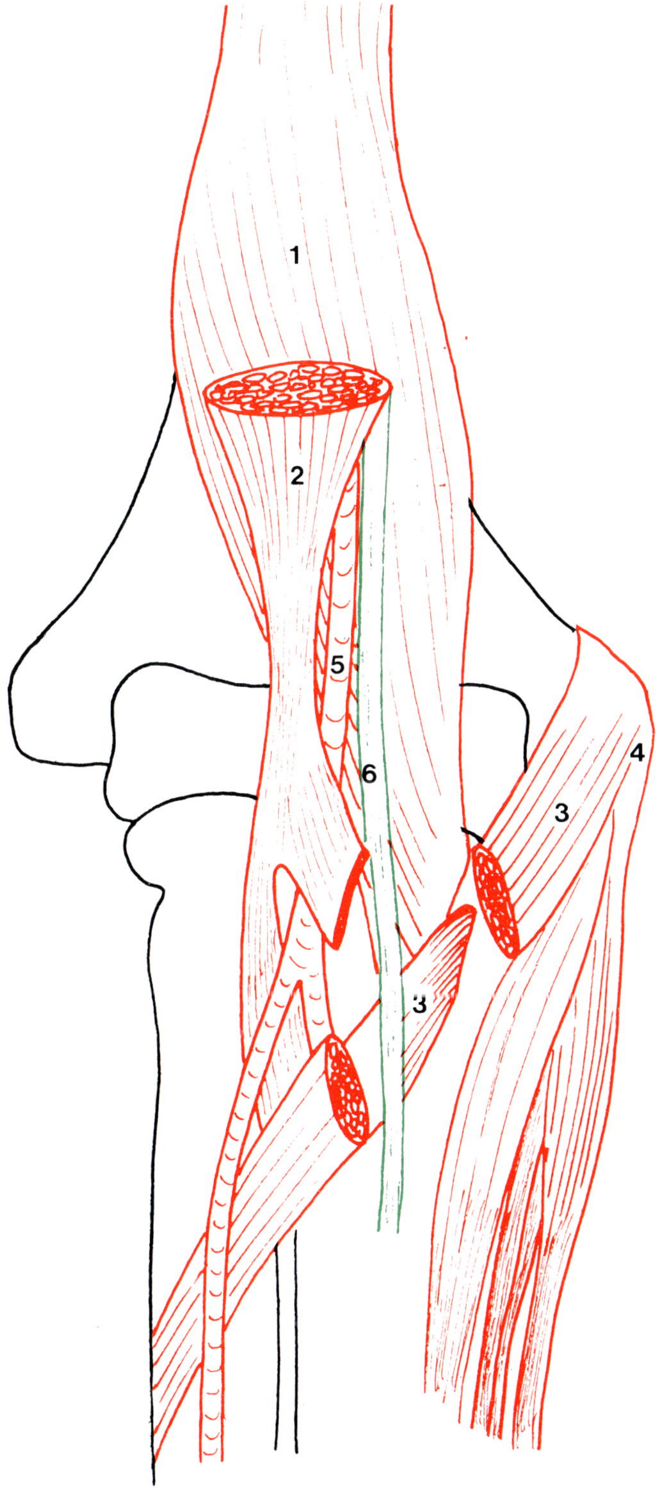

Abbildung 4.3
Die Ventralseite des Ellenbogengelenkes.

1. *M. brachialis*
2. *M. biceps brachii*
3. *M. pronator teres*
4. *Ursprung der Flexoren des Handgelenkes*

5. *A. brachialis*
6. *N. medianus*

Affektion	*Klinischer Befund*	*Therapie*
11. MYOSITIS OSSIFICANS		
Die Myositis ossificans entsteht im Ellenbogenbereich fast immer im M. brachialis und ist gewöhnlich Folge eines Traumas. Bei schwerwiegenden neurologischen Affektionen, die mit Parese oder Paralyse des Armes einhergehen, entsteht in manchen Fällen innerhalb kurzer Zeit (einige Wochen) eine Knochenbildung im M. brachialis.	Nach einem Trauma empfindet der Patient Schmerzen im mittleren Drittel des Oberarms an der Ventralseite. Nach einigen Wochen bis ca. einem Monat kann eine Bewegungseinschränkung eintreten, die sowohl die Flexion wie die Extension betrifft. Bei einer ausgeprägten Myositis ossificans (auf dem Röntgenbild erkennbar) ist aus einer Flexionsstellung des Ellenbogens von 90° nur noch eine geringgradige Extension und ebenfalls nur eine minimale Flexion möglich. Die isometrische Flexion (Flexion gegen Widerstand) ist oft schwach und schmerzhaft.	Man kennt (noch) keine wirksamen therapeutischen Maßnahmen. Gewöhnlich bildet sich die Affektion im Laufe von etwa 2 Jahren spontan zurück.
12. AFFEKTIONEN DES M. BICEPS BRACHII		
Die Erkrankungen der Sehne des Caput longum des M. biceps brachii wurden bereits beim Schultergelenk behandelt. In Höhe des Ellenbogengelenkes kann der Muskel an verschiedenen Stellen betroffen sein. a) *Affektionen des Muskelbauches*		
Erst- oder zweitgradige Zerrung (Überdehnung) (siehe S. 32), meistens an der Dorsalseite b) *Der Sehnen-Muskel-Übergang* Meistens eine erstgradige Zerrung (Überdehnung)	Der Patient gibt die Schmerzen im allgemeinen genau an der richtigen Stelle an, d. h. daß die Lokalisierung der Schmerzen mit dem Ort der Verletzung übereinstimmt. Flexion und Supination des Ellenbogens gegen Widerstand sind schmerzhaft. Auch hier werden die Schmerzen meistens in Höhe der Verletzungsstelle angegeben. Ebenso wie bei der Affektion im Bereich des Muskelbauches sind auch hier Flexion und Supination des Ellenbogens gegen Widerstand schmerzhaft.	In akuten Fällen hilft Infiltration mit einem Lokalanästhetikum; besteht die Affektion jedoch bereits länger, so ist tiefe Querfriktion gewöhnlich schnell erfolgreich. Unbehandelt kann die Affektion einige Jahre andauern. Tiefe Querfriktion ist im allgemeinen schnell wirksam.

Affektion	*Klinischer Befund*	*Therapie*

c) *Die tenoossale Insertion (Ansatz)*

Affektion	*Klinischer Befund*	*Therapie*
Unter allen Verletzungen des M. biceps, die sich in Höhe des Ellenbogengelenkes ereignen können, wird die Insertionstendopathie am häufigsten beobachtet.	Wenn die tenoossale Insertion betroffen ist, so sind die Schmerzen im allgemeinen ziemlich heftig und können über die Ventralseite des Vorderarms bis zum Handgelenk hin ausstrahlen. Flexion und Supination des Ellenbogens gegen Widerstand sind schmerzhaft, ebenso passive Pronation bei Bewegungsende (endständig) (Ellenbogen in Flexionshaltung von 90°). Dieses erklärt sich aus der Tatsache, daß die geschwollene Sehneninsertion bei Pronation auf der Tuberositas radii gegen die Ulna anstößt.	Querfriktion und Dehnungen sind möglich, jedoch heilt diese Affektion nicht allzu schnell. Die Infiltration von 1 ml Triamcinolonacetonid 10 mg/ml ist gewöhnlich sehr wirksam. Diese Infiltration wird so ausgeführt, daß sich der Vorderarm bei gestrecktem Ellenbogen in maximaler Pronation befindet. Die Nadel wird an der Dorsalseite des Ellenbogens eingeführt – keineswegs an der Vorderseite, um ein eventuelles Anstechen der hier verlaufenden A. brachialis zu vermeiden. Nach der Infiltration muß der Patient den Arm drei Tage lang in einer Mitella tragen.

13. AFFEKTIONEN DES M. TRICEPS BRACHII

Affektion	*Klinischer Befund*	*Therapie*
Affektionen sind selten und fast immer die Folge eines direkten Traumas oder einer Überlastung. Beispiel eines häufig vorkommenden Traumas ist ein Sturz auf die Hand bei gebeugtem Ellenbogengelenk. Bei derartigen Traumen können auch Frakturen des Olekranon, der Insertionsstelle des M. triceps brachii, entstehen. Eine Überlastung sieht man vor allem bei Wurfsportarten und Schlagsportarten (Racket). Mögliche Lokalisationen sind: *Der tenomuskuläre Übergang; die Sehne und die tenoossale Insertion* (siehe auch Tendopathie, S. 33).	Die Schmerzen werden vom Patienten an der Rückseite des Ellenbogens in Höhe des Olekranon oder unmittelbar proximal davon lokalisiert. Gewöhnlich findet wenig oder keine Schmerzausstrahlung statt. Die Extension des Ellenbogens gegen Widerstand ist schmerzhaft. Handelt es sich um eine Fraktur des Olekranon, so fällt die Extension auch ausgesprochen schwach aus.	In allen Fällen ist die tiefe Querfriktion gewöhnlich sehr wirkungsvoll. Befindet sich diese Sehnenaffektion im 3. oder 4. Stadium (siehe S. 34) und hat die Friktion ein unzureichendes Ergebnis gezeitigt, so kann mit einem Lokalanästhetikum und später eventuell (ausschließlich tenoossal) mit 1 ml Triamcinolonacetonid 10 mg/ml infiltriert werden.

14. GOLFERELLENBOGEN (Epicondondylitis medialis humeri)

Affektion	*Klinischer Befund*	*Therapie*
Hierbei handelt es sich um eine Tendopathie der gemeinsamen Flexorensehne (Flexoren des Handgelenkes: Mm. flexor carpi radialis, flexor carpi ulnaris und – falls vorhanden – des M. palmaris longus) am Epicon-	Der Patient empfindet die Schmerzen an der Innenseite des Ellenbogens; die Schmerzausstrahlung ist nur gering.	Beide Varianten reagieren gut auf tiefe Querfriktion, obwohl bei der erstgenannten im allgemeinen eine größere Anzahl von Behandlungen notwendig ist (ca. 15) als bei der letzteren (4–8 Behandlungen).

dylus humeri medialis. An dieser Stelle hat ebenfalls der M. pronator teres seinen Ursprung.

Diese Affektion kommt vor allem bei Wurfsportarten vor, aber auch bei Menschen, die nicht regelmäßig Sport treiben und vielfältig von den Palmarflexoren des Handgelenkes Gebrauch machen (Gärtner, Maler usw.). Auch kommt diese Läsion bei Golfspielern vor (relativ selten) und ebenfalls bei Schlagsportlern (Racket – Tennis).

Die Affektion kann in der tenoossalen Insertion (Ansatz) oder im tenomuskulären Übergang lokalisiert sein. Der dazwischenliegende Sehnenanteil ist selten betroffen.

Differentialdiagnose:

Schmerzen bei einer traumatischen Arthritis des Ellenbogengelenkes werden anfangs meist nur in Höhe des Epicondylus humeri medialis empfunden; an der Rückseite des Epicondylus kann der N. ulnaris infolge verschiedener Ursachen irritiert werden; beim Pronator-teres-Syndrom (Kompressionsneuropathie des N. medianus) werden auch Schmerzen bei Pronation gegen Widerstand angegeben. Fortgeleitete Schmerzen (Schmerzfortleitung) von der Halswirbelsäule.

Die Palmarflexion des Handgelenkes gegen Widerstand, wobei der Ellenbogen gestreckt gehalten wird, ist schmerzhaft. Manchmal ist auch die Beugung der Finger gegen Widerstand schmerzhaft. Pronation des Vorderarmes gegen Widerstand ist gewöhnlich ebenfalls schmerzhaft, und zwar aufgrund der Tatsache, daß der M. pronator teres an derselben Stelle – und teilweise aus der gemeinsamen Flexorensehne – seinen Ursprung nimmt).

Zeitigt die Friktion schließlich doch ein unzureichendes Resultat, so kann mit einem Lokalanästhetikum infiltriert werden; sollte nach 3 Behandlungen noch kein befriedigendes Ergebnis erzielt sein, so kann man, allerdings nur, wenn es sich um die tenoossale Variante handelt, streng lokal 1 ml Triamcinolonacetonid 10 mg/ml infiltrieren.
Nach dieser Infiltration muß der Arm allerdings einige Tage in einer Mitella gehalten (ruhiggestellt) werden.

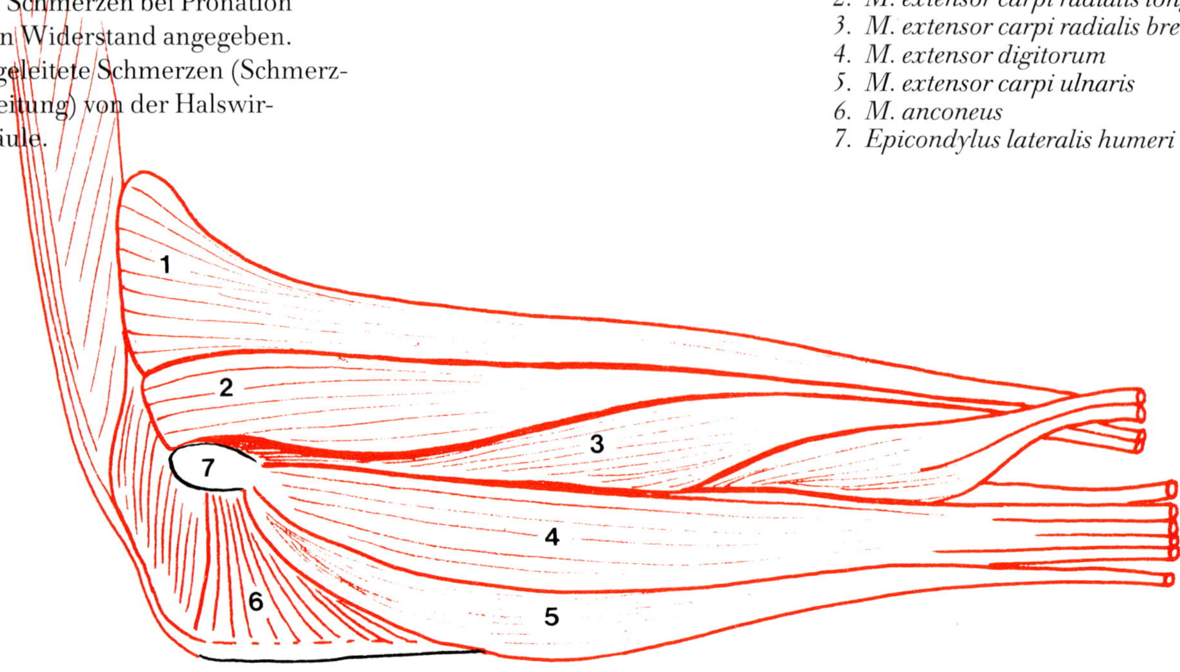

Abbildung 4.4
Die radiale Seite des Ellenbogengelenkes.

1. *M. brachioradialis*
2. *M. extensor carpi radialis longus*
3. *M. extensor carpi radialis brevis*
4. *M. extensor digitorum*
5. *M. extensor carpi ulnaris*
6. *M. anconeus*
7. *Epicondylus lateralis humeri*

15. TENNISELLENBOGEN (Epicondylitis lateralis humeri)

Dies ist eine Affektion der Extensoren des Handgelenkes in Höhe des Muskelursprungs an und beim Epicondylus lateralis humeri.

Meistens ist die Läsion an der Ventralseite des Epicondylus lateralis humeri lokalisiert, dem Ursprung des M. extensor carpi radialis brevis. Nur 5% der Fälle betrifft Tennisspieler, sonst aber Hausfrauen oder solche Menschen, die ihr Handgelenk häufig dorsalflektieren müssen.

Die Affektion kann an verschiedenen Stellen lokalisiert sein. Durch Palpation wird die exakte Lokalisation festgestellt (siehe Band 1, Anatomie in vivo).

Abbildung 4.5A
Dorsalflexion des Handgelenkes gegen Widerstand ist sehr schmerzhaft.

Abbildung 4.5C
Ulnarabduktion des Handgelenkes gegen Widerstand ist nicht schmerzhaft.

Abbildung 4.5B
Radialabduktion des Handgelenkes gegen Widerstand ist schmerzhaft.

Abbildung 4.5D
Extension der Finger gegen Widerstand ist oft empfindlich.

Abbildung 4.5A–D
Einige Prüfungen bei Verdacht auf Tennisellenbogen.

Meistens hat der Patient Schmerzen, die an der Lateralseite des Ellenbogengelenkes beginnen und am stärksten in Höhe des lateralen Epikondylus humeri auftreten. Schmerzausstrahlung dorsal über den Vorderarm zum Handgelenk bzw. Handrücken ist möglich, manchmal selbst bis zum Mittel- und Ringfinger. Zuweilen strahlen die Schmerzen in den Oberarm, sogar bis zur Schulter, aus. Wie bei anderen Tendinitiden beginnen die Schmerzen oft nach Anstrengungen wie wiederholten und/oder forcierten Dorsalflexionen des Handgelenkes, Kneifen und Greifen.

Funktionsuntersuchung:

Passive Extension des Ellenbogengelenkes ist endständig schmerzhaft und manchmal etwas eingeschränkt. Zuweilen ist Supination gegen Widerstand schmerzhaft. Den stärksten Schmerz löst die Dorsalflexion des Handgelenkes gegen Widerstand aus. Der Test wird bei gestrecktem Ellenbogengelenk ausgeführt (Dehnung der Extensorensehnen!). Auch bei gestrecktem Ellenbogengelenk sind Radialabduktion des Handgelenks und Fingerextension oft empfindlich (vor allem 2. und 3. Finger).

Die einzuschlagende Therapie hängt im wesentlichen davon ab, wie lange die Affektion bereits besteht. Unbehandelt heilt der am häufigsten vorkommende Typ (Typ 2) spontan innerhalb von 8 bis 13 Monaten aus. Die selteneren Varianten (Typ 1, 3 und 4) können länger, zuweilen jahrelang bestehenbleiben. Man sollte daher bei einem Patienten, der an einem Tennisellenbogen Typ 2 leidet und schon 6 Monate Beschwerden hat, keine Therapie mehr ausführen, sondern die Spontanheilung abwarten. Es reicht aus, den Patienten zu beruhigen.

Auch hier gilt der Grundsatz: Je früher der Behandlungsbeginn, umso rascher der Heilerfolg bei adäquater Therapie.

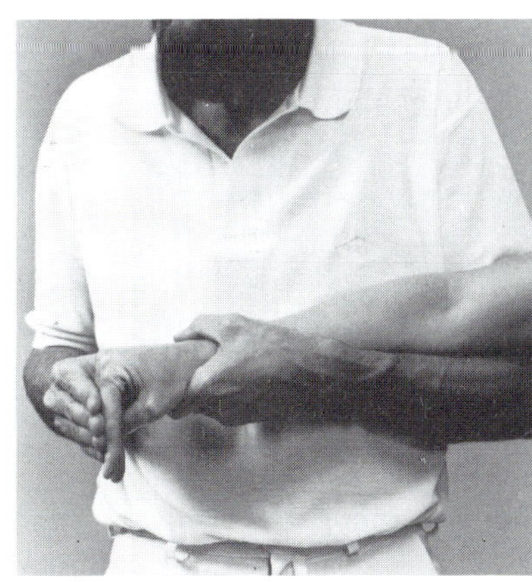

D

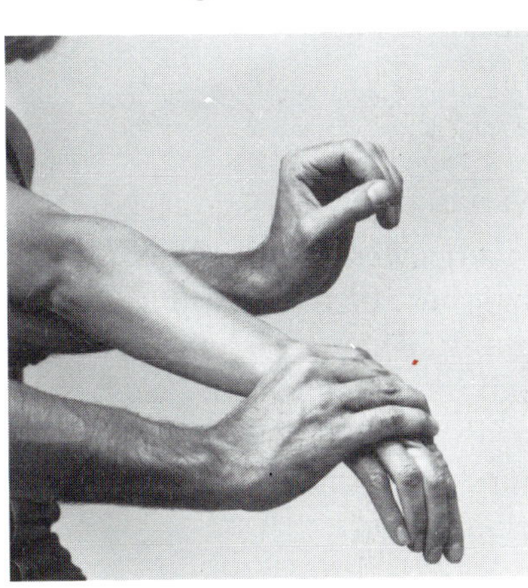

A

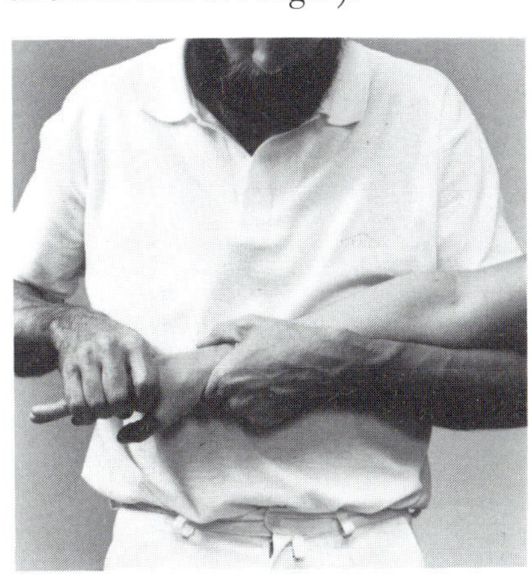

B

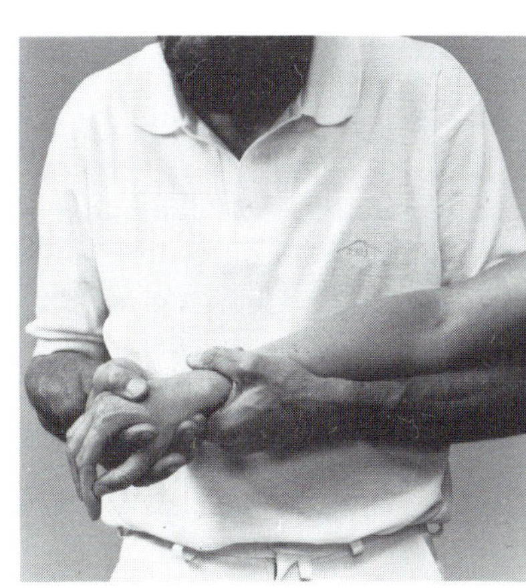

C

Affektion	*Klinischer Befund*	*Therapie*
Typ 1: Dieser ist eine erstgradige Zerrung (Überdehnung) des muskulären Ursprunges des M. extensor carpi radialis longus, unmittelbar proximal des lateralen Epikondylus. Nur in 1 % aller Fälle ist die Affektion an dieser Stelle lokalisiert.		*Typ 1:* Bereits einige wenige Behandlungen mit tiefer Querfriktion können diese Affektion vollständig heilen.
Typ 2: Dies ist der am häufigsten vorkommende Typ des Tennisellenbogens (90 %), eine Insertionstendopathie des M. extensor carpi radialis brevis. Histologisch findet man altes und neues Narbengewebe. Das alte Narbengewebe entstand infolge Mikrorupturen in Höhe der tonoossalen Insertion (Ansatz); bei wiederholten kräftigen Dorsalflexionen des Handgelenkes entstehen immer wieder erneut kleine Risse des Sehnengewebes, wodurch neues Narbengewebe gebildet wird.		*Typ 2:* Die Therapie der Wahl ist die Beseitigung der schmerzhaften Narben durch Dehnung. Die Behandlung ist schmerzhaft, falls keine tiefe Querfriktion vorangeht, und zwar wegen des dieser innewohnenden analgetischen Effektes. Führt diese Behandlung nicht schnell genug zu einem befriedigenden Resultat, so kann man am günstigsten mit der Infiltration von 1 ml Triamcinolonacetonid 10 mg/ml fortfahren. Sollte auch diese Behandlung ohne Erfolg bleiben, so kann die operative Tenotomie angezeigt sein.
Typ 3: Auch dieser ist ebenso wie Typ 1 eine seltene Variante des Tennisellenbogens (1 %). Es handelt sich um eine Tendinitis des M. extensor carpi radialis brevis in Höhe des Caput radii.		*Typ 3:* Unabhängig von der Dauer der Symptome reagiert diese Affektion ausgezeichnet auf tiefe Querfriktion. Gewöhnlich sind 4 bis 8 Behandlungen ausreichend.
Typ 4: Bei ungefähr 8 % der Fälle findet man eine Überdehnung des Muskel-Sehnen-Überganges oder des proximalen Anteils des Muskelbauches des M. extensor carpi radialis brevis.		*Typ 4:* Verletzungen des Sehnen-Muskel-Überganges oder des Muskelbauches reagieren im allgemeinen gut auf Dehnung oder auf Infiltration mit einem Lokalanästhetikum. Dies gilt auch für diese Variante des Tennisellenbogens.

Affektion	*Klinischer Befund*	*Therapie*

Kombinierte Läsionen kommen auch vor; die häufigste Kombination ist die von Typ 2 mit Typ 4.

Die Affektion findet man vor allem bei Patienten zwischen dem 40. und 60. Lebensjahr, selten unter 20 Jahren.

Differentialdiagnose:

Kompressionsneuropathie des R. profundus des N. radialis (siehe S. 105);
Corpus liberum;
Schmerzfortleitung aus der Halswirbelsäule;
Überdehnung des M. supinator.

Posttraumatisch:
Prellung des proximalen Radioulnargelenkes, wobei vor allem die passive Supination schmerzhaft ist;
Z. n. Distorsion des Ellenbogens.

Einmal wöchentlich wird eine Infiltration von 5 ml eines Lokalanästhetikums (in niedriger Konzentration) verabreicht. Diese Infiltration wird 2- bis 6mal vorgenommen.

In allen Fällen kann eine sogenannte Tennisellenbogenbandage sehr gute Dienste tun und wird daher auch oft zur Unterstützung der primären Therapie angewandt.

Tennisspieler müssen auf die Spannung des Schlägers achten, ebenso auf Länge und Umfang des Schlägergriffes und auf das Gewicht des Schlägers.
Entstehen die Schmerzen bei Tennisspielern vor allem bei Rückhandschlag, so ist es zweckmäßig und sinnvoll, sich eine mit zwei Händen ausgeführte Rückhand anzugewöhnen, da hierbei die Belastung der Extensoren des Handgelenkes stark vermindert wird.
Es hat sich erwiesen, daß ein Tennisellenbogen öfter bei Verwendung von Schlägern aus Metall und Kunststoff entsteht als bei Verwendung von Schlägern aus Holz.

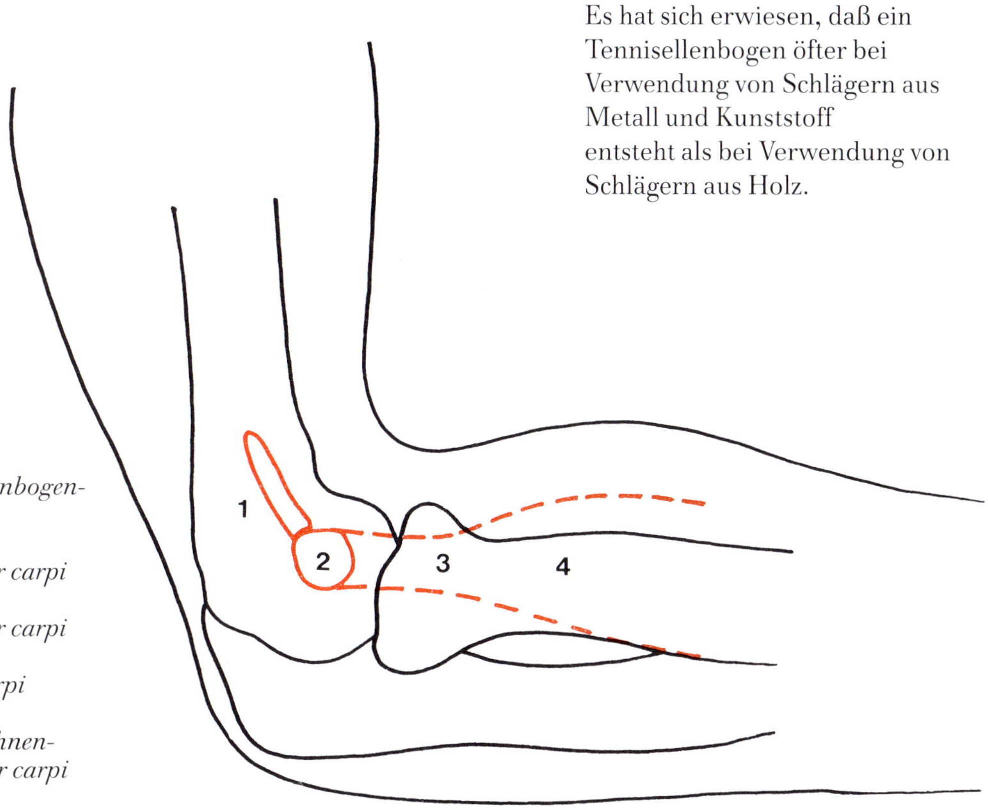

Abbildung 4.6
Die vier Typen des Tennisellenbogen-Syndroms.

1. *Ursprung des M. extensor carpi radialis longus*
2. *Ursprung des M. extensor carpi radialis brevis*
3. *Sehne des M. extensor carpi radialis brevis*
4. *Muskelbauch/Muskel-Sehnen-Übergang des M. extensor carpi radialis brevis.*

Affektion	*Klinischer Befund*	*Therapie*
16. BURSITIS SUBCUTANEA OLECRANI		
Entzündung dieser Bursa kann durch eine chronische Irritation entstehen, z. B. bei häufigem Aufstützen auf den Ellenbogen («Studentenellenbogen»). Auch kann ein Schlag oder Stoß oder ein Sturz auf den Ellenbogen eine Blutung in der Bursa verursachen. Vielfach ergibt sich hieraus eine entzündliche Reaktion. *Differentialdiagnose:* Subkutane Noduli bei PCP oder Urattophi bei Gicht können in Höhe des Olecranon lokalisiert sein. Anstelle der zu erwartenden weichen Bursa werden dann härtere Knoten palpiert.	Der Patient klagt nach einem Trauma oder beim Aufstützen des Ellenbogens über Schmerzen an der Dorsalseite des Ellenbogengelenks. Häufig tastet man eine Verdickung. Vor allem nach einem Trauma kann in Höhe des Olekranon eine deutliche Schwellung zu sehen sein. Bei der Funktionsuntersuchung ist nur in schwerwiegenden Fällen die Flexion, sowohl aktiv wie passiv, schmerzhaft.	Nach einem Trauma muß punktiert werden. Die Bursa enthält dann meistens einen Bluterguß (hämorrhagische Flüssigkeit). Ist die Bursa infolge von Mikrotraumen entzündet, so gewinnt man bei der Punktion meistens helle Gelenkflüssigkeit. Nach der Punktion werden 2 ml Triamcinolonacetonid 10 mg/ml injiziert. Diese Behandlung muß meistens ein- oder zweimal wiederholt werden. Sollte die Affektion rezidivieren, so muß die Bursa operativ entfernt werden.

Literaturverzeichnis

(Ellenbogengelenk)

1. Byod, H. B., McLeod, A. C.: Tennis elbow.
   Journal of Bone and Joint Surgery **55 A**, 1183 (1973).
2. Coonrad, R. W., Hooper, W. R.: Tennis elbow: Course, natural history, conservative and surgical management.
   Journal of Bone and Joint Surgery **55 A**, 1177 (1973).
3. Corrigan, A. B.: The pulled elbow.
   Medical Journal of Australia **2**, 167 (1965).
4. Cyriax, J.: Textbook of Orthopaedic Medicine. Vol. I. Diagnosis of soft tissue lesions. 7th Edition.
   Baillière Tindall, London 1978.
5. Kingma, M. J.: Nederlands leerboek der orthopedie.
   Bohn, Scheltema & Holkema, Utrecht-Antwerpen 1982.
6. LaFreniere, J. G.: «Tennis Elbow». Evaluation, treatment, and prevention.
   Physical Therapy **59**, No. 6, June (1979).
7. London, J. T.: Kinematics of the elbow.
   Journal of Bone and Joint Surgery **63-A**, No. 4, April (1981).
8. Pappas, A. M.: Elbow problems associated with baseball during childhood and adolescence.
   Clinical orthopaedics and related research, No. 164, April 1982.
9. Schwab, G. H., et al.: Biomechanics of elbow instability: The role of the medial collateral ligament.
   Clinical Orthopaedics, Vol. **146**, (1980).
10. Vleeming, A., Winkel, D.: Schematisch handboek voor onderzoek en behandeling van weke delen aandoeningen van het bewegingsapparaat, deel 1, anatomie in vivo.
    Nederlandse Akademie voor Orthopedische Geneeskunde, Delft 1982.
11. Williams, J. G. P.: A color atlas of injury in sport.
    Wolfe Medical Publications Ltd., London 1980.
12. Winkel, D.: Elleboog en pols.
    Squibb b. v. Rijswijk (Z. H.), 1982.

5

Handgelenk und Hand

Distales Radioulnargelenk

KAPSELMUSTER
Keine Bewegungseinschränkung, jedoch Schmerzen bei maximaler (endgradiger) Pronation und Supination.

BEISPIEL EINES NICHT-KAPSULÄREN MUSTERS:
Nur die Supination ist eingeschränkt – wie bei einer schlecht geheilten Radiusfraktur (Colles-Fraktur).

Karpus (Articulatio radiocarpea und Articulationes intercarpeae)

Kapselmuster

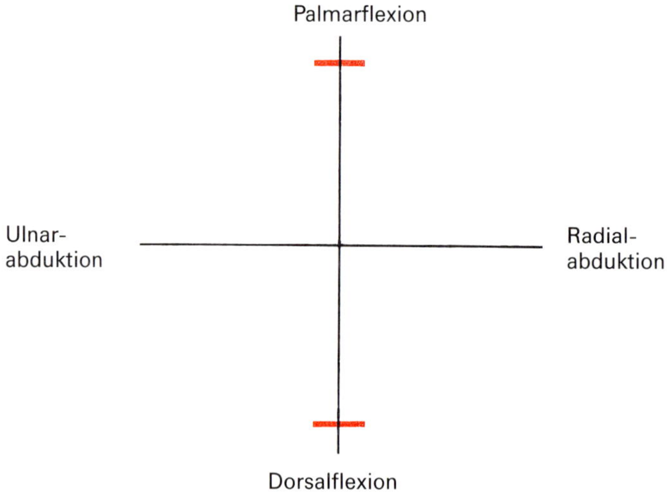

Beispiel eines nicht-kapsulären Musters

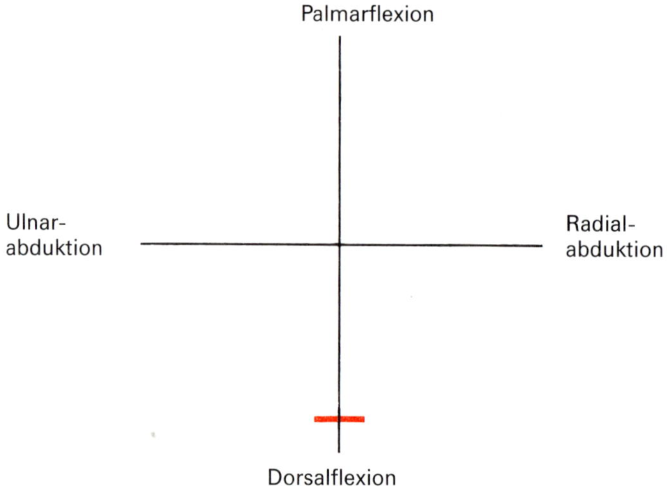

= karpale Subluxation

Daumengrundgelenk
(Articulatio carpometacarpea
pollicis (I)

Kapselmuster

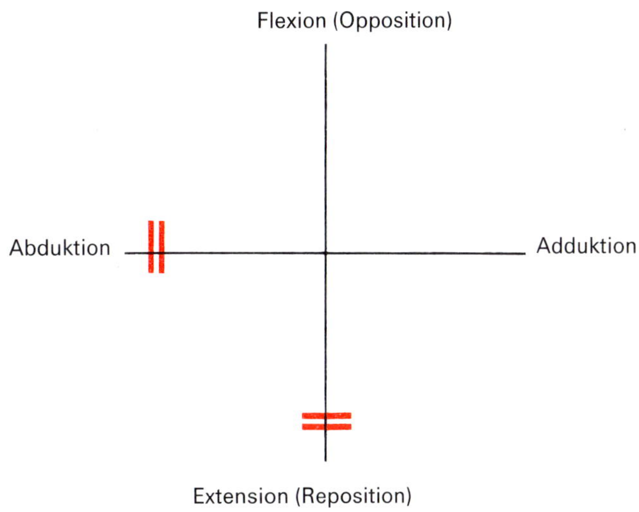

Die metakarpophalangealen und
die interphalangealen Gelenke
(Articulationes metacarpo-
phalangeae et Articulationes inter-
phalangeae manus)

Kapselmuster

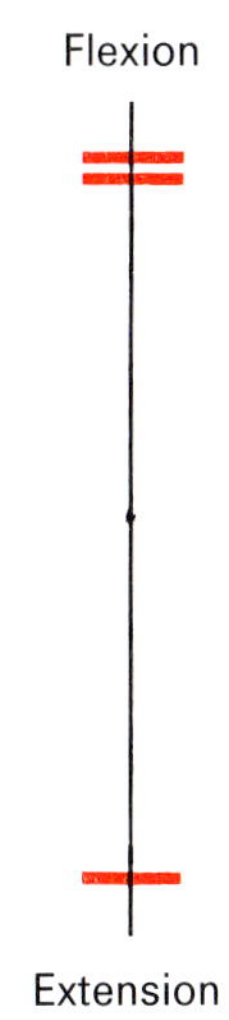

Untersuchung des Handgelenkes und der Hand

Die meisten Weichteilaffektionen im Bereich des Handgelenkes und der Hand bewirken vornehmlich örtliche Beschwerden. Die bekanntesten Ausnahmen von dieser Regel bilden der Morbus de Quervain und das Karpaltunnelsyndrom (siehe Kompressionsneuropathien der oberen Extremität, S. 105). Man sei sich stets dessen bewußt, daß viele neurologische, aber auch andere Störungen mit Beschwerden an den Händen wie Parästhesien, Muskelschwäche und Ödem beginnen.

Anamnese

1. Lebensalter?
2. Beruf, Hobby (Sport)?
3. Welche Beschwerden hat der Patient?
   Schmerzen? Wo, wann (während Belastung oder – auch – in Ruhe)?
   Krepitation? Wo?
   Parästhesien? Wo, wann?
   Blockierung (Gelenksperre) des Handgelenkes oder eines bzw. mehrerer Finger?
4. Wie sind die Beschwerden entstanden?
   Spontan? Akut oder allmählich?
   Traumatisch? Was geschah exakt?
   Nach Überlastung? Unmittelbar danach oder später?
5. Wie lange bestehen die Beschwerden bereits?
6. Bestehen noch weitere (Gelenk)beschwerden?
7. Hatte der Patient bereits zu einem früheren Zeitpunkt dieselben oder ähnliche Beschwerden?
8. Wird der Patient medikamentös behandelt (Antikoagulantien)?
9. Wurde der Patient bereits früher aufgrund dieser Affektion einer Therapie zugeführt? Ergebnis?

Inspektion

(Siehe Band 1, Anatomie in vivo.)

Beachten Sie die *Stellung* bzw. Haltung des Handgelenkes und der kleinen Handgelenke; besteht eine *Schwellung* der ganzen Hand wie bei Ödem, oder findet sich eine örtliche Schwellung? Achten Sie auch auf Atrophien, vor allem des Thenar und/oder der Muskulatur des Hypothenar.
Infolge arterieller oder venöser Kompression bzw. Stauung können *Verfärbungen* auftreten. Achten Sie auch auf Hautveränderungen wie Glanzhaut, Pigmentierungen, Abschilferungen, Flecken.
Auch an den Nägeln bzw. an Nagelbett und Nagelfalz können Veränderungen auffallen.

Palpation

Vor der Funktionsuntersuchung

Achten Sie auf die Temperatur des Handgelenkes und der Hand bzw. verschiedener Handbereiche. Beurteilen Sie die Natur einer eventuell vorhandenen Schwellung.

Funktionsuntersuchung

Siehe Beschreibung der entsprechenden anzuwendenden Handgriffe und Ausführung der folgenden Tests Band 1, Anatomie in vivo.

Klagt der Patient zu diesem Zeitpunkt über Schmerzen?
Falls ja, verändern sich diese während der Funktionsuntersuchung?

Vergleichen Sie stets die erkrankte mit der gesunden Seite!

Passive Bewegungen

Supination: Schmerzen deuten meistens auf eine Affektion des distalen Radioulnargelenkes oder auf eine Tendovaginitis des M. extensor carpi ulnaris in der ulnaren Rinne; Bewegungseinschränkung wird nach einer schlecht geheilten Radiusfraktur (Colles-Fraktur) beobachtet.

Pronation: Schmerzen in Verbindung mit schmerzhafter passiver Supination deuten auf eine Arthritis des distalen Radioulnargelenkes.

DER KARPUS

Passive Bewegungen

Palmarflexion: Schmerzen und Bewegungseinschränkung können infolge vieler artikulärer, ligamentärer und knöcherner Affektionen auftreten. Auch können sehr schmerzhafte Affektionen der Extensoren des Handgelenkes bei dieser Bewegung – infolge Dehnung – Schmerzen auslösen.

Dorsalflexion: Schmerzen und Bewegungseinschränkung können dieselben Ursachen besitzen wie eine schmerzhafte Palmarflexion. Auch kann ein Ganglion in Höhe des Karpus bei dieser Bewegung Schmerz hervorrufen.

Ulnarabduktion: Schmerzen und Bewegungseinschränkung können die Folge artikulärer und einiger ligamentärer Affektionen sein, z. B. des Lig. collaterale carpi radiale.

Radialabduktion: Siehe Ulnarabduktion: Hier ist z. B. das Lig. collaterale carpi ulnare betroffen.

Widerstandstests

Palmarflexion: Schmerzen weisen auf eine Affektion eines der Palmarflexoren des Handgelenkes hin; meistens ist der M. flexor digitorum profundus betroffen. Weiterhin kommen Affektionen des M. flexor carpi radialis und des M. flexor carpi ulnaris in Betracht.

Dorsalflexion: Schmerzen bei dieser Bewegung deuten meistens auf eine Affektion des M. extensor carpi radialis brevis und/oder longus hin, möglicherweise auch auf eine solche des M. extensor carpi ulnaris.

Ulnarabduktion: Schmerzen entstehen infolge einer Affektion entweder des M. flexor carpi ulnaris oder – häufiger – einer Affektion des M. extensor carpi ulnaris.

Radialabduktion: Schmerzen lassen eine Affektion des M. flexor carpi radialis (selten) oder des M. carpi radialis longus und/oder brevis vermuten.

DAS DAUMENGRUNDGELENK (ARTICULATIO CARPOMETACARPEA POLLICIS – I)

Passive Bewegungen

Reposition: (Kombinierte Abduktion und Extension): Schmerzen und Bewegungseinschränkung deuten gewöhnlich auf eine Kapselschädigung.

Widerstandstests (Bewegungen gegen Widerstand – isometrische Kontraktionen)

Extension: Schmerzen geben den Hinweis auf eine Affektion der Mm. extensor pollicis longus und/oder extensor pollicis brevis und/oder des M. abductor pollicis longus.

Abduktion: Schmerzen lassen eine Affektion des M. abductor pollicis longus vermuten, die oft mit einer der Daumenextensoren kombiniert auftritt.

Flexion: Schmerzen treten gewöhnlich infolge einer Affektion des M. flexor pollicis longus auf.

Adduktion: Schmerzen sind meistens die Folge einer (selten auftretenden) Affektion des M. adductor pollicis, Caput obliquum.

DIE METAKARPOPHALANGEALEN UND DIE INTERPHALANGEALEN GELENKE

Passive Bewegungen

Flexion: Diese Bewegung ist infolge eines Kapselmusters schmerzhaft und eingeschränkt; die Extension ist dann weniger stark eingeschränkt.

Extension: Siehe passive Flexion.

Diese Bewegungen sind nur dann als Ergänzung zur Grunduntersuchung erforderlich, wenn man Verdacht auf eine Affektion dieser Gelenke hegt.

Widerstandstests

Abduktion des 2. und 3. Fingers (Mm. interossei dorsales I und II).

Adduktion des 3. und 4. Fingers (Mm. interossei dorsales III und IV).

Adduktion des 5. Fingers (M. abductor digiti minimi).

Radialabduktion des 5. Fingers (M. interosseus palmaris III).

Radialabduktion des 4. Fingers (M. interosseus palmaris II).

Ulnarabduktion des 5. Fingers (M. interosseus palmaris I).

Palpation

Nach der Funktionsprüfung
(Siehe Band 1, Anatomie in vivo.)

Achten Sie wiederum auf eine eventuell aufgetretene Schwellung und Wärme (Überwärmung), ebenso auf Druckschmerz am Ort der bei der Funktionsuntersuchung gefundenen Läsion.

Mögliche ergänzende Untersuchungen

Röntgen.
Laboruntersuchungen.

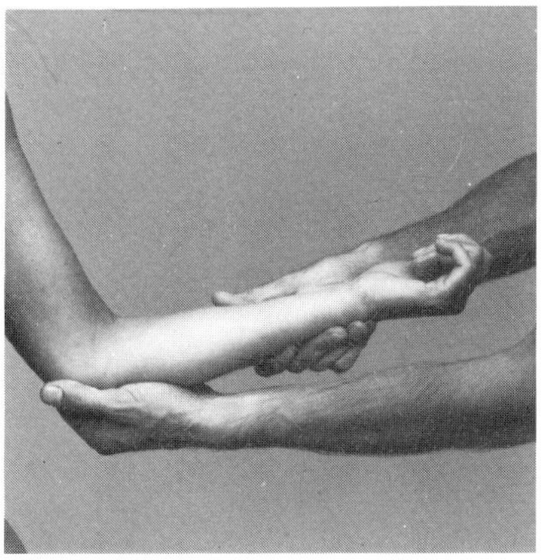

Passive Supination.

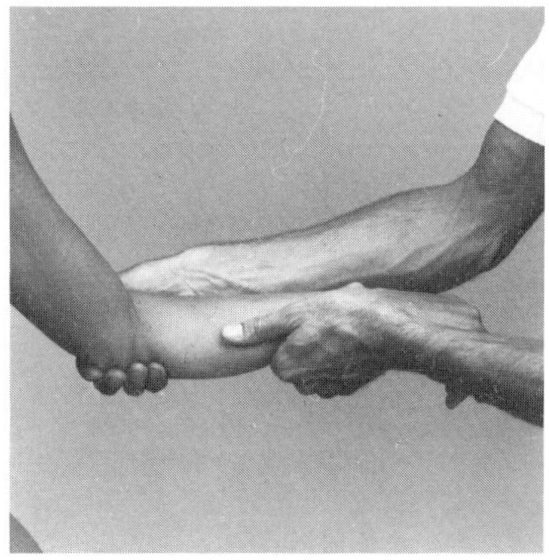

Passive Pronation.

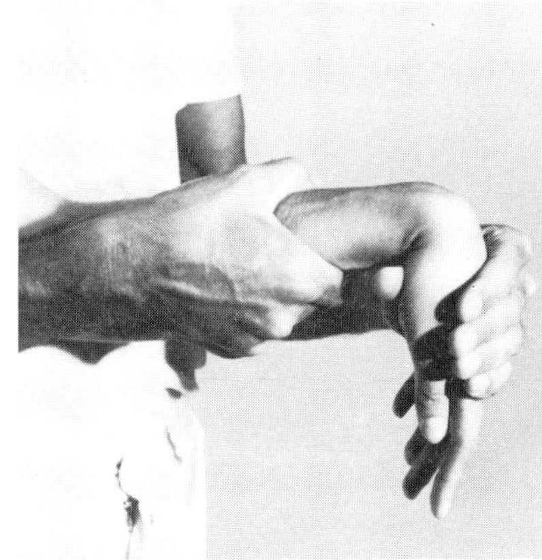

Passive Volar-/(Palmar-)flexion des Handgelenkes.

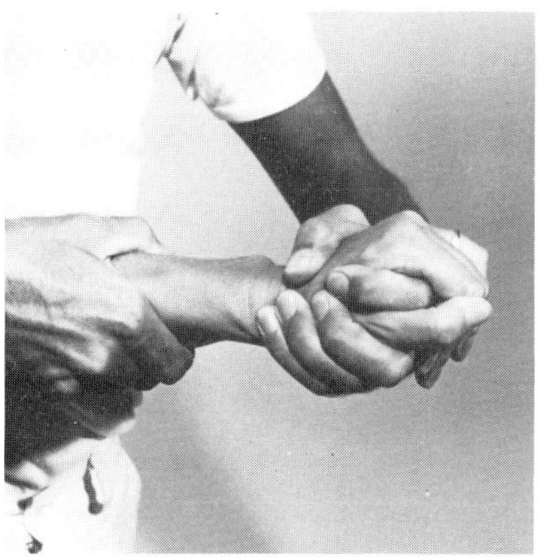

Passive Dorsalflexion des Handgelenkes.

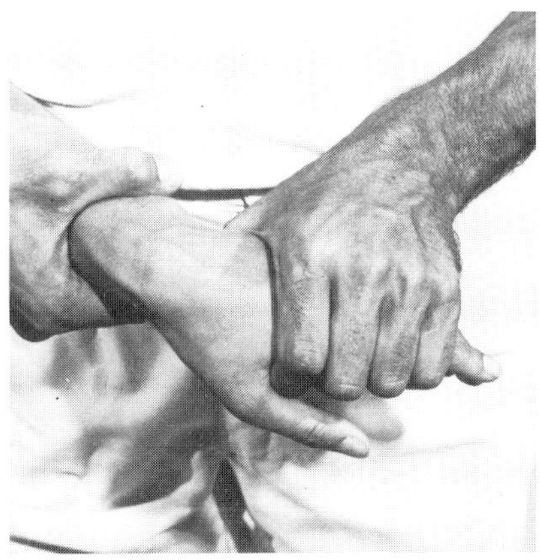

Passive Ulnarabduktion des Handgelenkes.

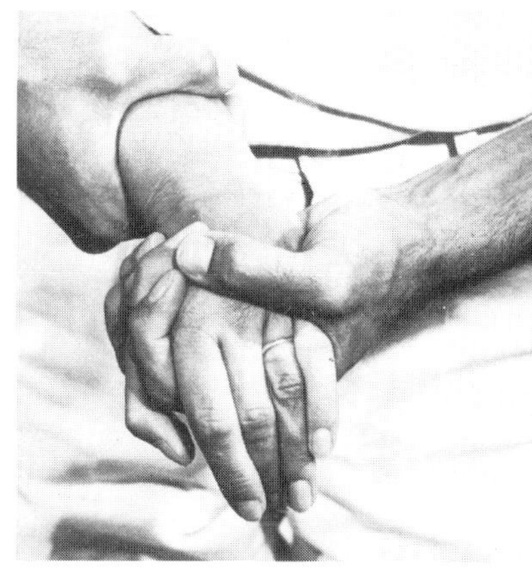

Passive Radialabduktion des Handgelenkes.

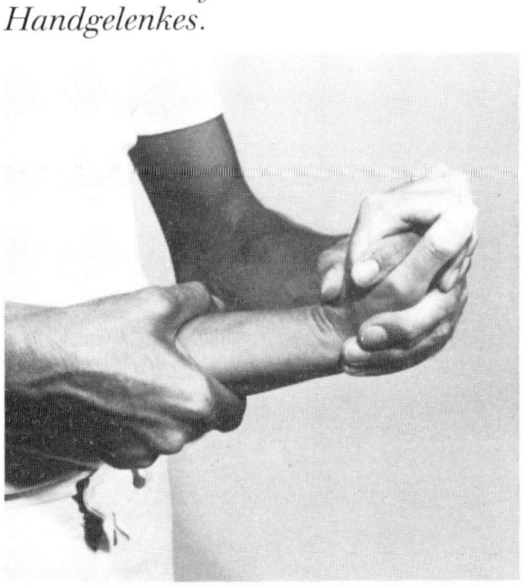

Isometrische Volar-/(Palmar-) flexion des Handgelenkes.

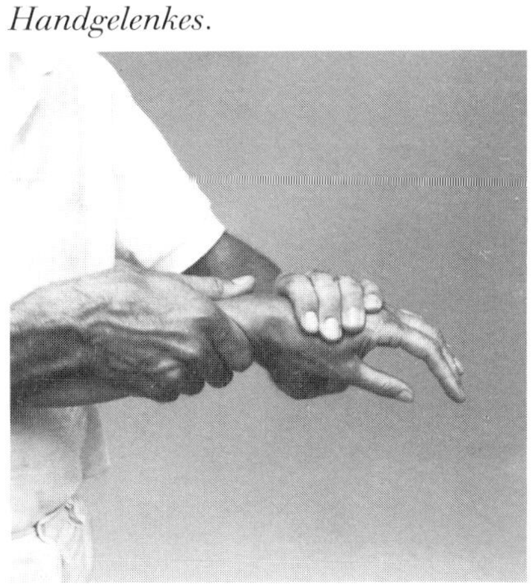

Isometrische Dorsalflexion des Handgelenkes.

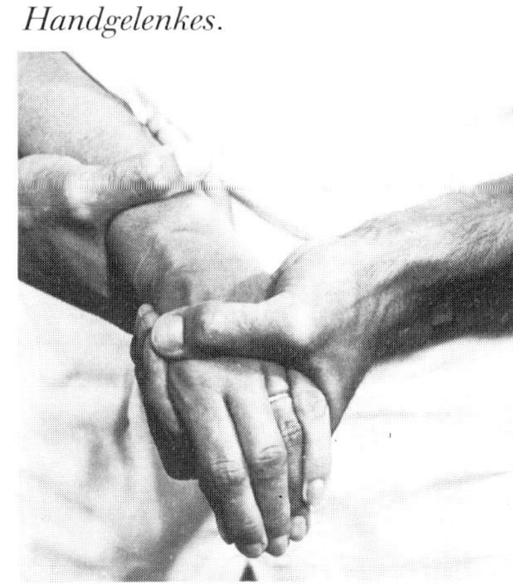

Isometrische Ulnarabduktion des Handgelenkes.

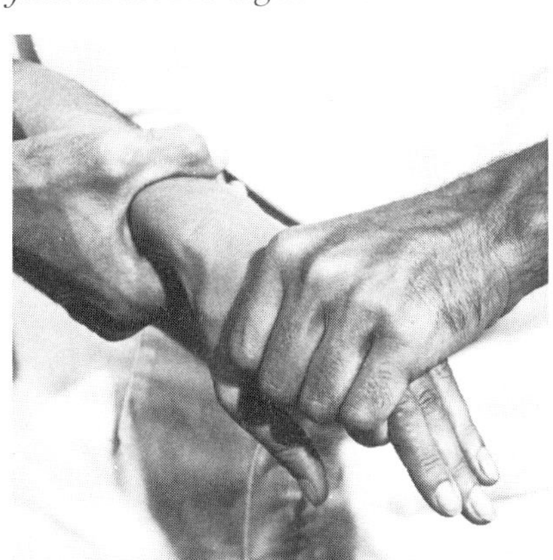

Isometrische Radialabduktion des Handgelenkes.

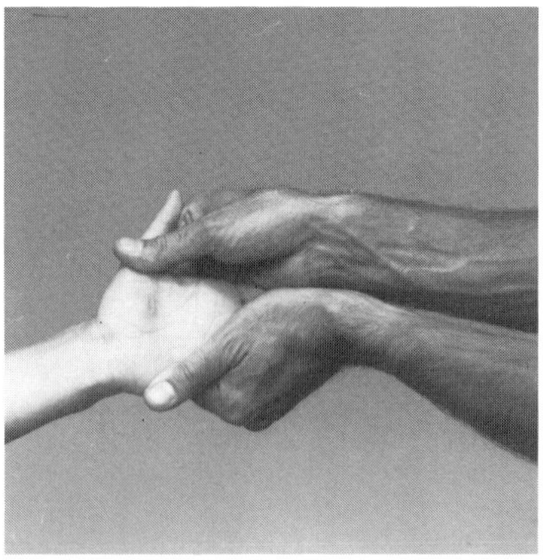

Passive Extension und Abduktion (Reposition) des Daumens.

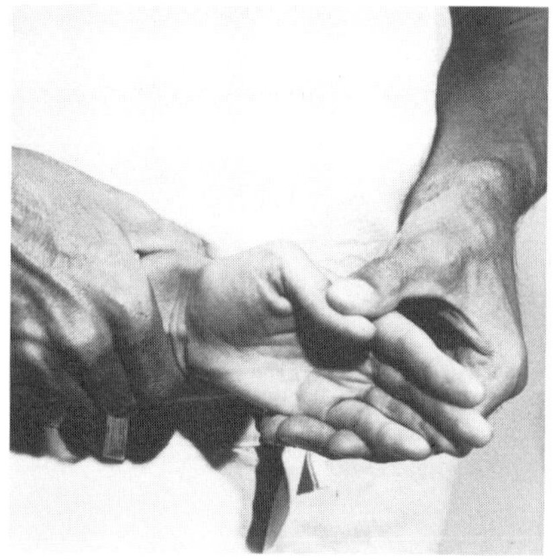

Isometrische Extension des Daumens (Bewegung gegen Widerstand).

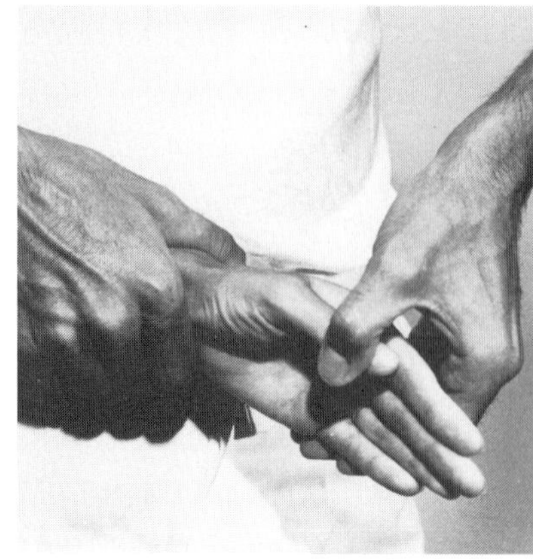

Isometrische Abduktion des Daumens (Bewegung gegen Widerstand).

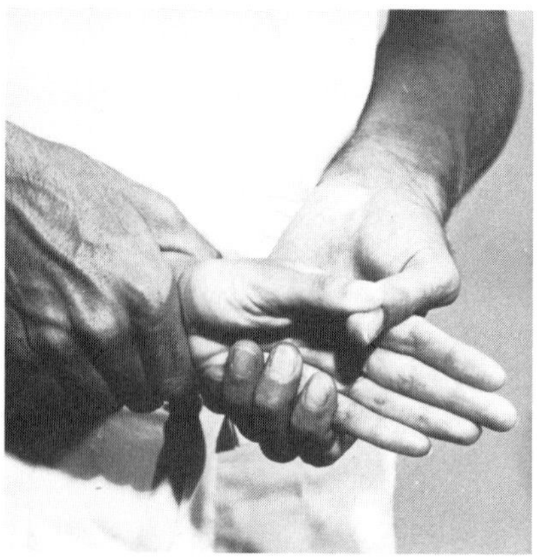

Isometrische Flexion des Daumens (Bewegung gegen Widerstand).

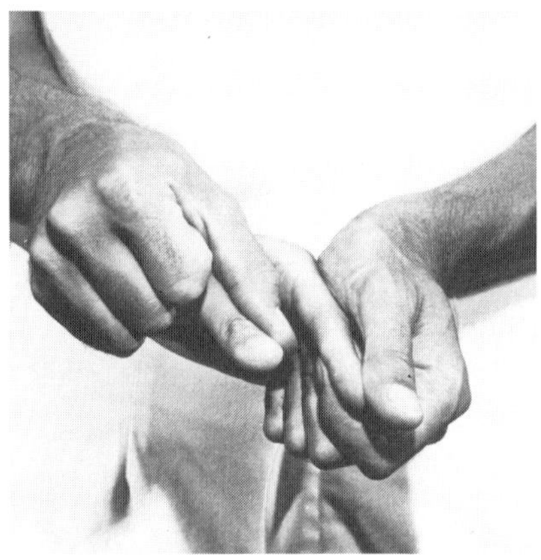

Isometrische Adduktion des Daumens (Bewegung gegen Widerstand).

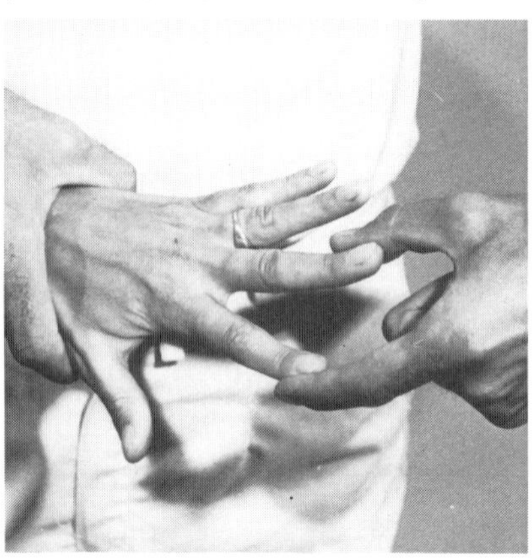

Isometrische Abduktion Dig. II und III (Bewegung gegen Widerstand).

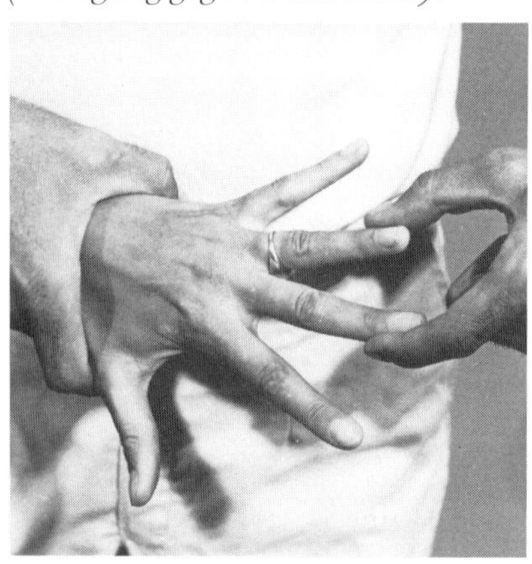

Isometrische Abduktion Dig. III und IV (Bewegung gegen Widerstand).

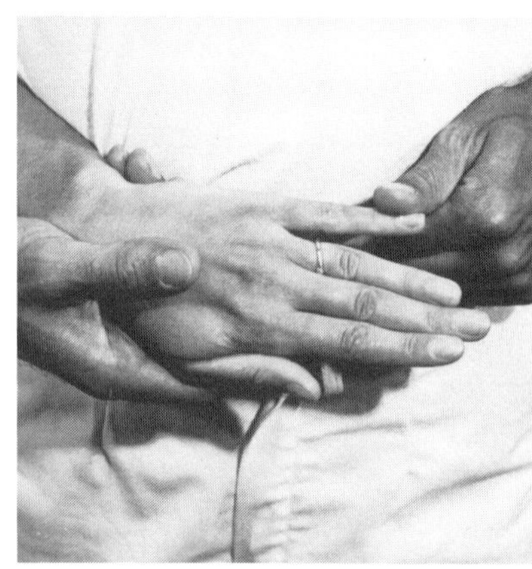

Isometrische Abduktion Dig. V (Bewegung gegen Widerstand).

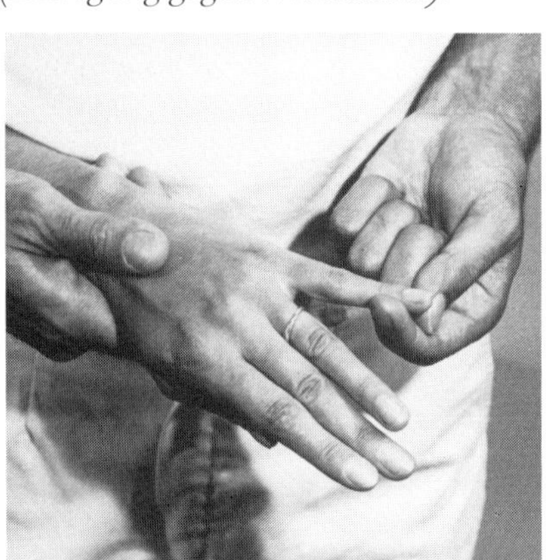

Isometrische Adduktion Dig. V (Bewegung gegen Widerstand).

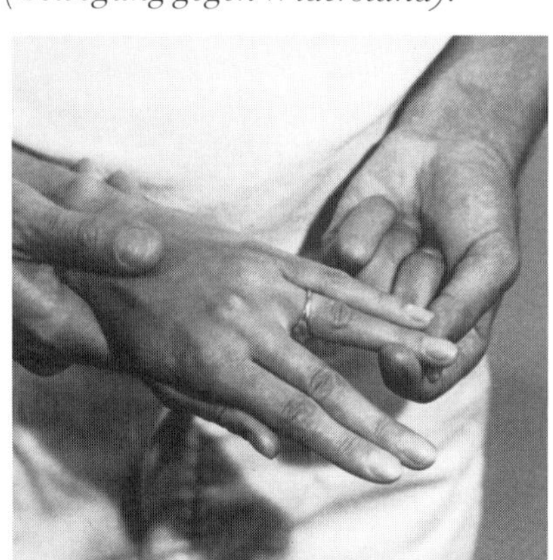

Isometrische Adduktion Dig. IV (Bewegung gegen Widerstand).

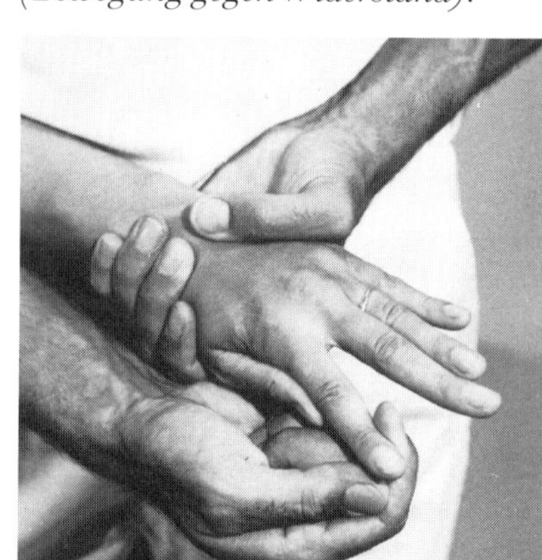

Isometrische Adduktion Dig. II (Bewegung gegen Widerstand).

Affektionen des Handgelenkes

(Distales Radioulnargelenk und Karpus) (Karpus = die Handwurzelknochen)

Affektion	*Klinischer Befund*	*Therapie*
1. ARTHRITIS DES DISTALEN RADIOULNARGELENKES		
Arthritiden dieses Gelenkes kommen nur selten vor; sie sind Folge eines Traumas oder entstehen auch spontan. Siehe bei nicht traumatischen Arthritiden S. 27.	Der Patient klagt über lokale Schmerzen. Passive Supination und Pronation sind endgradig schmerzhaft. Die übrigen Bewegungen des Handgelenkes gehen nicht mit Schmerzen einher.	*Eine* Injektion von 1 ml Triamcinolonacetonid 10 mg/ml führt fast immer zur Heilung.
2. ARTHROSE DES DISTALEN RADIOULNARGELENKES		
Diese Affekrion ist fast immer die Folge eines früher erlittenen Traumas, häufig einer Radiusfraktur (Colles-Fraktur). Auch kann die Arthrose infolge einer Krankheit entstehen, die Inkongruenzen der Gelenkflächen bewirkte, wie etwa eine durchgemachte infektiöse oder rheumatische Affektion.	Die Symptome gleichen denjenigen, die man bei der traumatischen Arthritis des distalen Radioulnargelenkes findet: schmerzhafte passive Pronation und Supination.	Eine feste Bandage des Handgelenkes lindert die Beschwerden gewöhnlich. Die Injektion von 1 ml Triamcinolonacetonid 10 mg/ml zeitigt gelegentlich guten Erfolg. Die Mobilisation hilft einzig im Anfangsstadium.
3. TRAUMATISCHE ARTHRITIS DES KARPUS		
Nach einem – oft nur geringfügigen – Trauma des Handgelenkes entsteht eine lokale Schwellung. Sollte die traumatische Arthritis länger als eine Woche anhalten, so handelt es sich beinah sicher um eine karpale Fraktur. Der am häufigsten betroffene (frakturierte) Knochen des Karpus ist das Os scaphoideum (Kahnbein, Os naviculare).	Der Patient klagt über Schmerzen im gesamten Handgelenk. Man findet eine deutlich sichtbare zirkuläre Schwellung. Sowohl die aktive wie die passive Flexion und Extension des Handgelenkes sind schmerzhaft und eingeschränkt. Das charakteristische Endgefühl wird durch muskulären Spasmus hervorgerufen. Falls eine Fraktur des Os scaphoideum (Os naviculare) vorliegt, so ist auch die passive Radialabduktion des Handgelenkes schmerzhaft. Ein sofort nach dem Trauma oder einige Tage später hergestelltes Röntgenbild zeigt meistens keinen positiven Befund. Erst zwei Wochen nach dem Trauma läßt das Röntgenbild den Bruchspalt erkennen.	Da man weder unmittelbar nach dem Trauma noch in den erstfolgenden Tagen eine karpale Fraktur ausschließen kann, muß das Handgelenk vorläufig in einer Mitella ruhiggestellt werden. Besteht nach einer Woche noch Schwellung und Bewegungseinschränkung, so muß man eine karpale Fraktur unbedingt in Betracht ziehen.

Affektion	*Klinischer Befund*	*Therapie*
4. ARTHRITIDEN ANDERER ALS TRAUMATISCHER NATUR		
Siehe S. 27.		
5. ARTHROSE DES KARPUS		
Eine Arthrose des Handgelenkes entwickelt sich im allgemeinen als Folge eines früher erlittenen schwerwiegenden Traumas oder chronischer Überlastung, wie z. B. Arbeiten mit Drillbohrern, Preßluftwerkzeugen usw. Auch früher durchgemachte infektiöse und rheumatische Erkrankungen können relativ schnell eine Arthrose herbeiführen. Verglichen mit der Häufigkeit von Arthrosen der Hüft- und Kniegelenke findet man eine Arthrose des Karpus wesentlich seltener.	Meistens geht diese Affektion nicht mit Schmerzen einher, lediglich mit Bewegungseinschränkung im Sinne des Kapselmusters. Häufig findet man Krepitation des Handgelenkes. Das Röntgenbild zeigt die typischen arthrotischen Veränderungen, wobei vor allem die häufig vorkommenden zystischen Aufhellungen ins Auge springen.	Eine Therapie ist nur dann erforderlich, wenn der Patient über Schmerzen klagt und zugleich auch eine synoviale Irritation des Gelenkes besteht. In diesen Fällen kann man die schmerzhaftesten Stellen des Handgelenkes (kapsuloligamentär) mit Triamcinolonacetonid 10 mg/ml infiltrieren. Zuweilen muß das Handgelenk über kürzere oder längere Zeit mittels einer Bandage ruhiggestellt werden. Nur selten ist operatives Vorgehen erforderlich.
6. SUBLUXATION EINES DER KARPALIA (HANDWURZELKNOCHEN)		
Eine Subluxation ist das Ergebnis – meistens eine Spätfolge – eines Traumas. Wahrscheinlich handelt es sich hierbei um eine leichte karpale Instabilität, die u. a. aufgrund einer Läsion der Ligamente zwischen Os scaphoideum (Os naviculare) und Os lunatum auftreten kann. In diesem Fall kann das Os lunatum eine Volarflexionsstellung gegenüber dem Radius und dem Os capitatum einnehmen. Es entsteht nun eine relative Dorsalluxation des Os capitatum gegenüber dem Os lunatum. Möglich ist auch eine Dorsalflexionsstellung des Os lunatum gegenüber dem Radius, wodurch sich eine relative Volarluxation des Os capitatum gegenüber dem Os lunatum ergibt («volar carpal instability» bzw. «dorsal carpal instability»).	Die Schmerzen werden an der Dorsalseite des Handgelenkes lokalisiert. Aktive und passive Dorsalflexion des Handgelenkes sind eingeschränkt; bei letzterer Bewegung ist endgradig ein deutlicher Muskelspasmus wahrzunehmen. Die übrigen passiven Bewegungen sind nicht eingeschränkt, können jedoch schmerzhaft sein. Wird das Handgelenk in passiver Palmarflexion gehalten, so ist die Luxation deutlich sichtbar. *Differentialdiagnose:* Lunatummalazie (Morbus Kienböck) (siehe 10.); lokalisierte Arthrose (meistens der Articulatio lunatocapitatum); eine schlecht verheilte karpale Fraktur; ein Ganglion.	Die manipulative Reposition (Reduktion, Zurückführen in die physiologische Stellung) ist im allgemeinen nicht schwierig und führt unmitelbar zu einer verbesserter Dorsalflexion des Handgelenkes. Die passive Palmarflexion des Handgelenkes ist dann zwar endgradig noch schmerzhaft, und zwar als Folge einer kapsuloligamentären Überdehnung. Gegen diese Restbeschwerden erweist sich die tiefe Querfriktion als sehr wirksam. Vornehmlich sind es die Verbindungen zwischen dem Os capitatum und dem Os lunatum sowie jene zwischen dem Os capitatum und dem Os metacarpale III, die der Behandlung bedürfen.

Affektion	*Klinischer Befund*	*Therapie*
7. LUXATION DES OS LUNATUM UND PERILUNÄRE LUXATION DES KARPUS		
Bei einem Sturz auf die dorsalflektierte Hand kann das Os lunatum nahezu nicht nach dorsal luxieren. Bei entsprechend erheblicher Krafteinwirkung kann entweder das Os lunatum durch den Radiusdruck in bezug auf den übrigen Karpus nach palmar luxiert werden (Luxation des Os lunatum), oder der übrige Karpus kann gegenüber dem an physiologischer Stelle verbleibenden Os lunatum nach dorsal luxieren (perilunäre Luxation).	Heftige Schmerzen. Erhebliche Schwellung des Handgelenkes. Einschränkung sämtlicher Bewegungen des Handgelenkes. Eingeschränkte aktive Fingerflexion. Schmerzhafte passive Fingerextension. Häufig Parästhesien im sensiblen Versorgungsgebiet des N. medianus infolge Kompression des N. medianus im Karpaltunnel durch das Os lunatum.	Bei Verdacht schnellstmöglich Konsultation eines Spezialisten.
8. PSEUDOARTHROSE DES OS SCAPHOIDEUM (OS NAVICULARE)		
Sie ist Folge einer nicht erkannten/behandelten Fraktur des Os scaphoideum (Os naviculare). Oft entsteht eine aseptische Nekrose eines der beiden Fragmente, vornehmlich des proximalen.	Vage, unbestimmte Schmerzen im Handgelenk, die bei Gebrauch der Hand zunehmen, vor allem bei Kraftanwendung. Vornehmlich Einschränkung der Dorsalflexion; später auch infolge einer Arthroseentstehung Einschränkung der übrigen Bewegungen.	Spezialistisch konservativ (Gips) oder operativ.
9. DISTORSION DES GELENKES ZWISCHEN OS PISIFORME UND OS TRIQUETRUM		
Sie entsteht meistens durch ein direktes Trauma, z. B. einen Sturz, oder wiederholte Traumen (Karate). Es findet eine Überdehnung oder ein Riß der Ligamente zwischen den beiden Handwurzelknochen statt. *Differentialdiagnose:* Insertionstendopathie des M. flexor carpi ulnaris.	Ziemlich konstante örtliche Schmerzen. Zunahme der Schmerzen bei Aktivität des M. flexor carpi ulnaris (positiver Widerstandstest). Schmerzen und zuweilen Krepitation bei passivem Bewegen des Os pisiforme gegenüber dem Os triquetrum.	Lokale Infiltration von 2 ml Lokalanästhetikum zur Bestätigung der Diagnose; danach ein- oder zweimalige Infiltration von 1 ml Triamcinolonacetonid 10 mg/ml. In therapieresistenten Fällen ist die operative Entfernung des Os pisiforme oder eine Arthrodese indiziert.

Affektion	*Klinischer Befund*	*Therapie*
10. Lunatummalazie (Morbus Kienböck)		
Es handelt sich um eine aseptische Nekrose des Os lunatum, die auf einer Durchblutungsstörung des Knochens beruht. Da bei dieser Krankheit das Knochengewebe durch fibröses (Binde-) Gewebe ersetzt wird, entstehen sehr leicht Deformierungen des Os lunatum. Diese Affektion wird vor allem bei Adoleszenten beobachtet, und zwar bei Männern häufiger als bei Frauen.	Der Patient klagt meistens über Schmerzen an der Dorsalseite des Handgelenkes, die nach proximal ausstrahlen können, zuweilen selbst bis zum Ellenbogen. Vor allem die Dorsalflexion des Handgelenkes ist eingeschränkt (aktiv und passiv) und schmerzhaft. Die übrigen Bewegungen des Handgelenkes können auf die Dauer ebenfalls eingeschränkt werden, können jedoch auch ausschließlich Schmerz verursachen. Das Röntgenbild zeigt die typischen Befunde der Knochennekrose mit Aufhellungen und Verdichtungen des Knochengewebes; in fortgeschrittenen Stadien auch Deformierung des Os lunatum.	Spezialistisch! Ruhigstellung im Gipsverband oder operativ.
11. Ganglion an der Dorsalseite des Handgelenkes		
Dieses wird sehr häufig beobachtet. Es ist auffallend, daß die Schwellung, vor allem bei Palmarflexion des Handgelenkes, sich oft knochenhart anfühlt. Sie darf auf keinen Fall mit einer Subluxation eines der Handwurzelknochen verwechselt werden.	Der Patient gibt exakt die Lokalisation des Ganglions an. Das Ganglion befindet sich meistens in Höhe des Os capitatum. Vor allem ist die passive Dorsalflexion des Handgelenkes schmerzhaft und manchmal etwas eingeschränkt; die passive Palmarflexion ist meistens etwas empfindlich. Ist man seiner Diagnose nicht sicher und hält es für möglich, daß es sich um eine Subluxation des Os capitatum handelt, so sollte man die Schwellung zweckmäßigerweise mit einer dünnen Nadel anstechen. Im Falle eines Ganglions stößt man bei Einführung der Nadel nicht auf deutlichen Widerstand.	Man kann den Versuch unternehmen, durch Manipulation des Ganglion zu zerdrücken. Allerdings kommt es doch auch hiernach häufig zu einem Rezidiv. Weiterhin kann man versuchen, das Ganglion zu aspirieren und, falls dies nicht gelingen sollte, ½ bis 1 ml Triamcinolonacetonid 10 mg/ml zu injizieren. Zuweilen ist es unerläßlich, das Ganglion chirurgisch zu entfernen.

Affektion	*Klinischer Befund*	*Therapie*
12. ÜBERDEHNUNG DES LIG. COLLATERALE CARPI ULNARE		
Hier handelt es sich fast immer um die Folge einer Fraktur des Processus styloideus ulnae oder um eine Radiusfraktur (Colles-Fraktur). Zuweilen entsteht diese Verletzung auch nach einem Trauma des Handgelenkes, bei dem die Radialabduktion im Vordergrund stand.	Schmerzen werden an der Ulnarseite des Handgelenkes angegeben. Die einzige schmerzhafte Bewegung ist die passive Radialabduktion des Handgelenkes.	Infiltration von ½ ml Triamcinolonacetonid 10 mg/ml ist im allgemeinen sehr wirksam. Tiefe Querfriktion hat bei dieser Affektion weniger deutlichen Erfolg.
13. ÜBERDEHNUNG DES LIG. COLLATERALE CARPI RADIALE		
Diese Affektion wird ausschließlich nach einem Palmar- oder Dorsalflexionstrauma des Handgelenkes beobachtet, bei dem das Handgelenk auch in Ulnarabduktion gestaucht wurde. *Differentialdiagnose:* Morbus de Quervain.	Im allgemeinen klagt der Patient nur über lokale Schmerzen an der Radialseite des Handgelenkes. Passive Ulnarabduktion ist die schmerzhafteste Bewegung; zuweilen sind auch passive Palmarflexion oder passive Dorsalflexion des Handgelenkes schmerzhaft.	Infiltration von ½ ml Triamcinolonacetonid 10 mg/ml ist sehr wirksam (cave Arteria und Nervus radialis). Auch tiefe Querfriktion zeitigt gute Erfolge (6 bis 12 Behandlungen).
14. AFFEKTION DER DORSALEN INTERKARPALEN LIGAMENTE		
a) *Überdehnung*		
Meistens sind diese Ligamente nach einer Subluxation eines der Handwurzelknochen (Karpalia) (siehe 6.) oder nach einem Palmarflexionstrauma des Handgelenkes betroffen. Am häufigsten findet man Läsionen der ligamentären Verbindungen zwischen dem Os lunatum und dem Os capitatum sowie zwischen dem Os capitatum und dem Os metacarpale III. *Differentialdiagnose:* Geringfügige Subluxation eines Handwurzelknochens.	Es bestehen lokale Schmerzen an der Dorsalseite des Handgelenkes. Die Schmerzen werden nur durch passive Palmarflexion des Handgelenkes ausgelöst. Durch Palpation muß die exakte Lokalisation der Läsion gefunden werden.	Einige Wochen Behandlung mit tiefer Querfriktion führen gewöhnlich bald zu vollständiger Heilung, selbst wenn die Affektion bereits jahrelang besteht. Herrscht noch Zweifel über das Vorhandensein einer geringen Subluxation z. B. des Os capitatum, so ist es günstiger, zunächst immer zu manipulieren. Sollten auch noch weitere als die hier aufgeführten Ligamente betroffen sein, so müssen diese ebenfalls einer tiefen Querfriktion unterzogen werden. Infiltrationen mit Kortikosteroiden sind bei Affektionen der dorsalen interkarpalen Ligamente nicht wirksam.

Affektion	*Klinischer Befund*	*Therapie*
b) *Ruptur*		
Nach einem schwerwiegenden Trauma des Handgelenkes können die interkarpalen Ligamente rupturieren. Dies kann zu chronischer Instabilität des Handgelenkes führen.	Der Patient klagt über ein kraftloses und unsicheres Gefühl bei jedem Gebrauch der Hand. Schmerzen treten sehr wechselnd auf und stehen nicht im Vordergrund. Die Diagnostik verlangt eine spezifische Röntgenuntersuchung.	Operativ.
15. WURFSPORT-HANDGELENK		
Diese Affektion ist die Folge wiederholter, übermäßiger Dorsalflexion des Handgelenkes, bei der die Weichteile (Kapsel-Band-Apparat und manchmal die Sehne des M. extensor carpi radialis brevis) unmittelbar proximal der Basen der Ossa metacarpalia II und III komprimiert werden. Diese Affektion wird vor allem bei «Werfern» und Kugelstoßern beobachtet, aber auch bei Tennisspielern und Turnern. *Differentialdiagnose:* Ganglion. Überdehnung eines der dorsalen interkarpalen Ligamente.	Anfangs nur umschriebene Schmerzen an der Dorsalseite des Handgelenkes, später hier auch Schwellung. Passive Dorsalflexion des Handgelenkes ist schmerzhaft, manchmal auch passive Palmarflexion (Dehnung) des Handgelenkes.	Mittels einer speziellen Bandage muß verhütet werden, daß das Handgelenk in eine maximale Dorsalflexion gerät. Die Infiltration eines Lokalanästhetikums besitzt häufig eine heilende Wirkung und ist deshalb zunächst anzuwenden und auszuprobieren, bevor man Infiltration von Triamcinolonacetonid 10 mg/ml durchführt. In schwerwiegenden Fällen werden die vorspringenden Anteile der Basen der Ossa metacarpalia II und III operativ entfernt.

Affektionen des Muskel-Band-Apparates

Die nun folgenden Affektionen (1. bis 10.) sind überwiegend die Folge von Überlastung. Nach der Funktionsuntersuchung muß die Schädigung durch Palpation noch genauer lokalisiert werden. Neben der angeführten Therapie ist häufig auch (dosierte) Ruhe (Ruhigstellung) erforderlich. Die Infiltration eines Lokalanästhetikums hat oft heilsame Wirkung und ist daher zunächst zu bevorzugen, bevor man eventuell die Infiltration von Triamcinolonacetonid 10 mg/ml vornehmen muß. Siehe auch S. 64.

Affektion	*Klinischer Befund*	*Therapie*
1. TENDOPATHIE DES M. EXTENSOR CARPI RADIALIS LONGUS UND DES M. EXTENSOR CARPI RADIALIS BREVIS		
Affektionen dieser Muskeln wurden bereits beim Ellenbogengelenk besprochen (siehe Tennisellenbogen). Sind diese Muskeln in Höhe des Handgelenkes betroffen, so handelt es sich fast immer um eine tenoossale Affektion.	Die Schmerzen werden an der Dorsalseite des Handgelenkes lokalisiert. Dorsalflexion und Radialabduktion des Handgelenkes gegen Widerstand (isometrisch) sind schmerzhaft (bei diesem Test werden die Finger flektiert gehalten).	Tiefe Querfriktion ist im allgemeinen sehr wirksam und wird 3mal pro Woche angewandt (6 bis 12 Behandlungen). Eventuell kann $\frac{1}{2}$ ml Triamcinolonacetonid 10 mg/ml infiltriert werden. Sind beide Insertionen betroffen, so wird 2 × $\frac{1}{2}$ ml infiltriert.
2. AFFEKTIONEN DES M. EXTENSOR CARPI ULNARIS		
a) *Tendopathie*		
Diese Affektion befindet sich an der Basis des Os metacarpale V oder unmittelbar proximal davon.	Die Schmerzen werden an der Ulnarseite des Handgelenkes angegeben. Manchmal besteht eine sichtbare Schwellung. Siehe weiter unter b) Tendosynovitis.	
b) *Tendosynovitis*		
Diese Affektion kann zwischen dem Os triquetrum und der Ulna oder in der Rinne der distalen Ulna lokalisiert sein. Die Tendosynovitis des M. extensor carpi ulnaris kommt auch bei rheumatoider Arthritis vor und ist manchmal sogar das erste Symptom einer Tuberkulose. Man findet diese Affektion vor allem bei Schlagsportlern (Racket), vornehmlich bei Tennisspielern. Hier ist sie dann vor allem in der Ulnarinne lokalisiert.	Dorsalflexion und Ulnarabduktion des Handgelenkes gegen Widerstand (isometrisch) sind schmerzhaft. Manchmal ist auch die passive Radialabduktion des Handgelenkes schmerzhaft (Dehnung). Ist die Affektion in der Rinne der Ulna lokalisiert, so ist die schmerzhafte passive Supination ein bemerkenswerter Hinweis auf die Lokalisation (hierbei wird nämlich die Sehne gedehnt).	Unabhängig von der Lokalisation – außer bei rheumatoiden und tuberkulösen Affektionen – ist die tiefe Querfriktion sehr wirksam. Sollte die Friktion keine oder unzureichende Wirkung erzielen, so erweist sich die Infiltration der tenoossalen Variante bzw. Injektionen der anderen Varianten zwischen Sehne und Sehnenscheide als gute Alternative.

Affektion	*Klinischer Befund*	*Therapie*
3. TENDOSYNOVIITIS DES M. EXTENSOR INDICIS		
Hier handelt es sich um eine Affektion der Strecksehne des Zeigefingers in Höhe des Handgelenkes oder in Höhe der Articulatio metacarpophalangea II. Affektionen der übrigen Fingerextensoren kommen nur selten vor.	Die Schmerzen werden lokal angegeben. Manchmal fühlt man bei aktivem Bewegen Krepitation. Streckung des Zeigefingers (Extension) gegen Widerstand (isometrisch) ist schmerzhaft, ebenfalls (maximale – endgradige) passive Flexion.	6 bis 8 Behandlungen mit tiefer Querfriktion sind im allgemeinen ausreichend.
4. TENDOSYNOVIITIS DES M. FLEXOR DIGITORUM PROFUNDUS		
Diese Affektion ist auf einer Länge von ca. 4 cm proximal der volaren Handgelenksfalte lokalisiert. Diese Schädigung kann eine der Ursachen des Karpaltunnelsyndroms sein, (siehe S. 106). Ebenso wie bei den Strecksehnen des Handgelenkes können auch bei den Beugesehnen rheumatoide oder tuberkulöse Tendosynovitiden auftreten.	Schmerzen an der Volarseite des Handgelenkes, manchmal nach proximal, selten nach distal ausstrahlend. Bei den Widerstandstests sind Palmarflexion des Handgelenkes und Fingerflexion schmerzhaft. Passive Dorsalflexion des Handgelenkes bei gleichzeitiger Fingerextension ist im allgemeinen der schmerzhafteste Test.	Tiefe Querfriktion behebt in den meisten Fällen die Beschwerden. Bei unzureichendem Ergebnis oder (zu) schnell auftretendem Rezidiv kann man 1 ml Triamcinolonacetonid 10 mg/ml zwischen Sehne und Sehnenscheide injizieren.
5. AFFEKTIONEN DES M. FLEXOR CARPI RADIALIS		
Zwei Prädilektionsstellen sind bekannt: a) *Tenoossal (Insertionstendopathie) an der Basis des Os metacarpale II volar* b) *In Höhe des Karpus, ebenfalls volar (Tendosynovitis).*	Die Schmerzen werden an der Volarseite des Handgelenkes lokal umschrieben empfunden. Sowohl die Palmarflexion wie die Radialabduktion des Handgelenkes gegen Widerstand (isometrisch) ist schmerzhaft. Dehnung (Dorsalflexion des Handgelenkes bei gleichzeitiger Ulnarabduktion des Handgelenkes) ist ebenfalls schmerzhaft (vor allem bei der Tendosynovitis).	Tiefe Querfriktion ist gewöhnlich sehr wirksam. Bei unbefriedigendem Ergebnis kann die tenoossale Insertion mit ½ ml Triamcinolonacetonid 10 mg/ml infiltriert werden, und im Falle der Tendosynovitis kann eine Injektion von ½ ml Triamcinolonacetonid 10 mg/ml zwischen Sehne und Sehnenscheide verabreicht werden.

Affektion	*Klinischer Befund*	*Therapie*
6. INSERTIONSTENDOPATHIE DES M. FLEXOR CARPI ULNARIS		
Die Sehne besitzt keine Sehnenscheide und ist immer tenoossal betroffen, unmittelbar proximal oder unmittelbar distal des Os pisiforme oder der Basis des Os metacarpale V.	Schmerzen an der Ulnarseite des Handgelenkes bis nach volar. Sowohl Palmarflexion wie Ulnarabduktion des Handgelenkes gegen Widerstand sind schmerzhaft. Zuweilen ist die kombiniert durchgeführte passive Dorsalflexion und Radialabduktion des Handgelenkes schmerzhaft, weil hierbei die Sehne gedehnt wird.	Tiefe Querfriktion ist die Therapie der Wahl. Eventuell kann $\frac{1}{2}$ ml Triamcinolonacetonid 10 mg/ml infiltriert werden.
7. MYOTENDOSYNOVIITIS DES M. ABDUCTOR POLLICIS LONGUS, DES M. EXTENSOR POLLICIS BREVIS UND DES M. EXTENSOR POLLICIS LONGUS.		
Diese Affektion sah man in der Zeit vor ca. 1975 viel häufiger als heute. Die Läsion ist meistens eine Folge von Überlastung und trat vor allem zu Beginn der Tennissaison bei denjenigen auf, die den Winter über nicht gespielt hatten. Heute trainieren die meisten Tennisspieler auch im Winter, und daher kommt diese Affektion viel seltener vor. Die Läsion ist im Vorderarm über einen Abschnitt von ca. 4 cm proximal des Listerschen Höckerchens lokalisiert.	Die Schmerzen werden vom Patienten im allgemeinen während Bewegung des Handgelenkes lokal angegeben und gehen, vor allem in «frischen» Fällen, mit Krepitation einher. Sowohl Extension des Daumens gegen Widerstand (isometrisch) wie auch Abduktion des Daumens gegen Widerstand (isometrisch) sind schmerzhaft. Auch passive Palmarflexion des Handgelenkes, kombiniert mit passiver Flexion des gesamten Daumens, ist infolge der Dehnung der Strukturen schmerzhaft.	Tiefe Querfriktion ist sehr wirksam. Während der ersten Behandlungswoche nehmen die Beschwerden häufig noch zu; jedoch lasse man sich hierdurch nicht entmutigen und setze die Therapie fort. In der zweiten Woche lassen die Beschwerden oft erheblich nach.

Affektion	*Klinischer Befund*	*Therapie*
8. AFFEKTIONEN DES M. ABDUCTOR POLLICIS LONGUS UND DES M. EXTENSOR POLLICIS BREVIS		
Man unterscheidet drei Prädilektionsstellen:		
a) *Tendosynovitis in Höhe des Karpus*		
Wird auch Morbus deQuervain bzw. fälschlich Styloiditis radii genannt. Der Morbus deQuervain wird vor allem bei Gärtnern, Bastlern («do it yourself») und Hausfrauen (Auswringen usw.) beobachtet.	Bei dieser Affektion fällt besonders die Ausdehnung der Schmerzen auf. Diese werden an der Radialseite des Handgelenks empfunden, strahlen zuweilen bis an die Daumenkuppe aus, oft aber auch nach proximal, manchmal selbst bis zum Ellenbogen. Extension des Daumens gegen Widerstand (isometrisch) und Abduktion des Daumens gegen Widerstand (isometrisch) sind schmerzhaft. Wird die in leichter Dorsalflexion gehaltene Faust des Patienten (mit eingeschlagenem Daumen) in Ulnarabduktion gebracht, so wird sehr heftiger Schmerz provoziert (Test von Finkelstein). Noch zweckmäßiger führt man diesen Test mit gestrecktem Daumen und Fingern aus (Test nach Muckard), da der Test nach Finkelstein auch bei einer Affektion des Trapeziometakarpale-I-Gelenkes positiv ausfallen kann. Bei Palpation ist der Processus styloideus radii häufig der am stärksten druckschmerzhafte Punkt – man nennt dieses Phänomen «misleading tenderness», da der Processus styloideus selbst nicht betroffen ist.	Die Injektion von 1 ml Triamcinolonacetonid 10 mg/ml zwischen Sehne und Sehnenscheide ist sehr wirksam. Diese Injektion braucht nur selten öfter als 1mal wiederholt zu werden. Tiefe Querfriktion ist ebenfalls wirksam, jedoch schmerzhaft, und bedarf sehr vieler Behandlungen.

Affektion	*Klinischer Befund*	*Therapie*
b) *Tendovaginitis in der Rinne des distalen Radius*		
Diese Affektion tritt erheblich seltener auf als der Morbus deQuervain.	Der Patient gibt nur örtliche Schmerzen an; die Palpation bestätigt die Schmerzlokalisation. Bei der Funktionsuntersuchung sind Extension und Abduktion des Daumens gegen Widerstand (isometrisch) schmerzhaft. Der Test von Funkelstein fällt viel weniger schmerzhaft aus als bei der unter a) beschriebenen Lokalisation.	Tiefe Querfriktion ist in den meisten Fällen wirksam. Bei unbefriedigendem Ergebnis kann eventuell eine Injektion von $\frac{1}{2}$ ml Triamcinolonacetonid 10 mg/ml zwischen Sehne und Sehnenscheide verabreicht werden.
c) *Insertionstendopathie an der Basis des Os metacarpale I*		
Hier befindet sich die tenoossale Insertion des M. abductor pollicis longus. Diese Affektion kommt ziemlich selten vor. Bei den obengenannten Sehnen können auch rheumatoide oder tuberkulöse Affektionen vorkommen.	Vornehmlich Abduktion des Daumens gegen Widerstand (isometrisch) und in geringerem Ausmaß Extension gegen Widerstand (isometrisch) sind schmerzhaft.	Gewöhnlich sind nur einige Behandlungen mit tiefer Querfriktion bereits ausreichend. Eventuell kann mit $\frac{1}{2}$ ml Triamcinolonacetonid 10 mg/ml infiltriert werden.
9. AFFEKTIONEN DES M. FLEXOR POLLICIS LONGUS		
Auch hier gibt es zwei Prädilektionsstellen:		
a) *Tendosynovitis in Höhe des Os metacarpale I*		
Diese Affektion ist die Folge (chronischer) Überlastung.	Lokale Schmerzen an der Volarseite des Handgelenkes oder in Höhe der Thenarmuskulatur. Flexion des Daumens gegen Widerstand (isometrisch) ist schmerzhaft.	Injektion von Triamcinolonacetonid 10 mg/ml zwischen Sehne und Sehnenscheide (wegen der Thenarmuskulatur schwierig auszuführen). Tiefe Querfriktion ist im allgemeinen nicht wirksam (die Struktur befindet sich zu weit in der Tiefe).
b) *Tendosynovitis in Höhe des Karpus*		
Diese Affektion ist ebenfalls meistens die Folge von Überlastung.	Ist die Affektion in Höhe des Karpus lokalisiert, so ist manchmal Krepitation wahrnehmbar. Siehe weiter unter 9a.	Tiefe Querfriktion. Bei unbefriedigendem Ergebnis eventuell Injektion von $\frac{1}{2}$ ml Triamcinolonacetonid 10 mg/ml zwischen Sehne und Sehnenscheide.

Affektion	*Klinischer Befund*	*Therapie*
c) *Tendovaginitis stenosans («trigger thumb») in Höhe des Köpfchens des Os metacarpale I*		
Die Ursache ist unbekannt.	Der Patient klagt über die Unfähigkeit, den Daumen aus gebeugter Stellung aktiv zu strecken; er kann dies wohl passiv mit Hilfe der anderen Hand tun. Ein leichter «Klick» wird dann wahrnehmbar, und die Beweglichkeit ist zeitweilig wiederhergestellt. Unmittelbar proximal des Köpfchens des Os metacarpale I ist eine kleine harte Schwellung palpabel.	Eine Injektion von Triamcinolonacetonid 10 mg/ml ist, soweit es die Symptome betrifft, oft wirksam. Die Schwellung in der Sehne bleibt jedoch bestehen. Rezidivieren die Beschwerden, so ist eine operative Spaltung der Sehnenscheide erforderlich.

Affektionen des «Daumens»

Affektion	*Klinischer Befund*	*Therapie*
1. TRAUMATISCHE ARTHRITIS DES TRAPEZIOMETAKARPALE-I-GELENKES (ARTICULATIO CARPOMETACARPEA POLLICIS I, DAUMENGRUNDGELENK)		
Diese Affektion entsteht fast immer infolge eines kombinierten Hyperextensions-Hyperabduktions-Traumas des Daumens. Vornehmlich wird der volare Anteil der Kapsel betroffen.	Nach einem Trauma werden Schmerzen an der Volarseite des Handgelenks angegeben, und zwar in Höhe des proximalen Anteils der Thenarmuskulatur. Zirkuläre Schwellung. Schmerzhafte und eingeschränkte passive Reposition im Sinne des Kapselmusters. Die Widerstandstests sind meistens nicht schmerzhaft, manchmal allerdings etwas empfindlich.	Ohne Behandlung können die Beschwerden monatelang persistieren. Tiefe Querfriktion des volaren Kapselanteils bringt die Affektion gewöhnlich innerhalb zehn bis 14 Tagen zur Ausheilung. Eine intraartikuläre Injektion von (1 ml) Triamcinolonacetonid 10 mg/ml ist nur sehr selten erforderlich.
2. ARTHROSE DES TRAPEZIOMETAKARPALE-I-GELENKES (ARTICULATIO CARPOMETACARPEA POLLICIS I)		
Diese Affektion findet man vornehmlich bei Frauen, oft doppelseitig. Manchmal geht diese Affektion gemeinsam mit einer Arthrose der distalen interphalangealen Gelenke einher.	Der Patient klagt über Schmerzen in Höhe der Thenarmuskulatur; manchmal besteht auch eine Ausstrahlung nach proximal. Extension und Abduktion des Daumens werden zunehmend eingeschränkt (im Sinne des Kapselmusters); schließlich sind die Bewegungen praktisch nicht mehr ausführbar. Das Röntgenbild läßt arthrotische Veränderungen erkennen.	Tiefe Querfriktion des ventralen und zuweilen auch des lateralen Anteils der Gelenkkapsel bewirken im Anfangsstadium oft über lange Zeit Linderung der Beschwerden. Auch Traktion und vorsichtige Mobilisierung des Gelenkes können die Beschwerden zeitweilig mindern. Eine intraartikuläre Injektion von $\frac{1}{2}$ bis 1 ml Triamcinolonacetonid 10 mg/ml bringt die Beschwerden oft über Monate, zuweilen selbst über Jahre hin zum Verschwinden. In schwerwiegenden Fällen ist die operative Behandlung erforderlich.

Affektion	Klinischer Befund	Therapie
3. ARTHRITIDEN DES TRAPEZIO-METAKARPALE-I-GELENKES (ARTICULATIO CARPOMETACARPEA POLLICIS I)		
Siehe Seite 27.		
4. VERLETZUNG DES MEDIALEN KOLLATERALEN BANDES DES METAKARPOPHALANGEALE-I-GELENKES (ARTICULATIO METACARPOPHALANGEA I)		
Es handelt sich hierbei um eine häufig in Erscheinung tretende Sportverletzung (vornehmlich Skisport). Der Daumen wird gewaltsam von den übrigen Fingern fortgezerrt, und das mediale kollaterale Band kann überdehnt werden oder reißen.	Es besteht örtlicher Schmerz an der Medialseite des MCP-I-Gelenkes. Oft tritt auch Schwellung und Verfärbung infolge des Hämatoms auf.	Handelt es sich um eine Überdehnung, so ist die Ruhigstellung während einiger Wochen ausreichend (Bandagieren oder Klebeverband – Elastoplast).
	Sowohl die aktive wie die passive Flexion und Extension ist eingeschränkt und schmerzhaft, während bei passiver Abduktion im Falle einer Ruptur eine Instabilität festgestellt wird.	Falls eine Instabilität besteht, so muß eine operative Behandlung erfolgen.
Affektionen der Mm. extensores pollicis longus et brevis, abductor pollicis longus et flexor pollicis longus wurden auf S. 181 bis S. 184 behandelt.		

Affektionen der Hand

Affektion	*Klinischer Befund*	*Therapie*
1. TRAUMATISCHE ARTHRITIS DER METAKARPOPHALANGEALEN UND DER INTERPHALANGEALEN GELENKE		
Affektionen dieser kleinen Gelenke werden häufig beobachtet, vor allem bei Kontaktsportarten und beim Skisport. *Differentialdiagnose:* *Luxation* Eine Luxation ist im allgemeinen schnell durch unmittelbare Reposition unter Traktion wiederhergestellt. *Hammerfinger (Digitus malleus)* Es handelt sich hierbei um einen Abriß des M. extensor digitorum von seiner Insertion an der Basis der distalen Phalanx. Der Patient kann den Finger nicht mehr selbst aktiv strecken, und es besteht starker Druckschmerz zwischen dem Nagel und dem DIP-Gelenk. Der Finger muß geschient werden; hierbei muß das DIP-Gelenk in Hyperextension fixiert werden. *Fraktur einer der Phalangen* Diese Affektion wird relativ selten beobachtet. Sie ist dadurch kenntlich, daß extremer Druckschmerz besteht, der nicht in Höhe des Gelenkes lokalisiert ist.	Nach dem Trauma entsteht eine spindelförmige Auftreibung des Gelenkes. Die Flexion ist etwas stärker eingeschränkt als die Extension (Kapselmuster).	Außer einer intraartikulären Injektion von 0,5 ml Triamcinolonacetonid 10 mg/ml ist keine einzige Therapieform bei dieser Affektion bekannt. Sie heilt auch ohne Injektion schließlich spontan aus. Die Zeitspanne bis zur Heilung ist vom Schweregrad der Verletzung abhängig. Gipsimmobilisation ist kontraindiziert. Partielle Immobilisation durch Tape ist während der Heilungsperiode und eventuell auch noch während der Sportausübung indiziert.

Affektion	Klinischer Befund	Therapie

2. ARTHRITIDEN DER FINGERGELENKE ANDERER ALS TRAUMATISCHER NATUR

Siehe S. 27.

3. ARTHROSE DER FINGERGELENKE

Affektion	Klinischer Befund	Therapie
Diese Affektion, die vor allem bei älteren Frauen auftritt, kann zur Bildung typischer extraartikulärer fibröser Verdickungen führen, vornehmlich in Höhe der distalen interphalangealen Gelenke *(Heberdensche Knötchen)*, selten in Höhe der proximalen interphalangealen Gelenke *(Bouchardsche Knötchen)*. *Differentialdiagnose:* Arthritis psoriatica: Diese Affektion beginnt auch häufig in den distalen interphalangealen Gelenken. Rheumatoide Arthritis der Fingergelenke: Diese Affektion nimmt niemals ihren Anfang in distalen interphalangealen Gelenken, sondern meistens in den metakarpophalangealen Gelenken, vor allem des Zeige- und Mittelfingers.	Der Patient klagt über periodisch auftretende Schmerzen, die während der Bildung der Knötchen auftreten. Diese Schmerzen verschwinden gewöhnlich wieder nach einigen Wochen oder Monaten. Typischerweise können Knötchen manchmal während einer einzigen Nacht entstehen. Die betroffenen Gelenke weisen ein Kapselmuster auf.	Gewöhnlich sind die Beschwerden nicht so gravierend, daß eine Therapie erforderlich wird. Sollte der Patient jedoch starke Beschwerden haben, so sind Therapieversuche leider nur selten von Wirkung.

Affektion	*Klinischer Befund*	*Therapie*
4. GANGLION		
An verschiedenen Stellen der Hand kann sich ein Ganglion entwickeln. Manchmal wird dadurch auf einen Nerven Druck ausgeübt, und es kommt zu einer Kompressionsneuropathie. Eine häufig beobachtete Lokalisation befindet sich zwischen dem Köpfchen des Os metacarpale II und des Os metacarpale III. Diese Affektion wird fast immer für eine beginnende rheumatoide Arthritis der metakarpophalangealen Gelenke des Zeige- und Mittelfingers gehalten.	Man findet eine fluktuierende Schwellung zwischen den Köpfchen der Ossa metacarpalia II und III; die Gelenke selbst sind nicht geschwollen. Die Funktionsuntersuchung fällt negativ aus.	Punktieren/Aspirieren des Ganglions ist ausreichend. Rezidive sind selten.
5. TENDOVAGINITIS STENOSANS («TRIGGER FINGER» – «SCHNELLENDER FINGER») EINER DER SEHNEN DER FINGERBEUGER		
Diese Affektion befindet sich meistens unmittelbar proximal eines Metakarpophalangealgelenks. Die Ursache dieser Affektion ist unbekannt; möglicherweise können manchmal multiple Mikrotraumata verantwortlich sein.	Meistens klagt der Patient über die Unfähigkeit, den Finger aktiv maximal zu strecken oder maximal zu beugen. Man fühlt ein schmerzhaftes hartes Knötchen (Auftreibung) unmittelbar proximal eines metakarpophalangealen Gelenkes. Nach einiger Zeit kann der Patient den Finger nur noch mit Hilfe der anderen Hand beugen oder strecken.	In manchen Fällen ist eine Injektion von ½ ml Triamcinolonacetonid 10 mg/ml wirksam; oft jedoch bringt diese Behandlung keinen definitiven Erfolg, und die Sehnenscheide muß operativ gespalten werden.

Affektion	*Klinischer Befund*	*Therapie*
6. MORBUS DUPUYTREN		
Man versteht hierunter eine fibröse Hypertrophie und Kontraktur der Aponeurosis palmaris mit fibrösen Knoten, die sich in späteren Stadien zu Strängen ausdehnen. Als Folge entsteht eine Flexionskontraktur eines oder mehrerer Finger. Die Kontraktur befindet sich vornehmlich in Höhe des vierten und fünften Strahles. Die Affektion wird vor allem bei Männern jenseits des vierzigsten Lebensjahres beobachtet. Die Ursache ist unbekannt, jedoch spielen möglicherweise Mikrotraumata eine Rolle. So trat diese Affektion früher häufiger bei Kutschern auf (Kutscherhand). Sicher ist auch ein genetischer (erblicher) Faktor von nicht zu unterschätzender Bedeutung. Vielleicht können auch gewisse Antiepileptika die Dupuytrensche Krankheit auslösen; diese Affektion wird bei Epileptikern häufig beobachtet.	Der Patient leidet nicht unter Schmerzen. Aktives und später auch passives Strecken des vierten und fünften Fingers ist unmöglich.	Diese Affektion ist therapeutisch sehr schwierig anzugehen. Physiotherapeutische Maßnahmen zeitigen in den meisten Fällen nur sehr geringen oder lediglich temporären Erfolg. So ist dann die operative Behandlung indiziert.
7. ÜBERDEHNUNG DES MUSKULÄREN URSPRUNGES DES CAPUT OBLIQUUM DES M. ADDUCTOR POLLICIS		
Diese Affektion entsteht immer infolge eines Traumas und geht häufig mit den unter «Affektionen des Daumens» besprochenen Erkrankungen (1. und 4.) einher (siehe S. 185 und 186).	Der Patient gibt die Schmerzen exakt lokal an, und zwar in Höhe des distalsten Anteils des Ursprunges dieses Muskels, der der Thenarmuskulatur angehört. Diese punktuelle Schmerzlokalisation findet man in der Verlängerung des dritten Strahles. Passive Reposition ist schmerzhaft, ebenso Adduktion des Daumens gegen Widerstand (isometrisch).	Tiefe Querfriktion ist sehr wirksam; im allgemeinen sind nur 4 bis 6 Behandlungen erforderlich.

8. AFFEKTIONEN DER MM. INTEROSSEI UND DES M. ABDUCTOR DIGITI MINIMI

Affektion	*Klinischer Befund*	*Therapie*
Die Mm. interossei dorsales sind wesentlich häufiger betroffen als die Mm. interossei palmares. Die Läsion kann im Muskelbauch, in der Sehne oder in der tenoossalen Insertion lokalisiert sein. Affektionen dieser kleinen Muskeln werden nicht so selten bei Menschen beobachtet, die viel Feinarbeit mit den Fingern ausüben müssen (Pianisten, Typisten usw.).	Sind – wie in den meisten Fällen – die Mm. interossei dorsales betroffen, so befindet sich der Schmerz vor allem am Handrücken (dorsal); manchmal strahlen die Schmerzen bis zum Handgelenk aus. Spreizen der Finger gegen Widerstand (isometrisch) ist schmerzhaft. Sind die Mm. interossei palmares betroffen, so ist der Faustschluß gegen Widerstand (isometrisch) schmerzhaft. Immer muß palpatorisch der exakte Ort der Läsion aufgesucht werden.	Immer ist tiefe Querfriktion sehr wirksam. Ist der Muskelbauch betroffen, so sind gewöhnlich 2 oder 3 Behandlungen ausreichend. Bei Lokalisation der Affektion in der Sehne oder in der tenoossalen Insertion sind 4 bis 6 Behandlungen erforderlich.

Prädilektionsstellen von Affektionen des Handgelenkes und der Hand – dorsal

Die zweite Zahl bezeichnet die Seite, auf der die Affektion beschrieben wird.

Zeichnung	Seite	
1	177	Überdehnung des Lig. collaterale carpi radiale
2	177	Überdehnung des Lig. collaterale carpi ulnare
3	177	Überdehnung des Lig. lunatocapitatum
4	177	Überdehnung des Lig. capitatum metacarpale III
5	179	Insertionstendopathie des M. extensor carpi radialis longus
6	179	Insertionstendopathie des M. extensor carpi radialis brevis
7a	179	Insertionstendopathie des M. extensor carpi ulnaris
7b	179	Tendosynoviitis des M. extensor carpi ulnaris (zwischen Os triquetrum und Ulna)
7c	179	Tendosynoviitis des M. extensor carpi ulnaris (in der Rinne der Ulna – distal)
8	181	Myotendosynovitis der Mm. extensores pollicis longus und brevis und des M. abductor pollicis longus
9	182	(Morbus de Quervain) Tendosynovitis des M. extensor pollicis brevis und M. abductor pollicis longus in Höhe des Karpus
10	183	Insertionstendopathie des M. abductor pollicis longus
11	183	Tendovaginitis des M. abductor pollicis longus und des M. extensor pollicis brevis (in der Rinne des Radius – distal)
12	191	Insertionstendopathie der Mm. interossei dorsales
13	191	Insertionstendopathie des M. abductor digiti minimi
14	191	Läsion des Ursprunges oder des Muskelbauches der Mm. interossei dorsales
15	189	Ganglion zwischen den Köpfchen der Ossa metacarpalia II und III

Zu 12 und 13: Die Tendopathie eines der Mm. interossei kommt auch in Höhe des Gelenkspaltes vor.

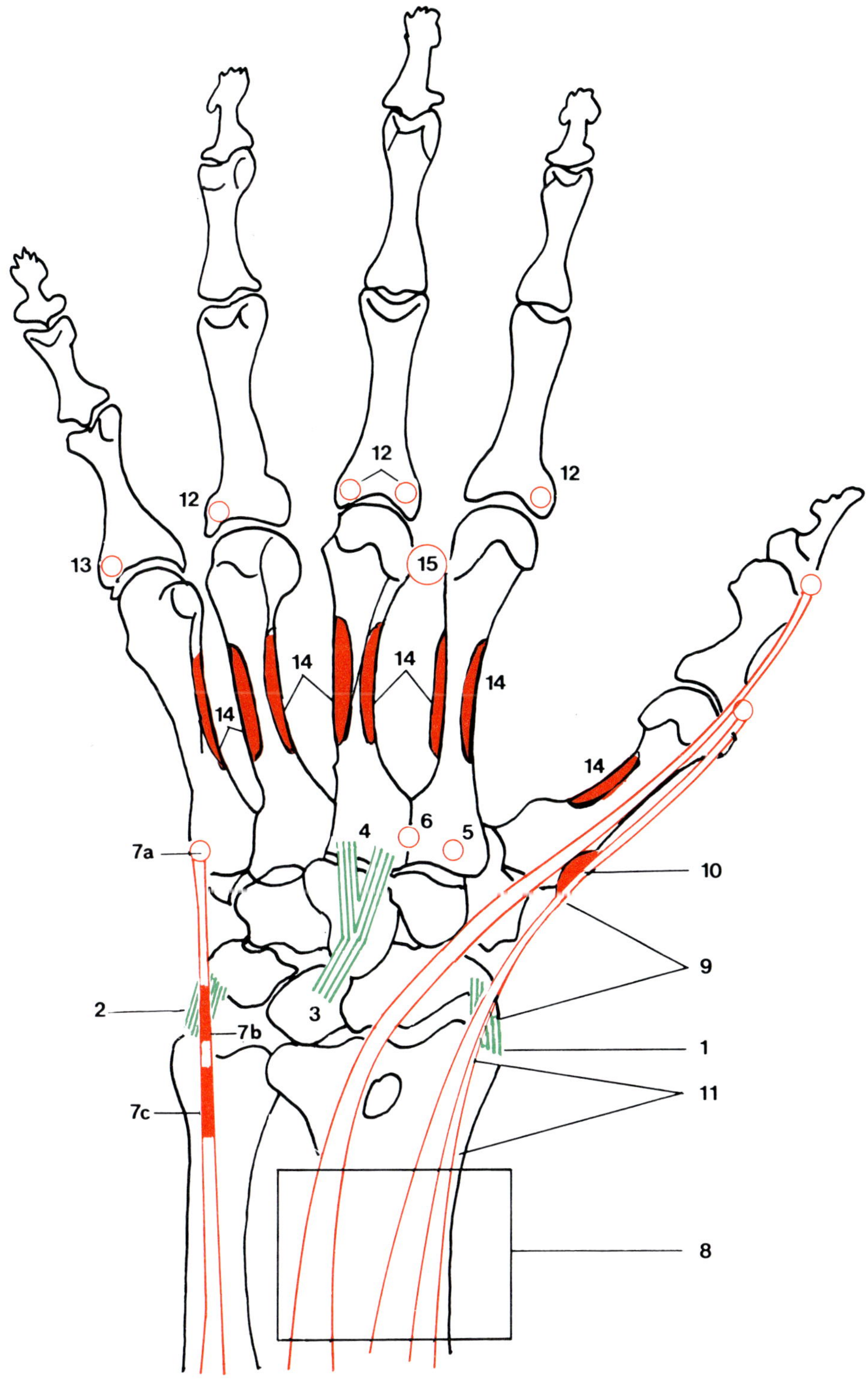

Abbildung 5.1
Linke Hand – dorsal.

Prädilektionsstellen von Affektionen des Handgelenkes und der Hand – palmar (volar)

Die zweite Zahl bezeichnet die Seite, auf der die Affektion beschrieben wird.

Zeichnung	Seite	
1	177	Überdehnung des Lig. collaterale carpi ulnare
2	177	Überdehnung des Lig. collaterale carpi radiale
3	180	Tendosynovitis des M. flexor digitorum profundus
4a	180	Insertionstendopathie des M. flexor carpi radialis
4b	180	Tendosynovitis des M. flexor carpi radialis
5a	181	Insertionstendopathie des M. flexor carpi ulnaris
5b	181	Insertionstendopathie des M. flexor carpi ulnaris (proximal des Os pisiforme)
6a	183	Tendosynovitis des M. flexor pollicis longus (in Höhe des Os metacarpale I)
6b	183	Tendosynovitis des M. flexor pollicis longus (in Höhe des Karpus)
7	184	«trigger thumb» – «Schnellender Daumen» (Tendovaginitis stenosans des M. flexor pollicis longus)
8	190	Überdehnung des muskulären Ursprunges des M. adductor pollicis, Caput obliquum
9	189	«trigger finger» – «Schnellender Finger» (Tendovaginitis stenosans)
10	107, 176, 189	Ganglion; kann eine Kompression des N. ulnaris verursachen (unmittelbar distal des «Tunnels» bzw. «Kanals von Guyon»)
11	183	Insertionstendopathie des M. abductor pollicis longus

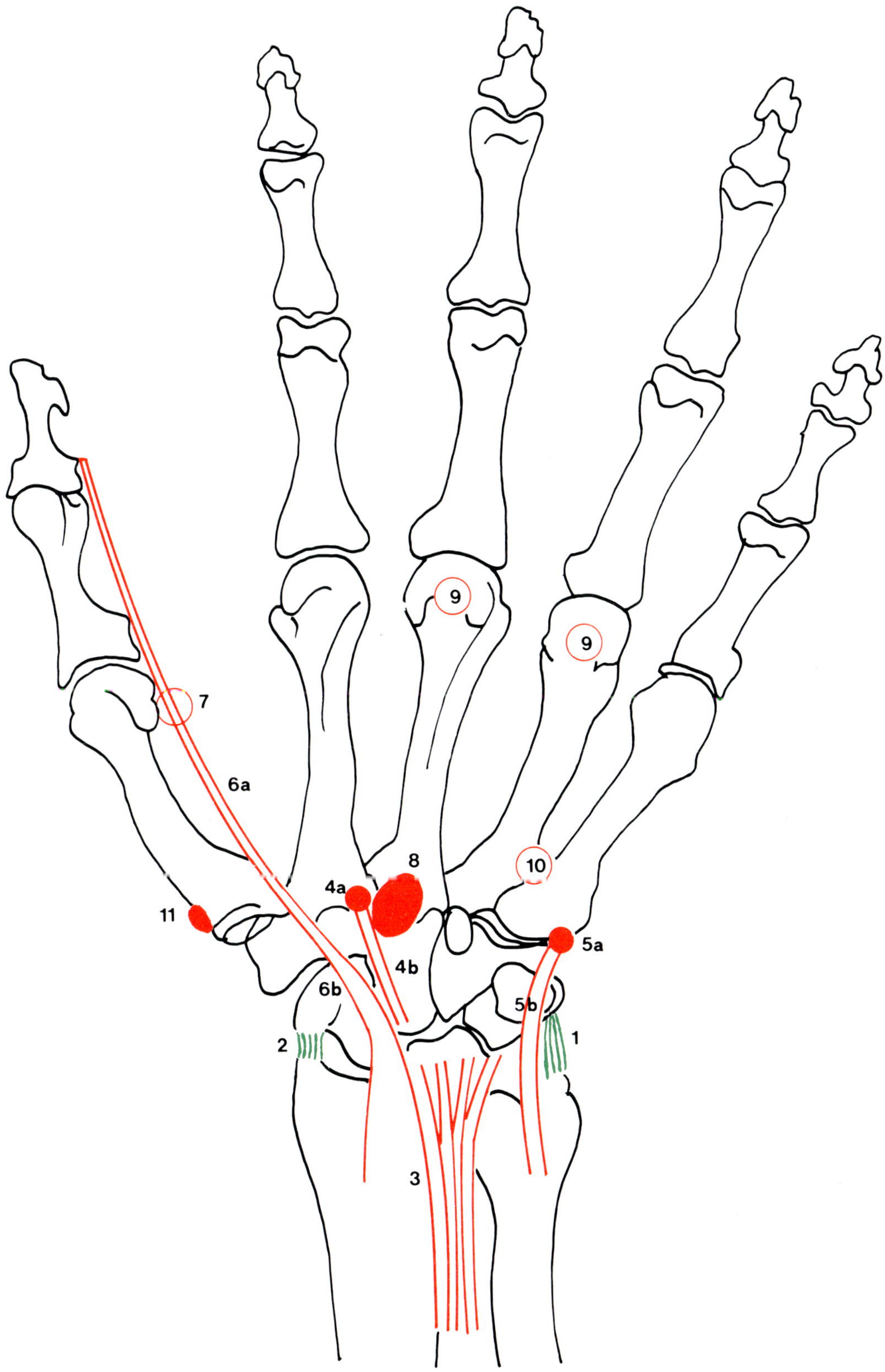

Abbildung 5.2
Linke Hand – palmar (volar).

Literaturverzeichnis

(Handgelenk, Daumen und Hand)

1. Allen, P. R.: Idiopathic avascular necrosis of the scaphoid. A report of two cases.
   Journal of Bone and Joint Surgery **65-B**, No. 3, May (1983).
2. Carpentier Alting, M. P.: Ziekte van De Quervain, een vergeten diagnose?
   Nederlands Tijdschrift voor Geneeskunde **126**, nr. 32 (1982).
   (+ reakties in nr. 41 en 50).
3. Cyriax, J.: Textbook of Orthopaedic Medicine. Vol. I. 7th Edition. Baillière Tindall, London 1978.
4. Green, D. P., O'Brien, E. T.: Clinical Orthopaedics and Related Research. Nr. 149, 1980.
5. Hergenroeder, P. T., et al.: The vascularity of the flexor pollicis longus tendon.
   Clinical Orthopaedics and Related Research No. 162, Jan–Feb. 1982.
6. Hof, A. V., Heiple, K.: Flexor tendon injuries in the fingers and thumb.
   Journal of Bone and Joint Surgery **40-A**, 256 (1958).
7. Kingma, M. J.: Nederlands leerboek der orthopedie. 4e druk.
   Bohn, Scheltema Holkema, Utrecht 1982.
8. Korst, J. K. van der: Gewrichtsziekten.
   Bohn Scheltema Holkema, Utrecht 1980.
9. Leslie, I. J., Dickson, R. A.: The fractured carpal scaphoid.
   Journal of Bone and Joint Surgery **63-B**; No. 2 (1981).
10. Williams, J. G. P.: A color atlas of injury in sport.
    Wolfe Medical Publications Ltd., London 1980.
11. Winkel, D.: Elleboog en Pols.
    Squibb b. v. Rijswijk (Z. H.), 1981.

6

Brust-
wirbelsäule

Kapselmuster

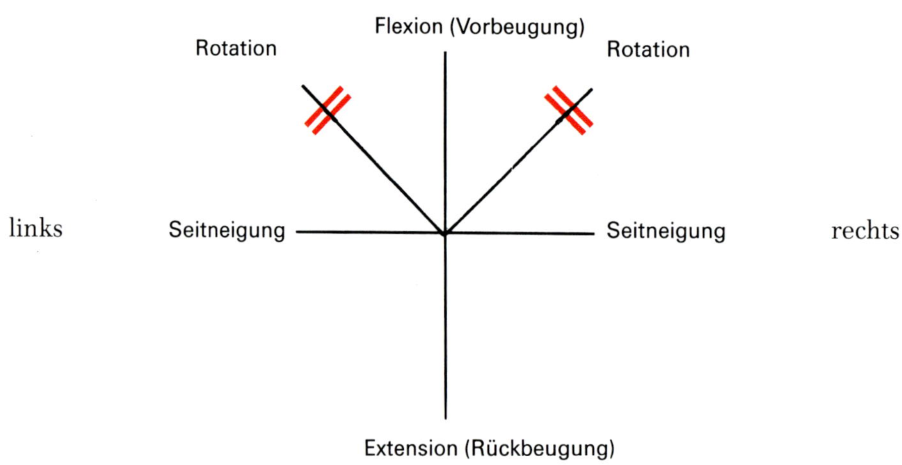

Beispiel eines nicht-kapsulären Musters

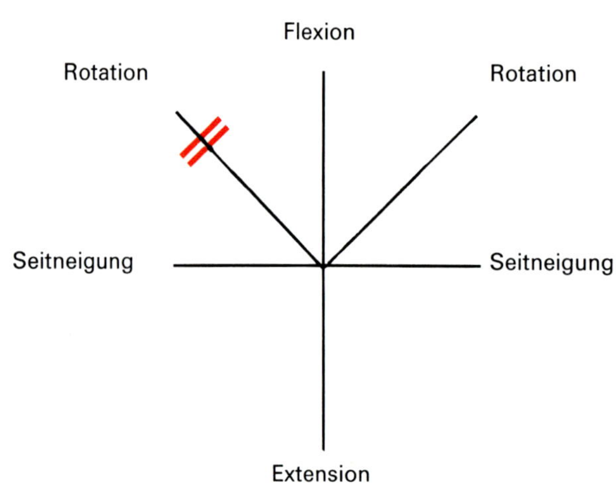

= Bandscheibenprotrusion

Untersuchung der Brustwirbelsäule

Affektionen der Brustwirbelsäule sind selten. Die Beschwerden werden lokal oder im Thorax empfunden. Affektionen der Brustwirbelsäule müssen erst dann in die Erwägungen einbezogen werden, wenn der Patient eindeutig angibt, daß bei bestimmten Haltungen und/oder Bewegungen des Rumpfes Beschwerden auftreten.
In den weitaus meisten Fällen werden Schmerzen im Thorax durch krankhafte Veränderungen der inneren Organe oder der Halswirbelsäule verursacht.

Klinisch betrachtet beginnt die Brustwirbelsäule eigentlich erst beim dritten thorakalen Wirbel. Die ersten beiden Brustwirbel werden als Bestandteil des Nackens betrachtet und bei der Untersuchung der Halswirbelsäule mit erfaßt; die Dermatome von Th1 und Th2 sind an der Innenseite des Armes lokalisiert.

Einige innere Organe, die Schmerzen im Thorax auslösen können:

Herz	C8–Th8	Leber und Gallenblase	Th6–Th10
Lungen	Th3–Th10	Milz	Th7–Th10
Magen	Th5–Th9	Zökum und Appendix	Th9–Th11
Duodenum	Th6–Th10	Nieren	Th9–L2
Pankreas	Th7–Th9		

Vornehmlich rechts lokalisierte Schmerzen deuten auf mögliche Affektionen von: Leber, Gallenblase, Duodenum, Ileum, Zökum und Colon ascendens.
Vornehmlich links lokalisierte Schmerzen lassen eher auf Affektionen von: Herz, Magen, Pankreas, Milz, Jejunum, Colon descendens und Colon sigmoideum schließen.

Man muß jedoch auch hier mit Ausnahmen rechnen. Beispielsweise sei erwähnt, daß pektanginöse Schmerzen in ungefähr 5% der Fälle nach rechts projiziert werden.

Anamnese

Wenn der Patient angibt, ausschließlich bei bestimmten Haltungen und/oder Bewegungen Schmerzen im Thorax zu empfinden, so muß sich die Anamnese in erster Linie auf eine Affektion des Bewegungsapparates richten.
In allen übrigen Fällen wende man seine Aufmerksamkeit bei der Befragung gezielt eventuellen Affektionen der inneren Organe zu (u.a. Anamnese bezüglich des Intestinaltraktes, Eßgewohnheiten, Ernährungsanamnese).

1. Lebensalter?
2. Beruf, Hobby (Sport)?
3. Welches sind die Beschwerden?
4. Wie sind die Beschwerden entstanden? Spontan oder traumatisch?
5. Wo sind die Beschwerden lokalisiert?
6. Wann treten die Beschwerden auf?
   Ständig, wechselhaft, nur tagsüber, nur nachts?
   Sind Husten, Niesen und Pressen schmerzhaft?
7. Hat der Patient derartige Beschwerden bereits jemals früher gehabt?
8. Wird der Patient medikamentös behandelt (Antikoagulantien oder Medikamente wegen einer Affektion innerer Organe)?

Wir weisen nochmals nachdrücklich darauf hin, daß Affektionen der Brustwirbelsäule nur selten vorkommen und daß, falls obenstehende Fragen nicht deutlich auf eine solche Affektion der BWS weisen, unmittelbar andere Krankheitsursachen in Betracht gezogen werden müssen.

Inspektion
(Siehe Band 1, Anatomie in vivo.)

IM STAND

Beachten Sie die Haltung des Patienten.
Besteht eine arkuäre (bogige) Kyphose (Rundbuckel) oder eine anguläre Kyphose (Spitzbuckel), eine Skoliose mit/ohne Gibbus?

Funktionsuntersuchung

Siehe Beschreibung der entsprechenden anzuwendenden Handgriffe und Ausführung der folgenden Tests Band 1, Anatomie in vivo.

Klagt der Patient zu diesem Zeitpunkt über Schmerzen?
Falls ja, verändern sich die Schmerzen während der Funktionsprüfung?

Vergleichen Sie stets die erkrankte mit der gesunden Seite!

Werden die Schmerzen kranial von Th6 lokalisiert, so ist zunächst die Standarduntersuchung der Halswirbelsäule durchzuführen. Ergeben die Untersuchungsbefunde keine Abweichungen, so muß die Untersuchung der Brustwirbelsäule folgen.
Werden die Schmerzen kaudal von Th6 lokalisiert, so kann man unmittelbar mit der Untersuchung der Brustwirbelsäule beginnen.

Bei der Funktionsuntersuchung achte man auf:

a) *Dura- und Wurzelzeichen* (Beweglichkeitstests bezüglich der Dura und der Wurzel);

b) *artikuläre Zeichen* (welche Bewegungen sind schmerzhaft und/oder eingeschränkt?);

c) *muskuläre Zeichen* (welche Muskeln sind bei der isometrischen Prüfung – Bewegung gegen Widerstand – schmerzhaft?);

d) *Rückenmarkszeichen* (spastisches Gangbild, Fußsohlenreflex nach Babinski usw.) und

e) *andere Ursachen der Beschwerden.*

ad a)

Schmerzen im Thorax bei Beugung des Nackens (manchmal nur positiv in Verbindung mit Rumpfrotation).

Die Retraktion des Skapulae bewirkt eine Dehnung der Wurzeln Th1 und Th2.

Führen Sie folgenden Test aus: Den Kopf des Patienten von der betroffenen Seite hinweg seitlich neigen, den Oberarm in horizontale Stellung bringen, den Ellenbogen maximal flektieren und das Handgelenk dorsalflektieren. Diese Bewegungskombination dehnt den N. ulnaris (der Test kann Schmerzen, die für Th1 typisch sind, auslösen).

ad b) und c)

IM STEHEN

Aktive Bewegungen

Flexion (endgradig mit Flexion des Nackens als Dehnungstest bezüglich der Dura).
Extension (Rumpfstreckung).
Seitneigung des Rumpfes nach links/rechts.
Rotation des Rumpfes nach links/rechts.

Diese Bewegungen werden in der gesamten thorakolumbalen Wirbelsäule (Brust- und Lendenwirbelsäule) im Stehen ausgeführt.
Achten Sie auf den Bewegungsausschlag (normal oder eingeschränkt) und Schmerzen (Lokalisation).

Widerstandstests

Seitneigung des Rumpfes nach links/rechts.

Achten Sie auf Muskelkraft (cave Schwäche – möglicherweise gravierende Krankheitsursache) und Schmerzen (Lokalisation).

IM SITZEN

Passive Bewegungen

Rotation des Rumpfes nach links/rechts.

Achten Sie auf den Bewegungsausschlag (normal oder eingeschränkt; Kapselmuster oder nicht-kapsuläres Muster) und Schmerzen (Lokalisation).

Widerstandstests

Rotation des Rumpfes nach links/rechts.
Flexion (Rumpfbeugung).

IM LIEGEN

Aktive Bewegungen

Extension (Rumpfstreckung) (vergleichen Sie die Bewegungen mit der Ausführung im Stehen).

Passive Bewegungen

Extension (Rumpfstreckung) (vergleichen Sie die Bewegungen mit der Ausführung im Liegen und Stehen).

Extensionsdruck auf jedes Segment einzeln (wo befindet sich die schmerzhafteste Stelle?).

Widerstandstests

Extension (Rumpfstreckung).

ad d)

Fußsohlenreflex: Fällt dieser gemäß Strümpell oder Babinski aus?
Achillessehnenreflex.
Patellarsehnenreflex.

Palpation

(Siehe Band 1, Anatomie in vivo.)

Nach der Funktionsuntersuchung palpiert man in Hinblick auf örtlichen Druckschmerz in oder bei der Struktur, wo sich die Läsion vermutlich befindet.
Muskelaffektionen sind im thorakalen Bereich häufiger anzutreffen als im zervikalen oder lumbalen Bereich.

M. pectoralis major;
M. latissimus dorsi;
Mm. intercostales;
M. serratus anterior;
M. serratus posterior inferior;
M. rectus abdominis;
Mm. obliquus abdominis internus et externus.

Mögliche ergänzende Untersuchungen

Röntgen (Funktionsaufnahmen, Kontrastdarstellungen, Computertomographie).
Lumbalpunktion.
Laboruntersuchungen.

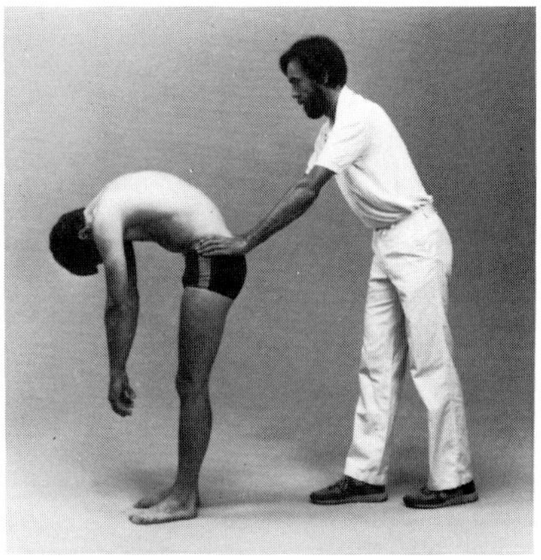

Aktive Rumpfbeugung.

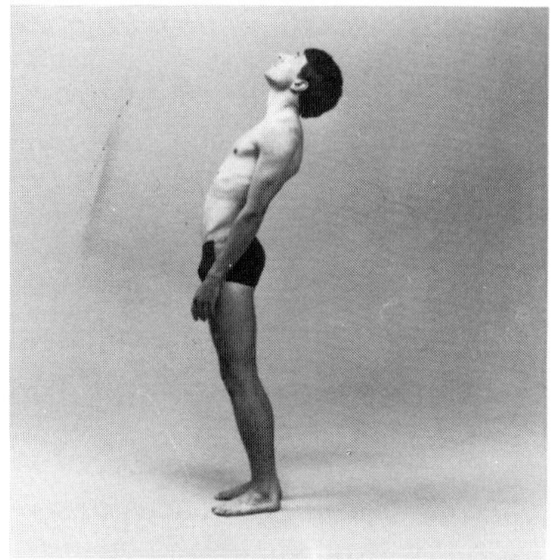

Aktive Rumpfstreckung.

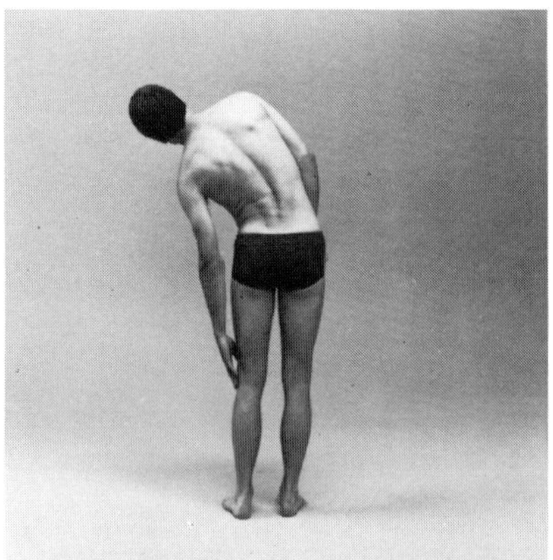

Aktive Seitbeugung des Rumpfes nach links und rechts.

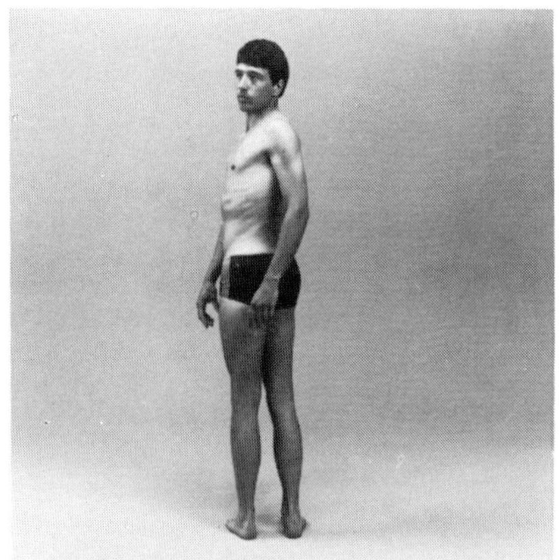

Aktive Rumpfdrehung nach links und rechts.

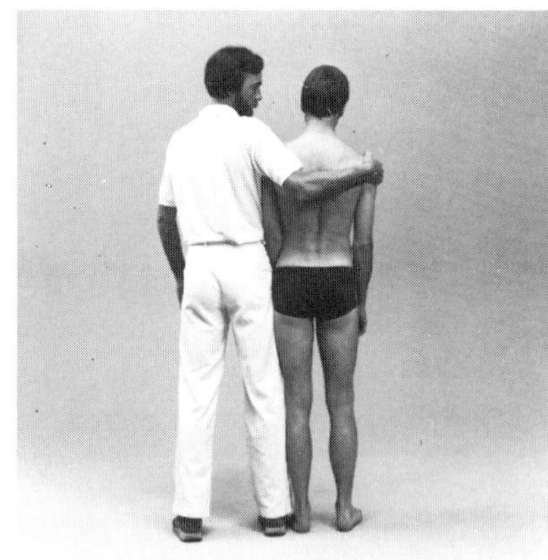

Seitbeugung des Rumpfes gegen Widerstand (isometrische Rumpfbeugung zur Seite).

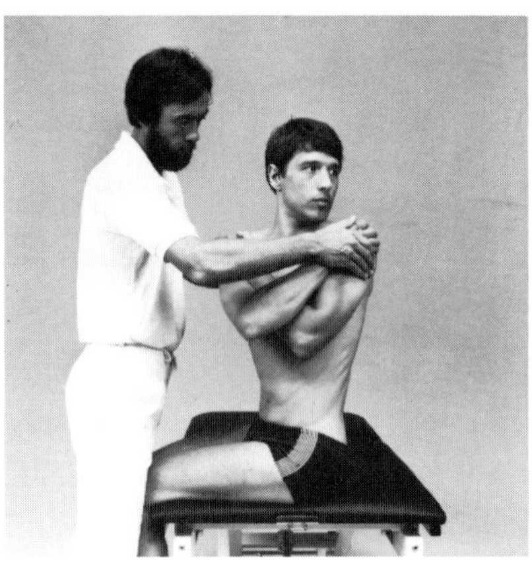

Passive Rumpfdrehung nach links.

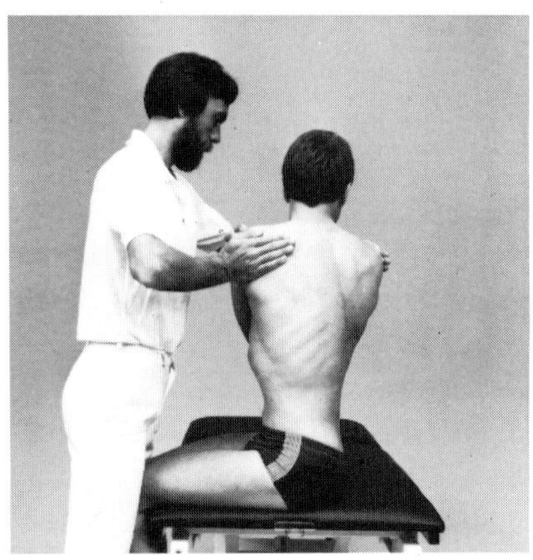

Passive Rumpfdrehung nach rechts.

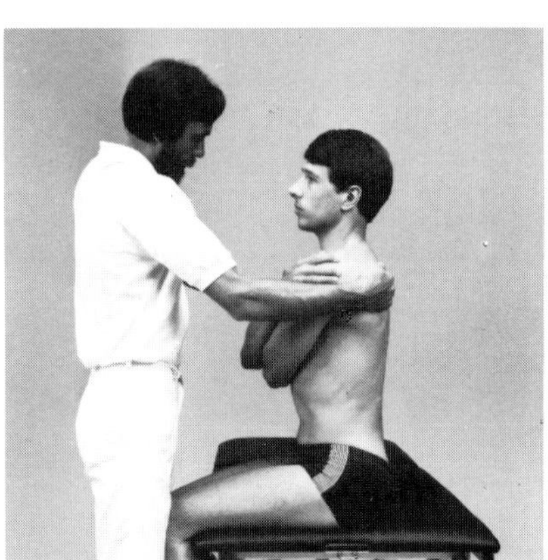

Rumpfdrehung gegen Widerstand nach links.

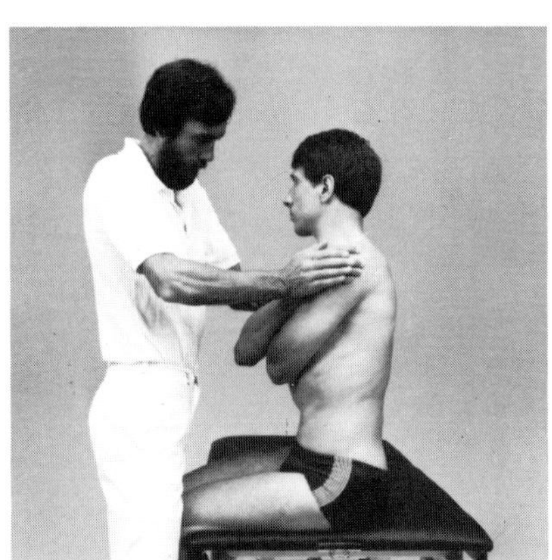

Rumpfdrehung gegen Widerstand nach rechts.

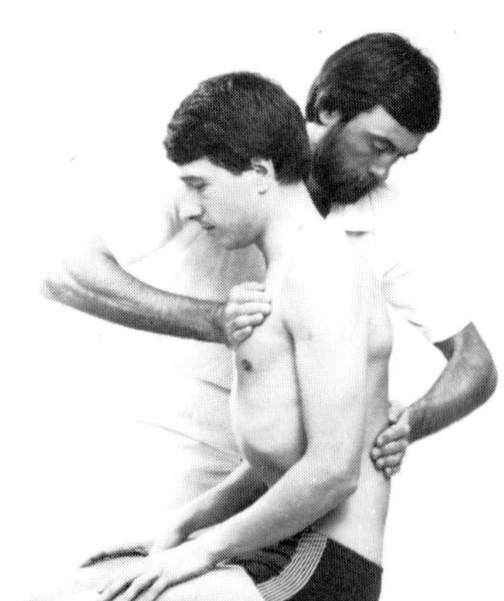

Rumpfbeugung gegen Widerstand (isometrische Rumpfbeugung).

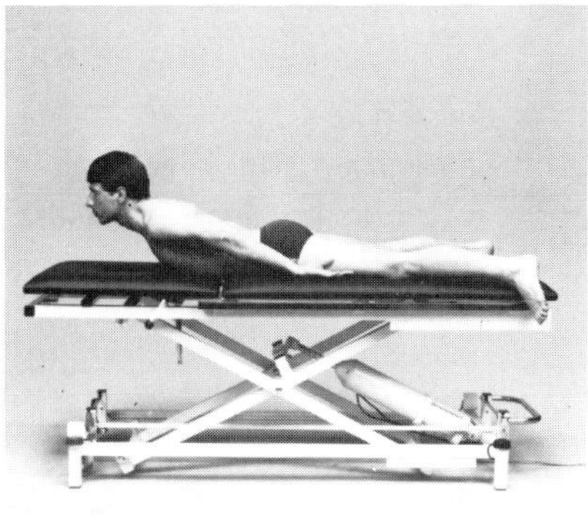

Aktive Rumpfstreckung.

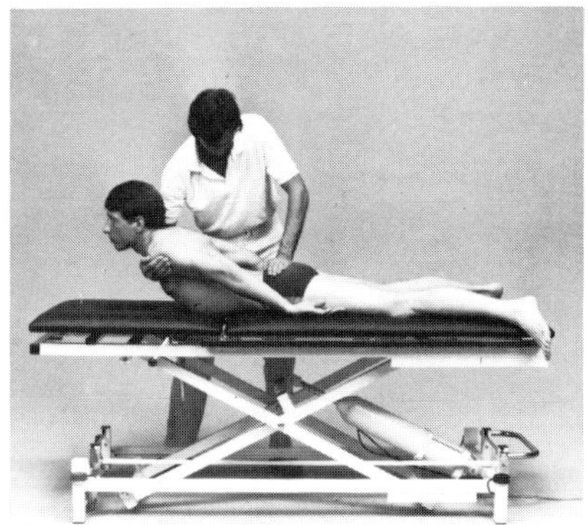

Passive Rumpfstreckung.

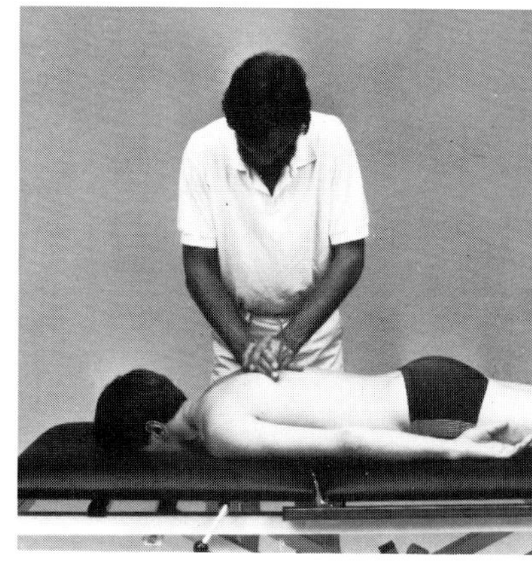

Passive «segmentale» Rumpfstreckung.

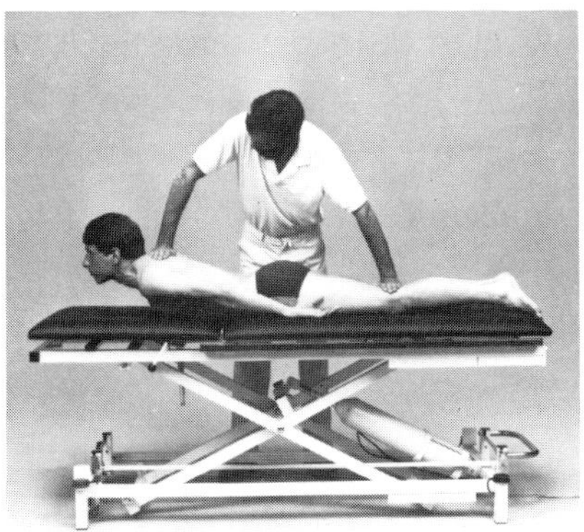

Rumpfstreckung gegen Widerstand (isometrische Rumpfstreckung).

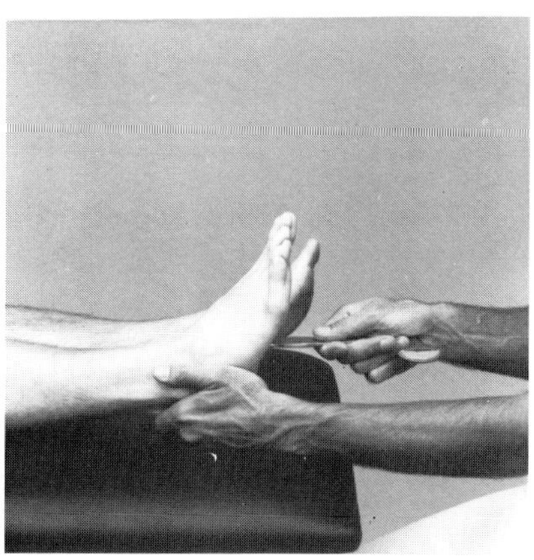

Fußsohlenreflex.

Thorakalsyndrom

Hierunter versteht man alle diejenigen Beschwerden, die direkt oder indirekt Folge – meistens degenerativer – Veränderungen des Discus intervertebralis sind. Lediglich 2% aller Bandscheibenveränderungen sind in der Brustwirbelsäule lokalisiert.
Man findet folgende Beschwerden:
- Schmerzen örtlich oder segmental (im Dermatom) bei Bewegungen, Husten, Niesen, Pressen, tiefem Einatmen und mitunter auch in Ruhe.
- Bewegungseinschränkung, vor allem bei Rotationen.
- Vielfältiges Auftreten neurovegetativer Störungen wie vage, unbestimmte Beschwerden von seiten der inneren Organe und vermehrte Schweißsekretion.
- Gefühle wie bei Durchfluß elektrischen Stromes in den Beinen, Urininkontinenz, Gangstörungen usw. bei Druck auf das Rückenmark.

Spezielle Anatomie und Physiologie der Brustwirbelsäule

Die thorakalen Bandscheiben werden von kranial nach kaudal zunehmend höher und breiter.

Die thorakalen Bandscheiben sind im Vergleich mit jenen der zervikalen und lumbalen Wirbelsäule flacher.

Die thorakalen Spinalnerven (Nn. intercostales) innervieren die Kostotransversalgelenke (Articulationes costotransversariae), die Interkostalmuskulatur, die Pleura parietalis und die Haut.

Infolge der kyphotischen Haltung der Brustwirbelsäule stehen die Bandscheiben ventral unter sehr hohem Druck.
Durch den anhaltend hohen ventralen Druck innerhalb der Bandscheibe kommt es vor allem im mittleren und unteren Bereich der Brustwirbelsäule frühzeitig zu degenerativen Veränderungen (Spondylose und Osteochrondrose), die jedoch meistens keine Beschwerden verursachen.

Zwischen Th4 und Th9 ist der Durchmesser des Wirbelkanals der geringste der gesamten Wirbelsäule; dies führt relativ schnell zu medullären Symptomen.

Wegen des relativ großen Durchmessers der Foramina intervertebralia kommen osteogene Verengungen wie in der zervikalen Wirbelsäule kaum vor.
Die kostotransversalen Gelenke können möglicherweise den kaudalen Anteil der Foramina intervertebralia verkleinern. Die Foramina intervertebralia befinden sich nicht in Höhe der Bandscheiben, sondern in Höhe der kaudalen Hälfte des Wirbelkörpers. Hierin liegt einer der Gründe, warum thorakale Wurzelsyndrome im Vergleich mit dem zervikalen und lumbalen Bereich so selten auftreten.

Beschwerden entstehen (ebenso wie in der Hals- und Lendenwirbelsäule) nur dann, wenn infolge eines Bandscheibenprolapses Druck auf den Spinalnerven ausgeübt wird. Vor allem im oberen Anteil der Brustwirbelsäule sind die Bewegungsausschläge im Vergleich mit jenen der Hals- und Lendenwirbelsäule sehr klein.
Daher werden klinisch relevante Verschiebungen der Brustwirbel als Folge einer Hypermobilität aufgrund degenerativer Veränderungen nur sehr selten beobachtet, denn das Segment wird durch die kostotransversalen Verbindungen stabilisiert (Wirbel/Rippen/Sternum).
Nur sehr große, ausgedehnte Bandscheibenprolapse können den Spinalnerven tangieren und lösen dann eine Interkostalneuralgie aus.

Affektionen der Brustwirbelsäule

Affektion	*Klinischer Befund*	*Therapie*
A. Bandscheibenbedingte Affektionen		
1. POSTEROLATERALER BANDSCHEIBENPROLAPS OHNE WURZELREIZUNG		
Diese Affektion entsteht meistens infolge eines Traumas, bei dem Axialkräfte einwirkten, z.B. ein Sturz auf das Steißbein, das Anheben eines schweren Gegenstandes bei flektierter Brustwirbelsäule usw. Ein solches Trauma kann Jahre zurückliegen. *Differentialdiagnose:* Erkrankungen innerer Organe (s. S. 199).	Der Patient hat im allgemeinen lokale Schmerzen in der Brustwirbelsäule. Husten, Niesen und Pressen können die Schmerzen verstärken. Im Liegen hat der Patient meistens keine Beschwerden. Bei der Funktionsuntersuchung findet man meistens eine Rotationsbewegung schmerzhaft und eingeschränkt, sowohl aktiv wie passiv. Manchmal ist auch die aktive Flexion schmerzhaft. Flexion des Nackens kann schon allein oder auch in Verbindung mit einer Rotation schmerzhaft sein (Durazeichen).	Ohne Therapie kann ein chronisch-rezidivierendes Beschwerdebild entstehen, das durch oft monatelange beschwerdefreie Perioden gekennzeichnet ist. Durch Manipulation lassen sich die Beschwerden im allgemeinen rasch zum Verschwinden bringen. Man muß dem Patienten stets Haltungsanweisungen und nähere Aufklärung über die Affektion vermitteln.
2. POSTEROLATERALER BANDSCHEIBENPROLAPS MIT WURZELREIZUNG		
Gleichfalls wie bei der unter 1. besprochenen Affektion handelt es sich auch hier meistens um ein posttraumatisches Syndrom. *Differentialdiagnose:* Interkostalneuralgien können zuweilen als erstes Symptom infiltrierender maligner Tumoren auftreten. Meistens betrifft es in solchen Fällen Bronchialkarzinome (auch Pancoast-Tumor), Mammakarzinom usw.	Da der Spinalnerv gereizt wird, entsteht Schmerzfortleitung in eines der thorakalen Dermatome. Dies ist das Bild einer Interkostalneuralgie. Zuweilen tritt nur (akuter) sternaler Schmerz ohne begleitenden thorakalen Schmerz auf; hierbei bereitet die Einatmung Schmerzen. Differentialdiagnostisch muß man dann einen Myokardinfarkt in Betracht ziehen (allerdings ist das tiefe Einatmen bei diesem Krankheitsbild meistens nicht schmerzhaft).	Sowohl Manipulation wie Dauerzug können die Beschwerden lindern. Sehr wesentlich ist auch hier die deutliche Aufklärung des Patienten über die zu beachtenden Haltungs- und Bewegungsformen.

Affektion	*Klinischer Befund*	*Therapie*
Mediastinale und paravertebrale Tumoren; Entzündliche Prozesse z. B. der Pleura parietalis oder die Entzündung einer Bandscheibe (Diszitis); Tietze-Syndrom (s. S. 209).	Die Schmerzen nehmen gewöhnlich bei Husten, Niesen und Pressen zu. Die Beschwerden sind meistens ausgesprochen haltungs- und bewegungsabhängig und verschwinden in den meisten Fällen bei entsprechender Entlastung (Liegen). Meistens ist eine Rotationsbewegung (aktiv und passiv) am stärksten eingeschränkt und schmerzhaft, häufig in Verbindung mit aktiver Flexion. Wird endgradig bei der Flexion auch noch eine Flexion des Nackens ausgeführt, so nehmen die Schmerzen infolge der Dehnung der Dura häufig zu. Manchmal findet man einen geringen Sensibilitätsausfall.	
3. POSTEROZENTRALER BANDSCHEIBENPROLAPS		
Diese Affektion entsteht meistens traumatisch nach einem Sturz oder nach Anheben eines schweren Gegenstandes bei maximal flektierter Brustwirbelsäule. Die Bandscheibe übt über das Lig. longitudinale posterius und die Dura mater Druck auf das Rückenmark aus. *Differentialdiagnose:* Primäre krankhafte Veränderungen des Zentralnervensystems, wie z. B. Multiple Sklerose, Rückenmarkstumoren usw.	Meistens beginnen die Beschwerden mit einem Kraftlosigkeitsgefühl in beiden Beinen. Später können auch, abhängig vom Ausmaß der Kompression, Sensibilitätsstörungen, Blasen-, Reflex- und Gangstörungen auftreten. Die Diagnose wird mittels der thorakalen Myelographie gesichert.	Konservativ: Bettruhe oder Dauerzug (Vorsichtig!). Operativ: Nur bei eindeutiger Rückenmarkskompression.

Affektion	*Klinischer Befund*	*Therapie*

Kompressionsphänomen infolge zunehmender Bandscheibendegeneration (nach J. Cyriax)

4. DORSALE BANDSCHEIBEN-PROTRUSION

Bei Patienten mit einer ausgeprägten thorakalen Kyphose treten manchmal infolge der Verlagerung des gesamten Nukleus nach dorsal ganz allmählich Schmerzen auf, die durch den Druck auf das Lig. longitudinale posterius und die Dura mater entstehen.	Frühmorgens hat der Patient keine Beschwerden, jedoch treten im Laufe des Tages allmählich zunehmend zentrale thorakale Schmerzen auf. Anheben oder Tragen von Lasten wie auch längeres Sitzen verstärken die Schmerzen. Liegen, anfangs sogar nur einige Minuten lang, später jedoch Stunden, läßt die Beschwerden abklingen. Bei der Funktionsuntersuchung sind einige passive Bewegungen endgradig empfindlich (wechselhaftes Bild).	Von großer Bedeutung ist es, dem Patienten genau zu erklären, auf welche Weise die Beschwerden entstehen, und ihn davon zu überzeugen, daß er seine täglichen Beschäftigungen, seinen Tagesablauf, derartig verändert, daß die Beschwerden auf ein Mindestmaß beschränkt bleiben. Häufig hilft es, wenn der Patient mittags regelmäßig eine Stunde ruht (liegend). In einem späteren Stadium kann ein Dauerzug erfolgreiche Auswirkung haben, wenn er mindestens während zweier Wochen täglich angewandt wird.

5. ANTERIORE EROSION

Bei einer vermehrten thorakalen Kyphose, z. B. bei Morbus Scheuermann, kann vornehmlich bei älteren Patienten an der Vorderseite der Bandscheibe eine ausgeprägte Verschmälerung zustandekommen, die mit Osteophytenbildung einhergeht. Die Quelle der Beschwerden sind wahrscheinlich die «Facetten»-Gelenke (Wirbelgelenke).	Die klinischen Befunde gleichen den unter 4. beschriebenen, jedoch halten die Beschwerden und Befunde meistens ständig an. Die Brustwirbelsäule ist so steif, daß Schmerzen durch aktive Bewegungen nicht ausgelöst werden können. Schmerzen treten nur endgradig bei passiven Bewegungen auf. Röntgenologisch zeichnen sich die Osteophyten deutlich ab. Diese entspringen unmittelbar am Rand der Wirbelkörper.	Zuweilen ist Dauerzug erfolgreich. Analgetika.

6. LATERALE EROSION

Bei einer lange bestehenden Skoliose kann an der konkaven Seite der Bandscheibe Verschmälerung mit Osteophytenbildung auftreten, ähnlich wie unter 5. Auch hier haben die Beschwerden wahrscheinlich ihren Ursprung in den «Facetten»-Gelenken (Wirbelgelenken).	Die Schmerzen manifestieren sich einseitig, meistens im unteren Thoraxbereich. Die Schmerzen sind nur tagsüber vorhanden und klingen nachts ab. Fast alle Bewegungen sind sowohl aktiv wie passiv stark eingeschränkt; nur die passiven Bewegungen sind endgradig schmerzhaft.	Dauerzug bringt zuweilen einige Erleichterung, doch ist in vielen Fällen eine Operation indiziert.

Affektion	*Klinischer Befund*	*Therapie*
7. SCHEUERMANNSCHE KRANKHEIT (OSTEOCHONDROSIS DEFORMANS JUVENILIS; ADOLESZENTENKYPHOSE)		
Es handelt sich um eine Wachstumsstörung einer oder mehrerer Bandscheiben, vornehmlich ihrer Deckplatten. Dies führt zur allmählichen Keilbildung der angrenzenden Wirbel. Die Affektion tritt während der Adoleszenz zwischen dem zwölften und 18. Lebensjahr in Erscheinung. *Differentialdiagnose:* Keilbildung eines oder mehrerer thorakaler Wirbel infolge infektiöser oder osteoporotischer Prozesse.	Anfangs keine subjektiven Symptome, jedoch konsultieren die häufig beunruhigten Eltern den Arzt wegen des deutlichen Rundrückens. Später entwickeln sich Beschwerden im Sinne schnell eintretender, vermehrter Ermüdbarkeit, und es stellen sich, vor allem nach einem anstrengenden Tag, ständig anhaltende leichte Schmerzen ein.	Ebenso wie die aseptischen Knochennekrosen kann auch die Scheuermannsche Erkrankung als «self-limiting» gekennzeichnet werden. Die vermehrte Kyphose bleibt jedoch bestehen und kann schon frühzeitig zu degenerativen Veränderungen Anlaß geben. Im Frühstadium müssen namentlich haltungskorrigierende Übungen durchgeführt werden. Besonders ist darauf zu achten, daß vor allem die Mm. pectoralis major und minor gedehnt werden; erst danach haben Extensions-(Streck-)übungen der Brustwirbelsäule Erfolg. Zudem müssen muskelkräftigende Übungen der thorakalen Rückenextensoren durchgeführt werden. In schweren Fällen kann eine redressierende Gipsschale (Gipsbett) oder ein Korsett (Milwaukee-Korsett) zur Anwendung kommen. Sportarten, bei denen reichlich kyphosierende Bewegungen/Haltungen unerläßlich sind oder bei denen die Mm. pectorales besonders belastet werden, sind kontraindiziert (Hockey, Rudern, verschiedene Schwimmstile usw.).
8. SPONDYLODISZITIS		
Hierbei handelt es sich um eine nicht gar zu selten vorkommende Entzündung einer Bandscheibe – mit oder ohne Miterkrankung der Wirbelkörper. Die Affektion tritt fast ausschließlich in jugendlichem Lebensalter vor Beendigung der Wachstumsperiode auf. Als Ursache kann eine Infektion in Betracht kommen, meistens hämatogen, jedoch wird häufig keine deutliche Ursache gefunden, und die Entzündung muß als Wachstumsstörung der Bandscheibe interpretiert werden.	Akut oder allmählich aufgetretene Rückenschmerzen mit Ausstrahlung in die Flanken, zuweilen auch in die Beine, abhängig von der Lokalisation. Die Beschwerden nehmen bei Belastung der Wirbelsäule zu. Aktive und passive Bewegungseinschränkung der Wirbelsäule im Sinne eines nichtkapsulären Musters. Oft Abweichung bei Flexion. Das Röntgenbild zeigt nach einiger Zeit einen ziemlich spezifischen Befund, ist anfangs jedoch oft negativ.	Bei Verdacht auf diese Affektion muß der Patient einer spezialistischen Untersuchung und Behandlung zugeführt werden.

Affektion	*Klinischer Befund*	*Therapie*
B. Nicht bandscheibenbedingte Affektionen		
9. FORESTIER-SYNDROM (ANKYLOSIERENDE HYPEROSTOSE)		
Die Erkrankung wird durch eine diffuse Verkalkung bzw. Verknöcherung entlang der Vorderseite der Wirbelsäule und namentlich des Lig. longitudinale anterius gekennzeichnet. An der Vorderseite der Wirbel entstehen zugleich große Osteophyten, die miteinander verschmelzen können. Die Affektion wird häufiger bei Männern als bei Frauen beobachtet, vor allem jenseits des fünfzigsten Lebensjahres. Ihre Ursache ist unbekannt. *Differentialdiagnose:* Spondylitis ankylopoetica (Morbus Bechterew, s. S. 234).	Vornehmlich morgens und abends sowie nach längerem Sitzen auftretende Steifheit der gesamten Wirbelsäule. Schmerzen im Rücken und zugleich wechselnde Beschwerden in der Umgebung peripherer Gelenke (vor allem Ellenbogen) und der Fersen, die an Tendopathien erinnern. Das Röntgenbild ist typisch. Die Sakroiliakalgelenke sind normal. Das Blutbild ist ebenfalls normal.	Symptomatisch – Schmerzbekämpfung.
10. SKOLIOSE		
Eine Skoliose ist eine Verkrümmung der Wirbelsäule in der Frontalebene. Es gibt ungezählte Ursachen (pathologischer) Skoliosen. Die Ätiologie der am häufigsten vorkommenden «idiopathischen» Skoliose ist unbekannt. Sie entsteht während der Wachstumsphase und neigt zur Progredienz.	Subjektive Beschwerden findet man selten, es sei denn bei lange bestehenden Skoliosen; hier wird über Schmerzen im Bereich der Skoliose geklagt, vor allem nach längerem Stehen oder Sitzen (siehe auch unter 6.).	Jeder Skoliosepatient unter 20 Jahren muß dem orthopädischen Chirurgen vorgestellt und zur Behandlung überwiesen werden. Nach dem 20. Lebensjahr kann der Versuch unternommen werden, die Beschwerden durch Dauerzug und Haltungskorrektur zu verringern, eventuell in Verbindung mit einem korrigierenden oder Stützkorsett.
11. TIETZE-SYNDROM (CHONDROPATHIA TUBEROSA)		
Diese Affektion wird durch schmerzhafte Schwellung eines oder mehrerer kostosternaler Gelenke und der Rippenknorpel am Sternalansatz gekennzeichnet. Insbesondere sind die 2. und 3. Rippe betroffen. Die Ursache ist unbekannt.	Plötzlich oder allmählich auftretende Schmerzen in den betroffenen Gelenken, die bei tiefem Durchatmen, Husten und Niesen zunehmen und manchmal in die Schulter ausstrahlen. Die betroffenen Gelenke sind bei der Palpation schmerzhaft und häufig auch deutlich geschwollen.	Symptomatisch. Die Affektion heilt spontan innerhalb Wochen bis Jahren aus. In manchen (schweren) Fällen besteht die Indikation, die schmerzhaftesten Stellen mit Triamcinolonacetonid 10 mg/ml zu infiltrieren.

Literaturverzeichnis (Brustwirbelsäule)

1. Cyriax, J.: Textbook of Orthopaedic Medicine. 7th Edition, Vol. I. Baillière Tindall, London 1978.
2. Cyriax, J.: Diagnosis of somatic thoracic disorders. British Association of Manipulative Medicine. Symposium, London 1967.
3. Hoppenfeld, S.: Physical examination of the spine and extremities, Appleton-Century-Crofts, New York 1976.
4. Krämer, J.: Bandscheibenbedingte Erkrankungen. Georg Thieme Verlag, Stuttgart 1978.
5. Kapandji, I. A.: The physiology of the joints. Vol. III. The trunk and the vertebral column. Churchill Livingstone, Edinburgh-London 1974.
6. White, A. A. III, Panjabi, M. M.: Clinical biomechanics of the spine. J. B. Lippincott Company, Philadelphia-Toronto 1978.
7. Wyke, B.: The neurological basis of thoracic spinal pain. Rheumatology and Physical Medicine, Volume X, Number 7, August, 1970.
8. Wyke, B.: Morphological and functional features of the innervation of the costovertebral joints. Folia Morphologica **13**, no. 4 (1975).
9. Yashon, D.: Spinal Injury. Appleton-Century-Crofts, New York 1978.

7

Lenden-
wirbelsäule

Kapselmuster

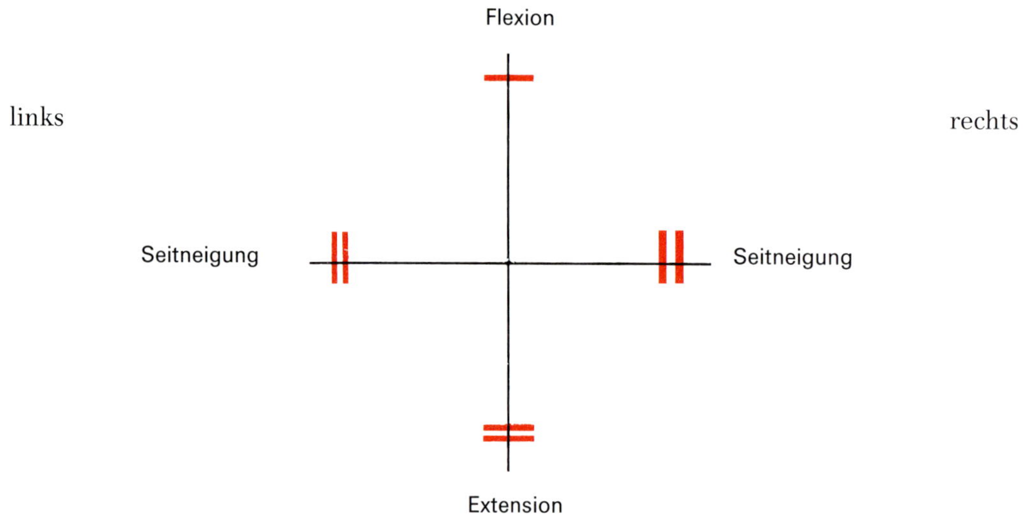

Beispiel für ein nicht-kapsuläres Muster

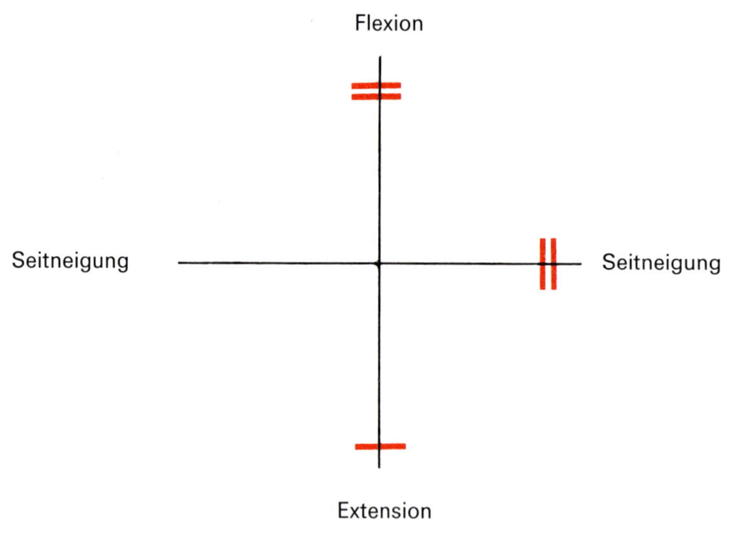

= Bandscheibenprotrusion

Untersuchung der Lendenwirbelsäule

Allgemeine Inspektion

Wie kommt der Patient herein?
In welcher Haltung? Laufend? – Benötigt er beim Gehen Hilfe, oder benutzt er Hilfsmittel?
(Ein Patient mit einem Lumbalsyndrom wird meistens beim Laufen ein Bein schonen).
Mit Rollstuhl oder Trage?

Wie setzt er sich hin?
Hat der Patient Schmerzen beim Einnehmen der Sitzhaltung?
Sitzt der Patient, wie ist dann seine Haltung (Kyphose, gerader/gestreckter Rücken, Lordose oder Schiefhaltung)?
(Ein Patient mit einem Lumbalsyndrom sitzt meistens mit geradem/gestrecktem/überstrecktem Rücken auf der Vorderkante des Stuhles oder bleibt lieber stehen).
Wie ist der Gesichtsausdruck des Patienten? Müde? Leidend?

Anamnese

1. Lebensalter?
2. Beruf, Hobby (Sport)?
3. Wo liegt das Problem (Schmerzen, Parästhesien, Kraftverlust oder Gefühlsstörungen bzw. Gefühllosigkeit)?
4. Seit wann hat der Patient Beschwerden?
   Wie haben sie begonnen?
   Wo werden sie empfunden (z.B. im Rücken, in den Beinen oder Füßen)?
5. Ist das Schmerzbild konstant, wechselnd, oder ist das Beschwerdemuster vollständig verändert?
   Falls verändert, seit wann?
   Sind die Beschwerden progredient?
   Haben sich die Beschwerden/Schmerzen verlagert (z.B. vom Rükken ins Bein)?
6. Werden die Schmerzen durch Haltung und/oder Bewegung beeinflußt?
   Dauerschmerz bei Tag und/oder Nacht?
   Bestehen Schmerzen, die im Laufe des Morgens allmählich nachlassen und im Laufe des Tages wieder verstärkt auftreten (Belastungsschmerzen)?
   Wie soeben beschrieben, jedoch zusätzlich auch nächtliche Schmerzen, namentlich beim Schlafen in Bauchlage (Entlastungsschmerz)?
7. Hat der Patient bereits früher jemals diese Beschwerden gehabt? Wenn, wie lange zurückliegend und in welcher Häufigkeit auftretend?
   Wie lange hielten die Schmerzen damals an?
   War der Patient zwischen den Schmerzattacken beschwerdefrei?
   Wurde der Patient damals behandelt, und, falls ja, wie lange?
8. Was geschieht beim Husten, Niesen und Pressen?
   Treten Schmerzen auf, und, falls ja, wo werden die Schmerzen empfunden (Rücken und/oder Bein)?
9. Besteht eine S4-Symptomatik wie Inkontinenz, Sensibilitätsstörungen am Perineum (Reithosenanästhesie) oder Impotenz?
10. Nimmt der Patient Medikamente ein (Antihypertonika, Antikoagulantien oder Zytostatika)?

11. Wie kommt der Patient mit seinen Beschwerden zurecht? Probiert er, so lange wie möglich weiterzuarbeiten, oder hält er unmittelbar (Bett-)ruhe ein?

Inspektion

(Siehe Band 1, Anatomie in vivo.)

Wie ist die Stellung des Beckens?
Besteht ein Beckenschiefstand oder eine Beckendrehung? (Siehe S. 238).
Besteht eine Beinlängendifferenz?

Wie beurteilen Sie die Kurvatur (Krümmung) des Rückens?
Besteht eine Lendenkyphose oder eine vermehrte Lordose?
Werden beide Beine gleichmäßig belastet?
Besteht eine Abduktion (Deviation, Abweichung) in Richtung der schmerzhaften Seite oder entgegengesetzt? (Lassen Sie den Patienten zunächst die schmerzhafte Stelle andeuten.)

Besteht eine Atrophie der Gesäß- und/oder Beinmuskulatur?

Funktionsuntersuchung

Siehe Beschreibung der entsprechenden anzuwendenden Handgriffe und Ausführung der folgenden Tests Band 1, Anatomie in vivo.

Klagt der Patient zu diesem Zeitpunkt über Schmerzen?
Falls ja, verändern sich die Schmerzen während der Funktionsprüfung?

Vergleichen Sie stets die erkrankte mit der gesunden Seite!

ACHTEN SIE AUF:

Artikuläre Zeichen (welche Bewegungen sind schmerzhaft und/oder eingeschränkt?).

Dura- und Wurzelzeichen (Beweglichkeitstests bezüglich Dura und Wurzel: Kraft, Sensibilität und Reflexe).

Rückenmarkszeichen (spastisches Gangbild, Fußsohlenreflex nach Babinski).

Andere Ursachen der Beschwerden (Sakroiliakalgelenk, Hüftgelenk und andere Affektionen der unteren Extremität).

IM STEHEN

Aktive Bewegungen

Extension;
Seitneigung nach links/rechts;
Flexion: Endgradig mit Flexion des Nackens.

Achten Sie auf den Bewegungsausschlag und Schmerzen.

Widerstandstests

Seitneigung nach links/rechts;
Prüfung des M. triceps surae (S1, S2): Lassen Sie den Patienten auf den Zehen stehen und im Zweifelsfalle diese Bewegung mehrmals ausführen.
Prüfung der Wurzeln von L4 und L5: Lassen Sie den Patienten auf den Fersen stehen und laufen.

Achten Sie auf Kraft und Schmerzen.

Ergänzende Tests

Prüfung nach Kemp (axiale Kompression bei leichter Extension, homolateraler Rotation und Seitneigung). Werden Wurzelschmerzen ausgelöst?
Palpation der Dornfortsätze im Hinblick auf eine Spondylolisthesis.

Prüfung der vorderen sakroiliakalen Ligamente (falls dieser Test einseitig schmerzhaft ausfällt, wird er wiederholt, und zwar in folgender Haltung: Vorderarm des Patienten hinter dem Rücken, um einem Rückkippen des Beckens und damit sekundärer Flexion der Lendenwirbelsäule entgegenzuwirken.
Siehe weiter zur Untersuchung des Sakroiliakalgelenkes S. 232.

«Straight-leg raising» (Anhebung des gestreckten Beines) (mit endgradiger Flexion des Nackens, siehe S. 219) (Lasègue-Test).

Untersuchung des Hüftgelenkes im Hinblick auf eventuelle andere Ursachen der Beschwerden:
Passive Flexion, Innen- und Außenrotation; falls pathologische Befunde erhoben werden, die gesamte Untersuchung des Hüftgelenkes ausführen.

Untersuchung der Kennmuskeln (isometrische Widerstandstests):
M. iliopsoas (L1, L2, L3);
M. tibialis anterior (L4);
M. extensor hallucis longus (L4, L5) und
Mm. peronaei (L5, S1).

Untersuchung der Sensibilität:
L3 – Die ventromediale Seite des Unterschenkels von der Patella bis unmittelbar oberhalb des oberen Sprunggelenkes;
L4 – Die Medialseite der Großzehe;
L5 – Die Lateralseite der Großzehe und der zweiten und dritten Zehe;
S1 – Der vierte und fünfte Zeh und der laterale Fußrand;
S2 – Der Fersenbereich.

Reflexe:
PSR (Patellarsehnenreflex)* – L3 und
Fußsohlenreflex

Pulsprüfung:
Bei Verdacht auf eine Claudicatio intermittens werden folgende Arterien palpiert:
A. femoralis;
A. dorsalis pedis und
A. tibialis posterior.

IN BAUCHLAGE

Reflexe:
Achillessehnenreflex (ASR) – L5 (S1, S2).

Kennmuskeln:
M. quadriceps femoris (L3) und
Muskeln der ischiokruralen Gruppe (S1, S2).

Passive Flexion im Kniegelenk bei gestreckter Hüfte (Dehnung des N. femoralis, L3); Schmerzen im Rücken?

* Sind PSR und/oder ASR nicht auszulösen, so fordern Sie den Patienten auf, die Finger ineinander zu haken und kräftig auseinanderzuziehen (Jendrassikscher Handgriff).

Ist eine *Atrophie* deutlich und/oder palpabel, wenn die Gesäßmuskulatur (S1, S2) angespannt wird?

Extensionsdruck auf jeden Dornfortsatz der Lendenwirbelsäule und auf das Os sacrum (siehe auch Untersuchung des sakroiliakalen Gelenkes).

Palpation der Dornfortsätze auf Unregelmäßigkeiten (z. B. Spondylolisthesis).

Mögliche ergänzende Untersuchungen

Röntgenuntersuchung (Funktionsaufnahmen, Kontrastdarstellungen, Computertomographie);
Elektromyographie;
Lumbalpunktion;
Laboruntersuchungen.

Die Funktionsuntersuchung, die auch die Prüfung der Sensibilität und der Reflexe beinhaltet, ist am wichtigsten. Ergänzende Untersuchungen dienen der Bestätigung der Verdachtsdiagnose, vor allem aber dem Ausschluß anderer Affektionen.

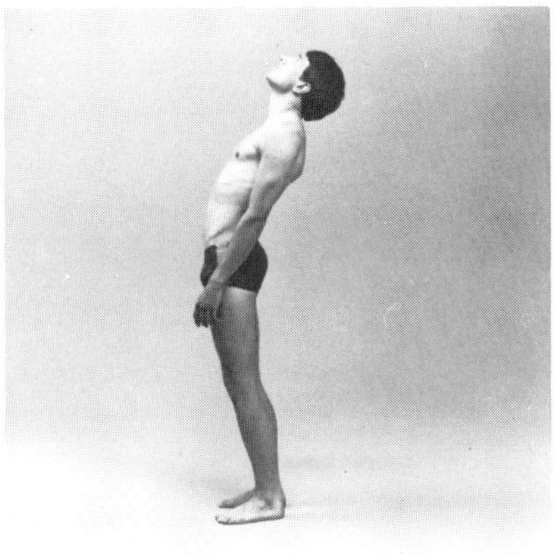

Aktive Extension.

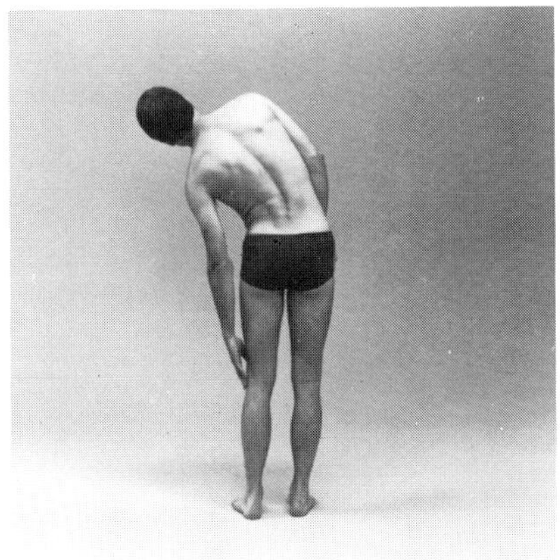

Aktive Seitneigung (Lateralflexion) links/rechts.

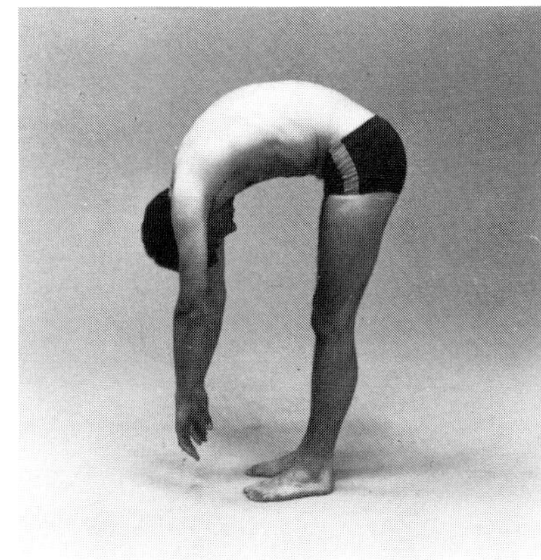

Aktive Flexion.

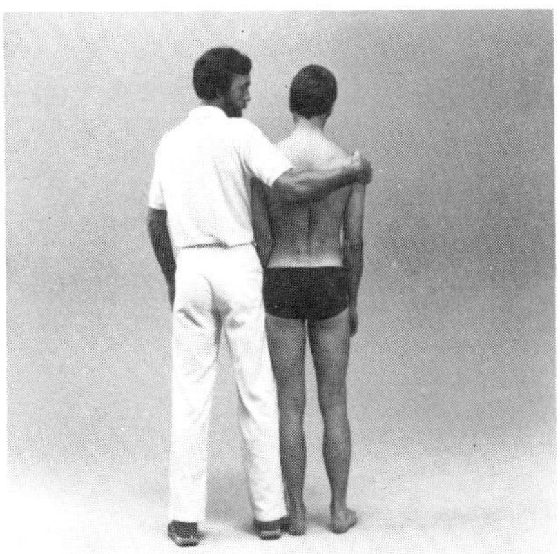

Seitneigung gegen Widerstand (isometrisch) nach links/rechts.

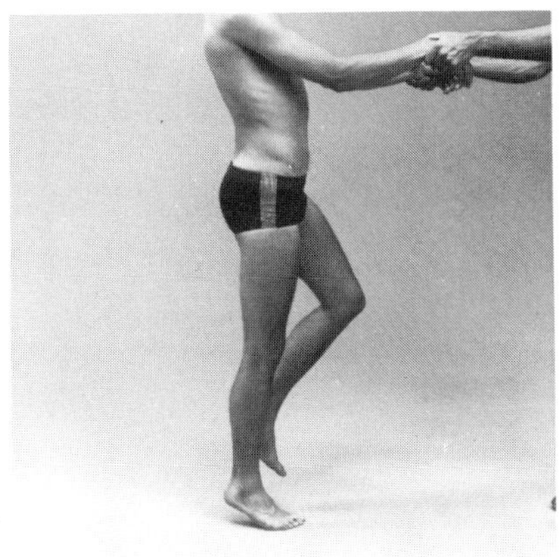

Kraftprüfung des M. triceps surae.

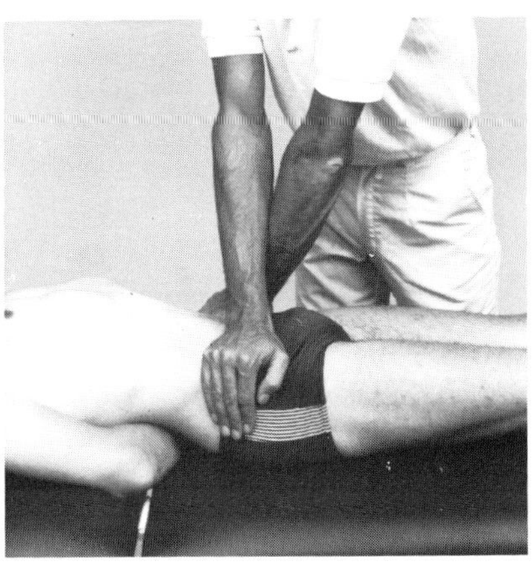

Prüfung der Iliosakralgelenke (s. auch weiter S. 232).

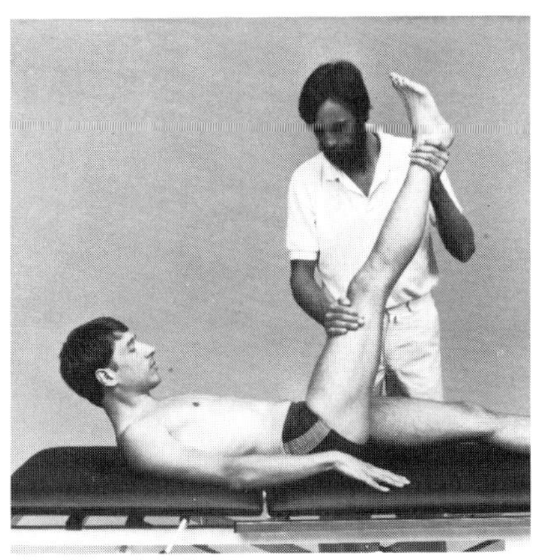

Lasègue-Versuch (gestrecktes Beinheben) (s. auch weiter S. 219).

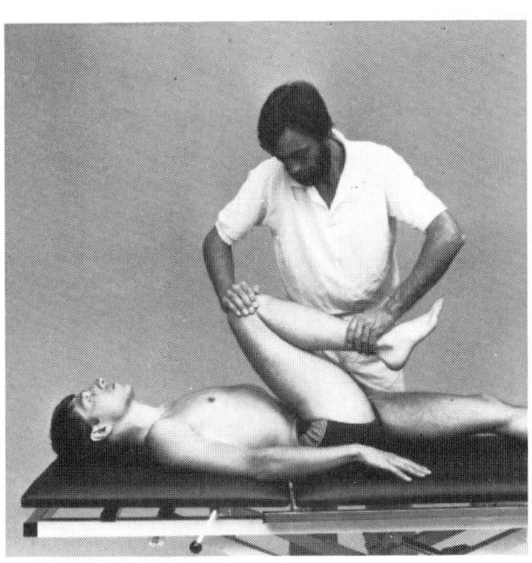

Passive Hüftbeugung.

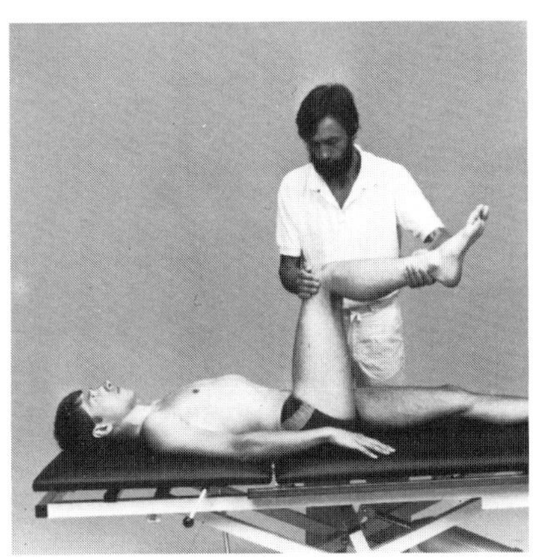

Passive Innenrotation der Hüfte.

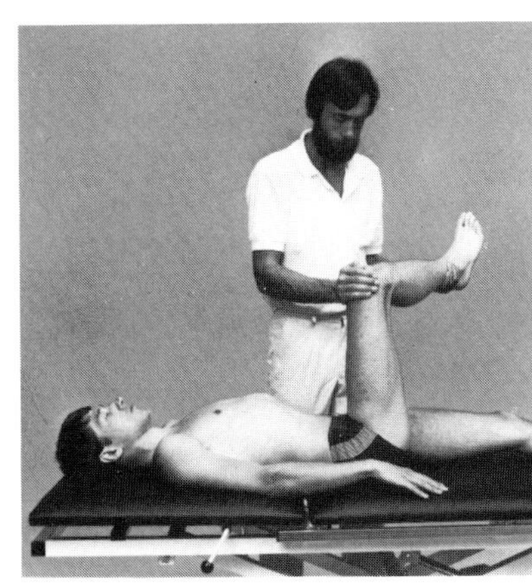

Passive Außenrotation der Hüfte.

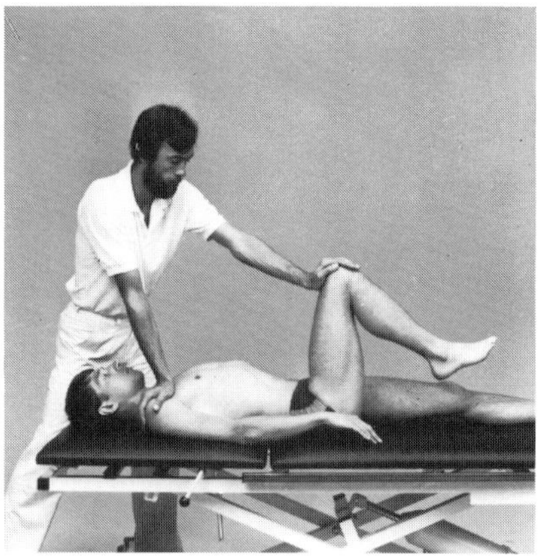

Bewegung des M. iliopsoas gegen Widerstand.

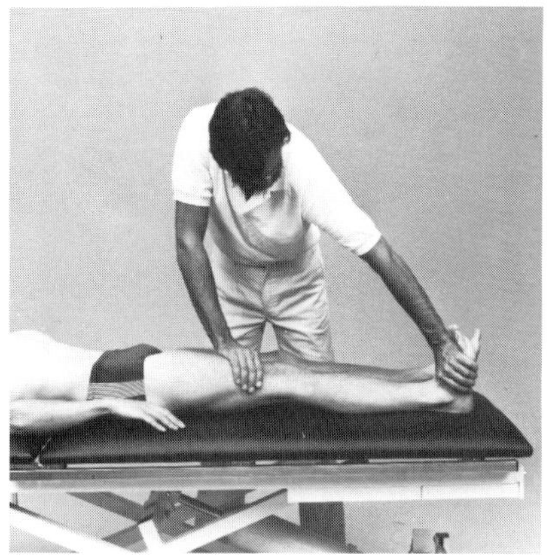

Bewegung des M. tibialis anterior gegen Widerstand.

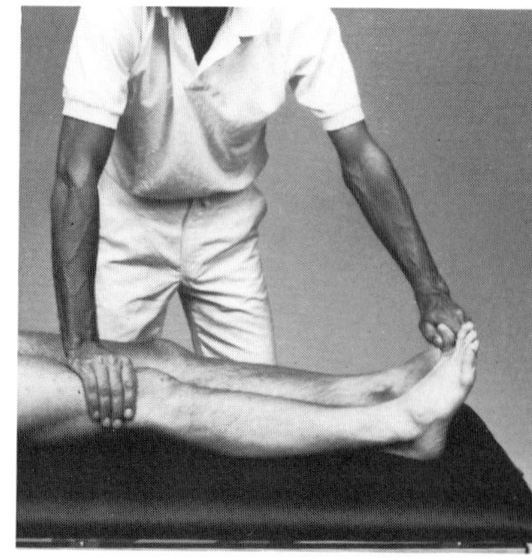

Bewegung des M. extensor hallucis longus gegen Widerstand.

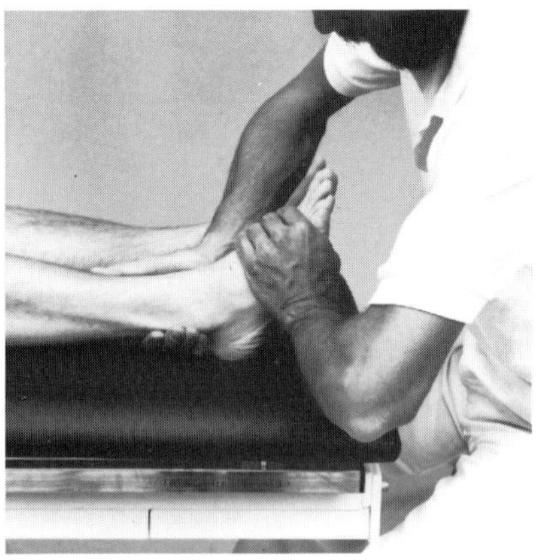

Bewegung der Mm. peronaei gegen Widerstand.

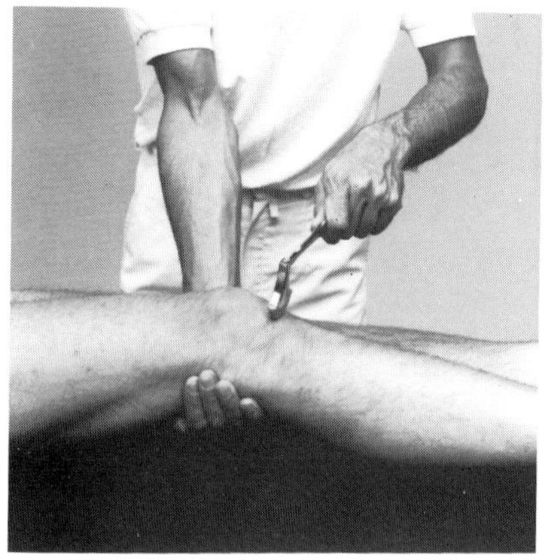

Patellarsehnenreflex (PSR).

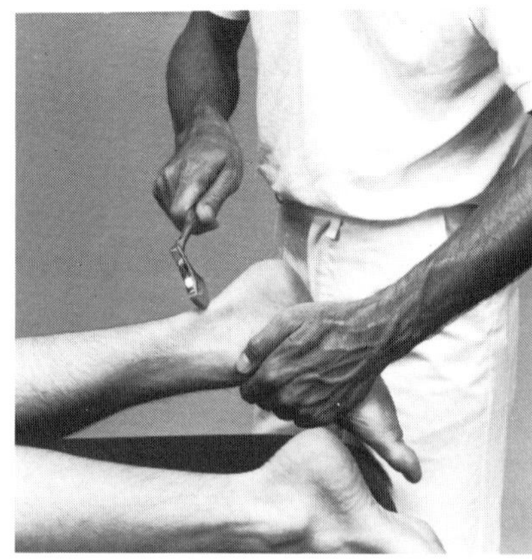

Achilessehnenreflex (PSR).

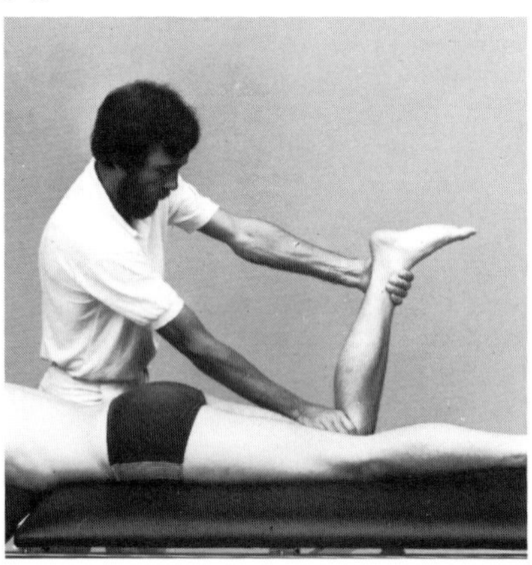

Bewegung des M. quadriceps gegen Widerstand.

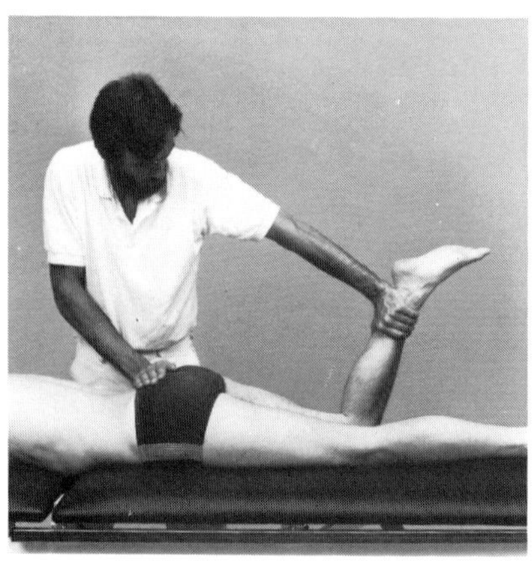

Bewegung der ischiokruralen Muskulatur gegen Widerstand.

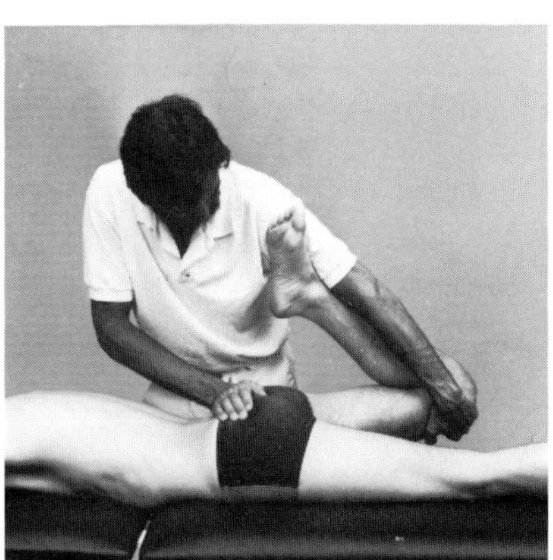

Passive Kniebeugung bei Hüftstrekkung (Dehnung der Wurzel L3).

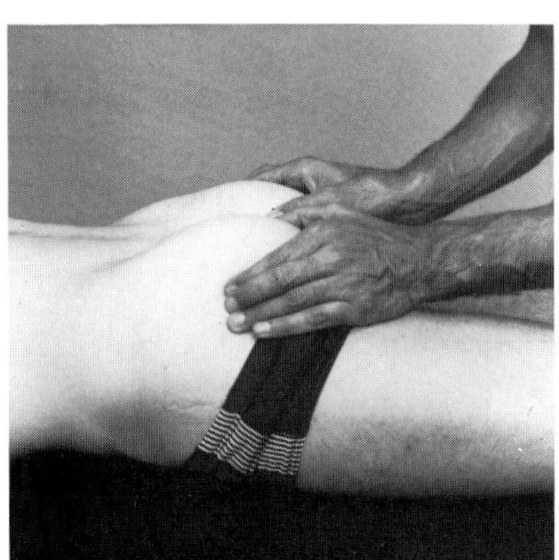

Anspannen der Mm. glutaei.

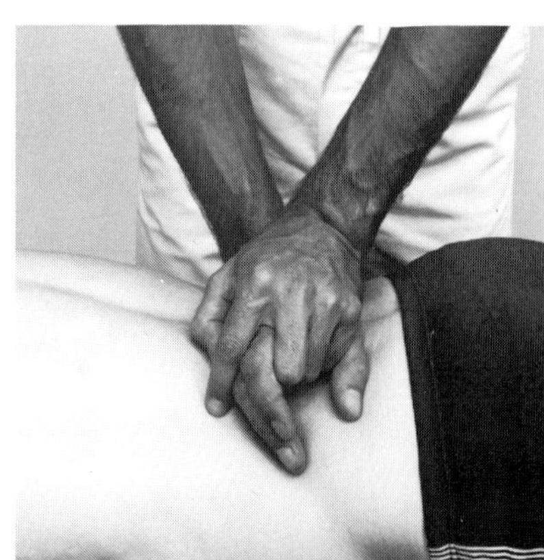

Extensionsdruck auf jedes Segment (Prüfung auf Druckempfindlichkeit).

Lasègne*-Versuch
(«Straight-leg raising», S. l. r., Gestrecktes Beinheben)

Hierdurch werden der Spielraum der Dura mater und die Beweglichkeit der Wurzeln L4, L5, S1 und S2 geprüft.
Das eindrucksvollste *Durasymptom* ist gekennzeichnet durch Rückenschmerzen (oder Verstärkung bereits vorhandener Schmerzen) bei Husten, Niesen oder Pressen. Wird bei Husten und ähnlichen Druckerhöhungen der Schmerz im Rücken und/oder im Bein empfunden, so handelt es sich meistens um eine posterolaterale Bandscheibenprotrusion bzw. einen ebenso lokalisierten Bandscheibenprolaps.
Durazeichen sind Schmerzen im Rücken bei Flexion der Halswirbelsäule, bei gestrecktem Beinheben oder einer Kombination von beiden.

Bandscheibenaffektionen

URSACHEN VON SCHMERZEN UND/ODER BEWEGUNGSEINSCHRÄNKUNG BEI GESTRECKTEM BEINHEBEN

1. *Gestrecktes Beinheben ist vollständig und schmerzlos:*
   Eine Bandscheibenprotrusion ist trotzdem nicht mit Sicherheit auszuschließen.
2. *Gestrecktes Beinheben ist frei, aber schmerzhaft:*
   Hier handelt es sich meistens um eine kleinere Bandscheibenprotrusion.
   Auch wird dieser Befund öfter nach Laminektomie beobachtet.
   Ein kontralateraler Lasègue* (gekreuzt positiv) deutet meistens auf einen paramedianen Bandscheibenprolaps von L4, der die Wurzel an der Austrittsstelle («Achsel») komprimiert.
3. *Gestrecktes Beinheben ist vollständig, jedoch findet sich ein schmerzhafter Bogen («painful arc»):*
   Dieser Befund ist kennzeichnend für eine geringfügige Bandscheibenprotrusion.
4. *Gestrecktes Beinheben ist schmerzhaft eingeschränkt, indes ohne neurologische Zeichen der unteren Extremität:*
   Die Ursache liegt in einer Bandscheibenprotrusion, die die Mobilität der Dura oder der Wurzeln einschränkt, jedoch nicht die Erregungsleitung der Wurzeln.
5. *Gestrecktes Beinheben ist (meistens stark) eingeschränkt und äußerst schmerzhaft (einschießende Schmerzen an der Dorsalseite des Beines und eventuell in den Rücken – Lasèguesches Zeichen), zudem finden sich neurologische Zeichen der unteren Extremität:*
   Es handelt sich um einen ausgeprägten Bandscheibenprolaps, der sowohl die Mobilität wie die Erregungsleitung der Wurzeln behindert.
6. *Gestrecktes Beinheben vollständig und schmerzlos, jedoch neurologische Ausfälle:*
   Hier liegt ein sehr großer Bandscheibenprolaps vor, der zu Ischämie der Duramanschette und Sensibilitätsausfall der Wurzel führt.
7. *Gestrecktes Beinheben ist eingeschränkt, aber schmerzlos:*
   Hier handelt es sich wahrscheinlich um eine Verklebung (Adhäsion) der Duramanschette mit der Wurzel, wobei beide ischämisch sind (Cyriax: «adherent root»).

Andere Affektionen

Gestrecktes Beinheben kann bei folgenden Krankheitsbildern ebenfalls eingeschränkt sein:
Intraspinale Erkrankungen wie Tumoren in Höhe von L4 oder kaudal des Wirbelkörpers von L4;
Osteomyelitis am Ilium oder proximalen Femur;
Morbus Bechterew;

* Lasègue (1864) beschrieb ursprünglich den Test als Flexion des Hüftgelenkes und darauffolgender Streckung des Kniegelenkes. J. Forst, ein Schüler von Lasègue, führte den Test als erster mit primär gestrecktem Bein aus.

Fraktur des Sakrum;
Ischiorektaler Abszeß;
Hämatom in der ischiokruralen Muskelgruppe und alle Affektionen, die eine abakterielle Entzündung der Wurzel verursachen können.
Bei einigen der oben erwähnten Affektionen ist auch die Hüftflexion eingeschränkt. Dieses Phänomen nennt Cyriax das «sign of the buttock», siehe S. 266.

Test nach Neri

Dieser Test ist eine Kombination von gestrecktem Beinheben mit aktiver Flexion der Halswirbelsäule. Der Test kann in Rückenlage, aber auch im Stand bei maximaler Flexion der Lendenwirbelsäule ausgeführt werden. Auf diese Weise wird die Dura mater zusätzlich gedehnt, und bei positivem Ausfall des Tests sind die Schmerzen verstärkt.

Test nach Bragard

Dieser Test wird dann ausgeführt, wenn bei gestrecktem Beinheben ein positiver Lasègue (siehe unter 5.) auftritt. Das Bein wird um ca. 10% gesenkt und danach der Fuß passiv in Dorsalflexion gebracht. Hierbei kommt es zu denselben Erscheinungen wie beim Lasègueschen Zeichen. Fällt dieser Test positiv aus, so handelt es sich mit Sicherheit um ein lumbales Wurzelproblem und nicht etwa um eine sakroiliakale Affektion, eine Läsion der ischiokruralen Muskelgruppe oder der Hüfte.
Der N. tibialis wird bei diesem Test um 1 bis 2 cm gedehnt.

Lumbalsyndrom

Man versteht unter dem Lumbalsyndrom alle Beschwerden, die direkt oder indirekt durch (degenerative) Veränderungen der lumbalen Bandscheiben verursacht werden; 62% aller pathologischen Bandscheibenveränderungen sind in der Lendenwirbelsäule lokalisiert.
Die Krankheitserscheinungen tragen sehr unterschiedlichen Charakter; sie können sich in Form örtlicher Rückenschmerzen, als ins Bein bis in die Zehen ausstrahlende Schmerzen und als neurologische Zeichen wie beim Kaudasyndrom manifestieren.

Spezielle Anatomie der Lendenwirbelsäule

Im allgemeinen gibt es 5 Lendenwirbel und 4 lumbale Bandscheiben sowie je eine Bandscheibe am thorakolumbalen und am lumbosakralen Übergang.
Die Bandscheibe zwischen L5 und S1 ist flacher als die darüber befindlichen. Die lumbalen Bandscheiben sind infolge der Lendenlordose ventral dicker als dorsal; die lumbosakrale Bandscheibe besitzt die ausgeprägteste Keilform.

Die Foramina intervertebralia befinden sich ebenso wie in der Halswirbelsäule in Höhe der Bandscheibe. Das Foramen intervertebrale ist zwischen L5 und S1 am kleinsten. Durch Lage und Größe der Foramina intervertebralia geraten die austretenden Wurzeln sehr bald in Kontakt mit der Bandscheibe, wenn diese protrudiert oder prolabiert; die Wurzel vermag nur in relativ geringem Maße auszuweichen. Diese Situation gilt vor allem für die beiden untersten Segmente.
Das lumbosakrale Bewegungssegment ist ein Locus minoris resistentiae, da hier 70% aller Flexions- und Extensionsbewegungen stattfinden.

Statische Abweichungen, Veränderungen des Beckenstandes (Asymmetrie), sogenannte (Sub-)luxationen der Wirbelgelenke wie auch Anomalien des lumbosakralen Überganges sind Befunde, denen bereits früher viel Aufmerksamkeit gewidmet wurde; die neuesten und modernsten Untersuchungen bestätigen ihre Bedeutung (Krämer 1978).

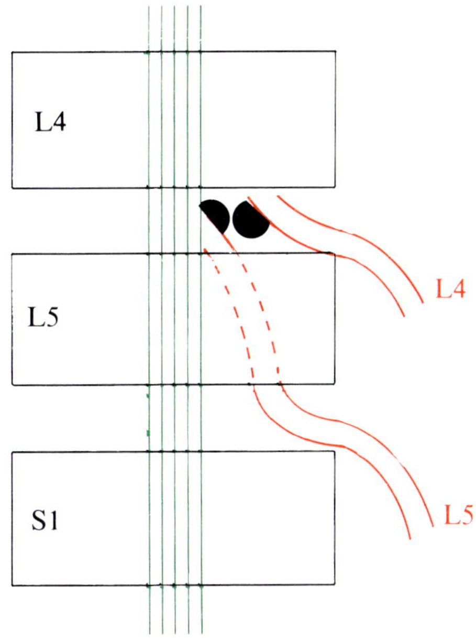

Abbildung 7.1a
Wurzelkompression L5 bei Bandscheibenprotrusion bzw. -prolaps L4 unmittelbar neben dem Lig. longitudinale posterius.

Abbildung 7.1b
Wurzelkompression L4 bei posterolateral lokalisierter Bandscheibenprotrusion bzw. -prolaps L4.

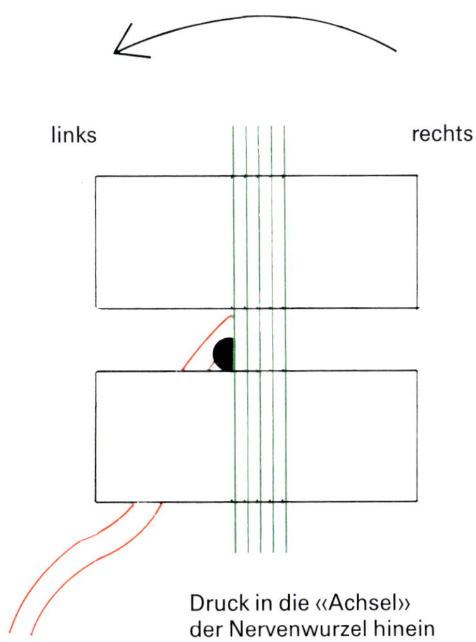

Abbildung 7.2
Patient mit Schiefhaltung nach links (zur schmerzhaften Seite hin!), um die Wurzel vom Druck zu entlasten.

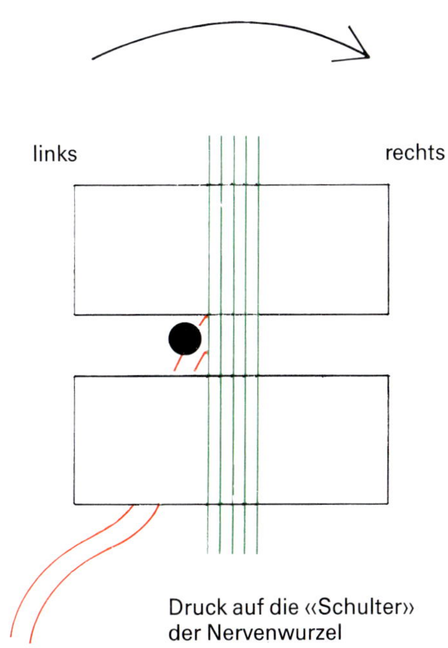

Abbildung 7.3
Patient mit Schiefhaltung nach rechts (von der schmerzhaften Seite weg!), um die Wurzel vom Druck zu entlasten.

Affektionen der Lendenwirbelsäule

A. Bandscheibenbedingte Formen des Lumbalsyndroms

Affektion	*Klinischer Befund*	*Therapie*
1. REZIDIVIERENDE RÜCKENSCHMERZEN Die oben beschriebene Degeneration einer oder mehrerer Bandscheiben (s. S. 41) kann den Anlaß zu Rückenschmerzen im unteren Bereich bilden, deren Charakter durch das Stadium bestimmt wird, in dem die Degeneration sich befindet. Obwohl ein allmählicher Übergang zwischen den verschiedenen Formen des Rückenschmerzes möglich ist, so läßt sich doch eine gewisse Einteilung vornehmen:		
a) Infolge der allmählichen Elastizitäts- und Volumenverminderung der Bandscheibe entsteht eine Instabilität bzw. Hypermobilität des betroffenen Segmentes (Pseudospondylolisthesis). Sekundär kommt es zu Überlastung und Arthrose der «Facetten»-Gelenke (Wirbelgelenke) und zu einer muskulären Hypertonie. Die Beschwerden treten vornehmlich bei Patienten zwischen 30 und 35 Jahren auf, die schon früher Attacken einer akuten Lumbago erlebt haben. (Siehe unter 2. und 3.). *Differentialdiagnose:* Extravertebrale Rückenschmerzen wie bei gynäkologischen, urologischen und internen Affektionen. Vertebrale Affektionen wie: Morbus Baastrup («kissing spine»); Spondylose; Spondylolisthesis; Stenose des Wirbelkanals; asymmetrische Übergangswirbel; Spondylitis; Tumoren und Kokzygodynie.	Belastungsschmerz. Zunehmende Rückenbeschwerden im Laufe des Tages. Im Liegen nehmen die Schmerzen ab. Husten, Niesen und Pressen können im Rücken und/oder einem Bein Schmerzen auslösen. Die Rückenbewegungen sind im Sinne eines nicht-kapsulären Musters eingeschränkt und schmerzhaft. Zuweilen findet man radikuläre Syndrome. *Ergänzende Untersuchungen:* Röntgenbilder zeigen entweder noch keine Veränderungen oder beginnende Bandscheibenveränderungen mit spondylotischen Reaktionen. Die Osteophyten haben ihren Ursprung in einigem Abstand von den Deckplatten. Funktionsaufnahmen zeigen die Pseudospondylolisthesis.	Manipulation. Erweist sich diese Therapie nicht als erfolgreich, so kann Dauerzug angewandt werden. Weiterhin ist eventuell sakrale epidurale Anästhesie möglich. Immer: Haltungsanweisungen und genaue Aufklärung bezüglich der Affektion. Anspannung der Bauchmuskulatur kann den lumbalen Innendruck der Bandscheiben um ca. 30% verringern. Bauchmuskelübungen – in richtiger Weise ausgeführt – sind somit ein wichtiger Bestandteil der Therapie.

Affektion	*Klinischer Befund*	*Therapie*
b) Bei weiterem Fortschreiten des degenerativen Prozesses nimmt die Instabilität des Segmentes zu. Neben den reflektorischen muskulären Beschwerden und den Beschwerden, die von den «Facetten»-Gelenken (Wirbelgelenken) stammen, entstehen die Schmerzen dadurch, daß die Bandscheibe sich an der Rückseite ausdehnt und über das Lig. longitudinale posterius gegen die Dura mater und eventuell gegen die Wurzeln andrückt. Die Beschwerden fangen im allgemeinen ungefähr mit dem 35. Lebensjahr an.	Schmerzen bei Belastung und in Ruhe, und zwar im Rücken und/oder in *einem* Bein. Schmerzen im Liegen, vor allem in Bauchlage. Die Schmerzen, die durch eine Pseudospondylolisthesis verursacht werden, treten auch morgens und gegen Ende des Tages auf. Husten, Niesen und Pressen sind manchmal im Rücken und/oder Bein schmerzhaft. Die Rückenbewegungen sind anfangs eingeschränkt und/oder schmerzhaft im Sinne eines nicht-kapsulären Musters; sie gehen später in ein Kapselmuster über. *Ergänzende Untersuchungen:* Wie unter a), doch ausgeprägter, vor allem die Spondylarthrose der «Facetten» -Gelenke (Wirbelgelenke).	Manipulation und/oder Zug (Traktion) können versucht werden, sind jedoch nicht so wirksam wie bei den Patienten mit Belastungsschmerz. Andere Möglichkeiten: Sakrale Epiduralanästhesie; «Facetten»-Denervierung (Denervierung der Wirbelgelenke); und auch hier immer Haltungsberatung und Aufklärung bezüglich der Affektion, außerdem Bauchmuskeltraining.
c) Im allgemeinen endet die Degeneration der Bandscheibe mit einer Abnahme der Instabilität und sogar mit der Immobilität des Segmentes. Dies führt nunmehr zu einer verringerten Beschwerdegefahr. So lange bzw. wenn dies noch nicht der Fall ist, bleibt die Möglichkeit bestehen, daß durch Ausstülpen der Bandscheibe an der Rückseite des Lig. longitudinale posterius eine Durareizung entsteht. Diese Beschwerden sieht man häufig bei Patienten im mittleren Lebensalter.	Anfangs nur Rückenschmerzen und geringfügige Schmerzen im Bein, die meistens nach ca. 10 Min. beim Stehen und Laufen auftreten. Die Schmerzen verschwinden beim Sitzen mit kyphosierter Lendenwirbelsäule. Dadurch wird nämlich das Lig. longitudinale posterius wieder gespannt und die Bandscheibe nach vorn verlagert. Findet die Bandscheibenverlagerung stärker nach posterolateral statt, so entsteht vor allem Schmerz im Bein, dagegen wenig oder kein Rückenschmerz. Die Symptome sind im übrigen dieselben wie oben beschrieben.	Sakrale epidurale Anästhesie und/oder paravertebrale Blockaden sind meistens sehr erfolgreich. Sollte dies nicht der Fall sein, so kann eine Spondylodese erwogen werden.

Affektion	*Klinischer Befund*	*Therapie*
2. AKUTE LUMBAGO INFOLGE EINER POSTEROZENTRALEN BANDSCHEIBENPROTRUSION AUFGRUND EINER ERHEBLICHEN VERSCHIEBUNG DER STRUKTUREN INNERHALB DER BANDSCHEIBE («INTRADISKAL»)		
Hierbei kommt es zu einer Irritation des Lig. longitudinale posterius und möglicherweise auch der Dura mater, abhängig von der Größe der Protrusion. Diese Affektion wird vornehmlich bei Patienten unterhalb des 30. Lebensjahres beobachtet. *Differentialdiagnose:* Extravertebrale Rückenschmerzen wie bei gynäkologischen, urologischen und internistischen Affektionen, Vertebrale Affektionen wie Spondylolisthesis; Spondylitis, Tumoren.	Akute Rückenschmerzen, im allgemeinen nach (zu) großer Belastung. Meistens findet sich auch eine pseudoradikuläre extrasegmentale Ausstrahlung. Husten, Niesen und Pressen werden als im Rücken schmerzhaft empfunden. Möglicherweise findet man eine Zwangshaltung – eine lumbale Kyphose – mit einer reflektorischen Hypertonie der Rückenmuskulatur. Die Rückenbewegungen sind im Sinne eines nichtkapsulären Musters schmerzhaft eingeschränkt. Neurologische Ausfallserscheinungen bestehen nicht.	Manipulation. Läßt sich diese infolge der starken Schmerzen nicht ausführen, so kann man eine sakrale epidurale Anästhesie verabreichen, um wenigstens am nächsten Tag manipulieren zu können. Eventuell kann Dauerzug angewandt werden. Andere Möglichkeit: Bettruhe mit oder ohne Medikation. Stets: Haltungsschule und Aufklärung über die Affektion, Wiederherstellen bzw. Ausgleichen einer eventuell bestehenden Balancestörung, vornehmlich durch bauchmuskelstärkende Übungen, die jedoch den Rücken geringstmöglich belasten (siehe auch unter 1.). Bei Patienten, die sich noch im Wachstumsalter befinden, ist größtmögliche Zurückhaltung in Bezug auf Manipulation und Traktion zu üben.
3. AKUTE LUMBAGO INFOLGE EINER POSTEROLATERALEN BANDSCHEIBENPROTRUSION AUFGRUND EINER ERHEBLICHEN VERSCHIEBUNG DER STRUKTUREN INNERHALB DER BANDSCHEIBE («INTRADISKAL»)		
Hier kommt es zu einer Irritation eines Teiles des Lig. longitudinale posterius (möglicherweise) und der ventral reichlich (nozizeptiv) innervierten Duramanschette.	Akute Rückenschmerzen und – segmentale – Schmerzen in einem Bein. Husten, Niesen und Pressen sind im Rücken und/oder im Bein schmerzhaft.	Siehe unter 2. Eventuell kann Dauerzug angewandt werden, vorausgesetzt, daß keine Deviation besteht.

Affektion	*Klinischer Befund*	*Therapie*
Der Patient hat früher häufig Rückenschmerzattacken erlitten, und zwar aufgrund der unter 2. besprochenen Lumbago. Diese Affektion wird selten vor dem dreißigsten Lebensjahr beobachtet. *Differentialdiagnose:* Siehe unter 2.	Je nach der Größe der Protrusion besteht eine laterale Zwangshaltung (Deviation). Diese Deviation ist vom Ort der Kompression abhängig (siehe Abb. 7.1 und 7.2). Die Bewegungen des Rückens sind eingeschränkt und schmerzhaft im Sinne eines nicht-kapsulären Musters. Neurologische Befunde: Gestrecktes Beinheben und Test nach Neri fallen meistens positiv aus. Es treten (noch) keine neurologischen Ausfallserscheinungen auf.	

4. (AKUTE) LUMBAGO INFOLGE EINER POSTEROLATERALEN BANDSCHEIBENPROTRUSION BZW. EINES POSTEROLATERALEN BANDSCHEIBENPROLAPSES MIT RADIKULÄREN SYMPTOMEN

a) *Monoradikulär*

Affektion	*Klinischer Befund*	*Therapie*
Hier kann es sich durchaus um eine Bandscheibenprotrusion handeln, ebenso um einen Prolaps. Die Wurzel von S1 ist am häufigsten betroffen, zu ungefähr 54%, die Wurzel von L5 zu ca. 44%. Die übrigen Wurzeln sind seltener betroffen. Das Alter, in dem diese Affektion vornehmlich auftritt, liegt zwischen dem dreißigsten und 45. Lebensjahr, jedoch kann die Affektion auch bei jungen Kindern und Adoleszenten vorkommen (juveniler Bandscheibenprolaps). *Differentialdiagnose:* Extravertebrale Ursachen: Hüftgelenkveränderungen; sakroiliakale Veränderungen; extravertebrale Tumoren; Aneurysmen; periphere Durchblutungsstörungen; Meralgia paraesthetica.	Akut oder allmählich entstehen Schmerzen im Rücken oder im Bein. Die ausstrahlenden Schmerzen werden in einem Dermatom empfunden. Husten, Niesen und Pressen sind im Rücken und Bein schmerzhaft. Oft besteht eine Abweichung der Lendenwirbelsäule; die Richtung dieser Abweichung (Deviation) hängt von dem Ort der Protrusion ab (siehe Abb. 7.1 und 7.2). Die Rückenbewegungen sind eingeschränkt und schmerzhaft im Sinne eines nicht-kapsulären Musters. Neurologische Befunde: Leichter Druck auf die Nervenwurzel führt im allgemeinen zunächst zu Hyperästhesie im betreffenden Dermatom.	Bei mäßig ausgeprägten radikulären Symptomen können Manipulation und Dauerzug (-traktion) erfolgreich sein. Andere Möglichkeiten: Sakrale epidurale Anästhesie; paravertebrale Blockaden (namentlich wirksam bei persistierenden radikulären Schmerzen); Chemonukleolyse und Operation. Stets: Haltungsanweisungen und deutliche Aufklärung bezüglich der Erkrankung; Training der Bauchmuskulatur (siehe auch unter 1. und 2.).

Affektion	*Klinischer Befund*	*Therapie*
Vertebrale Ursachen: Spondylolisthesis; Spondylitis; Stenose des Wirbelkanals und Tumoren sowohl im Wirbelkanal wie im Wirbelkörper.	Bei zunehmendem Druck entstehen Parästhesien, Hypästhesie und schließlich Anästhesie. Auch kann eine progrediente Kraftminderung der zugehörigen Muskeln auftreten, ebenfalls Reflexveränderungen (von Hyperreflexie bis Areflexie). Gestrecktes Beinheben und der Test nach Neri können positiv ausfallen. Meistens erscheinen keine auffallenden Befunde auf dem Röntgenbild. Die Myelographie läßt eine Kompression der Duramanschette und der Wurzel erkennen. Weitere Untersuchungsmethoden: Lumbalpunktion; Darstellung der Bandscheiben (Diskographie); EMG; Computertomographie.	
b) *Polyradikulär*		
Im Gegensatz zum monoradikulären Syndrom handelt es sich hier häufig um einen posterolateralen *Bandscheibenprolaps*. Am häufigsten sind die Wurzeln von L5 und S1 betroffen. Diese Affektion tritt bevorzugt bei Patienten zwischen 30 und 45 Jahren auf (siehe unter 4a.). *Differentialdiagnose:* Siehe unter 4a.	Der klinische Befund gleicht dem unter 4a beschriebenen, jedoch stehen radikuläre Schmerzen im Vordergrund, und sie werden in mehreren Dermatomen empfunden.	Siehe unter 4a. Die Wahrscheinlichkeit, daß Manipulation und/oder Zug (Extension) bei dieser Affektion erfolgreich sind, ist sehr gering.

5. PRIMÄRER POSTERO-LATERALER BANDSCHEIBENPROLAPS

«Primär» heißt, daß der Prolaps nicht zunächst nach zentral-hinten stattfand, sondern unmittelbar so weit nach lateral, daß nur die Duramanschette gereizt wurde. Es kommt daher lediglich zu Schmerzausstrahlung, jedoch kaum oder gar nicht zu lokalen Schmerzen. Diese Affektion wird vor allem bei jüngeren Patienten zwischen 18 und 35 Jahren beobachtet. *Differentialdiagnose:* Siehe unter 4a.	Radikuläre Schmerzen im Bein (gewöhnlich in einem Dermatom), die vornehmlich nach längerer (Bandscheiben-) Belastung wie z. B. nach langem Sitzen, Stehen, Laufen usw. auftreten. Meistens ist nur die Flexion eingeschränkt und schmerzhaft. Neurologische Befunde: Gestrecktes Beinheben und Test nach Neri fallen positiv aus.	Während der ersten drei Monate Dauerzug (-traktion). Sobald der Befund bei gestrecktem Beinheben konstant bleibt (weder günstiger noch ungünstiger ausfällt), ist eine sakrale epidurale Anästhesie oft von Erfolg. Stets: Haltungsanweisungen und Aufklärung des Patienten über die Affektion.

Affektion	*Klinischer Befund*	*Therapie*
6. KAUDASYNDROM		
Dieses Syndrom hat einen massiven Bandscheibenprolaps zur Ursache (das Stadium ist hier gravierender als der posterozentrale Bandscheibenprolaps wie unter 3. beschrieben). Das Syndrom kann als bilaterales polyradikuläres lumbales Wurzelsyndrom definiert werden und ist vornehmlich in Höhe der Wurzeln L3 und L4 oder L4 und L5 lokalisiert. Diese Affektion kann in fast jedem Lebensalter zwischen 10 und 65 Jahren auftreten. *Differentialdiagnose:* Tumoren wie Meningeom; Neurinom; Gliom.	Akut oder allmählich auftretende Schmerzen im Rücken und in den Beinen. Wegen des möglichen Eintretens einer Wurzelkompression von S4 muß man auf Inkontinenz, Impotenz, Reithosenanästhesie und Retentionsblase achten bzw. gezielt danach fragen. Im allgemeinen findet man eine ausgeprägte Zwangshaltung, wobei die Lendenwirbelsäule eine Kyphose aufweist; manchmal besteht zudem eine Seitenabweichung (Deviation). Die Rückenbewegungen sind schmerzhaft und eingeschränkt im Sinne eines nichtkapsulären Musters. Neurologische Befunde: Gestrecktes Beinheben und der Test nach Neri fallen positiv aus. Gestrecktes Beinheben ist oft beiderseits positiv – Lasèguesches Zeichen. Häufig findet man Ausfälle in den den betroffenen Wurzeln zugehörigen Myotomen und Dermatomen.	Liegekur oder Operation. Sofern S4-Störungen bestehen, unmittelbar operativ, u. a. wegen der Gefahr bleibender Inkontinenz.
7. SPONDYLOLYTISCHE SPONDYLOLISTHESIS (SPONDYLOLISTHESIS INFOLGE EINER SPONDYLOLYSE)		
Diese Affektion ist durch eine Stellungsabweichung eines Wirbels in der Sagittalebene gegenüber dem darunterliegenden Wirbel gekennzeichnet; mit anderen Worten: Es findet ein Abgleiten des oberen Wirbels gegenüber dem darunterliegenden nach vorn hin statt. Diese Situation kann stabil (meistens keine Beschwerden) oder instabil sein (Beschwerden) und ist röntgenologisch nachweisbar. Die Spaltbildung im Wirbelbogen (Zusammenhangstrennung in der Interartikularportion) kann	Sehr allmählich auftretende, belastungsabhängige Rückenschmerzen. Im Liegen nehmen die Beschwerden daher meistens wieder ab. Häufig wird Schmerzfortleitung in beide Beine angegeben. Neurologische Befunde werden nur selten angetroffen. Gestrecktes Beinheben fällt positiv aus (eingeschränkt infolge der Verkürzung der ischiokruralen Muskelgruppe).	Es muß eine spezialistische Behandlung erfolgen. Jeder Adoleszent mit Verdacht auf Spondylolyse oder Spondylolisthesis muß unverzüglich dem orthopädischen Chirurgen überwiesen werden. Im allgemeinen zunächst konservative Behandlung, jedoch wird bei Progredienz eine Operation erforderlich.

Affektion	*Klinischer Befund*	*Therapie*
angeboren oder erworben sein (traumatisch) und entsteht meistens vor dem 20. Lebensjahr. Während der Wachstumsperiode besteht die besondere Gefahr, daß dieses Abgleiten des Wirbels zunimmt. Dies kann auch nach dem 30. Lebensjahr infolge Bandscheibendegeneration zunehmen.	Die Haltung des Patienten ist sehr auffallend: Die lumbale Lordose ist deutlich verstärkt bzw. vertieft, während das Becken nach hinten gekippt ist.	

Differentialdiagnose:

Siehe unter 2.

7a. EIN WIRBELGLEITEN INFOLGE EINER BANDSCHEIBENDEGENERATION WIRD PSEUDOSPONDYLOLISTHESIS GENANNT.

7b. HAT SICH DER OBERE WIRBEL GEGENÜBER DEM DARUNTERLIEGENDEN WIRBEL NACH HINTEN VERLAGERT (INFOLGE BANDSCHEIBENDEGENERATION), SO SPRECHEN WIR VON EINER RETROLISTHESIS.

8. SKOLIOSE
Siehe Brustwirbelsäule S. 209.

9. SPONDYLODISZITIS
Siehe Brustwirbelsäule S. 208.

B. Nicht bandscheibenbedingte Affektionen

1. LIGAMENTÄRE VERÄNDERUNGEN

Affektion	*Klinischer Befund*	*Therapie*
Hierüber sind die Meinungen sehr geteilt. Einige Autoren schreiben viele lumbale Beschwerden ligamentären Veränderungen zu, andere wiederum sind der Meinung, daß Ligamente keine oder doch nur geringe Beschwerden hervorrufen können. Es erscheint wesentlich, zwischen allgemeiner Hypermobilität (Typologie) und lokaler segmentaler Hypermobilität zu unterscheiden. Letztere findet sich manchmal in einer Höhe der Wirbelsäule, die an ein lokal hypomobiles Segment grenzt.	Häufig klagt der Patient über ein spezifisches Beschwerdemuster wie nächtliche Schmerzen, vor allem nach einigen Stunden Schlaf in Bauchlage. Häufig sind auch Beschwerden morgens beim Aufstehen, die nach einigen Stunden wieder abklingen, jedoch gegen Abend wieder auftreten. Bei der Funktionsuntersuchung findet man bei allen Bewegungen endgradig Schmerzen, vor allem, wenn der Endgrad über einige Zeit beibehalten wird.	Vermeiden weiterer Dehnung, z. B. durch Haltungsanweisungen, Klebeverband (tape, Elastoplast) oder Korsett. Besonders druckschmerzhafte Ligamente können mit Lokalanästhetika infiltriert werden, ebenfalls mit Kortikosteroiden oder sklerosierenden Substanzen.

Affektion	*Klinischer Befund*	*Therapie*
Ein anderer erwähnungswerter Faktor ist die Hypermobilität, wie man sie während der Schwangerschaft antrifft. Im allgemeinen kommt lumbale Hypermobilität häufiger bei Männern als bei Frauen vor; dasselbe gilt für sakroiliakale Hypermobilität (Siehe S. 237), Überdehnung des Sakroiliakalgelenkes. Folgende Krankheiten können manchmal auch zu lumbaler ligamentärer Hypermobilität führen: Einige Hüftleiden; Beinlängendifferenz; gewisse lumbale Affektionen, wie bandscheibenbedingte und/oder Wirbelgelenkleiden («Facetten»-Gelenke) oder Kombinationen der beiden letztgenannten.	Die Schmerzen können örtlich empfunden werden, jedoch ist auch Ausstrahlung möglich, vor allem ins Gesäß und Bein – dorsal. Auffallend ist die «Geschmeidigkeit bzw. Gelenkigkeit» des Patienten. Häufig konstatiert man lokalen Druckschmerz. Röntgenologisch sieht man oft ein hohes Assimilationsbecken. Die Funktionsbilder zeigen die Hypermobilität.	Die Heilungsdauer des Ligamentes wird entscheidend durch das Ausmaß der Schädigung und durch die Lokalisation bestimmt.
2. BAASTRUP-SYNDROM («KISSING SPINE»)		
Sind die Dornfortsätze zu lang, so können sie einander beim Lordosieren berühren; hierbei wird das Lig. interspinale eingeklemmt. Es entsteht eine Periostreizung der Processus spinosi und eine Irritation der interspinalen Ligamente. Manchmal bilden sich kleine Bursae, in anderen Fällen Neoarthrosen. Dieses Syndrom kommt im allgemeinen auf mehr als nur einem lumbalen Niveau vor.	Häufig weisen diese – oft jungen – Patienten eine ausgeprägte lumbale Lordose auf, oder sie lordosieren häufig wie z. B. Ballettänzer oder Akrobaten. Bei der Funktionsuntersuchung treten vor allem endgradig bei Extension wie auch bei Flexion durch Dehnung der irritierten interspinalen Ligamente Schmerzen auf. Manchmal entsteht eine Hyperlordose durch eine muskuläre Balancestörung (schlaffe Bauch- und Gesäßmuskulatur, verkürzte Rückenstrecker, M. iliopsoas und M. rectus femoris), durch ligamentäre Instabilität oder Schwangerschaft.	Konservativ: Infiltrationen von Lokalanästhetika und/oder Kortikosteroiden. Einige Autoren berichten über gute Erfahrungen mit Infiltrationen sklerosierender Substanzen. Falls nötig, muß die muskuläre Balancestörung korrigiert werden (Muskeldehnungen und -stärkung). Operativ: Resektion der Dornfortsätze.

Zusammenfassung der lumbalen und sakralen «Wurzel»-Syndrome

Dermatom (Schmerz kann auch in jedem Teilbereich empfunden werden). Nach. J. Cyriax.	*Muskelschwäche*	*Zugehörige Reflexe*	*Parästhesien*	*Wurzeldehnungstest*	*Abweichung von der normalen lumbalen Haltung*
Lumbale Wurzeln: *L1.* Horinzontal über dem oberen Bereich des Gesäßes zur Fossa iliaca und zur Leiste.				Bandscheibenprolaps bzw. -protrusion sind in dieser Ebene selten. Schmerzen in diesem Gebiet haben meistens eine andere Ursache als eine Bandscheibenläsion.	
L2. Oberes Gesäß und Vorderseite des Oberschenkels von der Leiste bis zum Knie.	M. iliopsoas.		Vorderseite Oberschenkel.		
L3. Oberes Gesäß, Vorderseite des Oberschenkels, des Knies und Unterschenkels bis zum Fußinnenknöchel	M. iliopsoas. M. quadriceps.	PSR	Knieinnenseite, Vorderseite des Beines bis zum Sprunggelenk.	L3-Dehnung = N. femoralis, gestrecktes Beinheben kann endgradig schmerzhaft sein.	Selten.
L4. Außenseite Ober- und Unterschenkel, kreuzt zu der Großzehe über.	M. tibialis anterior. M. extensor hallucis longus		Innenseite des Spanns und Großzehe.	Gestrecktes Beinheben der betroffenen Seite oder beidseitig eingeschränkt. Gestrecktes Beinheben der nicht betroffenen Seite kann kontralaterale Schmerzen auslösen.	Oft deutlich sichtbare Deviation.
L5. Außenseite des Ober- und Unterschenkels, Innenseite des Fußes einschl. der Zehen I, II und III.	M. extensor hallucis longus. Mm. peronaei.	ASR	Außenseite des Unterschenkels und Zehen I, II und III.	Gestrecktes Beinheben einseitig eingeschränkt.	Gelegentlich Deviation.
Sakrale Wurzeln: *S1.* Hinterseite des Oberschenkels, der Waden und Ferse, Außenseite des Fußes und Zehen IV und V.	Mm. peronaei, Wadenmuskulatur, ischiokrurale Gruppe, M. glutaeus maximus.	ASR	Wade, Außenseite des Fußes und Zehen IV und V.	Gestrecktes Beinheben oft einseitig eingeschränkt.	Häufig Deviation.

Dermatom (Schmerz kann auch in jedem Teilbereich empfunden werden). Nach. J. Cyriax.	*Muskelschwäche*	*Zugehörige Reflexe*	*Parästhesien*	*Wurzeldehnungstest*	*Abweichung von der normalen lumbalen Haltung*
S2. Hinterseite des Oberschenkels, der Wade und Ferse (mit gesamtem Fersenbereich und Fußsohle)	Wadenmuskulatur, ischiokrurale Gruppe, M. glutaeus maximus.	ASR	Wade und Ferse.	Gestrecktes Beinheben oft einseitig eingeschränkt. Bei bandscheibenbedingter Ischialgie ist gestrecktes Beinheben nicht immer eingeschränkt!	Selten Deviation.
S3. Leiste und Innenseite des Oberschenkels bis zum Knie.	Keine.		Keine.	Entfällt.	Kyphose u. manchmal Deviation bei einem Kaudasyndrom.
S4. Perineum, Skrotum, «Reithosengebiet», Blase, Rectum, Anus. *Niemals manipulieren!* Hier ist eine chirurgische Intervention absolut notwendig.	Keine.	«Reithosengebiet», Skrotum und Anus	Keine.	Gestrecktes Beinheben frei und schmerzlos, außer bei Beteiligung einer anderen Wurzel.	

Untersuchung des Sakroiliakalgelenkes (Articulatio sacroiliaca)

PRÜFUNG DER VORDEREN SAKROILIAKALEN LIGAMENTE

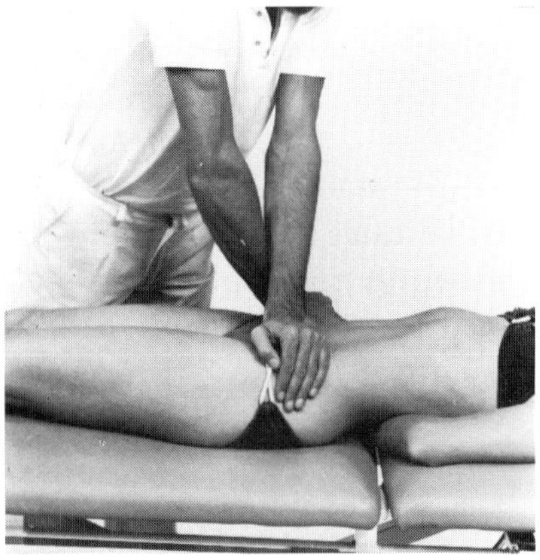

1. *Druck auf beide Spinae iliacae superiores.*

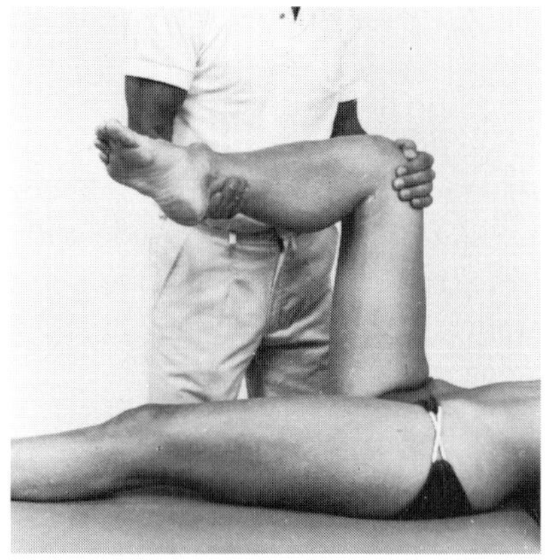

2. *Passive Außenrotation der Hüfte.*

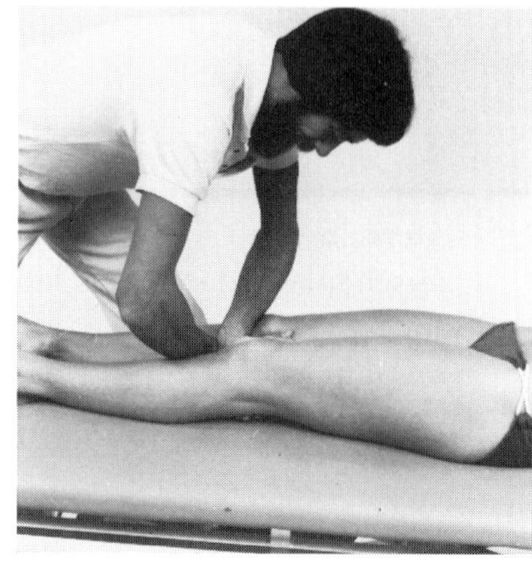

3. *Adduktion der Hüftgelenke gegen Widerstand (isometrisch).*

PRÜFUNG DER HINTEREN SAKROILIAKALEN LIGAMENTE

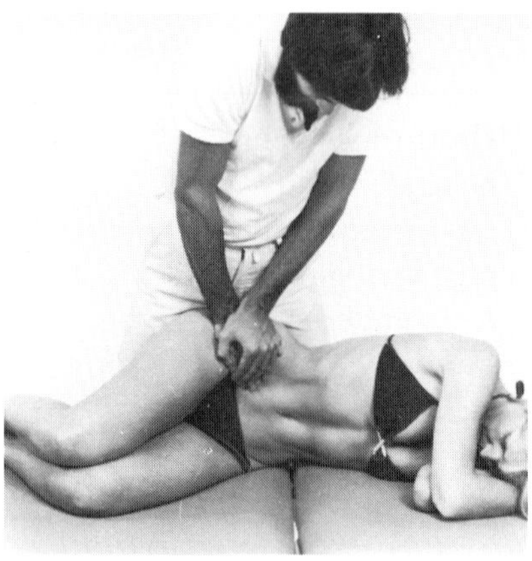

4. *Druck auf das Os ilium nach kontralateral-dorsal.*

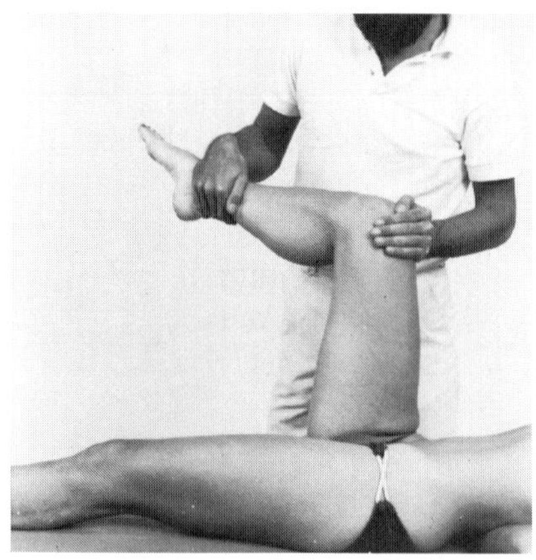

5. *Passive Innenrotation des Hüftgelenkes.*

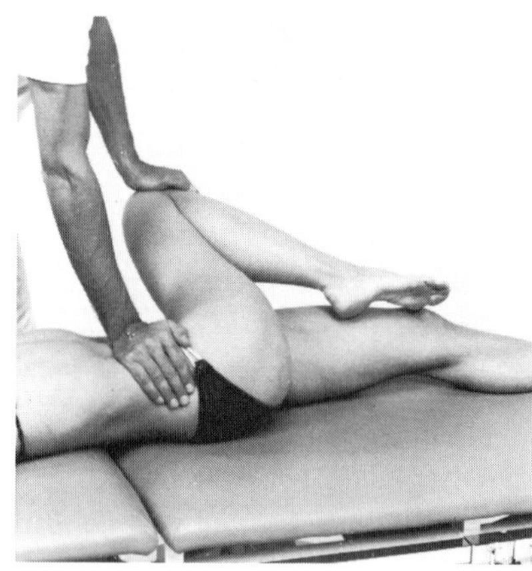

6. *Passive Flexion-Adduktion des Hüftgelenkes (Lig. sacroiliacum dorsale – «posterius»).*

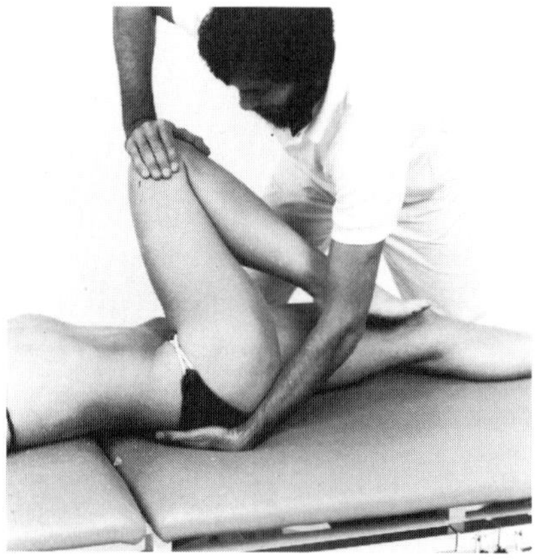

7. *Wie 6., jedoch mit axialem Druck (Lig. iliolumbale).*

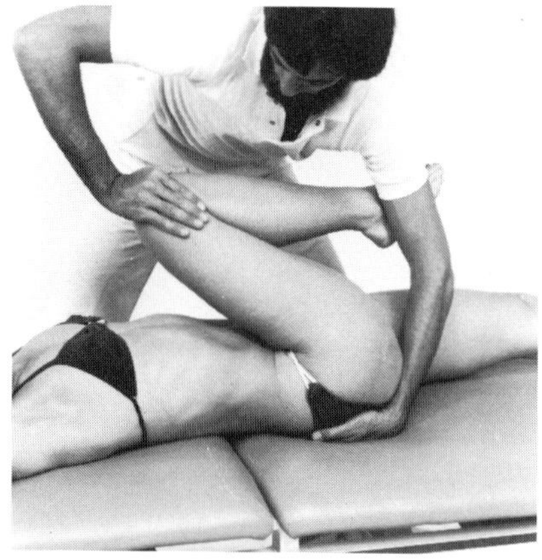

8. *Wie 7., jedoch ist nunmehr das Kniegelenk zur kontralateralen Schulter gerichtet (Lig. sacrospinale).*

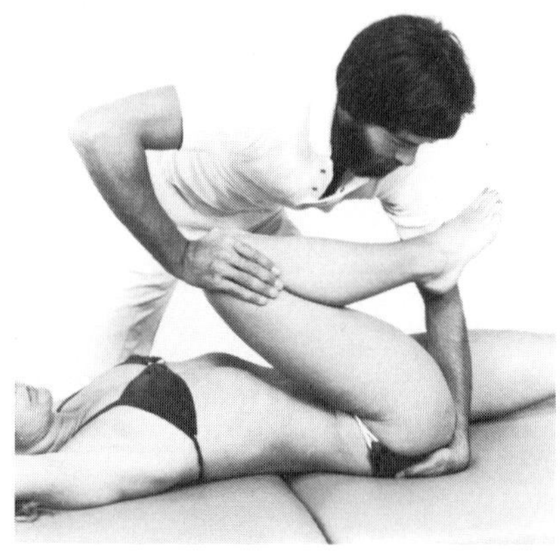

9. *Wie 7., jedoch ist nunmehr das Kniegelenk zur homolateralen Schulter gerichtet (Lig. sacrotuberale).*

10. Druck auf die Basis des Os sacrum bewirkt eine Schwenkbewegung (Nutation), d.h. daß der Beckeneingang (der Abstand zwischen Promontorium und Symphysis pubis) kleiner wird, während der Beckenausgang (Abstand zwischen dem Apex ossis sacri und der Symphysis pubis) sich vergrößert.

11. Druck auf den Apex ossis sacri (unten gelegene Spitze des Kreuzbeins) verursacht eine gegenläufige Schwenkbewegung, d.h. daß der Beckeneingang größer und der Beckenausgang kleiner wird.

    Die beiden erwähnten Tests beziehen sich sowohl auf die vorderen wie auf die sakroiliakalen Ligamente und sind hierbei von erheblicher Aussagekraft.

Abbildung 7.4
Prüfung der Sakroiliakalgelenke in Bauchlage.

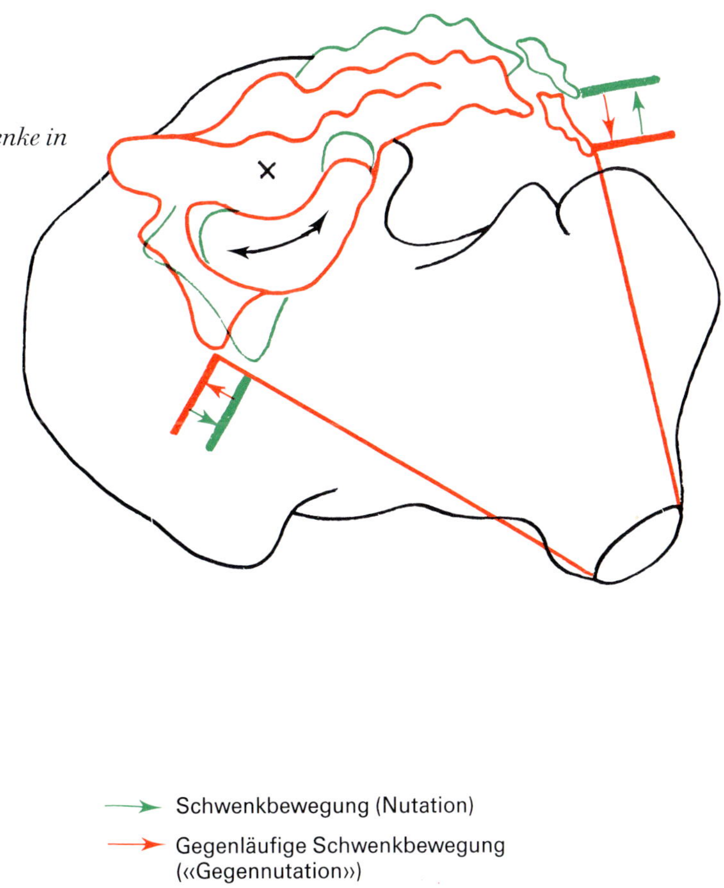

Affektionen des Sakroiliakalgelenkes

1. SPONDYLITIS ANKYLOPOETICA (S. A.) (MORBUS BECHTEREW)

Es sprengt den Rahmen dieses Buches, das sich mit «Weichteilaffektionen» befaßt, die Komplikationen und Erscheinungen des Endstadiums einer Spondylitis ankylopoetica (S. a.) ausführlich zu erörtern. Hingegen muß jeder, der sich mit dem Bewegungsapparat beschäftigt, sehr wohl die Anfangssymptome dieser Krankheit kennen.
Durchschnittlich verstreichen ca. 7 Jahre(!), bevor die Diagnose gestellt wird. Man denke bei «Rückenpatienten» vornehmlich dann an eine S. a., wenn einige der folgenden Fragen bejaht werden:

1. Haben die Beschwerden bereits vor dem 40. Lebensjahr begonnen?
2. Nehmen die Schmerzen im Laufe der Jahre allmählich zu?
3. Bestehen die Beschwerden bereits länger als drei Monate?
4. Tritt eine Morgensteifigkeit von mehr als 30 Minuten auf?
5. Nehmen die Beschwerden nach Bewegung ab?

Affektion	*Klinischer Befund*	*Therapie*
SPONDYLITIS ANKYLOPOETICA (S. A.)		
Es handelt sich um eine Form der chronischen Polyarthritis, die fast immer die Sakroiliakalgelenke betrifft. Die Krankheit ist meistens progredient, schließlich stellt sich eine vollständige Ankylose der Sakroilikalgelenke ein. In den meisten Fällen breitet sich der Prozeß in Richtung der lumbalen und thorakalen Wirbelsäule und der kostovertebralen Gelenke aus. Schließlich kann die gesamte Wirbelsäule ankylotisch geworden sein. Hingegen kann der Verlauf auch relativ leicht sein, so daß innerhalb von 20 Jahren kaum eine Progredienz beobachtet wird (oft bei Frauen). Die Krankheit wird in solchen Fällen wahrscheinlich oft nicht einmal diagnostiziert. Andere Patienten, vor allem jüngere, erleben langanhaltende, heftige Exazerbationen mit starken Schmerzen, Bewegungseinschränkung und allgemeinem Krankheitsgefühl. Die Krankheit tritt bei 10% der Bevölkerung auf und beginnt durchschnittlich um das 25. Lebensjahr. 10% der Patienten leiden bereits vor dem 15. Lebensjahr unter Beschwerden.	*Anamnese:* Beim Auftreten einer aktiven Sakroiliitis klagt der Patient vornehmlich über Schmerzen im unteren Abschnitt des Rückens und im oberen inneren Quadranten des Gesäßes, die in die Leiste und in den medialen und hinteren Bereich des Oberschenkels ausstrahlen (proximaler Anteil des Dermatoms S1 und S2). Die Beschwerden lassen häufig eine Wurzelreizung von S1 und S2 vermuten. Die Schmerzen manifestieren sich vornehmlich, wenn der Patient sich eine zeitlang nicht bewegt hat. Sehr typische Beschwerden sind, daß der Patient nachts zwischen 3 und 5 Uhr durch die Schmerzen aufwacht, so daß er genötigt ist, aufzustehen. Nach einiger Bewegung klingt der Schmerz ab, und der Schlaf kann sich wieder einstellen («early morning low back pain»). Hierzu paßt schließlich auch die ausgeprägte Morgensteifigkeit von Wirbelsäule und Thorax. Feuchtigkeit, Kälte und Übermüdung können die	Phenylbutazon und Übungstherapie sind die beiden Säulen, auf denen die Behandlung der S. a. ruht. Obwohl auch andere Antiphlogistika in Betracht kommen, erweist sich die Reaktion auf Phenylbutazon (Butazolidin) in einer Dosierung von 2mal täglich 100 bis 300 mg oft als so erfolgreich, daß vielfach sogar diese günstige Reaktion als diagnostisches Kriterium (ex juvantibus) für die Krankheit angesehen wird. Naturgemäß muß der Patient (vor allem anfangs) auf Nebenwirkungen hin kontrolliert werden: Leukopenie, Thrombozytopenie, Magengeschwüre. Die Übungstherapie ist darauf ausgerichtet, die Beweglichkeit der betroffenen Gelenke solange wie möglich intakt zu halten und einer Rückenversteifung in einer unannehmbaren (Kyphose-)stellung entgegenzuwirken. Der Patient muß ein Übungsprogramm erhalten, in dem auch Atemübungen und Übungen für die peripheren Gelenke nicht vergessen bzw. vernachlässigt werden dürfen.

Affektion	*Klinischer Befund*	*Therapie*

Die Krankheit tritt bei Männern häufiger auf als bei Frauen.
Bei Angehörigen von S. a.-Patienten wird die Krankheit 20mal häufiger als bei der durchschnittlichen Bevölkerung angetroffen.
Die Krankheit kann einhergehen mit:

a) *Peripherer Arthritis* (bei 50%); meist passagere Mono- oder Oligoarthritiden der großen Gelenke.
b) *Insertionstendopathien (Enthesiopathien)*, bei denen manchmal Verkalkungen in der Sehne auftreten, vor allem am Kalkaneus und am Tuber ossis ischii.
Häufig findet man an diesen Stellen lokalen Druckschmerz ohne Sehnenaffektion.
c) *Tendovaginitiden*, zuweilen sind Sehnenscheidenentzündungen eines der ersten Symptome einer S. a. Meistens entsteht dann während Bewegungen grobe Krepitation.
d) *Augenentzündungen* (bei 30%); Passagere oder rezidivierende Iritis und Iridozyklitis.
e) *Darmentzündungen* (bei 4%); wie z. B. Morbus Crohn und Colitis ulcerosa.
f) *Seltene Komplikationen;* Aortitis, Myokarditis und Amyloidose.

a) bis e) sind oft jahrelang das einzige Anfangssymptom der Erkrankung.

Schmerzen verstärken (militärischer Dienst, Kampieren!). Plötzliche Bewegungen (Sturz in eine Bodenvertiefung, Straucheln, Stoßen des Fußes gegen das Trottoir, Niesen) können heftige Schmerzen auslösen. Beschwerden in Richtung allgemeinen Krankheitsgefühls, Gewichtsverlust und Fieber werden hier und da vorgebracht.
Erkundigen Sie sich bei der Familienanamnese immer nach einer S. a. (auch nach Verwandten fragen, die in höherem Lebensalter eine auffallend krumme Haltung einnahmen). Man findet, daß die Familienanamnese bei einem von 7 Patienten ein positives Ergebnis liefert.
Weiterhin sind Erkundigungen nach Augenentzündungen, Defäkationsmuster, peripherer Arthritis und Fersenschmerz unerläßlich.

Funktionsuntersuchung:

Die Dehnungstests der sakroiliakalen Ligamente sind bei aktiver Sakroiliitis äußerst schmerzhaft.
Die Beweglichkeit der Wirbelsäule ist in allen Richtungen stark eingeschränkt bis aufgehoben (inklusive Rotation).
Der lumbale Flexionsindex (Schober) erweist sich hier als brauchbare Meßmethode: Man zeichnet am stehenden Patienten eine Marke (Strich) bei L5 sowie 15 cm oberhalb davon.
Beugt der Patient sich nun maximal vornüber, so nimmt dieser Abstand bei gesunden jungen Menschen um ca. 6 cm zu. Je nach dem Versteifungsgrad des Patienten wird dieser lumbale Flexionsindex bis auf 0 cm reduziert.
Das Ausmaß der thorakalen Versteifung ist anhand der

Der Patient muß jeden Tag seine Übungen entsprechend diesem Programm durchführen und wird dann von Zeit zu Zeit kontrolliert und, falls nötig, mit neuen oder zusätzlichen Instruktionen versehen. Langes Sitzen und Bücken müssen vermieden werden.
Ist dies nicht möglich, so muß diese Haltung jedenfalls regelmäßig durch Stehen oder Laufen unterbrochen werden. Es ist auch wirkungsvoll, wenn der Patient sich mehrfach tagsüber etwa 5 Minuten flach mit dem Rücken auf dem Fußboden langlegt.

Die peripheren Arthritiden verlaufen meistens passager und ohne Hinterlassung von Restzuständen. Droht dennoch die Entstehung einer Kontraktur, so müssen die betreffenden Gelenke in das tägliche Übungsschema mitaufgenommen werden.
Bei langdauernder Arthritis ist eine lokale Applikation von Triamcinolonacetonid zu erwägen.
Sollten die Beschwerden nach der Injektion sehr bald rezidivieren, so bedeutet dies eine Kontraindikation für eine weitere Injektion.

Die Patienten sind in stärkerem Maße für Infektionen der Luftwege anfällig. Daher ist eine sorgfältige Influenzaprophylaxe indiziert. Auch erleiden die Patienten (vor allem im Endstadium) anläßlich von Peitschenhieb-Traumen leichter eine Fraktur der Halswirbelsäule. Der Autositz muß unbedingt angepaßt werden.

Atemexkursion (Atembreite) festzustellen. Dies ist der Unterschied des Brustumfanges zwischen Ein-und Ausatmung (In- und Exspiration).
Bei Männern wird in Höhe der Mamillen (Brustwarzen) gemessen, bei Frauen unmittelbar unterhalb der Mammae. Eine normale Atembreite beträgt zwischen 6 und 9 cm. Bei den meisten S. a.-Patienten ist die Atemexkursion auf weniger als 2,5 cm verringert.
Achten Sie bei der körperlichen Untersuchung auch auf Erscheinungen und Restzustände einer peripheren Arthritis: Kapselmuster der großen Gelenke, Druckschmerz oder Schwellung sternoklavikulär, manubriosternal, kostosternal und temporomandibulär. Druckschmerz hinten unter den Fersen und auf den Tubera ossis ischii!

Röntgenuntersuchung:

Sakroiliakal:
Unschärfe des Gelenkspaltes, Entkalkung – Aufhellungen – und Erosionen, die als Pseudoerweiterung des Gelenkspaltes imponieren. Die Veränderungen sind vor allem an der Vorder- und Unterseite des Gelenkes auffallend, meistens symmetrisch. Später tritt eine wolkige Verdichtung des subchondralen Knochens in Erscheinung, außerdem eine Verkalkung des Gelenkes, Verschmälerung des Gelenkspaltes und schließlich vollständige Ankylose.

Brustwirbelsäule:
Es treten brückenförmige Knochenspangen zwischen den Rändern der Bandscheiben auf (dünne Syndesmophyten). Dies erfolgt nicht nur am Ort des Lig. longitudinale anterius und posterius, sondern gänzlich rundherum.
Später kann eine Verknöcherung aller intervertebralen Ligamente entstehen.
Die Veränderungen beginnen vor allem im thorakolumbalen Übergangsgebiet.
Auf die Dauer kann die gesamte Wirbelsäule (auch zervikal) ankylosieren (Bambusform der Wirbelsäule).

Laboruntersuchungen:

Spezifische Tests bezüglich der S. a. sind nicht bekannt. Die Diagnose wird aufgrund des klinischen Bildes und der Röntgenbefunde gestellt.
In den akuten Phasen ist die Blutsenkung erhöht (20–50 mm). Zuweilen findet man eine leichte Anämie oder eine gering erhöhte alkalische Phosphatase. 85–95% der Patienten scheinen dem HLA (Human Leukocyte Antigen) B27-positiven Teil der Bevölkerung anzugehören. Nur 5–9% der Bevölkerung sind HLA B27-positiv. Ein Träger dieses Antigens muß also der «high-risk»-Gruppe angehören (die Wahrscheinlichkeit, an einer S. a. zu erkranken, ist 40- bis 100mal größer als bei HLA B27-negativen Personen).

2. SAKROILIITIS INFOLGE ANDERER URSACHEN

Arthritis psoriatica (30%), Morbus Reiter (30%), Morbus Crohn (10%), Colitis ulcerosa (15%) und einige weitere seltene Affektionen können mit einer Sakroiliitis einhergehen. Bei einem nicht geringen Anteil dieser Fälle kommt es auf die Dauer zu einer vollständigen Ankylose der Sakroiliakalgelenke und zur Bambusform der Wirbelsäule. Naturgemäß läßt sich in solchen Fällen kaum erkennen bzw. eine Aussage darüber treffen, welches die Primärerkrankung ist und welches die Komplikationen sind.
Auch kann eine einseitige Sakroiliitis infolge Gicht oder einer purulenten (eitrigen) Entzündung auftreten. Früher sah man das Krankheitsbild häufiger auch bei Tuberkulose, heutzutage manchmal bei Gonokokkenarthritis.
Die klinischen Erscheinungen gleichen denen der Sakroiliitis infolge S. a. Die Differentialdiagnose ist mittels Labor- und Röntgenuntersuchungen möglich.

Affektion	*Klinischer Befund*	*Therapie*
3. ÜBERDEHNUNG DES SAKROILIAKALGELENKES		
Diese Affektion kommt vornehmlich bei jungen Frauen vor. Ihre Ursache ist (zuweilen posttraumatisch) eine Hypermobilität der Sakroiliakalgelenke.	Meistens einseitige unbestimmte Schmerzen im unteren Rükkenbereich, im oberen medialen Quadranten des Gesäßes, dabei Ausstrahlung zur Leiste und zur medialen und dorsalen Seite des Oberschenkels. Die Beschwerden beginnen häufig akut, entweder als Rezidiv nach einem «Verheben» oder durch Fehltritte. Die Dehnungstests der sakroiliakalen Ligamente sind schmerzhaft (jedoch meistens nicht sämtliche). Obwohl alle lumbalen Bewegungen endgradig empfindlich sein können, findet sich meistens ein nicht-kapsuläres Muster. Besonders empfindlich ist die Seitneigung vom Ort des Schmerzes weg. Häufig ist das Ligamentum iliolumbale (an derselben Seite) druckschmerzhaft. Die Differentialdiagnose gegenüber einer Sakroiliitis ist aufgrund der normalen Blutsenkungsgeschwindigkeit, der (besonders) guten Beweglichkeit und der Röntgenbefunde möglich. Eventuell kann man die Hypermobilität mittels Funktionsaufnahmen (auf einem Bein stehen) bestätigen.	Manuelle Therapie. Danach muß der Patient während einer längeren Zeitspanne eine straffe Bandage um das Becken tragen. Bei hartnäckigen Beschwerden sollte man die Sklerosierung der hinteren sakroiliakalen Ligamente erwägen.

Affektion	*Klinischer Befund*	*Therapie*

4. BECKENVERDREHUNG (BECKENTORSION)

Affektion

Diese Affektion ist eine Stellungsveränderung der beiden Beckenhälften gegeneinander.
Wichtig ist die Abgrenzung gegenüber einem Beckenschiefstand.
Bei einem Beckenschiefstand stehen die Spina iliaca anterior superior und die Spina iliaca posterior superior auf einer Seite höher.
Bei einer Beckenverdrehung befinden sich die Spina iliaca posterior superior und der hintere Rand des Os ilium an der Seite der Verdrehung tiefer, während die Spina iliaca anterior superior an dieser Seite höher steht.

Eine Beckenverdrehung kann sich infolge verschiedener Ursachen entwickeln, u. a.:

Genu recurvatum;
Ples planovalgus;
Beinlängendifferenz;
Genu valgum oder
Genu varum;
verschiedene Hüftgelenksaffektionen;
verschiedene sakroiliakale Affektionen;
einige Wirbensäulenaffektionen.

Klinischer Befund

Der klinische Befund ist von der Ursache der Beckenverdrehung abhängig.
Krämer gibt an, daß bei 76% aller Fälle die Außenrotation des Hüftgelenkes an der Seite der Beckenverdrehung vermehrt ist.

Bei der Untersuchung einer Beckenverdrehung müssen eigentlich beide Beine in gleichem Maße belastet werden; dies ist nur dadurch festzustellen, daß man den Patienten auf zwei verschiedene Waagen stellt.

Die Stellung des Beckens soll nicht nur im Stand, sondern auch in sitzender Haltung untersucht werden.

Therapie

Kausal:
Korrigieren der primären Ursache der Beckenverdrehung.

Symptomatisch:
Manuelles Korrigieren der Beckenverdrehung.

Literaturverzeichnis

(Lendenwirbelsäule und Sakroiliakalgelenk)

1. Adams, M. A., Hutton, W. C.: The effect of fatigue on the lumbar intervertebral
   Journal of Bone and Joint Surgery **65-B**, No. 2 (1983).
2. Andersson, B. J., et al.: Quantitative studies of back loads in lifting.
   Spine **1**, 178–185 (1976).
3. Andersson, B. J., et al.: The influence of backrest inclination and lumbar support on lumbar lordosis.
   Spine **4**, 52–58 (1979).
4. Blaauw, G., et al.: Prolaps van de lumbale tussenwervelschijf bij kinderen en adolescenten.
   Ned Tijdschr. v. Geneesk. **125**, nr. 35 (1981).
5. Bogduk, N., Wilson, A. S.: The human lumbar dorsal rami.
   J. Anat. **134**, 383–397 (1982).
6. Cyriax, J.: Textbook of Orthopaedic Medicine. Vol. I. Diagnosis of soft tissue lesions. 7th edition.
   Baillière Tindall, London 1979.
7. Defesche, H. F. H. G., Broere, H.: Het spinale hematoom.
   Ned. Tijdschr. v. Geneesk. **124**, nr. 5 (1980).
8. Dekker-Saeys, A. J.: Spondylitis ankylopoietica Syndroom.
   Proefschrift, Amsterdam 1977.
9. Edgar, M. A., Nundy, S.: Innervation of the spinal dura mater.
   Journal of Neurol. Neurosurg. and Psychiatr. **29**, 530 (1966).
10. Farfan, H. F.: Mechanical disorders of the low back.
    Lea & Febiger, Philadelphia 1973; pp. 13–24, 63, 90, 201.
11. Farfan, H. F., et al.: The effects of torsion on the lumbar intervertebral joints.
    Journal of Bone and Surgery **52-A**, 468–497 (1970).
12. Glover, J. R.: Prevention of back pain. In: Jayson, M. (ed): The lumbar spine and back pain.
    Grune & Stratton, Inc., New York, 1976, p. 47.
13. Hirsch, C., et al.: The anatomical basis for low back pain.
    Acta Orthop. Scand **33**, 1–17 (1963).
14. Hirsch, C. Nachemson, A.: A new observation on the mechanical behaviour of lumbar discs:
    Journal of Bone and Joint Surgery **38-A**, 242–258 (1956).
15. Howie, D. W., Chatterton, B. E.: Failure of ultrasound in the investigation of sciatica.
    Journal of Bone and Joint Surgery **65-B**, No. 2 (1983).
16. Kapandji, I. A.: The physiology of the joints. Vol. 3. The trunk and the vertebral column. 2nd ed.
    Churchill Livingstone, London 1974.
17. Kelsey, J. L.: An epidemiological study of acute herniated lumbar intervertebral discs.
    Rheumatol. Rehabil. **14**, 144–159 (1975).
18. Kendall, P. H., Jenkins, J. M.: Exercise for backache. A double blind controlled trial.
    Physiotherapy **54**, 154–163 (1968).
19. Korst, J. K. van der: Gewrichtsziekten.
    Bohn, Scheltema Holkema, Utrecht 1980.
20. Krämer, J.: Bandscheibenbedingte Erkrankungen.
    Georg Thieme Verlag, Stuttgart 1978.
21. Kulak, R. F., et al.: Non-linear behaviour of the human intervertebral disc under axial load.
    Journal of Biochem. **9**, 377–396 (1976).

22. Lewit, K.: Manuelle Medizin im Rahmen der medizinischen Rehabilitation. 2. Auflage.
Johann Ambrosius Barth, Leipzig 1977.
23. Markolf, K. L., Morris, J. M.: The structural components of the intervertebral disc.
Journal of Bone and Joint Surgery **56-A**, 675–687 (1974).
24. McCulloch, J. A.: Chemonucleolysis, experience with 2000 cases.
Clinical Orthopaedics and Related Research, no. 146, Jan.–Febr., 1980.
25. McCulloch, J. A.: Chemonucleolysis.
Journal of Bone and Joint Surgery **59-B**, no. 1, Febr. (1977).
26. Nachemson, A.: The load on lumbar discus in different positions of the body.
Clinical Orthopaedics **45**, 107–122 (1966).
27. Nachemson, A.: The lumbar spine. An orthopaedic challenge.
Spine **1**, 59 (1976).
28. Nachemson, A. Effström: Intravital dynamic pressure measurements in lumbar discs. A study of common movements. Manœuvres and exercises.
Almquist & Wiksell, Stockholm 1970.
29. Nachemson, A., Morris, J. M.: In vivo measurements of intradiscal pressure.
Journal of Bone and Joint Surgery **46-A**, 1077 (1964).
30. Nachemson, A.: Towards a better understanding of low-back pain. A review of the mechanics of the lumbar disc.
Rheumatol. Rehabil. **14**, 129–143 (1975).
31. Naylor, A., Shentall, R.: Biochemical aspects of intervertebral discs in aging and disease. In: Jayson, M. (ed): The lumbar spine and back pain.
Grune & Stratton, Inc., New York 1976, pp. 317–325.
32. Oyen, P. L. M. van, Boersma, J. W.: Vertraagde diagnosestelling bij de ziekte van Bechterew.
Nederlands Tijdschrift voor Geneeskunde **39**, 1761–1764 (1982).
33. Parke, W., Schift, D.: The applied anatomy of the intervertebral disc.
Orthop. Clin. North Am. **2**, 309–324 (1977).
34. Rabischong, P., et al.: The intervertebral disc.
Anatomia Clinica **I**, 55–64 (1978).
35. Radin, E. L., et al.: Practical biomechanics for the orthopaedic surgeon.
John Wiley & Sons, Inc., New York 1979, pp I–20.
36. Stoddard, A.: Manual of osteopathy practice.
Hutchinson of London, 1969.
37. Troup, J. D.: Dynamic factors in the analysis of sloop and crouch lifting methods.
Orthop. Clin. North Am. **8**, 201–209 (1977).
38. vortman, B. J.: Ligamentaire lage rugklachten.
Nederlands Tijdschrift voor Manuele Therapie, vol. 82/1 no. 2.
39. White, A. A. III., Panjabi, M. M.: Clinical biomechanics of the spine.
J. B. Lippincott Company, Philadelphia-Toronto 1978.
40. Yashon, D.: Spinal Injury.
Appleton-Century-Crofts, New York 1978.

Kompressionsneuropathien der unteren Extremität («Entrapment neuropathies»)

Einige der am häufigsten auftretenden Affektionen sollen hier besprochen werden

1. Meralgia paraesthetica

Nerv

Nervus cutaneus femoris lateralis (L2, L3).

Lokalisation der Kompression

In Höhe der Spina iliaca anterior superior bei Durchtritt des Nerven durch das Lig. inguinale.

Abbildung 7.5
N. cutaneus femoralis lateralis (rechte Hüfte anterolateral).

1. *Spina iliaca anterior superior*
2. *M. sartorius*
3. *M. tensor fasciae latae*
4. *M. iliopsoas*
5. *Lig. inguinale*
6. *N. cutaneus femoris lateralis*

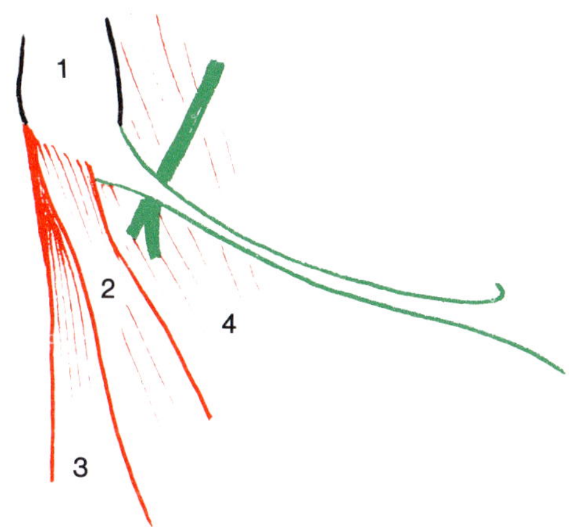

Ursache

Traumatisch: Direkt (plötzlich) oder chronisch. Beispiele chronischer Traumen: Beinverkürzung: Diese bewirkt Adduktion des kontralateralen Beines, wodurch der Nerv bei jedem Schritt gedehnt wird.
Bei Adipositas (Fettleibigkeit) kann das Gewicht des Fettgewebes chronisch auf die Kompressionsstelle drücken.
Auch kann eine Meralgia paraesthetica während einer Schwangerschaft entstehen, und manchmal kann der Druck eines nicht gut angelegten (lumbalen) Gürtels bei Traktions-(Extensions-)therapie zur auslösenden Ursache werden.

Klinischer Befund

Brennende Schmerzen und Parästhesien an der Vorder- und Außenseite des Oberschenkels.
In einem späteren Stadium kann es auch zur Hypästhesie oder Anästhesie dieses Gebietes kommen.
Meistens läßt sich unmittelbar medial von der Spina iliaca anterior superior Druckschmerz auslösen – hier befindet sich die Kompressionsstelle.
Häufig treten die Beschwerden bei längerem Stehen auf und verschwinden wieder bei Bewegen des Beines oder bei Flexion der Hüfte. Der Dehnungstest für L3 fällt oft positiv aus.

Differentialdiagnose

Radikuläres Syndrom von L3.
Diabetische Neuropathie.

Therapie

Meistens werden die Patienten im Laufe einiger Monate bis Jahre (!) spontan wieder beschwerdefrei.
Lokalanästhesie in Höhe des Kompressionspunktes hat meistens guten Erfolg. Die Injektion kann einige Male wiederholt werden.

Injektionen von Kortikosteroiden können negative Auswirkungen haben! Eventuell operative Intervention.

2. KOMPRESSIONEN DES N. SAPHENUS (L2, L3 UND L4)

Der Nerv entstammt dem N. femoralis. Der N. saphenus ist ein Hautnerv und gibt Äste an das Gebiet des Knies ab.

Lokalisation der Kompression

Die Stelle, an der der Nerv den «subsartorialen Kanal» verläßt (Canalis adductorius – Membrana vastoadductoria), oder medial im Bereich des Knies.

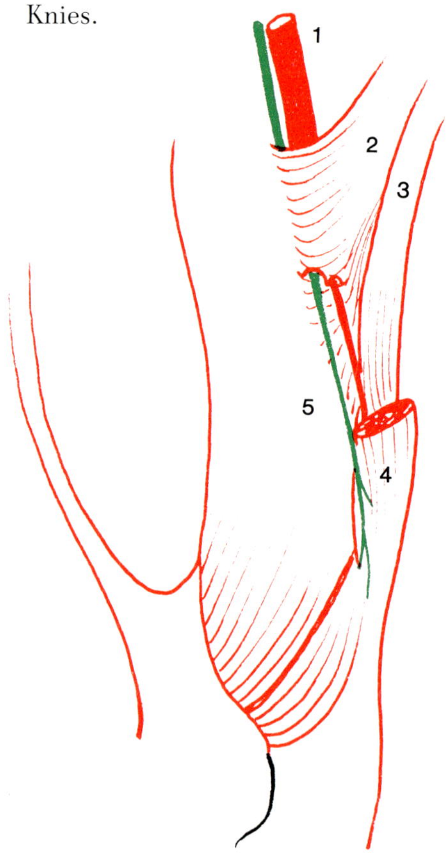

Abbildung 7.6
N. saphenus (rechtes Knie anteromedial).

1. *A. femoralis*
2. *M. adductor magnus*
3. *M. gracilis*
4. *M. sartorius*
5. *N. saphenus*

Ursache

Es bestehen verschiedene Möglichkeiten:
Direktes Trauma; Genu varum (häufig im Zusammenhang mit Adipositas (Fettleibigkeit!), mediale Meniskusluxation oder postoperativ infolge chirurgischer Intervention.
Auch ein indirektes Trauma, das eine Instabilität des Kniegelenkes zur Folge hat, kann den Nerven schädigen (Valgus-Außenrotations-Trauma).

Klinischer Befund

Schmerzen an der medialen Seite des Knies und des Unterschenkels bis an den Fußinnenrand, vor allem bei Treppensteigen.
Ausübung von Druck am Kompressionspunkt löst örtliche und ausstrahlende Schmerzen aus.
Die Öffnung für den N. saphenus im subsartorialen Kanal, d. h. also seine Austrittsstelle, tastet man vier Querfinger breit über dem Condylus medialis femoris zwischen dem M. vastus medialis und dem M. sartorius.

Therapie

Perineurale Infiltration von Triamcinolonacetonid 10 mg/ml in Höhe der Kompressionsstelle (cave intraneural!).
Eine operative Behandlung ist nur selten erforderlich.

Anmerkung

Kompressionsneuropathien des N. femoralis kommen selten vor.

3. KOMPRESSION DES N. PERONAEUS COMMUNIS (L4, L5, S1 UND S2)

Lokalisation der Kompression

In Höhe des Collum fibulae.

Abbildung 7.7
N. peronaeus communis (rechtes Knie lateral).

1. *M. plantaris*
2. *M. gastrocnemius, Caput laterale*
3. *Sehne des M. biceps femoris*
4. *Lig. collaterale laterale*
5. *M. peronaeus longus*
6. *M. soleus*
7. *M. peronaeus brevis*
8. *M. tibialis anterior*
9. *N. peronaeus communis*

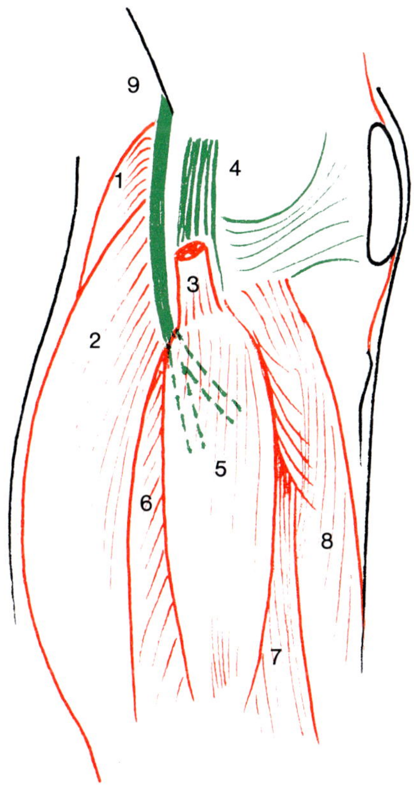

Ursache

Traumatisch: Akut infolge eines direkten oder indirekten Traumas (Inversion = Einwärtskanten = Supination + Plantarflexion als Bewegungskombination im unteren Sprunggelenk) oder chronisch, z.B. infolge häufigen Kriechens in gebückter Stellung (Inversion) bei Gärtnern.

Klinischer Befund

Schmerzen im Unterschenkel anterolateral, am Fußrücken einschließlich der ersten vier Zehen.
Sensibilitätsstörungen kommen in Form von Hyper-, Hyp- oder Anästhesie vor.
Es kann ein Kraftverlust der Eversoren und Dorsalflexoren des Fußes auftreten.

Differentialdiagnose

L4-5-Wurzelreizung.
Kompressionen des N. peronaeus profundus oder superficialis, bei denen auch eine proximale Schmerzausstrahlung vorhanden sein kann.
Tibialis-anterior-Syndrom (S. 350).

Therapie

Verringerung der Faszienspannung des Unterschenkels und der Mm. peronaei mittels einer lateralen Einlegesohle.
Perineurale Injektion von Triamcinolonacetonid 10 mg/ml.
Eventuell Operation: Neurolyse.

Anmerkung

Kompressionen des N. ischiadicus sind selten. Das häufig erwähnte «Piriformis-Syndrom» wird heute als äußerst zweifelhafte Diagnose betrachtet.

4. KOMPRESSION DES N. PERONAEUS SUPERFICIALIS (L4, L5, S1 UND S2)

Lokalisation der Kompression

Laterales unteres Unterschenkeldrittel dort, wo der Nerv in die tiefe Fascie eintritt. Von hier aus ist der Nerv ausschließlich ein Hautnerv.

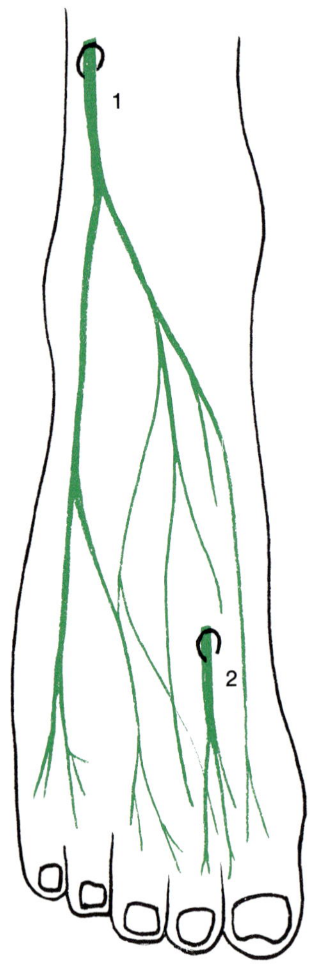

Abbildung 7.8
1. N. peronaeus superficialis
2. N. peronaeus profundus

Ursache

Forcierte traumatische Plantarflexion oder Inversion.

Klinischer Befund

Brennende – oberflächlich lokalisierte – Schmerzen im Unterschenkel lateral und distal, über dem ganzen Fußrücken und im Bereich der ersten vier Zehen. Später Hypästhesie bis Anästhesie.
Druckschmerz in Höhe der Kompression bewirkt nach distal ausstrahlende Schmerzen.

Differentialdiagnose

Wurzelreizung von L5.

Therapie

Einige perineurale Injektionen mit Triamcinolonacetonid 10 mg/ml haben häufig ein gutes Ergebnis.
Eine laterale Einlegesohle verringert die Faszienspannung des lateral-distalen Anteiles des Unterschenkels.
Operative Entlastung wird erforderlich, falls die konservativen Maßnahmen versagen.

5. KOMPRESSION DES N. PERONAEUS PROFUNDUS (L4, L5, S1 UND S2)

Lokalisation der Kompression

In Höhe der Basis des Os metatarsale I, wo der Nerv unter der Sehne des M. extensor hallucis brevis austritt und in die tiefe Fascie eintritt (siehe Abb. 7.8).

Ursache

Ein Inversionstrauma kann den Nerven am obengenannten Kompressionspunkt schädigen, jedoch auch an anderen Stellen, selbst in Höhe des Collum fibulae.
Der Nerv ist infolge seiner ungenügend geschützten Lage auf dem Fußrücken auch in bezug auf ein direktes Trauma empfindlich.

Klinischer Befund

Abhängig von der Lokalisation (ist der mediale oder der laterale Ast betroffen?) wird in der Großzehe und zweiten Zehe Schmerz empfunden (medialer Ast) oder aber undeutlich lokalisierter Schmerz im Mittelfuß (lateraler Ast).
Eventuell können Ausfallserscheinungen des M. extensor digitorum brevis entstehen.
Häufig kommt es zu proximaler Schmerzausstrahlung in das Versorgungsgebiet des N. peronaeus; hierdurch ist die Lokalisation der Affektion nicht leicht zu diagnostizieren.
Passive Plantarflexion des Fußes in Verbindung mit passiver Flexion der Zehen verstärkt die Schmerzen.

Therapie

In erster Linie konservativ.
Falls durch Lokalanästhesie Sicherheit hinsichtlich der Lokalisation besteht, kann lokal Triamcinolonacetonid 10 mg/ml injiziert werden.
Eine operative Therapie wird erforderlich, wenn die konservativen Maßnahmen ein unzureichendes Ergebnis haben.

6. TARSALTUNNELSYNDROM

Nerv

N. tibialis (L4, L5, S1, S2, S3). Der Nerv enthält sowohl motorische wie sensible Anteile.

Lokalisation der Kompression des Nerven

Der Durchtritt des Nerven unter dem Retinaculum flexorum an der Medialseite des Sprunggelenkes.

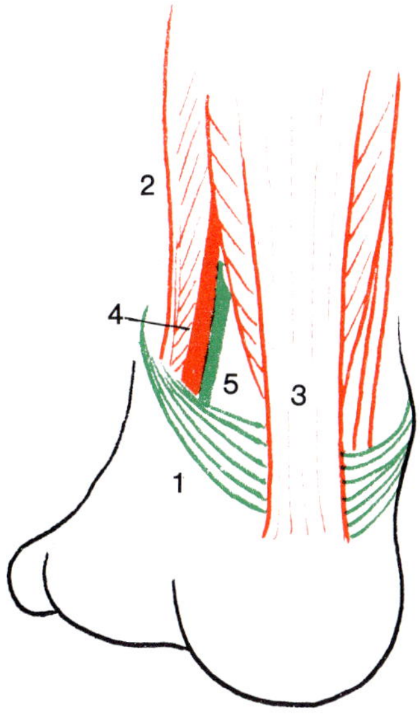

Abbildung 7.9
Der Tarsaltunnel (rechter Fuß posteromedial).

1. *Retinaculum Mm. flexorum*
2. *M. flexor digitorum longus*
3. *Achillessehne*
4. *A. tibialis posterior*
5. *N. tibialis*

Ursache

Meistens infolge einer medialen Malleolus- oder Kalkaneusfraktur. Im allgemeinen bewirkt das posttraumatische Ödem schließlich die Kompression.

Eine chronische Tenosynovitis des M. tibialis posterior kann manchmal auch zu Druck auf den Nerven führen, ebenso eine Valgusstellung des Kalkaneus und ein abgeflachtes Längsgewölbe des Fußes.

Klinischer Befund

Brennender Schmerz in der Ferse und/oder an der Fußsohle und den Zehen. Nur in schweren Fällen findet sich ein Ausfall der Muskeln der Fußsohle; vornehmlich ist die Flexion der Metatarsophalangealgelenke dann schwach.
Ausübung von Druck auf den Tarsaltunnel bewirkt örtliche und ausstrahlende Schmerzen. Zuweilen ist passives Valgisieren des Kalkaneus schmerzhaft.

Differentialdiagnose

Lumboradikuläre Schmerzen L5–S1;
Kompression der Nn. plantares pedis (Ferse nicht schmerzhaft) (siehe unter 7.).

Therapie

Falls notwendig, Korrektur der Fußhaltung.
Operatives Eingreifen bei unbefriedigendem Ergebnis.

7. KOMPRESSIONEN DER NN. PLANTARES MEDIALIS ET LATERALIS

N. plantaris medialis (sensibel und motorisch; vornehmlich die Muskeln, die für die Flexion der Zehen verantwortlich sind).
N. plantaris lateralis (sensibel und motorisch; die übrigen Muskeln der Fußsohle und die Mm. lumbricales und interossei).
Beide Nerven entstammen dem N. tibialis posterior.

Lokalisation der Kompression

Der Durchtritt der Nerven durch zwei fibröse Öffnungen im M. abductor hallucis an der Medialseite des Kalkaneus.

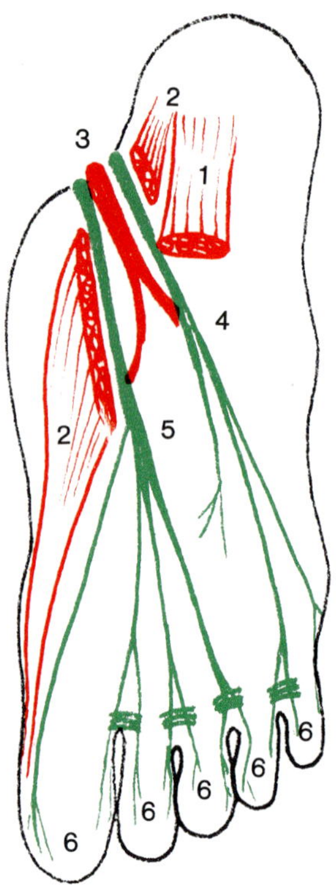

Abbildung 7.10
Nerven der Fußsohle.

1. *M. flexor digitorum brevis*
2. *M. abductor hallucis*
3. *A. tibialis posterior*
4. *N. plantaris lateralis*
5. *N. plantaris medialis*
6. *Nn. digitales*

Ursache

Forcierte Eversion oder akute bzw. chronische Überdehnung des medialen Längsgewölbes. Ein Plattfuß mit Valgusstellung des Kalkaneus kann eine chronische Überdehnung bewirken; ein schwerer Gegenstand, der auf den Fuß fällt, kann zu einer akuten Überdehnung (Zerrung) führen.

Klinischer Befund

Brennender Schmerz in Fußsohle und Zehen.
Ist entweder der mediale oder der laterale Nerv stärker betroffen, so wird der Schmerz entsprechend auch stärker medial oder lateral empfunden. Bestehen auch Sensibilitätsstörungen der Ferse, so liegt die Ursa-

che weiter proximal, z.B. eine Kompression des N. tibialis posterior im Tarsaltunnel.
In Höhe der Kompressionsstelle wird heftiger Druckschmerz festgestellt.
Die passive Inversion des Fußes ist in manchen Fällen schmerzhaft.

Differentialdiagnose

Fasciitis plantaris.
Tendinitis m. tibialis posterior.
Kompression der Nn. interdigitales pedis (siehe unter 8.).
Tarsaltunnelsyndrom (siehe unter 6.).

Therapie

Wiederherstellung der physiologischen Stellung des Fußes durch eine korrigierende Einlegesohle.
Bei unbefriedigendem Ergebnis muß operativ eingeschritten werden, da sonst ein Ausfall der Muskeln der Fußsohle zu befürchten ist.

8. KOMPRESSIONEN DER NN. DIGITALES PEDIS (HAUTNERVEN)

Die Nn. digitales entstammen den Nn. plantares medialis et lateralis.

Lokalisation der Kompressionen

Zwischen den Köpfchen der Ossa metatarsalia unter dem metatarsalen Ligament.
Ist die Affektion zwischen den Köpfchen der Ossa metatarsalia III und IV lokalisiert, so spricht man von einer Morton-Metatarsalgie (Morton-Neuralgie) (siehe Abb. 7.10).

Ursache

Hyperextension der Metatarsophalangealgelenke. Diese kann sowohl akut wie chronisch entstehen: Laufen auf hohen Hacken; Hochsitz auf den Zehen. Auch wird die Affektion häufig in Verbindung mit einem Hallux valgus und anderen Affektionen der Großzehe gesehen.
Das Metatarsophalangeal-I-Gelenk wird dann geschont, und die anderen MTP-Gelenke werden übermäßig belastet.

Klinischer Befund

Schmerzen im dritten Zeh (lateral) und im vierten Zeh (medial). Anfangs treten die Beschwerden nur beim Gehen auf, später auch spontan, vornehmlich nachts.
Häufig findet sich im Fuß eine atypische Schmerzausstrahlung nach proximal, vor allem, wenn die Affektion zwischen dem Os metatarsale II und III lokalisiert ist.

Passive Hyperextension ist schmerzhaft; bei der Palpation der Fußsohle stellt man einen sehr starken Druckschmerz zwischen den Köpfchen der Ossa metatarsalia fest.

Therapie

Stützeinlagen unter den Köpfchen der Ossa metatarsalia in Verbindung mit einer medialen Längs-Fußstütze.

Bei unbefriedigendem Ergebnis wird der Nerv operativ entfernt.

Literaturverzeichnis (Kompressionsneuropathien der unteren Extremität)

1. Bauer, H.: Das Tarsaltunnelsyndrom.
   Wehrmed. Mschr. **16**, 232–236 (1972).
2. Cyriax, J.: Textbook of Orthopaedic Medicine. Vol. I. Diagnosis of soft tissue lesions.
   Baillière Tindall, London 1978.
3. Keck, C.: The tarsal-tunnel syndrome.
   Journal of Bone and Joint Surgery **44-A**, 180 (1962).
4. Kopell, H. P., Thompson, W. A. L.: Knee pain due to saphenous nerve entrapment.
   New England Journal of Medicine **263**, 351–353 (1960).
5. Kopell, H. P., Thompson, W. A. L.: Peripheral entrapment neuropathies.Robert E. Krieger Publishing Company, Huntington-New York 1976.
6. Kopell, H. P., Thompson, W. A. L.: Peripheral entrapment neuropathies of the lower extremity.
   New England Journal of Medicine **262**, 56–60 (1960).
7. Lam, S. J. S.: Tarsal tunnel syndrome.
   Journal of Bone and Joint Surgery **46-B**, 87 (1976).
8. Mumenthaler, M., Schliack, H.: Läsionen peripherer Nerven.
   Georg Thieme Verlag, Stuttgart 1977.

8

Hüfte

Kapselmuster

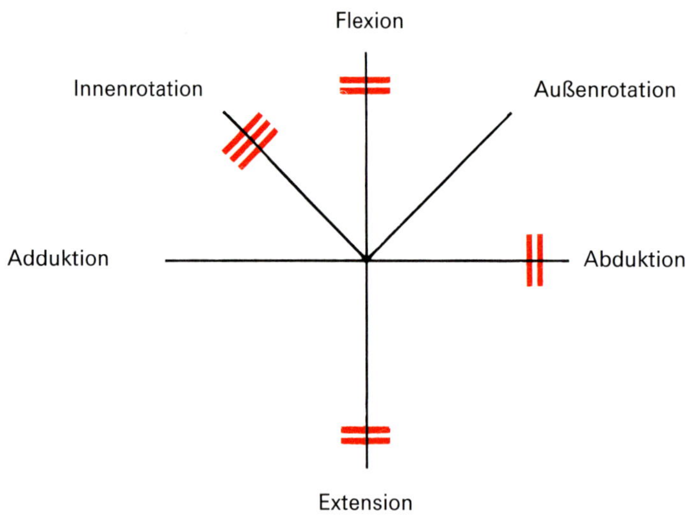

Beispiel eines nicht-
kapsulären Musters

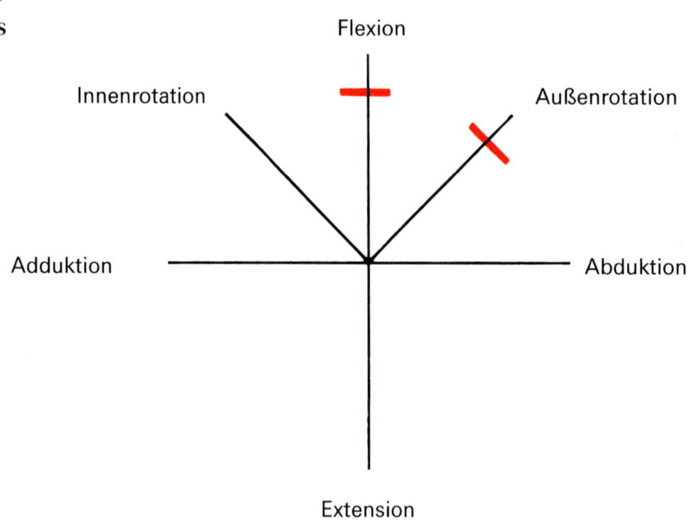

= freier Gelenkkörper (»Corpus liberum«)

Untersuchung des Hüftgelenkes

Affektionen der Hüfte (Gelenk, Bursae, Sehnen) bewirken außer örtlichen Schmerzen (vornehmlich in der Leiste) auch ausstrahlende Schmerzen im Dermatom L3, die vor allem an der Vorderseite des Beines – oder jedenfalls teilweise in diesem Gebiet – lokalisiert sind. Sehr gut bekannt ist z. B. die Arthralgie des Knies bei Koxarthrose, bei der die Funktionsuntersuchung des Knies negativ und die der Hüfte positiv ausfällt!

Das Gebiet der Leiste umfaßt eine Vielfalt von Dermatomen, z. B. das Dermatom Th12, L1, L2, L3, S3 und S4.
Das bedeutet, daß Schmerzen im Leistengebiet nicht immer oder jedenfalls nicht mit Sicherheit Folge einer Hüftaffektion sind!
Auch andere Erkrankungen können Leistenbeschwerden verursachen (u. a. Hernia inguinalis, Hernia femoralis, verschiedene Affektionen des Tractus urogenitalis und Schwellung der lokalen Lymphdrüsen).

Hüftgelenkaffektionen können auch Schmerzen in der Glutäusregion auslösen, wo sich nämlich ein Teil des Dermatoms L3 befindet.
Im Glutäusgebiet findet man allerdings auch wiederum andere Dermatome, wie L1, L2, S1 und S2!
Auch hier muß daher sehr sorgfältig differenziert werden – ebenso wie bei Schmerzen im Leistengebiet –, ob es sich um Affektionen anderer Strukturen, die nicht unbedingt zur Hüfte gehören, handelt.
Schmerzen im Gesäß sind meistens Folge einer Affektion der Lendenwirbelsäule.

Inspektion beim Eintreten des Patienten in den Untersuchungsraum

Es ist von großer Wichtigkeit wahrzunehmen, wie der Patient läuft, da man hierdurch wesentliche Informationen gewinnen kann. Gewisse Gangstörungen sind für bestimmte Affektionen kennzeichnend.

Anamnese

1. Lebensalter?

2. Beruf, Hobby (Sport)?

3. Welche Beschwerden bestehen?
   Schmerzen? Wo, wann aufgetreten?
   Störungen des Gangbildes?
   Schwellungen? Mit oder ohne Fieber?
   Parästhesien? Wo, seit wann?

4. Wie ist die Art der Schmerzen?
   Ständig anhaltender leichter Schmerz?
   Stechend?
   Kurzdauernde Stiche – stechende Schmerzen während gewisser Bewegungen oder Belastung?

5. Welche Ursache vermutet der Patient selbst?
6. Bestehen auch Beschwerden von seiten anderer Gelenke?
7. Nimmt der Patient Medikamente ein (Antikoagulantien)?

Inspektion
(Siehe Band 1, Anatomie in vivo)

IM STEHEN

Achten Sie auf die Haltung des Patienten;
auf die Stellung der Beine;
auf die Stellung (Stand) der Hüften;
auf die Beinlänge (Beinlängendifferenz);
auf eventuelle Atrophie und Verfärbungen bzw. Farbveränderungen.

Funktionsuntersuchung

Siehe Beschreibung der entsprechenden Handgriffe und Ausführung der folgenden Tests Band 1, Anatomie in vivo.

Klagt der Patient zu diesem Zeitpunkt über Schmerzen? Falls ja, verändern sich die Schmerzen während der Funktionsprüfung?

Vergleichen Sie immer die erkrankte mit der gesunden Seite!

IM STEHEN

Trendelenburg-Test (lassen Sie den Patienten dreißig Sekunden lang auf dem betroffenen Bein stehen; der Test ist als positiv zu werten, wenn das Becken zur kontralateralen Seite kippt).

IN RÜCKENLAGE

Passive Bewegungen

Flexion: Schmerz und Bewegungseinschränkung können auf ein Kapselmuster deuten; ausschließlich Schmerzen weisen auf eine Einklemmung von Strukturen in der Leiste, wie z.B. die Bursa iliopectinea oder die Sehne des M. adductor longus.

Innenrotation: Schmerz und Bewegungseinschränkung deuten in den weitaus meisten Fällen auf ein Kapselmuster.

Außenrotation: Schmerzen können infolge eines Corpus liberum im Hüftgelenk entstehen; auch können Affektionen der Bursa iliopectinea und der Bursa subtrochanterica Schmerzen auslösen.

Abduktion: Schmerzen und Bewegungseinschränkung sind meistens die Folge eines Kapselmusters; ausschließlich Schmerzen entstehen infolge einer Adduktorenläsion (Dehnung).

Adduktion: Diese Bewegung kann aus der Neutral-O-Stellung, jedoch auch in verschiedenen Flexionsstellungen der Hüfte ausgeführt werden. In Nullstellung werden vornehmlich die seitlichen Strukturen, wie z.B. der Tractus iliotibialis, gedehnt; je stärker die Hüfte flektiert wird, umso mehr werden auch die Strukturen der Leistengegend komprimiert.

Widerstandstests

Flexion: Prüfung der Hüftflexoren; insbesondere gibt dieser Test Aufschluß über eine eventuelle Affektion des M. iliopsoas.

Abduktion: Prüfung der Hüftabduktoren; Affektionen sind selten.

Adduktion: Prüfung der Hüftadduktoren. Dieser Test kann auch in verschiedenen Flexionsstellungen der Hüfte ausgeführt werden. Vornehmlich ist der M. adductor longus häufig betroffen.

Passive Bewegungen

Extension: Schmerzen und Bewegungseinschränkung sind meistens Folge eines Kapselmusters; Schmerz allein deutet auf eine Affektion einer der Leistenstrukturen (Dehnung).

Innenrotation: Diese Bewegung wurde bereits in Rückenlage ausgeführt, jedoch sind sehr kleine Unterschiede, wenn links und rechts gleichzeitig geprüft wird, in Bauchlage deutlicher festzustellen.

Widerstandstests

Innenrotation: Prüfung der Innenrotatoren der Hüfte; Affektionen sind selten.

Außenrotation: Prüfung der Außenrotatoren der Hüfte, Affektionen sind selten.

Extension (Streckung) des Kniegelenks: Spezifischer Test für den M. rectus femoris.

Flexion (Beugung) des Kniegelenks: Prüfung der ischiokruralen Muskelgruppe.

Palpation
(Siehe Band 1, Anatomie in vivo)

Die Struktur, in der die Läsion vermutlich lokalisiert ist, wird nun, falls möglich, palpiert, um den Ort der Affektion so genau wie möglich zu bestimmen.

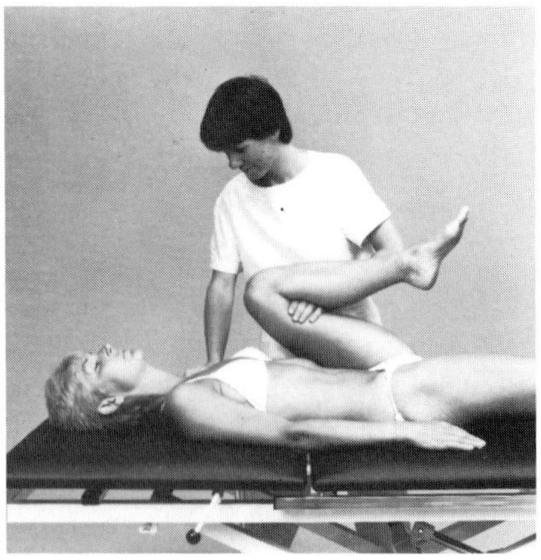
Passive Flexion.

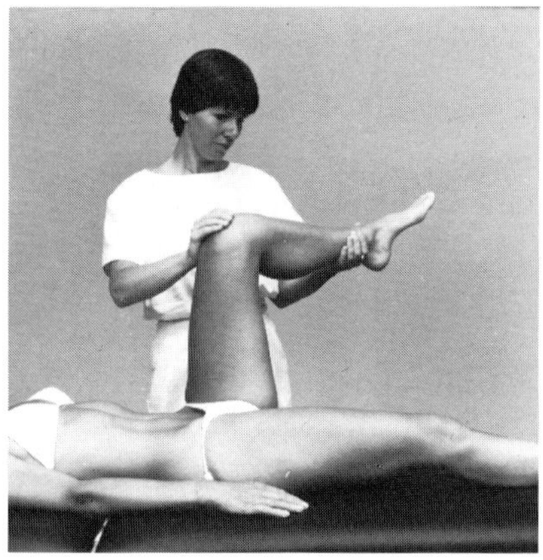
Passive Innenrotation.

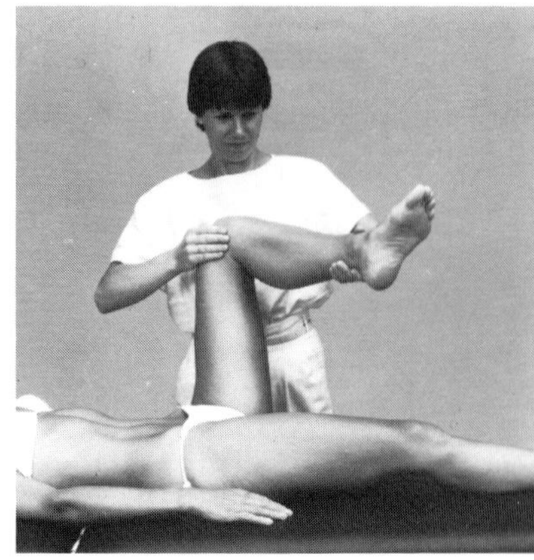
Passive Außenrotation.

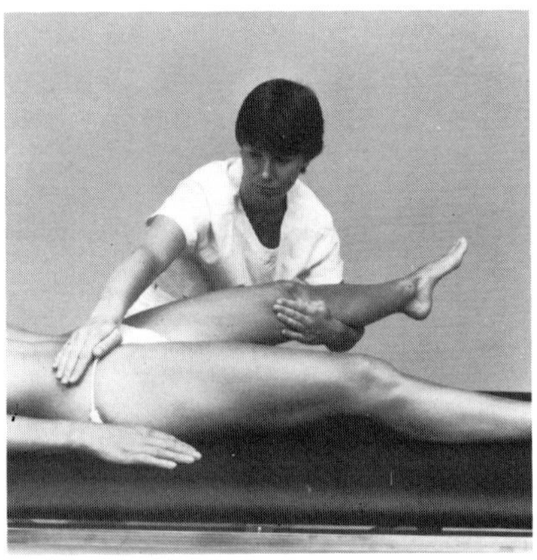
Passive Abduktion.

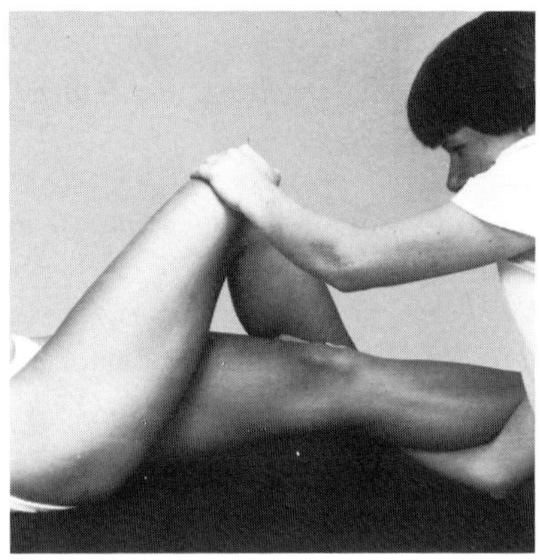
Passive Adduktion.

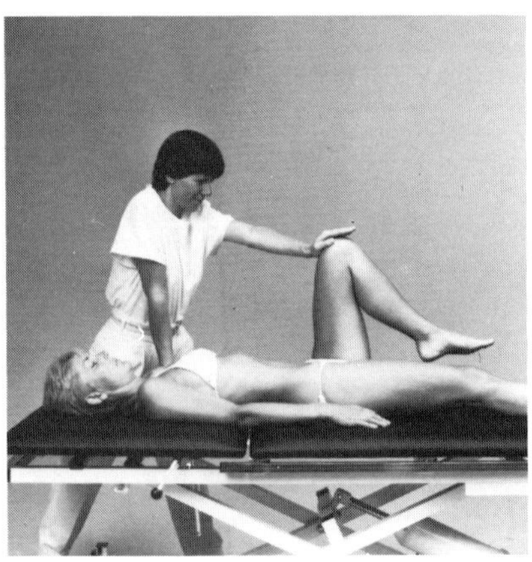
Flexion gegen Widerstand.

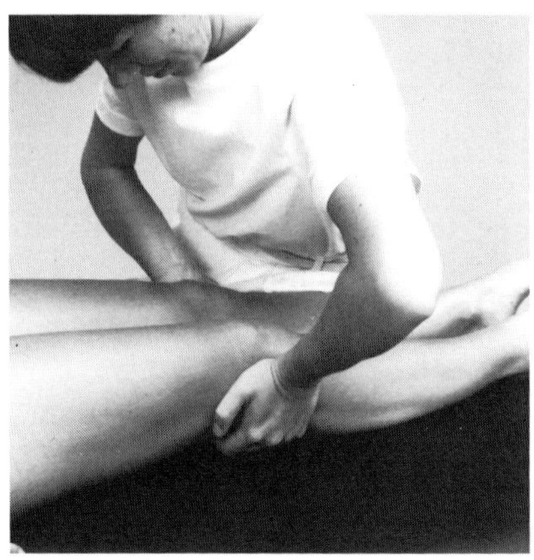
Abduktion gegen Widerstand.

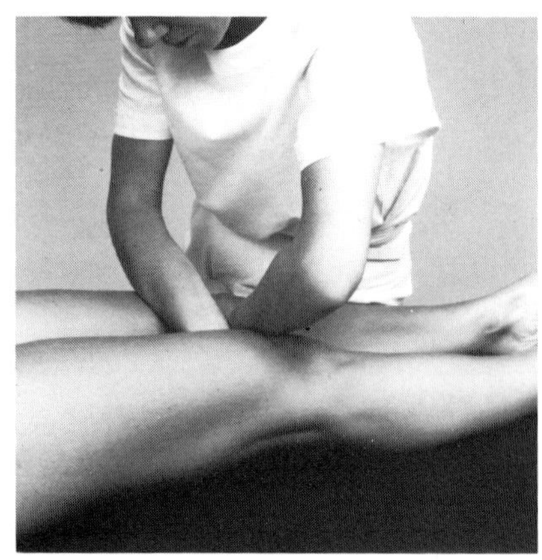
Adduktion gegen Widerstand.

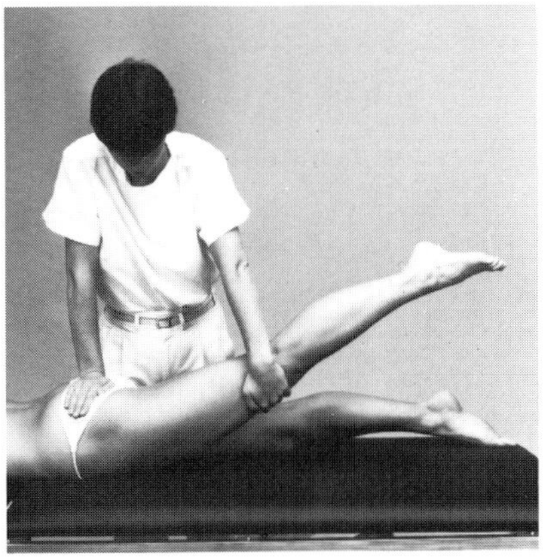

Passive Extension.

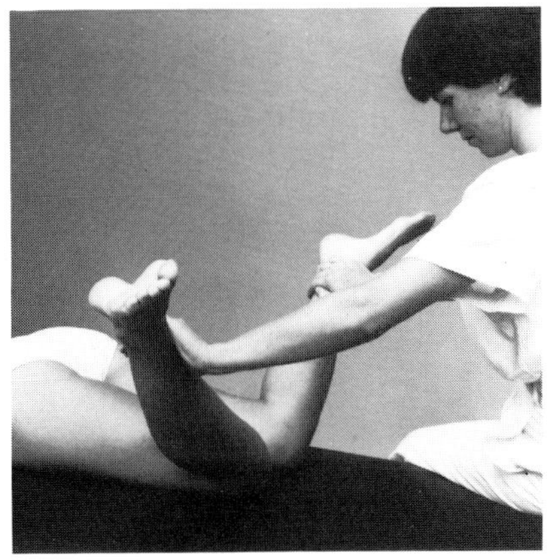

Passive Innenrotation.

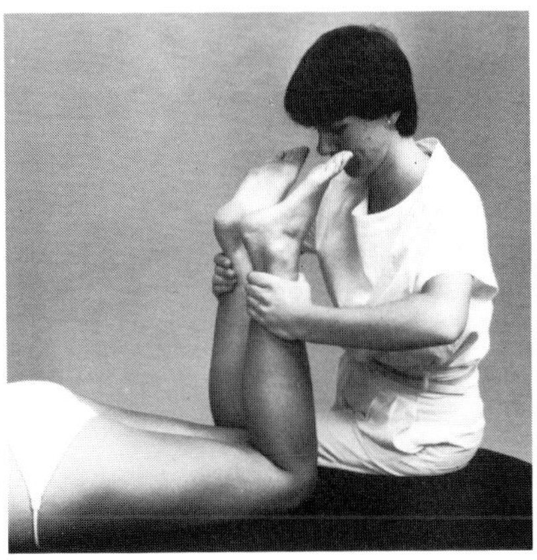

Innenrotation gegen Widerstand (isometrisch).

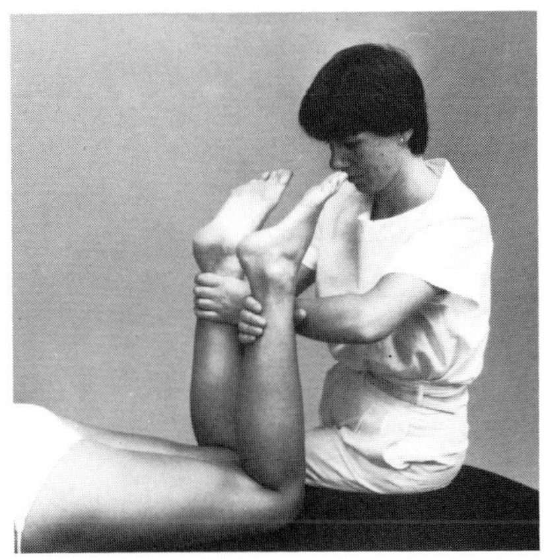

Außenrotation gegen Widerstand (isometrisch).

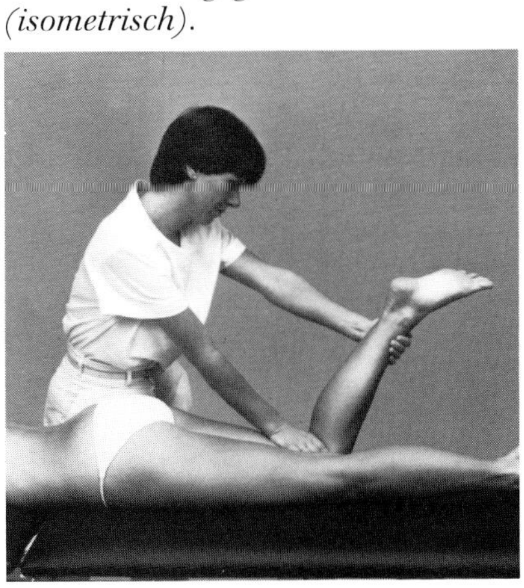

Knieextension gegen Widerstand (isometrisch).

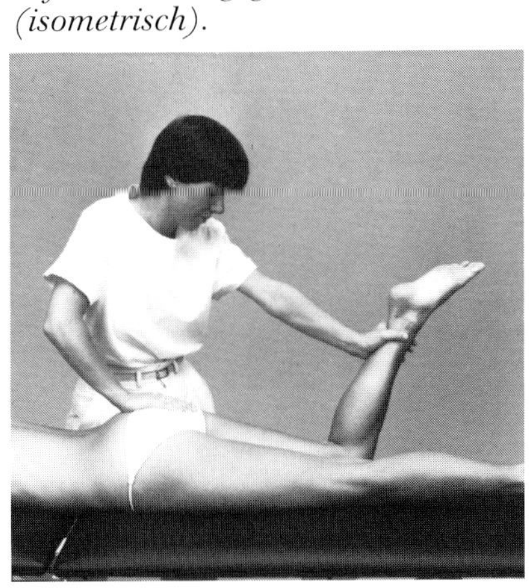

Knieflexion gegen Widerstand (isometrisch).

Affektionen des Hüftgelenkes

Kongenitale Veränderungen wie Hüftdysplasien, Subluxationen und Luxationen des Hüftgelenkes, Coxa vara, Coxa valga und Coxa anteverta werden hier nicht beschrieben.
Allerdings muß man der Tatsache Rechnung tragen, daß Beschwerden von seiten des Hüft-Oberschenkel-Gebietes, bei denen die Funktionsuntersuchung negativ ausfällt, immerhin die Folge von geringfügigen – meistens angeborenen – Formveränderungen der Gelenkhöhle, des Gelenkkopfes, des Schenkelhalses und/oder des Femurschaftes sein können.
Die Röntgenuntersuchung bestätigt dann oft die Diagnose.

Affektion	*Klinischer Befund*	*Therapie*
1. ARTHRITIDEN		
Arthritiden des Hüftgelenkes können bakteriell oder auch nichtbakteriell entstanden sein. Die am häufigsten auftretenden Arthritiden sind: Rheumatoide Arthritis (PCP); Gicht; Spondylitis ankylopoetica und Synovitis villonodularis pigmentosa (s. auch S. 28).		
2. ARTHROSE (KOXARTHROSE)		
Diese Affektion kann primär oder auch sekundär entstehen. Primär heißt, daß die Affektion in einem bezüglich Struktur und Stellung röntgenologisch normalen Gelenk auftritt. Sekundär bedeutet, daß die Arthrose als Folgeerscheinung einer veränderten anatomischen Situation des Hüftgelenkes, einer früher durchgemachten Krankheit (meistens einer Entzündung), einer Eipiphysiolysis capitis femoris oder der Perthesschen Krankheit zustandekommt. Die Affektion kann einseitig wie auch doppelseitig auftreten. Siehe auch S. 257.	Anfangs klagt der Patient nur über Schmerzen in der Leiste und/oder an der Vorder- und Innenseite des Oberschenkels, manchmal nur im Knie oder unmittelbar distal davon. Anfangs werden die Schmerzen nur während Belastung spürbar und störend. Später können kurzanhaltende Schmerzperioden auftreten, selbst wenn das Hüftgelenk nicht belastet wird. Meistens hat der Patient sehr lange schmerzlose Intervalle, die allerdings im Laufe der Zeit immer kürzer werden. Auf die Dauer wird der Patient auch nachts Schmerzen empfinden und kann kaum – oder nur mit Beschwerden – auf der betroffenen Seite liegen. Je nach dem Schweregrad der Affektion stellt man ein leichtes, mäßiges oder ausgeprägtes Kapselmuster fest.	Ausgenommen in sehr schwerwiegenden Fällen sollte man den Patienten zunächst immer erst konservativ behandeln. Hier stehen dem Physiotherapeuten (Krankengymnasten) viele Möglichkeiten zur Verfügung. Aktive Mobilisierungen bewirken eine sehr vorteilhafte Unterstützung der Therapie, wohingegen passive Mobilisierungen, außer in den Anfangsstadien, im Grunde kontraindiziert sind. Dies gilt auch für die sogenannte translatorische Traktion – Mobilisierung. Nur eine reine, unveränderte Traktion ist hier indiziert. Laufen/Gehen mit Hilfe eines Stockes (Stütze) (an der gesunden Seite) entlastet das Hüftgelenk um ca. 60%! Lassen Schmerzen und Bewegungseinschränkung es erforderlich erscheinen, so muß eine operative Intervention erfolgen. Manchmal kann eine intraartikuläre Injektion von 5 ml Triamcinolonacetonid 10 mg/ml die Schmerzen langzeitig zum Verschwinden bringen.

Affektion	*Klinischer Befund*	*Therapie*
Bei langdauernder Osteoarthrosis kann ein Osteophyt abbrechen und als *Corpus liberum* im Gelenk auftreten.	Manchmal klagt der Patient über scharfen, stechenden kurzanhaltenden Schmerz, vornehmlich beim Laufen. Die Schmerzen werden dann vor allem in der Leiste und an der Vorderseite des Oberschenkels empfunden. Das ist dann meistens die Folge eines Corpus liberum im Hüftgelenk. Außer dem Kapselmuster kann nun auch die Außenrotation und/oder z. B. die Adduktion eingeschränkt und schmerzhaft sein.	Klagt ein Patient mit Koxarthrose vor allem über »twinges« (= kurze stechende Schmerzen), so kann die Manipulation bei Traktion (Extension) diese Beschwerden häufig schnell beseitigen, da meistens ein Corpus liberum dafür verantwortlich ist.
3. MORBUS PERTHES		
Diese aseptische Knochennekrose wird vornehmlich bei Kindern zwischen dem 5. und 10. Lebensjahr beobachtet. Die Erkrankung beruht auf einer Durchblutungsstörung des Hüftkopfkernes des Caput femoris. Vornehmlich bei Entstehen der Perthesschen Erkrankung zwischen dem vierten und sechsten Lebensjahr kommt es zu Deformierungen des Hüftkopfes.	Anfangs treten nur leichte Beschwerden auf, und es kommt lediglich zu einer geringgradigen Störung des Gangbildes. Das Kind schleift das Bein ein wenig nach. später beginnt das Kind deutlich zu hinken, und es kommt zu Schmerzen. Die Schmerzen sind meistens in der Leistengegend und/oder im Kniebereich lokalisiert. Bei der Funktionsuntersuchung fällt der Test nach Trendelenburg meistens leicht positiv aus. Man findet ein leichtes Kapselmuster. Manchmal besteht eine Atrophie der Oberschenkelmuskulatur. Das Röntgenbild gibt diagnostischen Aufschluß.	Spezialistisch: Konservativ (Entlasten des Gelenkes) oder operativ.
4. OSTEOCHONDRITIS DISSECANS		
Diese Affektion tritt im Caput femoris wesentlich seltener auf als im Ellenbogen- oder Kniegelenk. Sie findet sich viel häufiger bei Männern als bei Frauen, besonders zwischen dem 15. und 25. Lebensjahr. Es kann sich ein Teil des Gelenkknorpels wie auch ein nekrotischer Anteil des subchondralen Knochens von der Gelenkoberfläche abspalten. Nun bewegt sich das Fragment frei; es stellt ein Corpus liberum dar. Das abgelöste Fragment besitzt gewöhnlich einen Durchmesser von 1 bis 2 cm.	Die Symptome sind meistens unbestimmter Natur. Zuweilen treten Schmerzen bei Belastung des Gelenkes auf, die oft einen lähmenden Charakter haben (auch «twinges» = kurzer stechender Schmerz). Die Funktionsuntersuchung zeigt sehr unterschiedliche Ergebnisse; manchmal sind eine oder mehrere Bewegungen eingeschränkt, vor allem Flexion, Außenrotation und Abduktion. Das Röntgenbild liefert die diagnostische Abklärung.	Die Therapie hängt vom klinischen Befund und vom Röntgenbild ab. Hat sich das Fragment noch nicht gelöst, so kann die Entlastung des Hüftgelenkes, z. B. einige Monate lang mit Krücken/Stützen laufen, Erfolg haben. Ist nach ca. drei Monaten röntgenologisch noch keine Verbesserung zu erkennen, so muß operativ eingegriffen werden. Die operative Intervention ist auf jeden Fall erforderlich, wenn es sich um ein Corpus liberum handelt.

Affektion	*Klinischer Befund*	*Therapie*
5. COXITIS FUGANS		
Diese Affektion kommt nur bei Kindern unter 10 Jahren vor und wird vornehmlich beim männlichen Geschlecht beobachtet. Die Erkrankung beruht auf einem Reizzustand des Hüftgelenkes, dessen Ursache unbekannt ist. Möglicherweise kann ein Trauma oder eine Virusinfektion Anlaß für das Zustandekommen dieser Affektion sein. Man muß immer die Möglichkeit in Betracht ziehen, daß dieses Krankheitsbild den Beginn einer schwerwiegenden Hüftgelenksaffektion bedeuten kann, wie z. B. die Perthessche Krankheit, juvenile rheumatoide Arthritis oder eine bakterielle Arthritis. Man spricht deshalb auch oft von einer »Observationshüfte«.	Der Patient hat im allgemeinen nur geringfügige Schmerzen, hinkt jedoch. Bei der Funktionsuntersuchung findet man meistens ein leichtes Kapselmuster. Die Röntgenuntersuchung zeigt keine positiven Befunde.	Gewöhnlich halten die Beschwerden nicht länger als zwei oder drei Wochen an; sind die Beschwerden nach zwei Wochen Bettruhe jedoch noch nicht abgeklungen, so ist die weitere Untersuchung erforderlich.
6. EPIPHYSIOLOYSIS CAPITIS FEMORIS		
Akutes (traumatisch) oder allmähliches Abgleiten der Femurkopfepiphyse vom Collum femoris (Schenkelhals). Die Ursache hierfür liegt in der Tatsache, daß die Verbindung zwischen Schenkelkopf und -hals in Höhe der Epiphysenscheibe während der Wachstumsphase geschwächt sein kann. Der Schenkelkopf gleitet gegenüber dem Schenkelhals nach distal und hinten. Die Affektion tritt zwischen dem zehnten und 17. Lebensjahr auf.	Der Patient klagt über undeutliche Schmerzen und ein steifes Gefühl in Hüfte, Leiste und Oberschenkel, anfangs nur während und nach Aktivitäten. Die Beschwerden nehmen allmählich zu, und der Patient beginnt zu hinken. Die Beweglichkeit des Hüftgelenkes ist eingeschränkt, vor allem die Innenrotation, die Abduktion und die Flexion. Bei einem akuten Abgleiten entstehen ebenfalls akute Schmerzen und Hinken sowie dieselben Bewegungseinschränkungen. Das Röntgenbild in zwei Ebenen bestätitgt die Diagnose.	Bei Verdacht unmittelbare Überweisung zum orthopädischen Chirurgen. Die Therapie besteht im operativen Fixieren der Femurepiphyse am Schenkelhals.

Affektion	*Klinischer Befund*	*Therapie*
7. CORPORA LIBERA IM HÜFTGELENK OHNE ERKENNBARE URSACHE		
Bei Patienten, die keine nachweisbare Koxarthrose haben und auch früher keine Affektion der Hüfte durchgemacht haben, können zuweilen Erscheinungen auftreten, die den Verdacht auf ein Corpus liberum im Hüftglenk sehr nahelegen.	Der Patient klagt beim Laufen über »twinges«, kurzdauernde scharfe Stiche von lähmendem Charakter. Es handelt sich meistens um Patienten zwischen ca. 35 und 55 Jahren. Die Schmerzen werden in der Leiste angegeben, manchmal mit Ausstrahlung in die Vorderseite des Oberschenkels. Bei der Funktionsuntersuchung findet man häufig die passive Außenrotation schmerzhaft und geringfügig eingeschränkt. Auch kann die passive Flexion schmerzhaft sein; hierbei entsteht zuweilen ein zurückfederndes Endgefühl. Auch andere Bewegungen können eingeschränkt sein, z. B. Abduktion oder Adduktion, jedoch besteht niemals ein Kapselmuster. Das Röntgenbild zeigt gewöhnlich keinen pathologischen Befund, jedoch kann man manchmal mittels Arthrographie das Corpus liberum nachweisen.	Rotationsmanipulationen unter Zug sind im allgemeinen sehr wirksam. Auf diese Weise wird das Corpus liberum in eine neutrale Position innerhalb des Gelenkes verlagert, wo es keine Einklemmungserscheinungen verursacht.
8. PUBALGIE		
Dies ist ein Sammelbegriff für eine Reihe mehr oder weniger zusammenhängender Affektionen, die zu Schmerzen in der Leiste und in der Regio pubica führen. Die Affektion ist fast immer Folge einer (relativen) Überlastung der Insertionen eines oder mehrerer Muskeln am Os pubis. In erster Linie geht es um den M. adductor longus, des weiteren um den M. gracilis und den M. pectineus. Seltener handelt es sich um andere Adduktoren. Auch die schräge Bauchmuskulatur kann hierbei eine Rolle spielen. Im letztgenannten Fall besteht meistens eine Balancestörung zwischen den Adduktoren und der schrägen Bauchmuskulatur oder auch eine Insuffizienz der Rückwand des Leistenkanals.	Der Patient klagt über Schmerzen in der Leiste und zuweilen im Unterbauch, vor allem während sportlicher Betätigung. Manchmal besteht auch ausstrahlender Schmerz im Oberschenkel. Im Gegensatz zu den bei Sehnenaffektionen häufig erhobenen Befunden (siehe S. 34) handelt es sich bei dieser Affektion oft um eine akute Periode. Passive Abduktion der Hüfte und Adduktion der Hüfte gegen Widerstand (isometrisch) sind schmerzhaft. Ist der tenoossale Ursprung des M. adductor longus betroffen, so ist häufig auch die passive Hüftflexion schmerzhaft, vor allem, wenn diese Bewegung mit passiver Adduktion der Hüfte kombiniert wird.	Naturgemäß muß primär der für die Überlastung verantwortliche Anlaß weitestmöglich korrigiert werden, z. B. Korrektur einer Beinlängendifferenz, einer Hyperlordose der Lendenwirbelsäule, Ausgleichen der muskulären Balancestörung, Mobilisieren des Sakroiliakalgelenkes und Korrektur von Stellungsabweichungen der Füße. Zugleich ist es erforderlich, den Patienten bezüglich guten Sportschuhwerks, richtigen Trainingsaufbaus usw. zu beraten. Ungeachtet der Lokalisation sind tiefe Querfriktionen und Dehnungen im allgemeinen sehr wirksam. Häufig muß diese Therapie mit dosierter oder vollständiger Ruhe (Ruhigstellung) kombiniert werden.

Affektion	*Klinischer Befund*	*Therapie*
Außer den erwähnten Insertionstendopathien können beim M. adductor longus auch der tenomuskuläre Anteil und der proximale Teil des Muskelbauches betroffen sein. Faktoren, die für Überlastung verantwortlich sein können, sind u. a. falsche Spieltechnik, zu starke Lendenlordose, Beckentorsion, Formveränderungen der unteren Extremität wie Fußabweichungen bzw. Stellungsabweichungen der Füße, abnorme Tibiatorsion, Varus- oder Valgusstellung der Hüfte, des Knies oder des Kalkaneus. Derartige Veränderungen werden noch zusätzlich durch unzweckmäßiges bzw. falsches Sportschuhwerk und Bodenunebenheiten akzentuiert und verstärkt. Nach längerer Zeit kann eine Osteitis pubis oder Osteochondrosis pubica entstehen. Dies ist eine Nekrose des Knorpels und Knochens der Symphyse und ihrer Umgebung, wahrscheinlich infolge einer lokalen Kreislaufstörung. Das Röntgenbild bestätitgt die Diagnose.	Durch Palpation bestimmt man die richtige Lokalisation. Ist der M. gracilis betroffen, so werden die Schmerzen, die bei passiver Abduktion der Hüfte entstehen, wieder abklingen, wenn bei maximaler Abduktion nunmehr das Knie flektiert wird.	In manchen Fällen kann bei Insertionstendopathien eine Infiltration von 1 ml Triamcinolonacetonid 10 mg/ml verabreicht werden. Zeigt das Röntgenbild eine Osteitis pubis, so muß die Sportausübung vollständig unterbleiben, bis die Affektion spontan verheilt ist; dies dauert drei bis sechs Monate. In hartnäckigen Fällen kann eine Operation erforderlih sein (Forage* des Os pubis, Tenotomien und Verstärkung der Rückwand des Leistenkanals. * Forage = französisch : Bohrung
9. TENDOPATHIE DES M. RECTUS FEMORIS		
Diese Affektion wird vornehmlich bei Athleten beobachtet. Sie ist eine Überlastungsfolge und kann in Höhe des Ursprunges an der Spina iliaca anterior inferior oder unmittelbar distal davon in der Sehne selst lokalisiert sein (selten). Bei einer akuten Überlastung kann eine Abrißfraktur der Spina iliaca anterior inferior entstehen (z. B. Schuß des Torhüters beim Fußball, in den Boden Stampfen beim Fußball usw.).	Schmerzen in der Leiste bei Schnellauf und Knieheben. Es ist auffallend, daß der Athlet die Schmerzen nicht immer an derselben Stelle angibt; dadurch wird man fast immer, wenn man auf die schmerzhafteste Stelle abzielt, doch den falschen Ort behandeln. Manchmal ist die passive Hüftflexion schmerzhaft. In Bauchlage ist vor allem die Extension des Knies gegen Widerstand (isometrisch) schmerzhaft. (In Rückenlage ist die Flexion der Hüfte gegen Widerstand (isometrisch) meistens nicht schmerzhaft. Häufig besteht eine Muskelverkürzung.	Tiefe Querfriktion und Dehnungen während einiger Wochen sind sehr wirksam. Während der Behandlungsperiode muß der Patient die Sportaktivitäten ungefähr auf die Hälfte vermindern oder – in hartnäckigen Fällen – sie vollständig unterbrechen.

Affektion	*Klinischer Befund*	*Therapie*
10. AFFEKTIONEN DES M. SARTORIUS		
Affektionen dieses Muskels sind selten und kommen fast nur bei Sportlern vor. *Tenoossale Irritationen* findet man vor allem bei erwachsenen Athleten. *Eine apophysäre Abrißfraktur der Spina iliaca anterior superior* (Traktionsfraktur) kommt vor allem bei jungen Sprintern (zwischen 10 und 18 Jahren) vor. Differentialdiagnostisch muß ein Riß des M. sartorius oder des M. rectus femoris ausgeschlossen werden.	Bei der tenoossalen Affektion gibt der Patient den Schmerz im allgemeinen streng lokal in Höhe der Spina iliaca anterior superior an. Flexion und Außenrotation der Hüfte gegen Widerstand (isometrisch) sind schmerzhaft. Bei der Traktionsfraktur entstehen die Schmerzen gewöhnlich sehr akut während des Sprintens. Der junge Athlet kann anfangs nur noch hinken, jedoch wird das Laufen nach einigen Stunden allmählich wieder besser; Schnellauf bleibt unmöglich. Flexion und Außenrotation der Hüfte gegen Widerstand (isometrisch) sind schmerzhaft und schwach.	Tiefe Querfriktion in Verbindung mit Verminderung der Sportaktivitäten während zwei bis drei Wochen ist im allgemeinen ausreichend. Handelt es sich um eine Traktionsfraktur, so darf der junge Athlet sechs Wochen lang keinen Sport treiben und das Training erst dann wieder aufnehmen, wenn die klinische Untersuchung vollständige Heilung ausweist.
11. AFFKTIONEN DES M. ILIOPSOAS		
Verglichen mit Affektionen des M. adductor longus kommen Affektionen des M. iliopsoas viel seltener vor. Ebenso wie die oben beschriebenen Muskel-Sehnen-Affektionen tritt auch diese Verletzung vor allem bei Sportlern auf, kann jedoch auch als Komplikation bei Coxarthrosis in Erscheinung treten. *Differentialdiagnose:* Hernia obturatoria; bei dieser Affektion ist Hüftflexion gegen Widerstand (isometrisch) schmerzhaft, jedoch geben sich die Schmerzen wieder, wenn der Patient ungefähr 10 Minuten in Trendelenburgposition gelegen hat. Bei jungen Athleten kann auch eine apophysäre Abrißfraktur des Trochanter minor auftreten. Findet man Schmerzen und Schwäche bei Hüftflexion gegen	Der Patient klagt über Schmerzen in der Leiste, die manchmal zur Ventralseite des Oberschenkels ausstrahlen. Bei der Funktionsuntersuchung ist die Flexion der Hüfte gegen Widerstand (isometrisch) schmerzhaft; passive Extension der Hüfte kann ebenfalls schmerzhaft sein. Bei der palpation findet man die schmerzhafte Stelle fast immer unmittelbar distal des Lig. inguinale und unmittelbar medial des medialen Randes des M. sartorius. Im Falle einer Abrißfraktur des Trochanter minor ist Hüftflexion gegen Widerstand (isometrisch) schmerzhaft und schwach.	Affektionen des Muskelbauches des M. iliopsoas reagieren besonders gut auf tiefe Querfriktion und Dehnungen. Ohne Therapie können die Schmerzen jahrelang bestehen bleiben. Bei einer Abrißfraktur des Trochanter minor muß der Patient in halbsitzender Stellung zwei bis drei Wochen Bettruhe einhalten.

Affektion	*Klinischer Befund*	*Therapie*
Widerstand (isometrisch), so muß man mit schwerwiegenden Affektionen rechnen, beispielsweise mit einem abdominalen Neoplasma, das den M. iliopsoas infiltriert, oder mit Metastasen des proximalen Femur. In diesem Fall findet man auch das »sign of the buttock« (siehe S. 266).		
2. ÜBERDEHNUNG DES TRACTUS ILIOTIBIALIS (ZERRUNG)		
Diese Läsion ist immer traumatisch bedingt und wird fast ausschließlich bei Ballettänzern und Athleten beobachtet.	Der Patient empfindet Schmerzen an der Außenseite des Oberschenkels, meistens unmittelbar proximal des Trochanter major. Die Seitneigung des Rumpfes von der betroffenen Seite weg ist meistens schmerzhaft. Die Schmerzen nehmen zu, wenn gleichzeitig das betroffene Bein adduziert wird. Die passive Adduktion der Hüfte ist ebenfalls schmerzhaft.	Nur einige Behandlungen mit tiefer Querfriktion führen bereits zu vollständiger Heilung.
13. »SNAPPING HIP« = COXA SALTANS = SCHNAPPENDE ODER SCHNELLENDE HÜFTE		
Diese Affektion findet man vornehmlich bei Sportlern und Ballettänzern. Sie wird beim Laufen durch ruckartiges Nach-vorn-Gleiten des Tractus iliotibialis über den Trochanter major verursacht. Auch kann eine schnellende Hüfte durch den M. iliopsoas verursacht werden, nämlich dort, wo dieser über den Pecten ossis pubis gleitet.	Der Patient empfindet gewöhnlich keine Schmerzen, beunruhigt sich aber über das schnappende Geräusch/ Gefühl. Die Funktionsuntersuchung fällt ohne pathologische Befunde aus, jedoch bei aktiver Flexion der Hüfte aus der Extensionsstellung heraus ist das Schnappen an der Außenseite des Oberschenkels in Höhe des Trochanter major fühlbar. Wird das Schnappen durch den M. iliopsoas verursacht, so ist während aktiver Hüftflexion tief in der Leiste das erwähnte Phänomen zu fühlen.	Die Affektion erfordert im allgemeinen keine Behandlung; es gnügt, den Patienten zu beruhigen. Sollten doch auch Schmerzen aufgetreten sein, so kann man den Tractus iliotibialis oder den M. iliopsoas dehnen.

Affektion	*Klinischer Befund*	*Therapie*
14. BURSITIS ILIOPECTINEA (PSOASBURSITIS)		
Eine symptomatische Bursa iliopectinea kommt viel häufiger vor, als die Literatur vermuten läßt. Die Bursa ist unmittelbar unter dem Sehnen-Muskel-Übergang des M. iliopsoas anterior vor der Gelenkkapsel der Hüfte lokalisiert. Ihre Größe beträgt durchschnittlich 6 × 3 cm. Bei ca. 15% aller Fälle besteht eine kongenitale Verbindung mit dem Hüftgelenk. Die häufigste Ursache der Bursitis ist ein akutes oder stets wiederkehrendes Trauma. Wahrscheinlich spielt auch eine Asymmetrie der Beine (links/rechts) eine Rolle. Es kann sich dabei um geringfügige Stellungsveränderungen der Hüfte selbst, des Knies oder des Fußes handeln. Auffallend ist jedoch, daß diese Affektion vor allem bei Menschen beobachtet wird, die wenig Sport treiben.	Der Patient klagt über wechselnde Schmerzen in der Leiste, die zuweilen zur Vorderseite des Oberschenkels ausstrahlen, und zwar beim Laufen, manchmal auch in Ruhe. Passive Flexion der Hüfte ist die schmerzhafteste Bewegung; auch passive Außenrotation der Hüfte ist oft schmerzhaft. Bei manchen Patienten ist eine Schwellung in der Leiste palpabel. Vielfach wird durch diese Schwellung die Vena femoralis hinweggedrückt; allerdings kommt es nur selten zur Obstruktion dieser Vene.	Zunächst muß man versuchen, die Bursa zu aspirieren. Manchmal enthält die Bursa ein hellgelbliches Exsudat (Erguß). Nunmehr wird die Bursa mit einem Lokalanästhetikum infiltriert, und zwar nur an den Stellen, an denen der Patient deutlich die Schmerzen angibt. Ebenso wie bei anderen Bursitiden ist das Infiltrieren eines Lokalanästhetikums häufig wirksam. Sollte der therapeutische Effekt dieser Behandlung zu wünschen übrig lassen, so kann man einige ml Triamcinolonacetonid 10 mg/ml hinzufügen. Cave A. und N. femoralis.
15. BURSITIS SUBTROCHANTERICA		
Ebenso wie bei der Bursitis iliopectinea vermutet man als Ursache ein Trauma sowie biomechanische Faktoren (Links/Rechts-Asymmetrie der Beine), wodurch es dann zu Entzündungserscheinungen der Bursa kommen kann. Diese Affektion wird auch bei Langstreckenläufern beobachtet; hier entsteht die Läsion wahrscheinlich dadurch, daß sich der Tractus iliotibialis bei jedem Schritt über den Trochanter major bewegt. Besonders sieht man die Läsion bei sehr gelenkigen oder hypermobilen Athleten oder aber bei Athleten mit einem breiten Becken. *Differentialdiagnose:* Wurzelirritation von L4 und/oder L5.	Der Patient gibt Schmerzen in Höhe des Trochanter major und unmittelbar proximal hiervon an. Häufig besteht auch ausstrahlender Schmerz lateral im gesamten Oberschenkel, manchmal sogar lateral im Unterschenkel. Die Befunde bei der Funktionsuntersuchung sind gewöhnlich ziemlich undeutlich; einige passive Bewegungen sind schmerzhaft, meistens Flexion und Außenrotation der Hüfte, zuweilen auch Adduktion. Manchmal ist auch die Abduktion gegen Widerstand (isometrisch) schmerzhaft. Das Röntgenbild zeigt manchmal Verkalkungen in der Bursa.	Einige Infiltrationen eines Lokalanästhetikum lassen die Beschwerden gewöhnlich abklingen. Manchmal müssen einige Milliliter Triamcinolonacetonid 10 mg/ml hinzugefügt werden, wenn der Patient nicht beschwerdefrei geworden ist. Reagiert der Patient gar nicht auf diese Behandlung, so kann eine diagnostische lokale epidurale Anästhesie durchgeführt werden, um mit Sicherheit ein lumbales Wurzelsyndrom ausschließen zu können. Manchmal wird eine Operation erforderlich.

Affektion	*Klinischer Befund*	*Therapie*
16. BURSITIS ISCHIADICA		
Diese Affektion kommt vor allem bei Menschen mit sitzender Tätigkeit und bei Ruderern vor. Man muß jedoch differentialdiagnostisch an eine Schmerzfortleitung von der Lendenwirbelsäule her denken (S1, S2), und wenn der Patient auch beim Laufen Schmerzen hat, an eine tenoossale Irritation des Ursprunges der ischiokruralen Muskulatur am Tuber ossis ischii. Bei Kindern zwischen 11 und 13 Jahren, die intensiv Sport treiben, ist auch eine Abrißfraktur des Tuber ossis ischii in die Überlegung einzubeziehen; die Extension der Hüfte gegen Widerstand (isometrisch) ist dann schmerzhaft und abgeschwächt.	Schmerzen vor allem beim Sitzen in Höhe der Gesäßfalte, einige Zentimeter lateral der Medianlinie. Sobald der Patient aufsteht, klingen die Schmerzen ab. Im Bereich des Tuber ossis ischii läßt sich Druckschmerz auslösen. Das Anspannen der ischiokruralen Muskelgruppe ist meistens nicht schmerzhaft.	Bei diesen Affektionen führt das Infiltrieren mit einem Lokalanästhetikum gewöhnlich schnell zum Erfolg. Eventuell kann man bei einer zweiten Infiltration Triamcinolonacetonid 10 mg/ml hinzufügen.
17. SCHMERZEN IN DER LEISTE BEI UNAUFFÄLLIGER FUNKTIONSUNTERSUCHUNG DER HÜFTE	In einem solchen Fall muß man eine röntgenologisch nachweisbare minimale Subluxation des Caput femoris in Betracht ziehen. Hierbei müssen Affektionen wie femorale und inguinale Hernie, urogenitale Störungen (Urethritis posterior, Prostatitis, Nephrolithiasis und gynäkologische Affektionen) differtentialdiagnostisch abgeklärt werden.	
18. AFFEKTIONEN DER MUSKELBÄUCHE DES M. QUADRICEPS FEMORIS		
Überdehnungen und partielle Rupturen eines der Muskelbäuche des M. quadriceps femoris werden vor allem bei Athleten und (seltener) bei Fußballspielern beobachtet. Die Affektion entsteht fast immer akut und kann in verschiedenen Abschnitten des M. quadriceps femoris lokalisiert sein. Cave Myositis ossificans (siehe S. 35).	Gewöhnlich stellt der Patient selbst bereits die richtige Diagnose und kann die Stelle der Ruptur genau zeigen. Am Ort der Ruptur ist häufig ein Hämatom sichtbar und in frischen Fällen manchmal eine Delle fühlbar. Die Extension des Knies gegen Widerstand (isometrisch) ist schmerzhaft, vor allem, wenn dieser Test in Bauchlage ausgeführt wird. Werden die Schmerzen in der Leiste angegeben, so ist der proximale Anteil des Muskelbauches des M. rectus femoris betroffen. In beiden Fällen ist die passive Flexion des Kniegelenkes (Patient in Bauchlage) sehr schmerzhaft und eingeschränkt.	Möglichst unverzüglicher Behandlungsbeginn; Aspiration eines evtl. vorhandenen Hämatoms. Sofort danach Infiltration mit einem Lokalanästhetikum über und unter der Rupturstelle. Vom zweiten Tage an sehr vorsichtiger Beginn mit einigen Querfriktionen, danach tägliche Steigerung der Behandlungsdauer (bis zu ca. 15 Minuten). Nach jeder Friktionsbehandlung aktive Muskelkontraktionen (oder Faradisation) bei maximal entspanntem Muskel durchführen. Außerdem werden Dehnungsübungen angewandt. Man muß die Behandlung bis zu 14 Tagen nach der klinischen Heilung fortsetzen, da sonst häufig ein Rezidiv auftritt.

Affektion	*Klinischer Befund*	*Therapie*
19. AFFEKTIONEN DER ISCHIO-KRURALEN MUSKELGRUPPE (»HAMSTRINGS«)		
Ebenso wie beri den Affektionen des Muskelbauches des M. quadriceps femoris werden partielle Rupturen des Muskelbauches der ischiokruralen Muskulatur vor allem bei Athleten beobachtet. Manchmal ist der tenoossale Ursprung am Tuber ossis ischii betroffen (Insertionstendopathie). *Differentialdiagnose:* Abrißfraktur; Bursitis ischiadica; S1- und S2-Wurzelsyndrome.	Der Ort der Läsion wird vom Patienten gewöhnlich genau angegeben; die Schmerzen werden lokal empfunden und strahlen nicht aus. Flexion des Kniegelenkes gegen Widerstand (isometrisch) ist schmerzhaft. Gestrecktes Beinheben ist bei einer Verletzung des Muskelbauches eingeschränkt und schmerzhaft, während das gestreckte Beinheben bei einer Affektion des tenoossalen Ursprunges zwar endgradig schmerzhaft, aber nicht eingeschränkt ist.	Siehe die Beschreibung der Therapie unter 18. Bei der tenoossalen Affektion ist die tiefe Querfriktion indiziert. 6 bis 8 Behandlungen sind im allgemeinen ausreichend. Außer der Friktionsbehandlung werden Dehnungsübungen angewandt.

20. STRESSFRAKTUREN

Die Hüfte ist häufig der Ort, an dem Streßfrakturen auftreten, vor allem bei Langstreckenläufern. Infolge des gestiegenen Interesses an Jogging hat auch die Zahl der Verletzungen, die mit diesem Sport zusammenhängt, gewaltig zugenommen. Der oft sehr begeisterte Sportler unterschätzt vielfach die Bedeutung von Trainingsaufbau und gutem Schuhwerk.
Streßfrakturen können in der *Crista iliaca*, im *Schenkelhals*, im *Trochanter minor* und manchmal auch im *Trochanter major* entstehen.
Die Beschwerden sind anfangs sehr undeutlich; manchmal kann das Tragen anderer Schuhe oder Laufen auf weniger hartem Boden die Beschwerden zeitweilig verringern. Zu einem gewissen Zeitpunkt nehmen die Beschwerden jedoch einen deutlicher lokalen Charakter an, und schließlich findet sich eindeutiger Druckschmerz an einer Stelle, oft auch leichte Schwellung. Trotz des örtlichen Schmerzcharakters besteht oft eine gewisse Ausstrahlung. Röntgenbilder geben während der ersten drei bis vier Wochen keinen Aufschluß!

Übermüdung der Muskeln und biomechanische Links/rechts-Asymmetrie sind die häufigsten Ursachen, z. B. eine scheinbare oder tatsächliche Beinverkürzung, ein einseitiger Plattfuß, eine Varus- oder Valgusstellung des Kalkaneus oder des Kniegelenkes usw.

21 APOPHYSÄRE ABRISS-FRAKTUREN BEI KINDERN

Beim jungen Athleten (Durchschnittsalter 11 bis 13 Jahre) können große Krafteinwirkungen zu apophysären Abrißfrakturen führen, und zwar dort, wo beim erwachsenen Athleten Muskelrisse oder Sehnenverletzungen entstehen würden. Dies hat seine Ursache darin, daß die Ligamente und Sehnen in der Umgebung des wachsenden Knochens in diesem Lebensalter stärker als die Epiphysenscheiben sind.
Werden diese Verletzungen nicht erkannt und somit nicht korrekt behandelt, so kann dies in der Zukunft schwerwiegende Folgen haben.

Prädilektionsstellen im Bereich der Hüfte sind:
Tuber ossis ischii (siehe auch unter 19.);
Spina iliaca anterior superior (siehe auch unter 10.);
Crista iliaca;
Trochanter minor (siehe auch unter 11.) und
Trochanter major.

22. »SIGN OF THE BUTTOCK«

Dieses von Cyriax beschriebene Phänomen besteht aus einer Kombination positiver Tests, wobei es sich um Schmerzen im Gesäß handelt, die in die Rückseite von Ober- und Unterschenkel ausstrahlen. Die positiven Tests sind:

1. Der Lasègue-Versuch läßt ein radikuläres Krankheitsbild vermuten.
2. Schmerzhafte und eingeschränkte passive Flexion der Hüfte bei gebeugtem Knie – mit leerem Endgefühl.
3. Eine nicht-kapsuläre Bewegungseinschränkung des Hüftgelenkes.

Neben einer ziemlich seltenen Kombination eines radikulären Syndroms und einer Affektion des Sakroiliakalgelenkes muß der Verdacht bei diesen Befunden auf schwerwiegende Affektionen im Bereich der Hüfte fallen, wie z. B. infektiöse und maligne Prozesse.
Bei einem solchen Verdacht muß der Patient spezialistisch untersucht werden.

Literaturverzeichnis (Hüfte)

1. Adams, R. J., Chandler, F. A.: Osteitis pubis of traumatic aetiology. Journal of Bone and Joint Surgery **35-A**, (1953).
2. Armstrong, P., Saxton, H.: Ilio-psoas bursa. British Journal of Radiology **45**, 493–495 (1972).
3. Boeda, A.: A propos de la maladie des adducteurs. Med. du Sport **47** (1973).
4. Catterall, A.: Perthes' disease. British Medical Journal **I**, 1145 (1977).
5. Cyriax, J.: Textbook of orthopaedic medicine. Vol. I. 7th edition. Baillière Tindall, London 1978.
6. Dam, B. E., et al.: Determination of the Catterall classification in Legg-Calvé-Perthes disease. Journal of Bone and Joint Surgery **63-A**, no. 6, July (1981).
7. Dubois, J. L., et al.: Pathologie de la bourse séreuse du psoas-iliaque: bursites et kystes synoviaux. Revue du Rhumatisme, jan-febr. (1968).
8. Eismann, H. J.: Zur Aetiologie, Symptomatologie, Differentialdiagnose. Therapie und Prophylaxe des »Leistenschmerzes« bei jugendlichen Fußballspielern. Medizin und Sport **12**, (1972).
9. Junge, H.: Recherches sur le resultat des forces considérables agissant sur la ceinture pelvienne antérieure chez les sportifs. Proceedings XV des Int. Kongresses »Sport Sciences« Tokio, 1964.
10. Lequesne, M., et al.: Capsular constriction of the hip: Arthrographic and clinical considerations. Skeletal Radiology no. 6 (1981).
11. Monty, C. P.: Prognosis of »observation hip« in children. Arch. Dis. Childh. **37**, 539 (1962).
12. Muckle, D. S.: Associated factors in recurrent groin and hamstrings injuries. British Journal of Sports Medicine **16**, no. 1 (1982).
13. Niepel, G. A., Sitaj, S.: Enthesopathy. Clinics in Rheum. Dis. **5**, 857 (1979).
14. Rolland, J. J., et al.: Pubic pain and position of the pelvis. Anatomia clinica no. 4 (1982).
15. Williams, J. G. P.: A color atlas of injury in sport. Wolfe Medical Publications Ltd., London 1980.

9

Knie

Kapselmuster

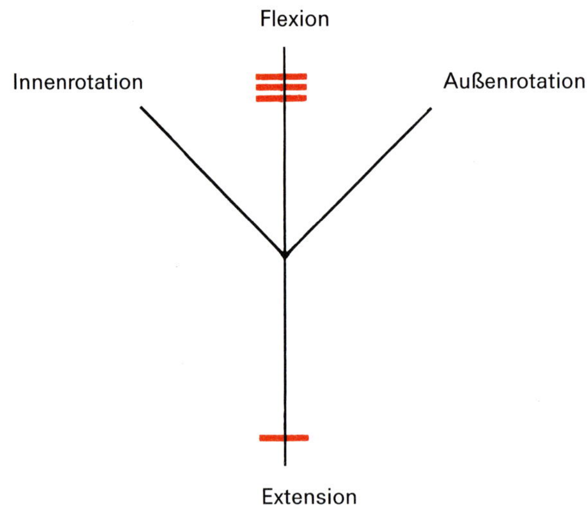

Beispiel für ein nicht-kapsuläres Muster

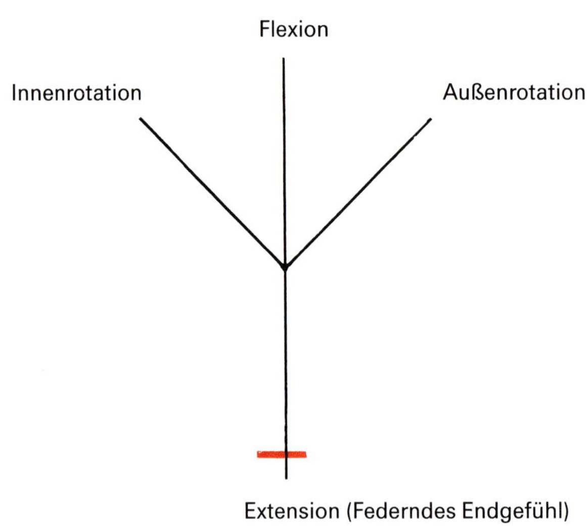

= bei bestehender Subluxation eines Meniskus, ohne traumatische Arthritis

Untersuchung des Kniegelenkes

Affektionen des Knies haben meistens örtliche Schmerzen zur Folge. Manchmal besteht eine gewisse Schmerzfortleitung nach distal, vor allem über die Wade, und zuweilen über die Außenseite des Unterschenkels. Schmerzfortleitung nach proximal stellt man seltener fest. Bei Schmerzen im Bereich des Knies ist eine sehr eingehende und detaillierte Anamnese von größter Wichtigkeit. Gewisse Affektionen der Lendenwirbelsäule und der Hüfte können zuweilen lediglich im Bereich des Knies Schmerzen auslösen:
Lendenwirbelsäule:
L2–L3 = Knie ventral;
L4–L5 = Knie lateral;
S1–S2 = Knie dorsal;
Hüfte
(vor allem die Strukturen von L3) = Knie ventral.

Anamnese

Siehe auch die spezifische Anamnese bei Verdacht auf Instabilität, S. 301.

1. Lebensalter?
2. Beruf, Hobby (Sport)?
3. Hat der Patient jemals früher Beschwerden von seiten des Knies gehabt?
4. Beginn der Beschwerden:
   Wie verhielt sich der Patient – was geschah –, als die Beschwerden begannen? Bei welcher Gelegenheit trat der Schmerz auf?
   Hatte ein Trauma stattgefunden?
   Trat der Schmerz unmittelbar oder später auf?
   Lokalisation der Schmerzen?
   Im Knie – ventral, medial, lateral oder dorsal?
   Versagt das Knie plötzlich?
   Wenn ja, mit oder ohne Schmerzen, und in welcher Richtung?
   Bestehen Einklemmungserscheinungen (Gelenksperre)?
   In Extensions-(Streck-)stellung oder in Flexions-(Beuge-)stellung oder wechselnd?
   Besteht oder bestand eine Schwellung?
   Unmittelbar oder später?
   Besteht oder bestand Funktionsverlust?
   Sofort, nach einigen Stunden oder viel später?
5. Weiterer Verlauf:
   Hat sich die Lokalisation der Schmerzen verändert?
   Ausstrahlung, wohin?
   Handelt es sich um ein Rezidiv?
   Seit wann wiederaufgetreten, wie entstand es?
   Kann der Patient treppensteigen – besteht ein Unterschied zwischen treppauf und treppab?
   Verspürt der Patient einschießende, scharfe, kurzdauernde Schmerzen («twinges») während des Laufens oder Treppablaufens?
   Werden im Knie Reibegeräusche, Knacken, Knirschen oder «Klicken» wahrgenommen.
6. Stand der Patient schon früher unter Behandlung?
   Welcher Art, Ergebnis?
7. Hatte der Patient jemals Beschwerden von seiten anderer Gelenke?
8. Nimmt der Patient Medikamente ein?
   Welche?

Inspektion (Siehe Band 1, Anatomie in vivo)

BEIM LAUFEN/GEHEN

Hinkt der Patient?
Wird das Gelenk geschont?
Benutzt der Patient eine Krücke, Stütze oder einen Stock?
Sind Flexion und Extension normal?

IM STEHEN

Genu varum, Genu valgum, Genu recurvatum, Genu flexum.
Außenrotation oder Innenrotation des Unterschenkels.
Form und Stellung der Patella (Stellung der Tuberositas tibiae).

IM LIEGEN
Schwellung:
Diffus, lokalisiert;
Ödem, Hämatome;
Muskelatrophie;
Narben;
Hautfarbe – Veränderungen.

Palpation

Vor der Funktionsuntersuchung

Besteht eine Schwellung? Welcher Natur ist diese?
Fest, hart oder weich?
Weist das Knie einen Erguß auf?
Wie ist die Hauttemperatur? Besteht eine (örtliche) Überwärmung?

Anmerkung: Die Palpation auf ein evtl. Exsudat (Erguß) und Überwärmung muß sowohl *vor* wie nach der Funktionsuntersuchung durchgeführt werden (manchmal erweist sie sich vorher als negativ und nachher als positiv).

Es sind verschiedene Tests zum Nachweis eines Hydrops bekannt:

a) «Ballotement» der Patella (Tanzen der Patella):
Das Knie ist gestreckt; mit einer Hand werden die Recessus suprapatellares – medial und lateral – von proximal nach distal ausgestrichen (entleert); Eine oder mehrere Fingerspitzen der anderen Hand stoßen bzw. drücken nun die Patella gegen das Femur. Fühlt man hierbei einen leichten Schlag/Stoß («tick»), so besteht der Hinweis auf einen Kniegelenkserguß. Dieser Test ist allerdings ziemlich häufig falsch positiv!

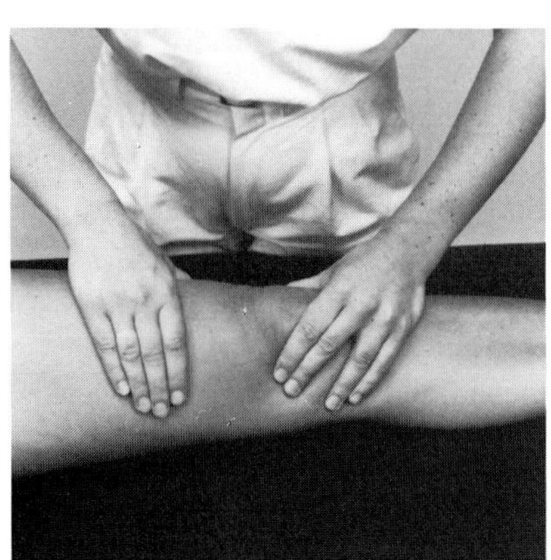

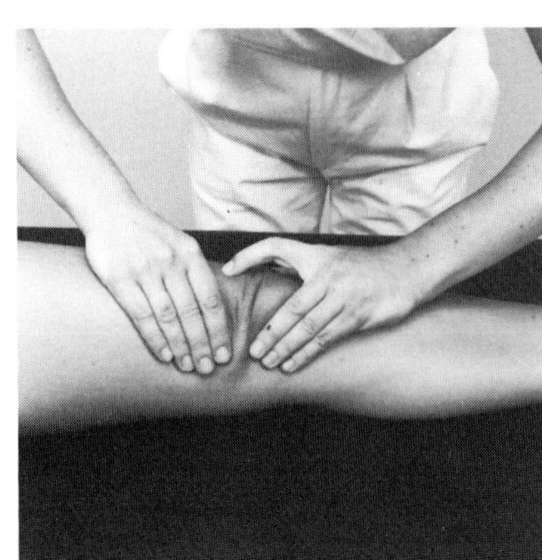

b) Man legt Daumen und Zeigefinger an die gegenüberliegenden (Außen-) Seiten der Patella, und zwar in Höhe der «Grübchen» (nicht kneifen!). Nunmehr streicht man mit der anderen Hand wie oben beschrieben die Recessus suprapatellares aus. Befindet sich – nicht allzuviel – Erguß im Knie, so weichen Daumen und Zeigefinger etwas auseinander.

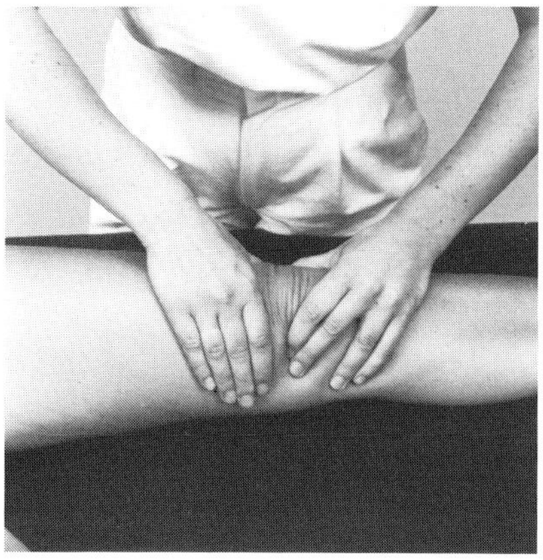

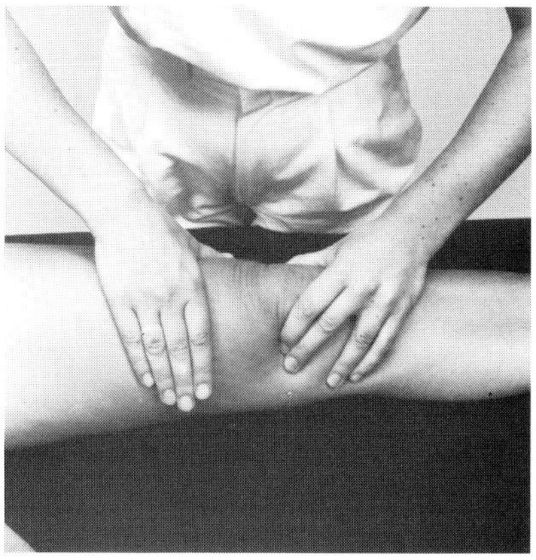

c) Handelt es sich lediglich um eine Andeutung eines Ergusses im Knie («Spur Erguß»), so erweist sich der folgende Test als aufschlußreich: Man streicht mit den Fingerrücken die Medialseite des Knies von distal nach proximal und lateral aus und achte auf das «Grübchen» medial der Patella; danach streicht man unmittelbar an der Lateralseite des Knies von distal nach proximal-medial. Ist im Kniegelenk ein geringer Erguß vorhanden, so füllt sich das «mediale Grübchen» jetzt.

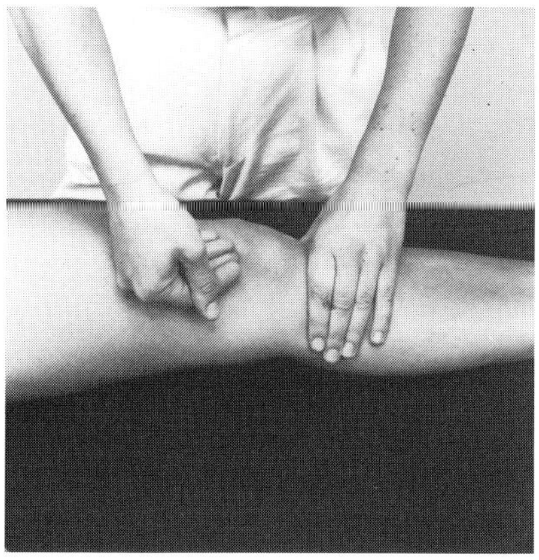

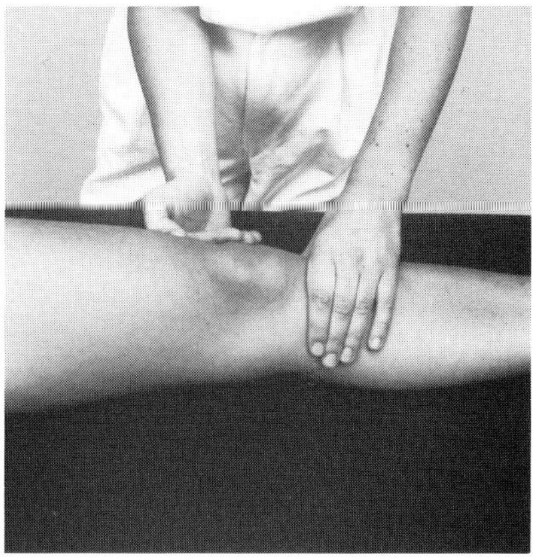

Funktionsuntersuchung

Siehe die entsprechenden anzuwendenden Handgriffe und die Ausführung der folgenden Tests Band 1, Anatomie in vivo.

Klagt der Patient zu diesem Zeitpunkt über Schmerzen?
Falls ja, verändern sich die Schmerzen während der Funktionsprüfung?

Vergleichen Sie stets die erkrankte mit der gesunden Seite!

Passive Bewegungen

Flexion: Schmerzen und/oder Bewegungseinschränkungen können infolge kapsulärer Affektionen auftreten, jedoch auch durch Corpora libera oder Meniskusläsionen, ebenso wie gewisse Affektionen der Streckmuskulatur des Bewegungsapparates.

Extension:* Schmerzen und/oder Bewegungseinschränkung infolge eines Kapselmusters, infolge Corpora libera oder Meniskusläsion.

* Zur weiteren Deutung dieser Prüfungen siehe Stabilitätstest auf S. 301 ff.

Innenrotation:* Schmerzen sind meistens die Folge einer Irritation des lateralen meniskotibialen Ligamentes.

Außenrotation:* Schmerzen können infolge Irritation des medialen meniskotibialen Ligamentes oder des mediopatellaren «Plika»-Syndroms (Corpus adiposum infrapatellare) ausgelöst werden.

*Abduktion in Flexion von 30°**: Schmerzen können infolge der Reizung des medialen kollateralen Ligamentes auftreten.

*Adduktion in Flexion von 30°**: Schmerzen können infolge Irritation des lateralen kollateralen Ligamentes auftreten.

Schubladentest in Flexion von 90° nach vorn und hinten*.

Verschiebung der Tibia nach medial – Knie in Flexion von 90°* – wobei das Femur fixiert wird: Schmerzen können auf eine Meniskusverletzung oder auf ein Corpus liberum deuten.

Verschiebung der Tibia nach lateral – Knie in Flexion von 90°* – wobei das Femur fixiert wird: Schmerzen können die Folge einer Meniskusverletzung oder eines Corpus liberum sein; Hypermobilität weist auf eine Verletzung des hinteren Kreuzbandes hin.

Widerstandstests

Flexion: Schmerzen infolge einer Affektion *einer* der Knieflexoren: Mm. semimembranosus, semitendinosus, biceps femoris, gracilis, sartorius oder popliteus oder infolge einer Überdehnung (Zerrung) der proximalen tibiofibularen Kapsel des hinteren Kreuzbandes. Auch eine Meniskusverletzung ist möglich.

Extension: Schmerzen deuten gewöhnlich auf eine Affektion des Streckapparates.

Innenrotation: Schmerzen geben Hinweis auf eine Verletzung der Knie-Innenrotatoren: Mm. semimembranosus, semitendinosus, gracilis, sartorius und popliteus. Auch eine Meniskusläsion kann bei diesem Test Schmerzen auslösen; medial durch die Verbindung des Meniskus mit dem M. semimembranosus, lateral durch die Verbindung mit dem M. popliteus.

Außenrotation: Schmerzen deuten auf eine Verletzung des Außenrotators des Kniegelenks, den M. biceps femoris. Durch die Verbindung des Muskels mit dem lateralen Meniskus kann hierdurch zuweilen auch eine Meniskusläsion nachgewiesen werden.

Verschiedene weitere Tests

Untersuchung des Patellofemoralgelenkes
Der Patient steht auf dem betroffenen Bein und beugt nun das Knie, während der Untersucher mit einer Hand leichten Druck auf die Patella ausübt (bei Chondromalacia patellae – Chondropathia patellae – werden Schmerzen und Krepitation wahrgenommen).
Der Patient liegt auf dem Rücken, das Knie ist gestreckt, und der Untersucher bewegt die Patella abwechselnd von proximal nach distal (hierbei wird etwas Druck ausgeübt); Schmerzen und Krepitation deuten auf eine Chondromalacia patellae (Chondropathia patellae).
Untersuchung der Menisci siehe S. 276
Untersuchung der Stabilität siehe S. 301 ff.

Palpation

nach der Funktionsuntersuchung
(Siehe Band 1, Anatomie in vivo)

Ebenso wie *vor* der Funktionsuntersuchung wird nunmehr die Palpation auf Schwellung und Wärme (Überwärmung) ausgeführt; außerdem wird die betroffene Struktur – falls möglich – genauer palpiert, um die schmerzhafteste Stelle zu lokalisieren.

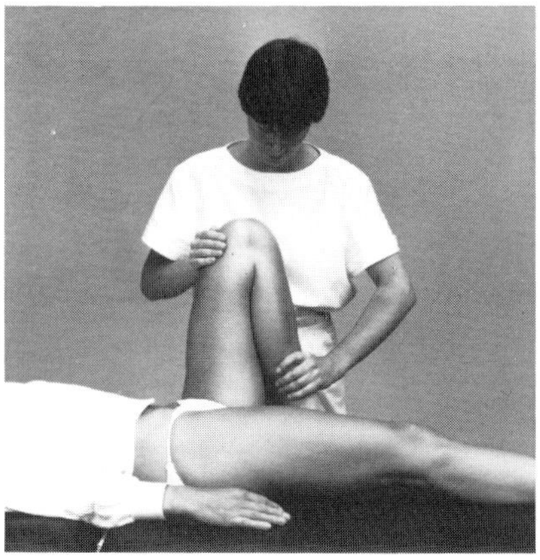

Passive Flexion.

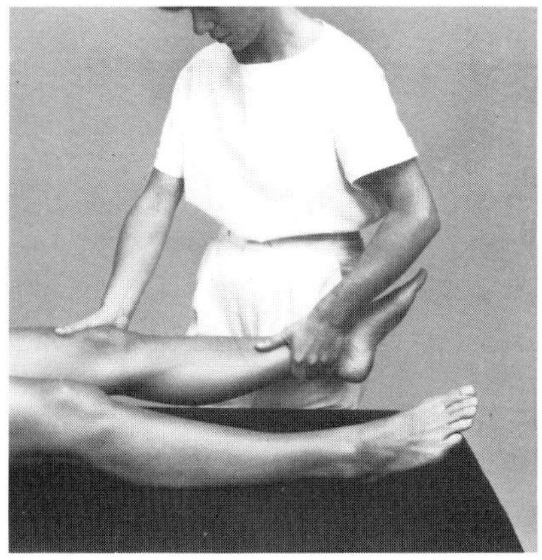

Passive Extension.

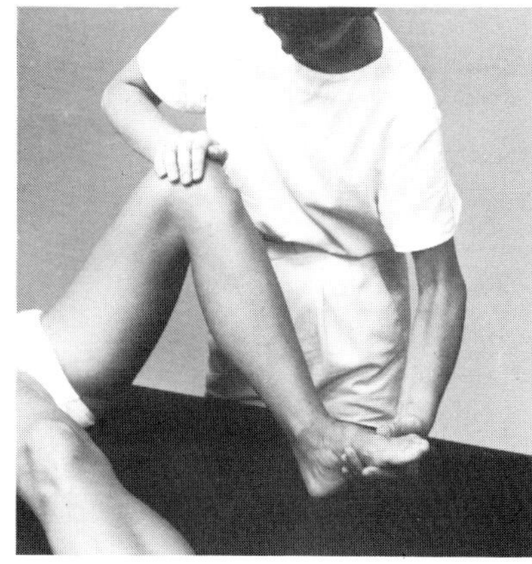

Passive Innenrotation.

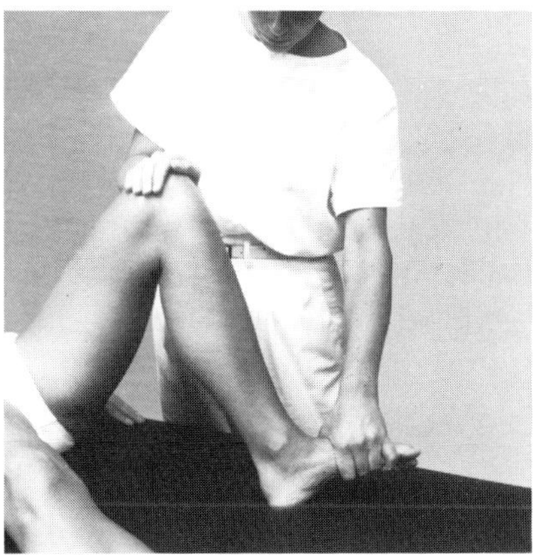

Passive Außenrotation.

Passive Abduktion in Flexion von 30°
Passive Adduktion in Flexion von 30°
Schubladenzeichen nach vorn in neutraler Stellung
Schubladenzeichen nach hinten in neutraler Stellung

Die obengenannten Tests werden bei der Stabilitätsuntersuchung näher beschrieben (siehe S. 301 ff.)

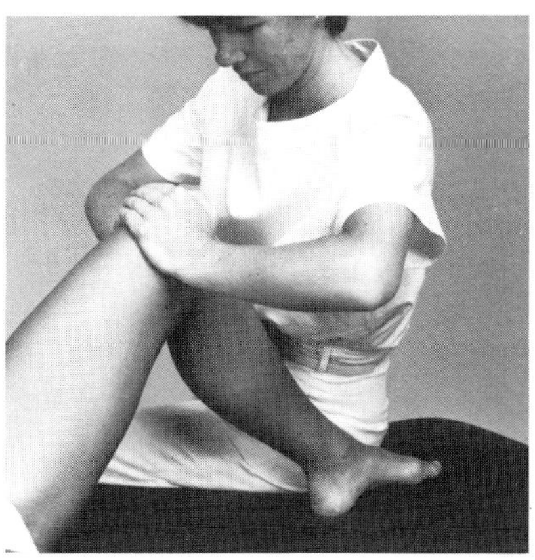

Verschiebung der Tibia nach medial («shearing strain»).

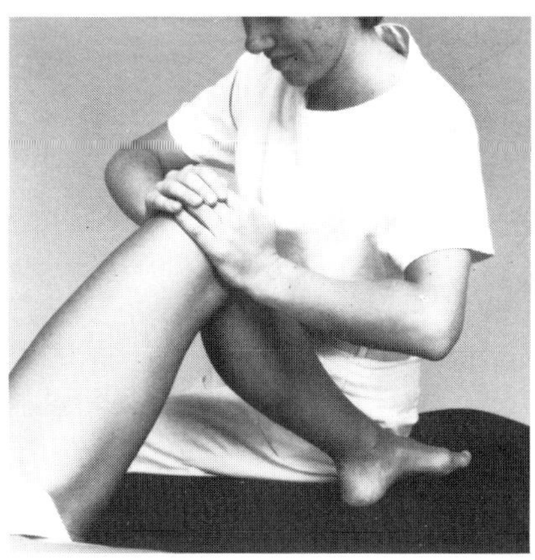

Verschiebung der Tibia nach lateral («shearing strain»).

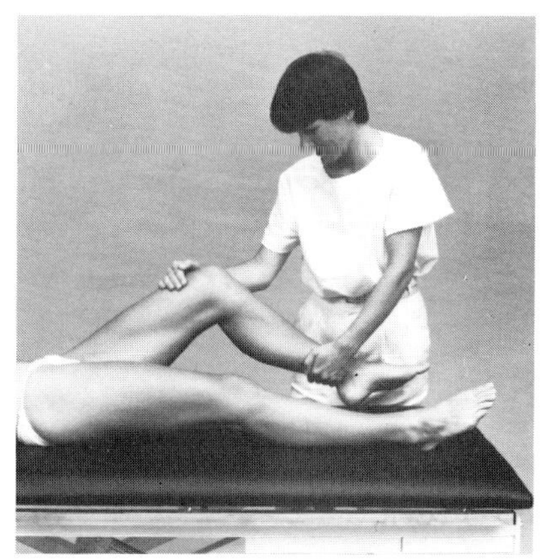

Flexion gegen Widerstand (isometrisch).

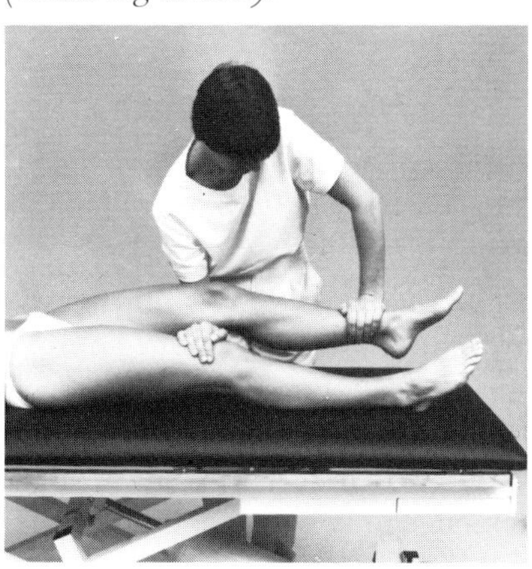

Extension gegen Widerstand (isometrisch).

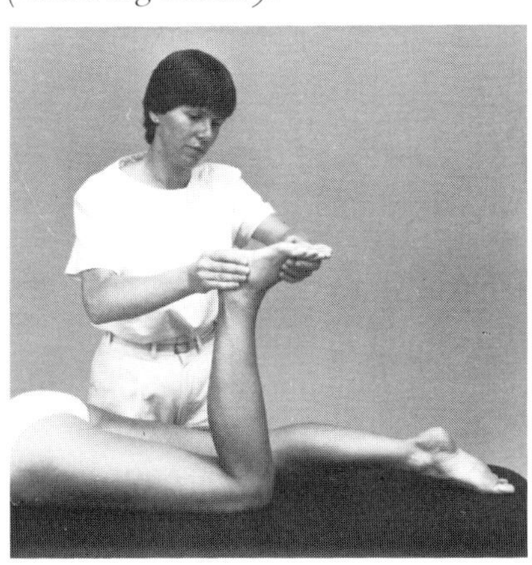

Innenrotation gegen Widerstand (isometrisch).

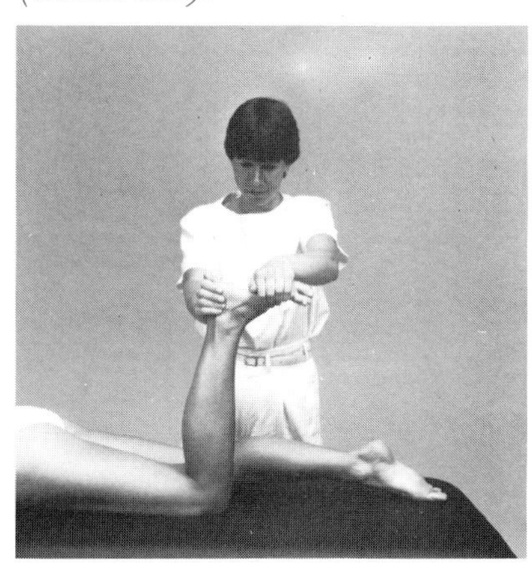

Außenrotation gegen Widerstand (isometrisch).

Test	*Ausführung*

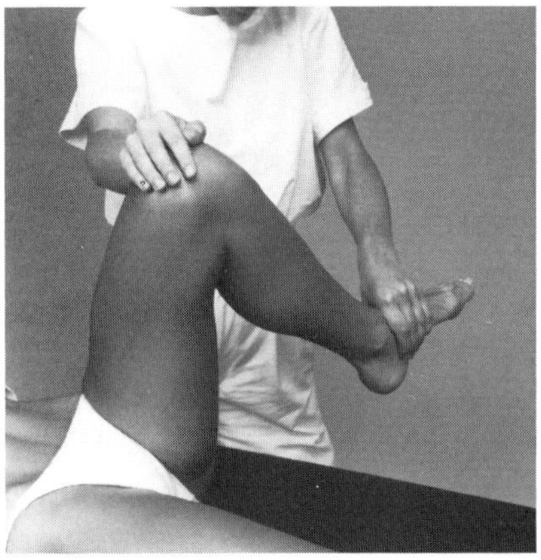

MCMURRAY-TEST

Ursprünglich hatte dieser Test zum Ziel, die schwierig festzustellenden Rupturen des Hinterhorns des Meniskus zu diagnostizieren. Es handelt sich um einen brauchbaren Test; fällt er allerdings positiv aus, so kann man doch noch nicht mit Sicherheit davon ausgehen, daß es sich um eine Läsion des Hinterhorns handelt.

Die gleichseitige Hand des Untersuchers hält den Fuß des auf dem Rükken liegenden Patienten in Dorsalflexion und flektiert das Knie maximal. Die andere Hand wird lateral auf das Knie aufgelegt – die Finger auf den medialen Gelenkspalt – und ein Extensions-Valgus-Druck ausgeübt.

Die homolaterale Hand führt nun eine außenrotatorische Bewegung des Unterschenkels aus.

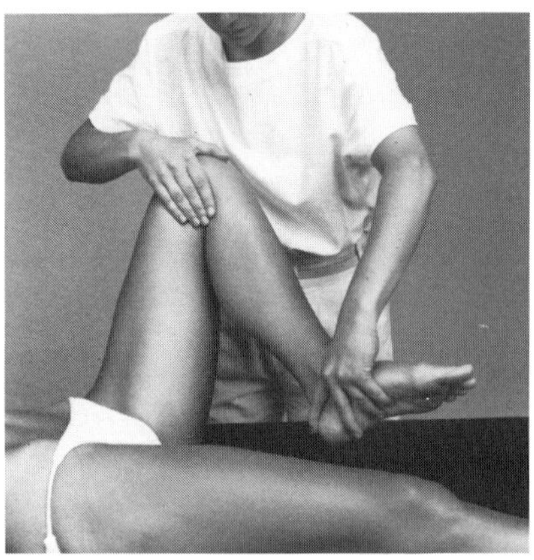

Während der Valgusdruck beibehalten wird, wird das Knie langsam gestreckt. Entsteht ein palpabler oder hörbarer «Klick» im Gelenk, der *auch medial schmerzhaft* ist, so besteht wahrscheinlich ein Riß des medialen Meniskus, meistens in seinem Hinterhorn. Wird dieser Test mit Varusdruck und Innenrotation ausgeführt, handelt es sich eher um den Außenmeniskus, der geprüft wird.

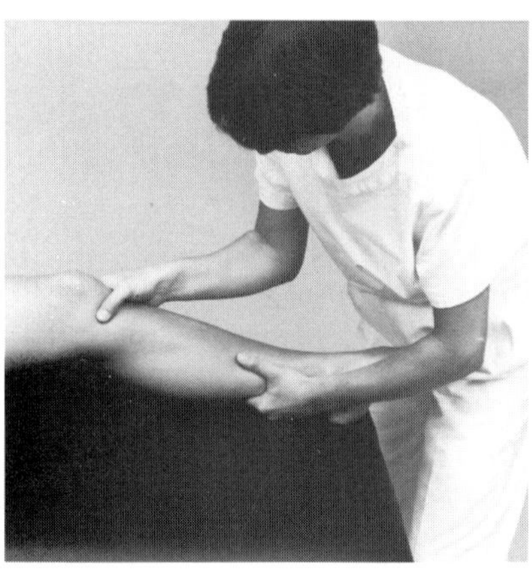

STEINMANN-TEST

Vermutet man eine Meniskusläsion, und findet sich im (medialen) Gelenkspalt bei gestrecktem Knie eine druckschmerzhafte Stelle, so verlagert sich dieser Druckpunkt, wenn er den Meniskus betrifft, bei Flexion des Kniegelenkes nach dorsal (Patient in Rückenlage).

Die Prüfungen der medialen kollateralen Bänder müssen negativ ausfallen, damit eine mediale Bandläsion ausgeschlossen werden kann!

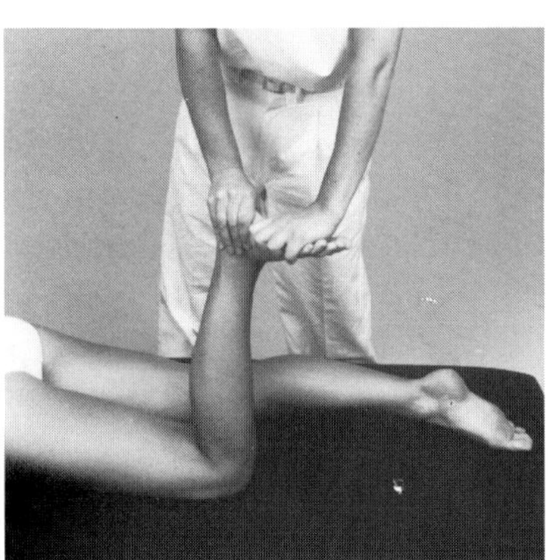

APLEY-TEST

Das Knie des in Bauchlage befindlichen Patienten wird um 90° gebeugt. Der Untersucher umfaßt die Ferse und den Vorfuß des Patienten und hält den Fuß in Dorsalflexion.

Nunmehr wird senkrecht nach unten Druck auf den Fuß ausgeübt, so daß es zu einer Kompression der Meniszi zwischen Tibia und Femur kommt. Unter Beibehaltung der Kompression wird jetzt innen- und außenrotiert. Schmerzen bei diesem Test deuten im allgemeinen auf eine Meniskusläsion, wobei die Lokalisation der Schmerzen Aufschluß über die Lokalisation der Verletzung gibt: Mediale Schmerzen sind kennzeichnend für den Innenmeniskus und entsprechend umgekehrt.

Affektionen des Kniegelenkes

Affektion	*Klinischer Befund*	*Therapie*
1. AKUTE TRAUMATISCHE ARTHRITIS		
Synoviitis oder synoviale Reizung infolge eines auf das Kniegelenk einwirkenden Traumas.	Schwellung des Kniegelenkes (Hydrops), gewöhnlich 12 bis 24 Stunden nach dem Trauma. Eine eher auftretende Schwellung (Hämarthros) deutet meistens auf eine schwerwiegendere Verletzung hin. Zuweilen Wärme (Überwärmung) des Gelenks. Kapselmuster.	Leichte bis mäßige Schwellung: Einige Tage Ruhe, kombiniert mit Physiotechnik (abschwellende Maßnahmen). Gespannter Hydrops: Punktieren, danach Schienen und Physiotechnik.
2. SEPTISCHE ARTHRITIS		
Kann im Prinzip durch jedes bakterielle Agens verursacht werden, sei es direkt oder hämatogen (cave Gonorrhoe).	Alle Erscheinungen akuter Arthritis: Schmerzen; Schwellung; Wärme. Kapselmuster Fieber; allgemeines Krankheitsgefühl und Abgeschlagenheit	Spezialistische Behandlung.
3. RHEUMATOIDE ARTHRITIS		
Meistens als Teilerscheinung einer generalisierten rheumatoiden Arthritis vorkommend.	Wie unter 2.; klinische Erscheinungen manifestieren sich entsprechend dem Stadium, in dem die Affektion sich befindet.	Spezialistische Behandlung.
4. GONARTHROSE		
Primäre Arthrose Ursache nicht nachweisbar. Möglicherweise sind Funktionsstörungen (Bewegungseinschränkung unbekannter Ursache) verantwortlich. *Sekundäre Arthrose* Äußere Einflüsse, die auf den Knorpel einwirken, wie Corpora libera, traumatische Arthritiden, Synoviitis, Instabilität infolge Bänderläsion, übermäßige Belastung des Gelenkes, Stellungsabweichungen usw.	Anlaufsteifheit. Anlaufschmerz. Hydrops. Krepitation. Kapselmuster. Hartes Endgefühl sowohl bei Flexion wie bei Extension. *Komplikationen:* Einklemmungserscheinungen (Gelenksperre) durch Corpora libera (siehe unter 4b). Auf die Dauer kommt es zuweilen zur Gelenkdeformierung.	Im Stadium I – falls die Diagnose frühzeitig gestellt wurde – ist die passive Mobilisierung indiziert. Stadium II: Passive Mobilisierung und symptomatische medikamentöse Behandlung (Salizylate, andere Antiphlogistika oder Mukopolysaccharidpolyschwefelsäureester (z.B. Arteparon®) intraartikulär oder intramuskulär). Stadium III: Wie Stadium II, eventuell operativ. (Siehe auch Arthrose, Allgemeines, S. 27).

Affektion	*Klinischer Befund*	*Therapie*
4a. TRAUMATISIERTE ARTHROSE		
Spontan oder nach einem geringfügigen Trauma (sub)-akut auftretende Erscheinungen.	Erscheinungen wie bei Arthritis: Schmerzen. Schwellung. Wärme. Kapselmuster. Bei der Punktion gewinnt man ein trübes, seröses Exsudat (steril).	Nach Punktion dosierte Ruhe (Ruhigstellung), antiphlogistische Medikation und Physiotechnik (abschwellende Maßnahmen).
4b. CORPORA LIBERA BEI GONARTHROSE		
«Dérangement interne» infolge freier Gelenkkörper (Fragmente) (Knorpel, Knochen oder Meniskus) im Gelenk. Bei Patienten mit röntgenologisch nachweisbarer Gonarthrose – mit oder ohne Beschwerden, die für das Krankheitsbild typisch sind – treten *plötzlich lokalisierter Schmerz* und Schwellung auf, häufig an der medialen Seite des Kniegelenkes.	Schmerzen, medial, manchmal lateral oder «im Knie». Zuweilen Ausstrahlung, vor allem bei lateraler Lokalisation, nach proximal und distal an der Außenseite des Beines. Beim Laufen/Gehen verspürt der Patient zuweilen einen plötzlich einschießenden, kurzdauernden, heftigen Schmerz (twinge), der bewirkt, daß das Knie versagt. Häufig ist das Knie warm und an der Stelle der stärksten Schmerzen überwärmt. Auch kommt es vor, daß das Knie sich *vor* der Untersuchung normal anfühlt, jedoch *nach* der Untersuchung warm (überwärmt) ist! Ungeachtet dessen, ob das Gelenk warm oder von normaler Temperatur ist, kann doch ein Hydrops bestehen. Bei der Funktionsuntersuchung ergeben sich folgende mögliche Befunde: a) Nicht-kapsuläres Muster; etwas stärkere Einschränkung der Extension, z. B. 5°, als derFlexion, deren Endgefühl infolge der Arthrose härter ist als normal. b) Geringe Einschränkung der Flexion, jedoch ein federndes Endgefühl mit lokalisierten Schmerzen.	Manipulieren unter Zug ist gewöhnlich sehr erfolgreich. Das Corpus liberum wird an eine neutrale Stelle des Gelenkes verlagert, wo es sich nicht unmittelbar in der Nähe der Gelenkoberfläche befindet. Die Diagnose Corpus liberum (Corpora libera) wird häufig verkannt, und man macht dann die Gonarthrose für die Beschwerden verantwortlich. Durch das Manipulieren kann der Patient jedoch häufig auch jahrelang beschwerdefrei bleiben.

Affektion	*Klinischer Befund*	*Therapie*
	c) An der medialen Seite des Knies ist die passive Varusbewegung schmerzhaft. d) Schmerzen an der Medialseite des Knies, vor allem endgradig bei Flexion und Extension. Das Gelenk ist warm und geschwollen, und man findet starken Druckschmerz am medialen kollateralen Ligament in Höhe des Gelenkspalts. Im allgemeinen weist die Anamnese kein Trauma auf.	
5. OSTEOCHONDRITIS DISSECANS (MORBUS KÖNIG)		
Demarkierung (Abstoßung) eines Fragmentes (Sequesters) aus dem subchondralen Knochen samt seiner Knorpeloberfläche. Ursache: Wahrscheinlich ischämische Infarzierung des subchondralen Knochens. Das Dissekat (Fragment) kann sich ablösen (Corpus liberum) und bei jungen Patienten sogar noch wachsen, da es durch die Synovia ernährt wird. Diese Affektion wird vornehmlich bei Männern beobachtet (Verhältnis Männer zu Frauen 4 : 1). Lebensalter: 15 bis 25 Jahre. Lokalisation: meistens der Condylus medialis femoris.	Schmerzen im Knie oder medial. Manchmal nur Schmerzen bei Belastung; zuweilen chronische Schmerzen mit anhaltenden leichteren Beschwerden im Sinne einer Synoviitis oder eines intermittierenden Hydrops. Manchmal akuter Hämarthros nach Belastung. Im Falle eines Corpus liberum kommt es gelegentlich zu akuter Gelenkblockierung oder eventuell zu schmerzhafter Einschränkung von Flexion oder Extension. Die Diagnose wird durch Röntgenbilder (u. a. Profilaufnahmen in verschiedenen Flexionsstellungen) oder durch Arthroskopie gesichert.	Befindet sich das Fragment noch in situ, konservativ (Gips oder Bewegen ohne Belastung). Handelt es sich um ein Corpus liberum, so muß operativ behandelt werden.
6. SYNOVIALE CHONDROMATOSE		
Metaplastische Umwandlung von Gelenkkapsel in Knorpelgewebe, die zur Entstehung multipler Corpora libera führt. Die Ätiologie ist unbekannt.	Rezidivierender Hydrops. Schmerzhafte Schwellung. Einklemmungserscheinungen (Gelenksperre) mit wechselnder Bewegungseinschränkung. Bestätigung der Diagnose durch Arthroskopie oder Arthrotomie.	Operativ.

Affektion	*Klinischer Befund*	*Therapie*

7. Menikusaffektionen

Affektion

Der mediale Meniskus ist häufiger betroffen als der laterale.
Einige Ursachen hierfür sind: Die bessere «Verankerung» des medialen Meniskus an der Kapsel (meniskotibiales und meniskofemorales Ligament = mediales Seitenband). Bei Außenrotation gerät das meniskotibiale Ligament sehr bald unter Spannung, da dieses Band – im Gegensatz zu dem längeren lateralen meniskotibialen Band – ziemlich kurz ist.
Da das Knie außerdem weniger Innenrotation zuläßt, kommt es lateral nicht so schnell zu Überdehnung (Zerrung) oder Abriß des meniskotibialen Bandes bzw. des lateralen Meniskus.

Die meisten Meniskusläsionen treten infolge von Sportverletzungen auf oder entstehen beim Aufrichten aus der Hockstellung. Auch forcierte Rotation und/oder Abduktion oder Adduktion können einen Meniskus schädigen (siehe auch Stabilitätsuntersuchung).
Risse können im Vorderhorn oder Hinterhorn des Meniskus lokalisiert sein (meistens Querrisse) oder aber im gesamten Meniskus (meistens Längsrisse wie der Korbhenkelriß («bucket handle»).

Zu den nicht (primär) traumatischen Meniskusläsionen gehören:
Kongenitaler diskoider = Scheibenmeniskus;
Meniskusganglion;
zystisch (degenerativer) Meniskus.

Klinischer Befund

Die Schmerzen nach einem Trauma sind oft sehr heftig, und das Kniegelenk kann meistens nicht gestreckt werden. Manchmal ist kurz darauf ein «Schnappen» spür- oder hörbar, und die Streckhemmung ist wieder aufgehoben.

Bei frischen traumatischen Meniskusrissen besteht immer die Gefahr einer Kapsel-Band-Affektion (meniskofemoral oder meniskotibial), meistens dorsomedial, seltener dorsolateral. Durch Verbindungen von Sehnen mit dem Hinterhorn des medialen und des lateralen Meniskus können die Widerstandstests schmerzhaft ausfallen: nämlich medial durch Anspannen des M. semimembranosus, lateral durch Anspannen des M. popliteus oder des M. biceps femoris.

(Fast) normale Extension und dabei doch Schmerz bei passiver Außen- oder Innenrotation deutet auf eine Läsion des medialen bzw. des lateralen meniskotibialen Ligamentes.

Es gibt eine ganze Reihe «spezifischer» Meniskustests, die selbst bei positivem Ausfall nicht mit Sicherheit auf eine Meniskusläsion hinweisen (siehe Meniskusuntersuchung S. 276).
Meistens besteht ein geringer Gelenkerguß (Hydrops).

Therapie

Um der Gelenksperre entgegenzuwirken, kann man das Knie manipulieren; hiermit erzielt man im allgemeinen ein rasches, jedoch nur zeitweiliges Resultat.
Die Therapie der Wahl ist die partielle Meniskektomie, es sei denn, daß es sich um einen meniskoligamentären Riß handelt; in diesem Fall wird die primäre Naht angeraten.
Um eine frühzeitige Arthrose zu vermeiden, wird empfohlen, so wenig Meniskusgewebe wie möglich zu entfernen.
Handelt es sich lediglich um eine Überdehnung (Zerrung) des meniskotibialen Ligamentes, so erweist sich die tiefe Querfriktion als sehr wirksam.

Affektion	*Klinischer Befund*	*Therapie*
8. HÄMARTHROSE		
Blut (blutiger Erguß) in einem Gelenk nach einem geringfügigen Trauma. Dieses Phänomen tritt vornehmlich bei Hämophiliepatienten auf; das Knie ist hier das am häufigsten betroffene Gelenk. Es besteht immer erhebliche Gefahr einer rezidivierenden Blutung. *Differentialdiagnose:* Gelenkinfektion (entsteht langsamer).	Meistens zunächst eine Empfindung von Wärme oder «Prickeln» im Gelenk. Sehr bald darauf schnell zunehmende Schmerzen. Starke Schwellung. Ausgeprägte Überwärmung (Hyperthermie) der Haut über dem Kniegelenk. Kapselmuster.	Kurzfristige Immobilisation des Knies (einige Tage). Bei starker Schwellung des Gelenks abpunktieren (cave Infektion). Später. Mobilisieren des Gelenkes.
9. INTRAARTIKULÄRE ADHÄSION		
Diese selten auftretende Affektion entsteht gewöhnlich nach einem Trauma oder einer Knieoperation. Trotz intensiver Physiotherapie kommt es zu einer progressiven, wenn auch schmerzlosen Verringerung der Mobilität.	Geringfügige oder gar keine Schmerzen. Starke Einschränkung der Flexion; normale Extension. Die weitere Funktionsuntersuchung fällt negativ aus.	Kräftige Flexion in Narkose, sonst auch operativ. Rezidive treten nur selten auf.
10. PELLEGRINI STIEDA-SYNDROM		
Röntgenologisch nachweisbare Kalkschatten (schalenförmig) im medialen kollateralen Ligament in Höhe des medialen Femurepikondylus; dies tritt meistens posttraumatisch auf (Valgus-Trauma).	Schmerz und Druckschmerz in Höhe des Epicondylus medialis femoris. Manchmal Wärme (Überwärmung) und Rötung. Zunehmende Bewegungseinschränkung, vornehmlich der Flexion.	Spontanheilung innerhalb von sechs bis zwölf Monaten. Es ist keine Behandlung bekannt, die die Heilung beschleunigen könnte.

Formveränderung der Patella und «Patellar malalignment»

Hierunter versteht man eine Inkongruenz zwischen Form und Lage der Patella einerseits und der Facies patellaris femoris andererseits.
Besonders eine zu flache patellofemorale Senke sowie die Dysplasie des lateralen Femurkondylus können Luxation oder Subluxation der Patella (siehe unter 12.) zur Folge haben. Dies wiederum bewirkt zu starken «Druck», vornehmlich in Richtung der lateralen hinteren Seite der Patella und kann daher zur Entwicklung einer Chondromalazie und darauffolgenden Arthrose führen («syndrome hyperpression externe du rotule» nach Ficat).
Zugleich entsteht häufig eine Insertionstendopathie der Quadrizeps-«Expansion» (siehe unter 11.).
Sind die lateralen Strukturen, die die Quadrizeps-«Expansion» bilden, (siehe Abb. 9.3) zu straff und/oder die medialen Strukturen zu locker angelegt, so besteht eine besonders große Gefahr des (Sub-)luxierens nach lateral. Der M. vastus medialis obliquus ist – gemeinsam mit den Muskeln, die an ihrer Insertion den Pes anserinus superficialis bilden – der wichtigste mediale Stabilisator der Patella.
Man unterscheidet sechs verschiedene Patella-Typen, von denen Typ I und II gut ausgeprägte mediale und laterale Patellagelenkflächen besitzen. Die übrigen Typen weisen eine geringere Stabilität auf und erfahren ungleichmäßige Krafteinwirkungen während Belastung. Häufig ist dann eine laterale (Sub-)luxation die Folge).

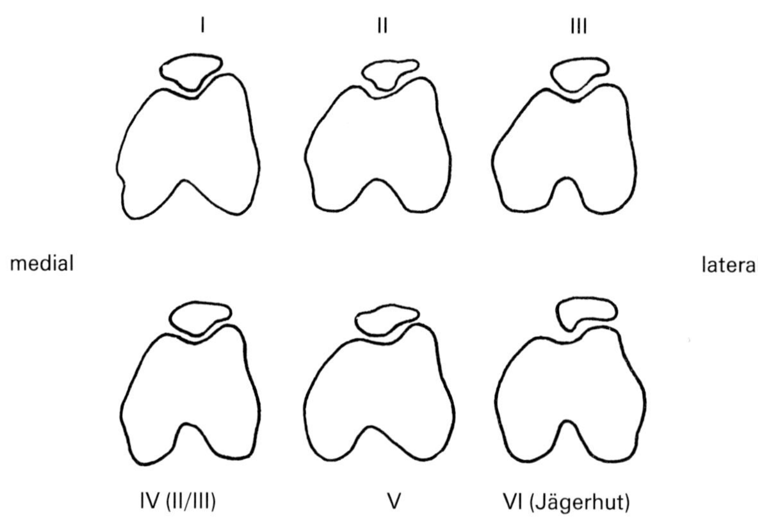

Abbildung 9.1
Die sechs Patella-Typen, wie sie von Wiberg und Baumgartl 1941 und 1944 beschrieben wurden.
Beachten Sie die Zunahme der Dysplasie der medialen Patellagelenkfläche und des lateralen Femurkondylus von Typ I bis zur sogenannten «Jägerhut»-Patella («hyperpression de la rotule»).

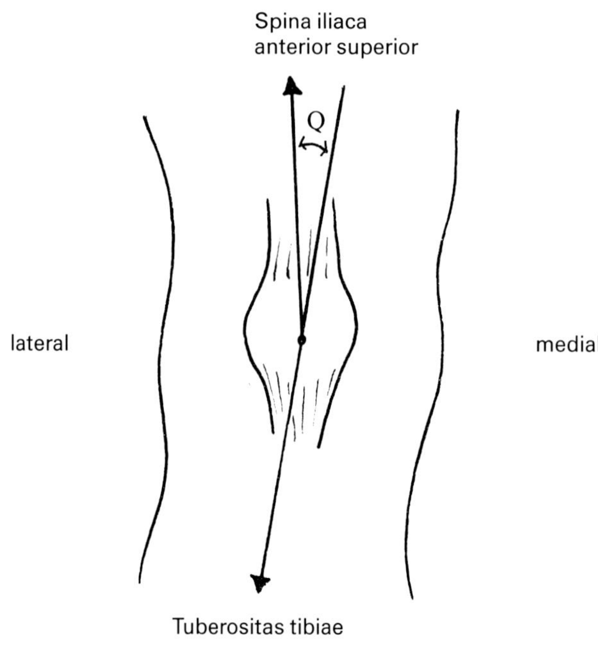

Abbildung 9.2
Der Quadrizeps-«Winkel»

Eine Vergrößerung des sogenannten Q-Winkels («Quadrizeps-Winkels», d.h. des Winkels, der kennzeichnend ist durch die Linie, die die Mitte der Patella mit der Mitte der Tuberositas tibiae verbindet sowie durch die Linie, die die Mitte der Patella mit der Spina iliaca anterior superior verbindet) infolge einer vermehrten Lateralposition der Tuberositas tibiae deutet ebenfalls darauf hin, daß eine erhöhte Gefahr einer lateralen (Sub-)luxation der Patella besteht. Der Winkel darf 15° nicht überschreiten.

Patella Typ Wiberg III, linke Grube, bei Flexion von 30°.

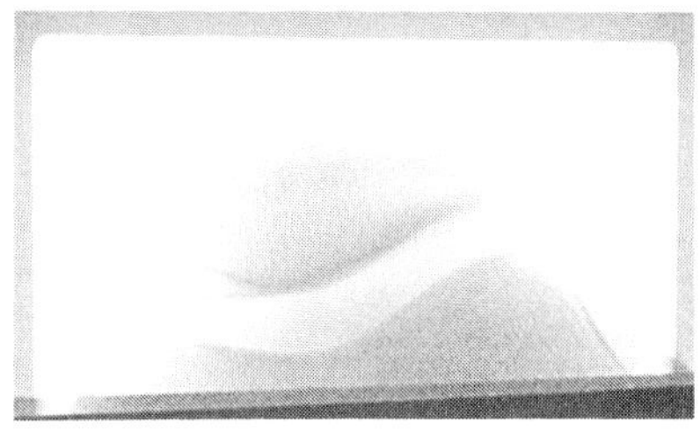

medial lateral

idem bei Flexion von 60°.

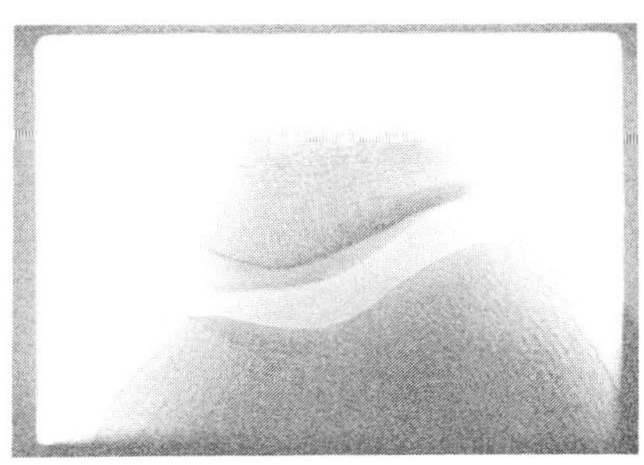

medial lateral

idem bei Flexion von 90°.

Abbildung 9-1a

medial lateral

Mögliche Folgen des Phänomens «Patellar malalignment» (siehe unter 11., 12. und 13.).

11. PARAPATELLÄRE INSERTIONSTENDOPATHIE – SYNONYM: «QUADRIZEPS-EXPANSIONS-TENDINITIS»

Diese Affektion kommt ebenso wie die Tendinitis infrapatellaris (siehe unter 16.) vornehmlich bei Sportlern infolge Überlastung vor.
Auch bei der Chondromalacia patellae (Chondropathia patellae) ist diese Affektion eine wohlbekannte Komplikation (siehe unter 13.), desgleichen bei der habituellen (Sub-)luxation der Patella (siehe unter 12.).
Die sogenannte Quadrizeps-Expansion schließt verschiedene Anteile des Streckapparates und der Kapsel ein, nämlich die Sehnenfasern der Mm. vastus medialis und lateralis und die Retinacula patellae, die aus den medialen und lateralen patellofemoralen und patellotibialen Ligamenten bestehen.

Schmerzen am medialen oberen Pol der Patella. Die Außenseite ist gewöhnlich seltener betroffen.

Extension gegen Widerstand (isometrisch) ist im Stadium 3 und 4, bzw. wenn sofort nach Belastung getestet wird, schmerzhaft.

Stadien:
1. Schmerz nach Belastung.
2. Schmerz bei Beginn und nach Belastung.
3. Schmerz während Belastung und hinterher.
4. Wegen der Schmerzen ist eine Belastung (Sportausübung) unmöglich.
5. Ruptur der Patellasehne.

Tiefe Querfriktion, eventuell kombiniert mit (dosierter) Ruhe (Ruhigstellung).

Häufig hilft eine einfache zirkuläre Stützbandage über das Lig. patellae.

Operative Behandlung ist meistens überflüssig, es sei denn, daß Formabweichungen der Patella oder eine Patellaluxation dies erforderlich machen.

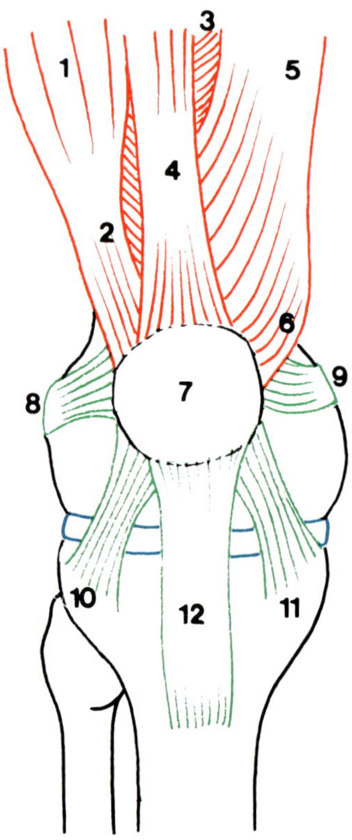

Abbildung 9.3
Die «Quadrizeps-Expansion».

1. *M. vastus lateralis*
2. *Tendo m. vasti lateralis*
3. *M. vastus intermedius*
4. *M. rectus femoris*
5. *M. vastus medialis*
6. *M. vastus medialis obliquus*
7. *Patella*
8. *Lig. patellofemorale laterale*
9. *Lig. patellofemorale mediale*
10. *Lig. patellotibiale laterale*
11. *Lig. patellotibiale mediale*
12. *Lig. patellae*

Affektion	*Klinischer Befund*	*Therapie*
12. HABITUELLE (SUB)LUXATION DER PATELLA		
Vornehmlich bei Kindern zwischen 8 und 15 Jahren. Plötzlich versagt das Knie unter Schmerzen. Oft wird bei Streckung nach Versagen des Knies ein hörbarer «Klick» wahrgenommen, und danach funktioniert das Knie wieder normal. Häufig findet man eine Formveränderung des Knies wie Genu valgum oder Dysplasie des lateralen Femurkondylus und der lateralen Gelenkfläche der Patella.	Schmerzen an der Medialseite der Patella. Hydrops nach (Sub-)luxation. Hypermobilität der Patella bei passiver Verschiebung nach lateral (Knie in Extensionsstellung). Während dieses Tests spannt der Patient häufig den M. quadriceps an und verhindert hiermit eine Patellaluxation.	Besteht die Affektion noch nicht lange, so kann man versuchen, durch muskelstärkende Übungstherapie des medialen Anteiles des Streckapparates Rezidive zu verhüten. Oft muß aber doch operativ eingegriffen werden.
Bei einer traumtischen (Sub-)luxation der Patella *kann* eine osteochondrale Fraktur an der Rückseite der Patella oder am lateralen Femurkondylus entstehen.	Hämarthros nach der (Sub-)luxation. Die Diagnose wird durch Arthroskopie bestätigt.	Operativ.
13. CHONDROMALACIA PATELLAE		
Degeneration des hyalinen Knorpels der Patella, häufig bei jungen Patienten (15–30 Jahre) vorkommend, möglicherweise gefördert durch intensive Belastung (Fußball, Laufen, Springen, Radrennen usw.).	Schmerzen in Höhe der Patella, häufig eher medial als lateral. Krepitation und Schmerz bei geringem Druck des Untersuchers auf die Patella, wenn der auf dem betroffenen Bein stehende Patient allmählich das Knie beugt.	Dosierte Ruhe (Ruhigstellung), eventuell drei bis sechs Monate lang keinen Sport treiben. Die Patella mit speziellem Tapeverband versehen, wodurch die Beweglichkeit der Patella nach lateral eingeschränkt wird.
Häufig findet man auch eine parapatelläre Insertionstendopathie (siehe unter 11.) und einen Patellahochstand (Patella alta) infolge einer Verkürzung des M. rectus femoris.	Wegen der erhöhten patellofemoralen Kompression ist vor allem Treppensteigen schmerzhaft. Die patellofemorale Kompressionskraft ist geringer als das Körpergewicht beim Gehen und nimmt beim Treppensteigen im Vergleich zum Körpergewicht auf das $2\frac{1}{2}$fache zu. Die Diagnose wird durch Arthrographie oder Arthroskopie gesichert.	Dehnen des M. rectus femoris. Ist die Länge des Muskels normalisiert, so kann mit isometrischen muskelstärkenden Übungen begonnen werden. Außerdem werden Dehnungen des Tractus iliotibialis durchgeführt. Bei Sportlern findet man häufig eine parapatellare Insertionstendopathie, die mit Querfriktion behandelt werden muß. In schwerwiegenden Fällen muß operativ eingegriffen werden. Eventuell medikamentös (Mukopolysaccharidpolyschwefelsäureester intraartikulär oder intramuskulär).

Affektion	*Klinischer Befund*	*Therapie*

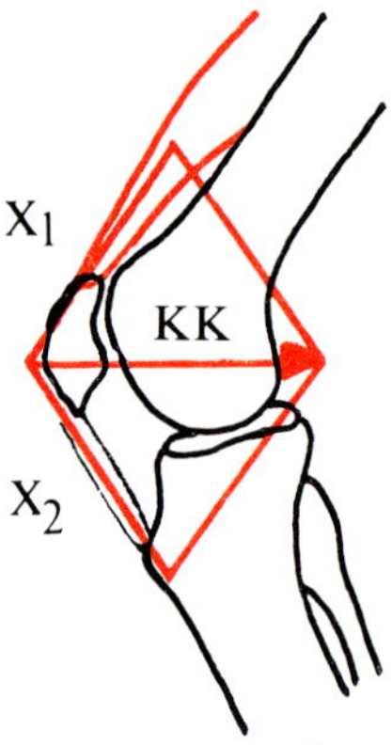

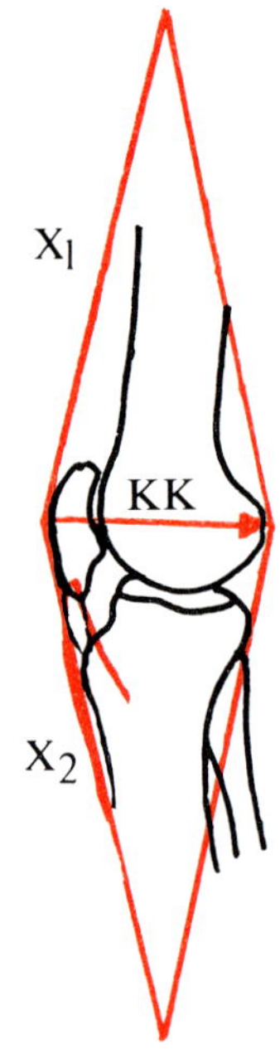

Abbildung 9.4
Die Kompressionskraft (KK) nimmt ab, wenn das Knie sich aus der Flexion nach der Extension bewegt.

14. MORBUS HOFFA (HOFFITIS)

Affektion	Klinischer Befund	Therapie
Schmerzhafte Schwellung infolge Ödem, Hypertrophie oder Fibrose des Corpus adiposum infrapatellare (Hoffascher Fettgewebskörper) (siehe Abb. 9.11); die Ursache kann eine traumatische Blutung sein, auch eine Kompression des Fettgewebskörpers infolge intraartikulärer Raumeinschränkung bei anderen Krankheitsbildern. Bei jungen Frauen kann durch prämenstruelle Flüssigkeitsretention eine Kompression entstehen.	Ständig anhaltende leichte Schmerzen an der Vorderseite des Kniegelenks, die bei Aktivität zunehmen. Sichtbare und palpable Schwellung des Fettkörpers an beiden Seiten des Lig. patellae, die sich fester anfühlen als auf der Gegenseite.	Manchmal führen physiotechnische Anwendungen zu Besserung. Ist die Ursache eine andere Gelenkerkrankung, so muß diese primär behandelt werden (eventuell operativ).

15a. PLIKASYNDROM

Affektion	Klinischer Befund	Therapie
Eine Plika ist ein nicht abgebautes embryonales synoviales Septum. Bei Erwachsenen bestehen die Plicae manchmal aus harten, derben Falten in der Membrana synovialis. Gewöhnlich verursachen Plikae keine Beschwerden. Lediglich bei Überanstrengung und nach Traumen können Beschwerden auftreten. Die Plikae werden wie folgt eingeteilt: Suprapatellär; mediopatellär und infrapatellär. Siehe weiter unter 15a. (mediopatelläres synoviales Plikasyndrom).	Schmerz und Druckschmerz entweder proximal, medial oder distal der Patella. Meistens leichte Atrophie des Oberschenkels. Häufig ein palpabler oder hörbarer «Klick» beim Beugen und/oder Strecken des Kniegelenkes.	Zunächst Ruhe (Ruhigstellung). Bei rezidivierenden Beschwerden operative Entfernung der Plika.

Affektion	*Klinischer Befund*	*Therapie*
15b. MEDIOPATELLÄRES SYNOVIALES PLIKASYNDROM		
Mediopatelläre sichelförmige Verdickung in der synovialen Membran, die einem Meniskus ähnelt. Eine solche Plika besteht aus nichtelastisch verdicktem Synovialgewebe. An der Stelle, an der sich die Plika befindet, kommt es meistens zu einer lokalen Synoviitis. Diese Affektion geht fast immer mit einer Chondromalazie der medialen Gelenkfläche der Patella einher und führt im allgemeinen lediglich bei körperlich aktiven Menschen zu Beschwerden (vornehmlich bei Athleten). Durchschnittlich beginnen die Beschwerden etwa um das dreißigste Lebensjahr.	Wechselnde Schmerzen und «Pseudo»-Einklemmungserscheinungen medial der Patella, und zwar bei Flexion von 15–20°. Manchmal ein hörbares «Klick»-Geräusch. Das Knie droht zu versagen. Häufig nächtliche Schmerzen medial, die sich bei Strecken des Knies geben. Manchmal ein geringer Hydrops. Medial der Patella ist ein harter, derber Strang palpabel. Funktionsuntersuchung: Meistens Schmerzen bei passiver Außenrotation. Wird die Patella in 30° Flexionsstellung des Kniegelenkes nach medial verschoben, so entsteht häufig ein schmerzhafter «Klick» oder auch allein Schmerz.	Zunächst Ruhe (Ruhigstellung). Bei rezidivierenden Beschwerden muß die Plika operativ entfernt werden, oder die Plika muß anläßlich einer Arthroskopie an drei Stellen durchtrennt werden.
16a. INFRAPATELLÄRE INSERTIONSTENDOPATHIE (SYNONYM: JUMPER'S KNEE)		
Vornehmlich tritt diese Affektion bei Sportlern auf, die viel laufen und/oder springen. Die Ursache ist eine (relative) Überlastung.	Schmerzen an der Vorderseite des Kniegelenks, unmittelbar distal der Patella. Stadien: Siehe unter 11., parapatelläre Insertionstendopathie. Die Funktionsuntersuchung ist nur in schwerwiegenden Fällen positiv (Stadium 3 und 4) oder wenn der Patient während Belastung (Sportausübung) oder unmittelbar danach geprüft wird. Extension gegen Widerstand (isometrisch) ist in diesem Falle schmerzhaft. Bei der Palpation besteht ein extremer Druckschmerz am Apex patellae. *Stadien:* 1. Schmerz nach Belastung. 2. Schmerz bei Beginn *und* nach Ausübung einer Anstrengung. 3. Schmerz während Belastung und danach. 4. Wegen der Schmerzen ist Belastung (Anstrengung) – etwa Sport – unmöglich. 5. Ruptur der Patellasehne.	*Stadien:* 1. Tiefe Querfriktion. 2. Idem, eventuell kombiniert mit dosierter Ruhe (Ruhigstellung) (Training anpassen). 3. Tiefe Querfriktion und Ruhe (Ruhigstellung) – (Monate). 4. Wie 3. oder operativ. 5. Operativ. Immer Dehnungen des M. rectus femoris. Beachten Sie immer die Beinlängendifferenz, die Stellung der Hüften, der Patellae, Unterschenkel und Füße. Falls nötig, eventuell an Sohlenerhöhung, Einlegesohlen usw. denken.

Affektion	*Klinischer Befund*	*Therapie*
16b. SUPRAPATELLÄRE INSERTIONSTENDOPATHIE		
Ebenso wie die infrapatelläre Insertionstendopathie (siehe unter 16a.) kommt diese Affektion fast nur bei Sportlern vor, jedoch seltener.	Schmerzen an der Vorderseite des Kniegelenkes, unmittelbar proximal der Patella. Siehe weiter unter 16a.	Siehe unter 16a., Stadium 1 bis 3. Die Behandlung braucht nur selten operativ zu erfolgen.
	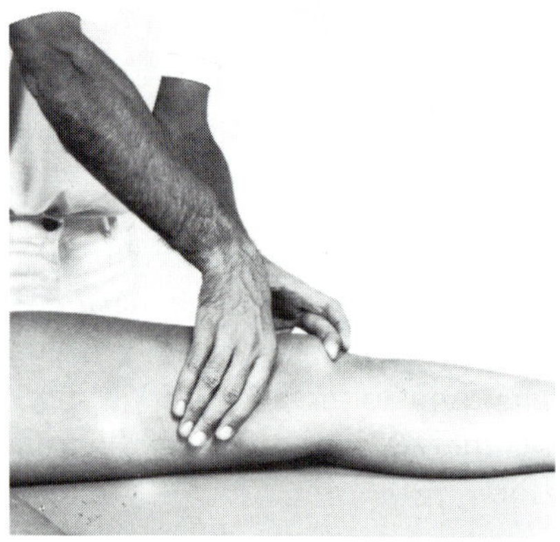 *Infrapatelläre Palpation.*	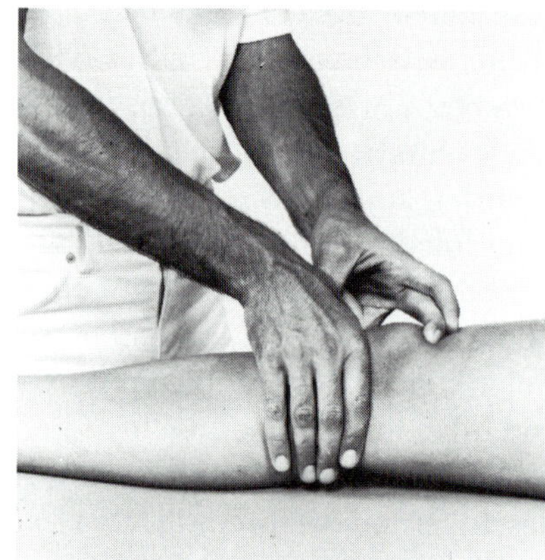 *Suprapatelläre Palpation.*
17. MORBUS OSGOOD-SCHLATTER (SYNONYM: APOPHYSITIS TIBIALIS ADOLESCENTIUM)		
Hier handelt es sich um eine juvenile Osteochondrose, die wahrscheinlich auf einer Durchblutungsstörung der Tuberositas tibiae beruht. Ein Teil der Tuberositas tibiae kann sich lösen und sogar eine Abrißfraktur bewirken. Traumen und Überanstrengung führen bei dieser Affektion, die vornehmlich bei Knaben zwischen 10 und 15 Jahren auftritt, zu Beschwerden.	Schwellung der Tuberositas tibiae. Lokaler Schmerz und Druckschmerz. Vor allem nach Belastung ist die Extension gegen Widerstand (isometrisch) schmerzhaft.	Dosierte Ruhe (Ruhigstellung). Manchmal ist die operative Behandlung erforderlich (bei Restzuständen). Die Affektion heilt spontan innerhalb ungefähr zwei Jahren aus.
18. BURSITIS INFRAPATELLARIS PROFUNDA		
Diese Affektion entsteht gewöhnlich als Folge einer chronischen mechanischen Irritation, z. B. beim Knieen (Synonym für diese Affektion: «Nonnenknie»). *Differentialdiagnose:* Tendinitis infrapatellaris (Jumper's knee); Morbus Osgood-Schlatter; Chondromalacia patellae.	Schmerzen an der Vorderseite des Knies, vor allem bei Druck. Funktionsuntersuchung fällt negativ aus. Druckschmerz unmittelbar distal der Patella.	Aspiration (falls eine erhebliche Schwellung besteht). Infiltration von 2 ml eines Lokalanästhetikums. Bei rezidivierendem Auftreten: Infiltration von 1 ml Triamcinolonacetonid 10 mg/ml. Bei wiederholten Rezidiven: Operativ.

Affektion	*Klinischer Befund*	*Therapie*
19. ANDERE BURSITIDEN		
Außer der Bursitis infrapatellaris profunda (siehe unter 18.) kommen noch eine Reihe anderer Bursitiden vor. Man kann diese nach ihrer Lokalisation einteilen – ventral, medial, lateral. Man beobachtet diese Affektionen vor allem bei Anfängern der Disziplin Langstreckenlauf.	Gewöhnlich fällt die Funktionsuntersuchung negativ aus, und die Diagnose wird durch die Palpation gestellt. Die Infiltration mit einem Lokalanästhetikum ist dabei ein gutes zusätzliches Hilfsmittel. Manchmal bestehen deutliche Schwellung, Wärme (Überwärmung) und Rötung. Einige der am häufigsten auftretenden Bursitiden: Bursitis subcutanea praepatellaris; Bursitis suprapatellaris; Bursitis m. semimembranosi.	Lokalanästhesie (1–3 Infiltrationen). Bei einem Rezidiv: Dosierte Ruhe (Ruhigstellung), eventuell Infiltration mit Triamcinolonacetonid 10 mg/ml.
20. LÄSIONEN DES MUSKELBAUCHES DES M. QUADRICEPS FEMORIS		
Kleiner Muskelriß		
Der Patient stellt gewöhnlich selbst die richtige Diagnose. Während eines Schnellaufes oder Sprunges verspürt der Patient einen plötzlichen heftigen Schmerz an der Vorderseite des Oberschenkels («coup de fouêt»). Anschließend ist kein Schnellauf mehr möglich, und der Patient muß hinken.	Je nach der Ausdehnung der Ruptur sind aktive und passive Flexion des Kniegelenkes mäßig bis stark eingeschränkt. Die Einschränkung nimmt noch zu, wenn die Hüfte gestreckt wird (Patient in Bauchlage). Extension gegen Widerstand (in Bauchlage – isometrisch) ist schmerzhaft. Die Stelle der Läsion ist druckschmerzhaft, und man fühlt ein Hämatom.	Akut: Falls möglich, aspirieren, danach mit einem Lokalanästhetikum infiltrieren, und zwar unmittelbar unter und über der Ruptur. Vom zweiten Tage ab: Einige Friktionen; täglich steigern (bis ca. 10 Minuten Friktion pro Tag nach einer Woche). Nach den Friktionen während der ersten Tage aktive Muskelkontraktionen oder Faradisation *bei optimal entspanntem Muskel.* Die Behandlung bis etwa eine Woche nach klinischer Heilung weiterführen, erst dann wieder (vorsichtig) das Training aufnehmen! Dies ist von besonderer Bedeutung, da sonst die Gefahr eines Rezidivs erheblich ist!
Großer Muskelriß		
Diese Verletzung findet meistens unmittelbar über der suprapatellären Sehne in Höhe des Sehnen-Muskel-Überganges statt.	Deutliche Schwellung und palpable Lücke. Schmerzhafte und schwache Extension gegen Widerstand (isometrisch).	Operativ.

Affektion	*Klinischer Befund*	*Therapie*
21. SUBSYNOVIALES HÄMATOM		
Hier handelt es sich um die Folge eines kräftigen Schlages oder Stoßes unmittelbar über der Patella, wodurch es zu einer Blutung zwischen dem Femur und dem Recessus suprapatellaris kommt.	Schwellung und Wärme (Überwärmung). Passive und aktive Flexion sind eingeschränkt (ca. 90°). Passive und aktive Extension sind endgradig empfindlich. Extension gegen Widerstand (isometrisch) ist nicht schmerzhaft!	Während der ersten Tage ist die Aspiration des Hämatoms noch möglich. Besteht ein chronischer Restzustand, so kann täglich eine kräftige Friktion angewandt werden, kombiniert mit Physiotechnik.
22. INSERTIONSTENDOPATHIE DES PES ANSERINUS SUPERFICIALIS		
Diese Affektion tritt vornehmlich bei Langstreckenläufern und Schwimmern als Folge von Überanstrengung auf, auch bei Gonarthrose-Patienten. Der Pes anserinus superficialis ist die gemeinsame Insertion der Mm. semitendinosus, gracilis und sartorius. *Differentialdiagnose:* Bursitiden, die ebenfalls an dieser Stelle in Erscheinung treten können (u.a. zwischen M. sartorius und M. gracilis und zwischen Tibia und M. gracilis). Siehe Therapie dieser Affektionen unter 19.	Örtliche Schmerzen, Druckschmerz und leichte Schwellung, manchmal auch Rötung. Vornehmlich Schmerzen bei Flexion gegen Widerstand (isometrisch). Flexion, die gleichzeitig mit Innenrotation gegen Widerstand ausgeführt wird, verstärkt die Schmerzen noch. Häufig muß der genannte Widerstandstest einige Male wiederholt werden, um die Schmerzen auslösen zu können.	Dosierte Ruhe (Ruhigstellung), (Trainingsanpassung). Tiefe Querfriktion.

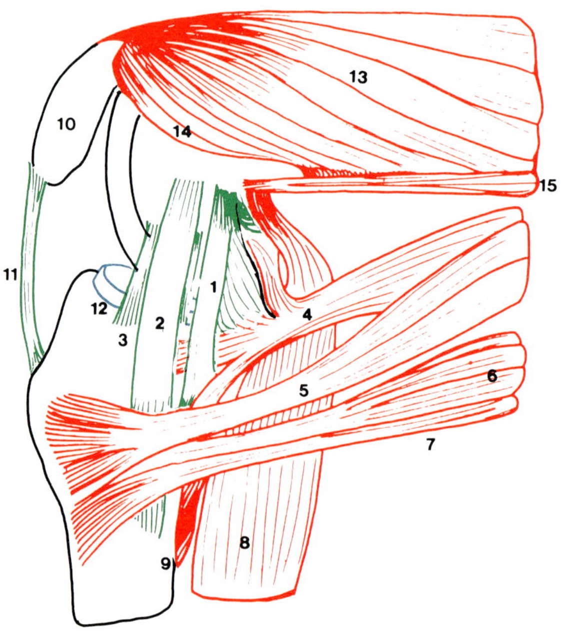

Abbildung 9.5
Rechtes Knie, Ansicht von medial.

1. *Lig. obliquum posterius*
2. *Lig. collaterale mediale*
3. *Mediales Kapselband (mittleres Drittel)*
4. *M. semimembranosus*
5. *M. sartorius*
6. *M. gracilis*
7. *M. semitendinosus*
8. *M. gastrocnemius, Caput mediale*
9. *M. popliteus*
10. *Patella*
11. *Lig. patellae*
12. *Medialer Meniskus (Innenmeniskus)*
13. *M. vastus medialis*
14. *M. vastus medialis obliquus*
15. *Sehne des M. adductor magnus*

Affektion	*Klinischer Befund*	*Therapie*
25. TENDINITIS DES M. SEMIMEMBRANOSUS (PES ANSERINUS PROFUNDUS)		
Diese Läsion kommt ziemlich selten vor und kann die Folge von Überanstrengung sein oder aber auch traumatisch durch eine plötzliche kräftige Kontraktion der Knieflexoren entstehen. *Differentialdiagnose:* Wegen der Verbindungen, die zwischen dieser Sehne mit dem Kapselbandapparat des Knies und mit dem medialen Meniskus bestehen, muß differentialdiagnostisch eine Läsion dieser Strukturen in Erwägung gezogen werden.	Posteromediale Schmerzen am Kniegelenk. Flexion und Innenrotation gegen Widerstand sind schmerzhaft. Gewöhnlich besteht keine Schwellung. Der Sehnenanteil, der medial an der Tibia inseriert, ist am häufigsten betroffen und dann druckschmerzhaft (durch Palpation wird die Läsion lokalisiert).	Dosierte Ruhe (Training vermindern oder zeitweilig unterbrechen). Tiefe Querfriktion.

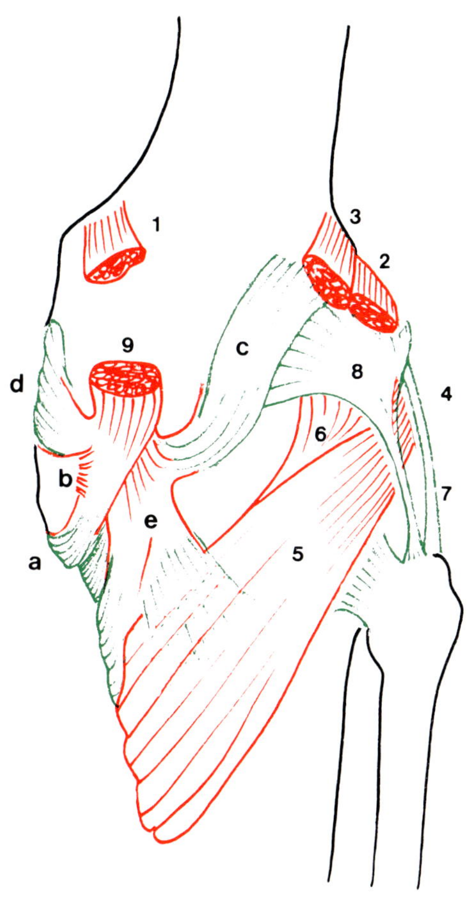

Abbildung 9.6
Rechtes Knie, Rückansicht.

1. *Ursprung des M. gastrocnemius, Caput mediale*
2. *Ursprung des M. gastrocnemius, Caput laterale*
3. *Ursprung des M. plantaris*
4. *Sehne M. popliteus*
5. *M. popliteus*
6. *M. popliteus, Fasern zum Hinterhorn des Meniscus lateralis*
7. *Lig. collaterale laterale*
8. *Lig. popliteum arcuatum*
9. *Sehne des M. semimembranosus*
   a) *zur medialen Seite des Condylus medialis tibiae*
   b) *zur dorsalen Seite des Condylus medialis tibiae*
   c) *Lig. popliteum obliquum*
   d) *zur dorsalen Kapsel, Lig. obliquum posterius und zum medialen Meniskus*
   e) *zum M. popliteus, Tibia dorsal und Tibia medial*

Affektion	*Klinischer Befund*	*Therapie*
24. FRIKTIONSSYNDROM DES TRACTUS ILIOTIBIALIS		
Eine Läsion durch Überanstrengung, vor allem bei Langstreckenläufern und Teilnehmern an Fahrradrennen. Bei Läufern besteht oft eine Varusstellung des Kalkaneus und/oder Knies, wodurch der Traktus überdehnt wird. Lokalisation: Epicondylus lateralis femoris. *Differentialdiagnose:* Überdehnung des lateralen kollateralen Ligamentes; Läsion des Außenmeniskus; Tendinitis des M. popliteus.	Schmerzen an der Außenseite des Kniegelenkes bei Läufern, vor allem beim Bergablaufen. Die Funktionsuntersuchung hat ein negatives Ergebnis. Aktives Strecken des Knies aus einer Flexion von 90°, während der Untersucher Druck auf den lateralen Femurepikondylus ausübt, ist bei ca. 30° Flexion schmerzhaft.	Im akuten Stadium: dosierte Ruhe (weniger Training); Dehnen des Tractus iliotibialis und evtl. Korrektur der Stellung von Fuß und/oder Knie (Einlagen! – bei Varusstellung des Kalkaneus oder Kniegelenkes: kleiner lateraler Keil!). In hartnäckigen Fällen 1 ml Triamcinolonacetonid 10 mg/ml zwischen den Traktus und den lateralen Femurepikondylus infiltrieren. Im chronischen Stadium: alle 2 Wochen 1–3 Injektionen (siehe oben), Ruhe (nicht trainieren). Zuweilen ist die operative Behandlung erforderlich.
25. INSERTIONSTENDOPATHIE DES M. BICEPS FEMORIS		
Diese Affektion ist fast immer Folge einer Überanstrengung bei Sportausübung, vor allem bei Schnellauf und Radsport. *Differentialdiagnostik:* Läsionen des lateralen Meniskus (Außenmeniskus, der M. biceps femoris ist damit verbunden).	Flexion und Außenrotation gegen Widerstand (isometrisch) sind schmerzhaft. Örtliche Schmerzen und Druckschmerz an der Insertionsstelle der Sehne am Fibulaköpfchen. Die tibiale Insertion ist selten betroffen. Die Sehne kann manchmal rupturieren (selten): Gelegentlich kommt es dann zu einer kleinen Abrißfraktur.	Dosierte Ruhe (Training verringern oder zeitweilig unterbrechen). Tiefe Querfriktion. Im Falle einer Totalruptur muß operativ eingegriffen werden.

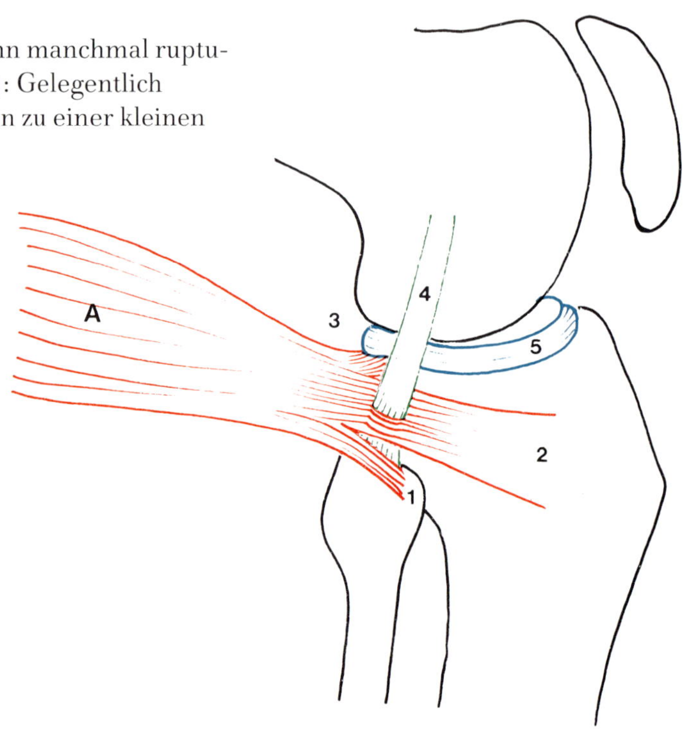

Abbildung 9.7
Rechtes Knie, Ansicht von lateral.

A. M. biceps femoris
1. Fibulare Insertion
2. Tibiale Insertion
3. Insertion am Außenmeniskus
4. Lig. collaterale laterale
5. Außenmeniskus

Affektion	*Klinischer Befund*	*Therapie*
26. VERLETZUNG DES M. POPLITEUS		
Affektionen dieses Muskels sind fast immer traumatischer Natur. Die Läsion kann im Muskelursprung, in der Sehne oder im Muskelbauch lokalisiert sein. Eine Totalruptur der Sehne ist meistens die Folge eines Varustraumas; hierbei ist dann auch der laterale und dorsolaterale Kapsel-Band-Apparat verletzt. *Differentialdiagnose:* Verletzung des Außenmeniskus (der M. popliteus besitzt eine Verbindung mit dem Hinterhorn).	Schmerzen an der Außenseite des Kniegelenkes, wenn der Muskelursprung oder die Sehne betroffen ist. Schmerzen in der Kniekehle, wenn die Läsion sich im Muskelbauch befindet. Flexion und Innenrotation gegen Widerstand sind schmerzhaft. Durch Palpation kann die Lokalisation der Verletzung exakt festgestellt werden.	Für jede Lokalisation gilt tiefe Querfriktion. Bei einer hartnäckigen Affektion des Muskelursprunges kann man – *höchstens einmal* – ½ ml Triamcinolonacetonid 10 mg/ml infiltrieren.

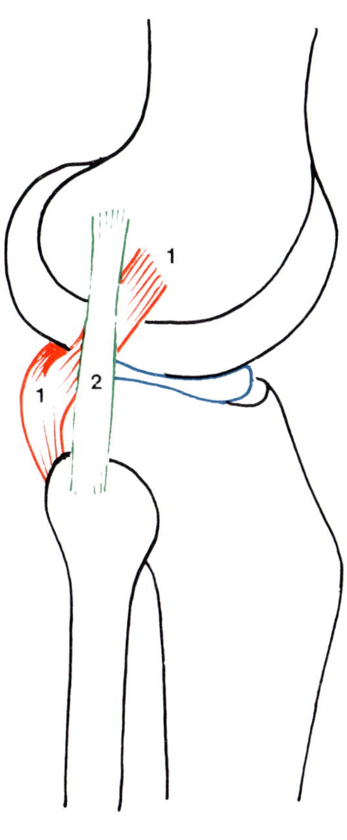

Abbildung 9.8
Rechtes Knie, Ansicht von lateral.

1. *M. popliteus*
2. *Lig. collaterale laterale*

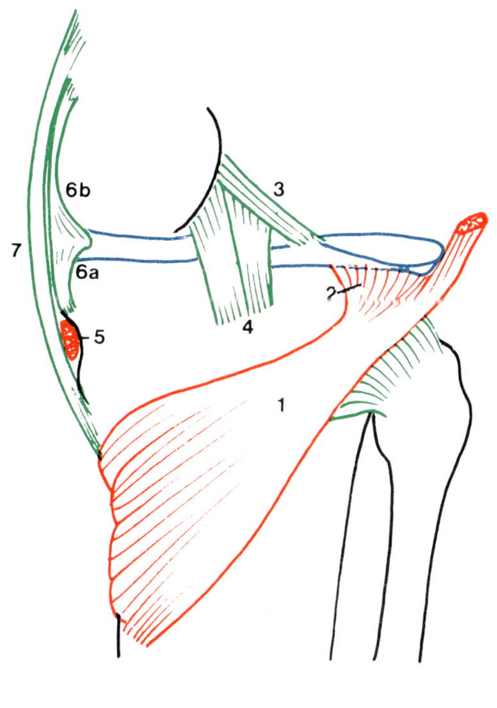

Abbildung 9.9
Rechtes Knie, Ansicht von hinten.

1. *M. popliteus*
2. *M. popliteus – Ursprung am lateralen Meniskus*
3. *Lig. meniscofemorale posterius (Wrisberg)*
4. *Lig. cruciatum posterius*
5. *M. semimembranosus (Sehne zur Tibia)*
6. *Mediales Kapselband*
   a) *Lig. meniscotibiale*
   b) *Lig. meniscofemorale*
7. *Lig. collaterale mediale*

27. BAKER-ZYSTE (SYNONYM: ZYSTE DER KNIEKEHLE)

An der medialen Hinterseite des Kniegelenkes befinden sich etwa sechs Bursae, deren wichtigste die folgenden sind:
a) zwischen Kapsel und medialem Kopf des M. gastrocnemius;
b) zwischen dem medialen Kopf des M. gastrocnemius und der Sehne des M. semimembranosus.
Diese und andere Bursae können miteinander wie auch mit dem Kniegelenk kommunizieren (= Baker-Zyste).
Die Zyste kann sich bei einem Hydrops des Kniegelenkes füllen und führt dann zu Beschwerden.
Vor allem bei rheumatoider Arthritis (PCP) können die Zysten große Ausmaße annehmen und dann eine venöse Obstruktion oder Nervenkompression im Unterschenkel bewirken.

Differentialdiagnose:

Häufig beobachtet man – vor allem bei Männern – unmittelbar proximal der Kniekehle eine Schwellung, vornehmlich bei Flexion des Knies gegen Widerstand. Diese Schwellung befindet sich unmittelbar lateral der Sehne des M. semitendinosus. Bei der Palpation erweist sich dies dann als der Muskelbauch des M. semimembranosus.
Die Schwellung besitzt keine klinische Bedeutung, verursacht keine Beschwerden und ist wahrscheinlich auf eine örtliche Faszienschwäche zurückzuführen. (Nachgeben der Faszie lokal).

Schmerzen und straffes Spannungsgefühl in der Kniekehle, das sich bis in die Wade fortsetzt, vor allem nach Anstrengungen.

Schmerzen bei aktiver und passiver Flexion (meistens etwas bewegungseingeschränkt) und bei maximaler Extension.

Bei der Palpation der Kniekehle ist eine runde, elastische Schwellung fühlbar, die manchmal die Größe eines Tennisballes annehmen kann. Die Bursae oder Zysten können bereits in sehr frühem Lebensalter Beschwerden verursachen.

Eine akute Ruptur einer solchen Zyste kann zu Erscheinungen führen, die einem «coup de fouêt» (kleiner oder größerer Muskelriß) ähneln.

Ruhe läßt die Beschwerden meistens abklingen; tritt jedoch ein Rezidiv auf, so kann die Zyste abpunktiert oder operativ entfernt werden (bei Sportlern wird häufig operativ behandelt).
Primär müssen eventuelle Affektionen am Gelenk selbst behandelt werden.

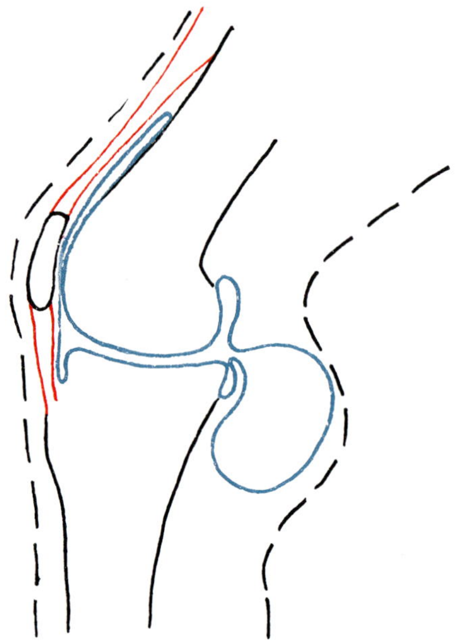

Abbildung 9-10
Baker-Zyste

Affektion	*Klinischer Befund*	*Therapie*
28. VERLETZUNG DES MUSKELBAUCHES DER ISCHIOKRURALEN MUSKELGRUPPE		
Rupturen, ob partiell oder total, sind immer traumatischer Natur. Der Patient verspürt meistens einen akuten heftigen Schmerz («coup de fouêt») und kann danach nur noch mit größter Mühe gehen. Die Läsion kann im M. semitendinosus, im M. semimembranosus oder im M. biceps femoris lokalisiert sein.	Schmerzen und Druckschmerz in Höhe der Läsion. Flexion des Knies gegen Widerstand (isometrisch) ist schmerzhaft, desgleichen Innenrotation gegen Widerstand bei Verletzung des M. semitendinosus oder des M. semimembranosus bzw. Außenrotation gegen Widerstand bei Läsion des M. biceps femoris. Häufig kann an der Verletzungsstelle, dem Ort der Ruptur, eine Delle bzw. Vertiefung gefühlt werden. Gestrecktes Beinheben ist schmerzhaft.	Akut: Möglichst aspirieren, danach Infiltration mit einem Lokalanästhetikum, und zwar unmittelbar unter und über der Ruptur. Vom zweiten Tage ab: Einige Friktionen, diese täglich in ihrer Dauer steigern, bis nach einer Woche ca. 10 Minuten pro Friktion erreicht werden. Nach den Friktionen während der ersten Behandlungstage: Aktive Muskelkontraktionen, die in *weitestmöglich entspanntem Zustand* des Muskels durchgeführt werden. Weiterbehandlung bis zwei Wochen nach der klinischen Heilung, erst dann das Training (vorsichtig) wieder aufnehmen.

Die *Stabilisatoren des Kniegelenkes* werden in vier Funktionseinheiten eingeteilt:

Die Stabilisatoren
des medialen Komplexes;
des lateralen Komplexes;
der dorsalen Strukturen;
der ventralen Strukturen.

Man unterscheidet *statische* und *dynamische Stabilisatoren.*

Der mediale Komplex

STATISCHE STABILISATOREN

Lig. collaterale tibiale (mediale);
mediales Kapselband (Lig. meniscofemorale und Lig. meniscotibiale);
Lig. obliquum posterius;
Dorsomediale Kapsel (u.a. Lig. popliteum obliquum);
Innenmeniskus;
die Kontur des medialen Femurkondylus und das mediale Tibiaplateau;
Vorderes und hinteres Kreuzband.

DYNAMISCHE STABILISATOREN

M. semimembranosus (Pes anserinus profundus);
M. sartorius;
M. gracilis; } (Pes anserinus superficialis);
M. semitendinosus;
M. vastus medialis;
M. gastrocnemius, Caput mediale.

Der laterale Komplex

STATISCHE STABILISATOREN

Tractus iliotibialis;
Lig. collaterale fibulare (laterale);
laterales Kapselband (Lig. meniscofemorale und Lig. meniscotibiale);
dorsolaterale Kapsel (u.a. Lig. popliteum arcuatum);
Außenmeniskus;
(vorderes und hinteres Kreuzband).

DYNAMISCHE STABILISATOREN

M. biceps femoris;
M. popliteus;
M. vastus lateralis;
M. gastrocnemius, Caput laterale;
Tractus iliotibialis.

Die dorsalen Strukturen

Hier wird kein Unterschied zwischen statischen und dynamischen Stabilisatoren gemacht:

Die hintere Kapsel;
Lig. popliteum arcuatum;
Lig. popliteum obliquum;

Lig. obliquum posterius;
M. popliteus;
M. gastrocnemius (Caput mediale und Caput laterale);
M. semimembranosus;
M. biceps femoris.

Die ventralen Strukturen

Auch hier wird, ebenso wie bei den dorsalen Strukturen, kein Unterschied zwischen statischen und dynamischen Stabilisatoren gemacht.
M. quadriceps femoris, bestehend aus:

Medial: M. vastus medialis;
M. vastus medialis obliquus;
Retinacula medialia.
Ventral: M. rectus femoris;
M. vastus intermedius;
Suprapatelläre Quadrizepssehne;
Patella;
Ligamentum patellae;
Hoffascher Fettkörper.
Lateral: M. vastus lateralis;
Retinacula lateralia.

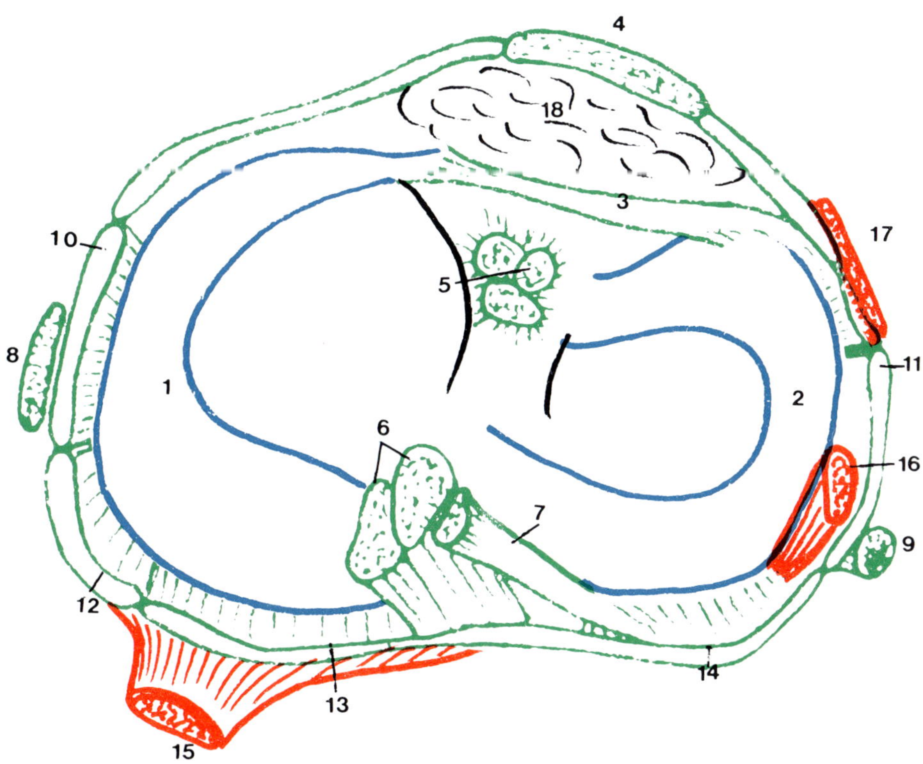

Abbildung 9.11
Rechte Tibia, Ansicht von oben.
1. *Innenmeniskus*
2. *Außenmeniskus*
3. *Lig. genus transversum*
4. *Lig. patellae*
5. *Lig. cruciatum anterius*
6. *Lig. cruciatum posterius*
7. *Lig. meniscofemorale posterius (Wrisberg)*
8. *Lig. collaterale mediale*
9. *Lig. collaterale laterale*
10. *Mediales Kapselband*
11. *Laterales Kapselband*
12. *Lig. obliquum posterius*
13. *Lig. popliteum obliquum*
14. *Lig. popliteum arcuatum*
15. *M. semimembranosus*
16. *M. popliteus*
17. *Tractus iliotibialis*
18. *Fettgewebskörper von Hoffa (Hoffascher Fettkörper)*

Klinisch-anatomische Einteilung von Kapsel-Band-Affektionen mit Instabilität.

Klinisch unterscheidet man Kapsel-Band-Affektionen *ohne* und *mit* Instabilität.

EINFACHE INSTABILITÄT
(Instabilität in einer Bewegungsrichtung)

Mediale Instabilität;
laterale Instabilität;
posteriore Instabilität;
anteriore Instabilität.

ROTATIONSINSTABILITÄT
(Instabilität in zwei Bewegungsrichtungen; hierbei ist ein Komplex betroffen):

Anteromediale Instabilität;
anterolaterale Instabilität : in Flexion von 90°,
– in Flexion von 0–30°;

posterolaterale Instabilität;
posteromediale Instabilität.

KOMBINIERTE (ROTATIONS-)INSTABILITÄT
(Instabilität in zwei oder mehreren Bewegungsrichtungen; hierbei ist mehr als nur *ein* Komplex betroffen):

Anterolaterale/anteromediale Instabilität;
anterolaterale/posterolaterale Instabilität;
anteromediale/posteromediale Instabilität;
Knieluxation.

Anmerkung: Stellt man nach einem lange zurückliegenden Trauma eine Instabilität fest, wobei der Patient jedoch nur geringfügige oder gar keine Beschwerden hat, so spricht man von einer kompensierbaren Instabilität; durch aktive Muskelanspannung wird die Bandinsuffizienz kompensiert.

Pathologisch-anatomische Einteilung von Kapsel-Band-Affektionen mit oder ohne Instabilität

IRRITATION
ÜBERDEHNUNG (ZERRUNG) ODER PARTIELLE RUPTUR
TOTALRUPTUR

Einteilung nach dem Ausmaß der Instabilität:

Leicht	= 1. Grades (1+)	= 0–5 mm
Mäßig	= 2. Grades (2+)	= 5–10 mm
Hochgradig	= 3. Grades (3+)	= >10 mm

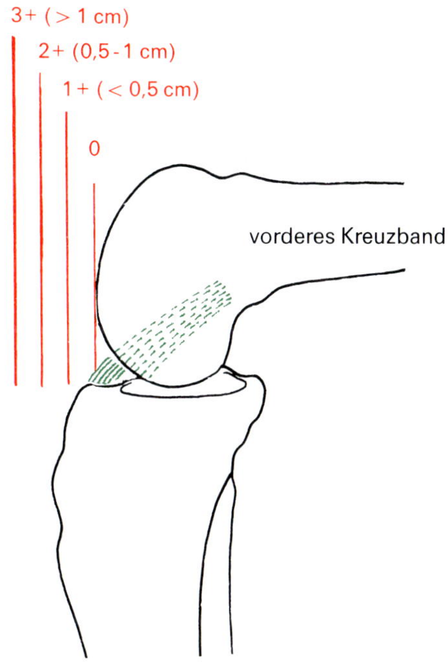

Abbildung 9.12
Schematische Einteilung der ventralen Instabilität (Beispiel).

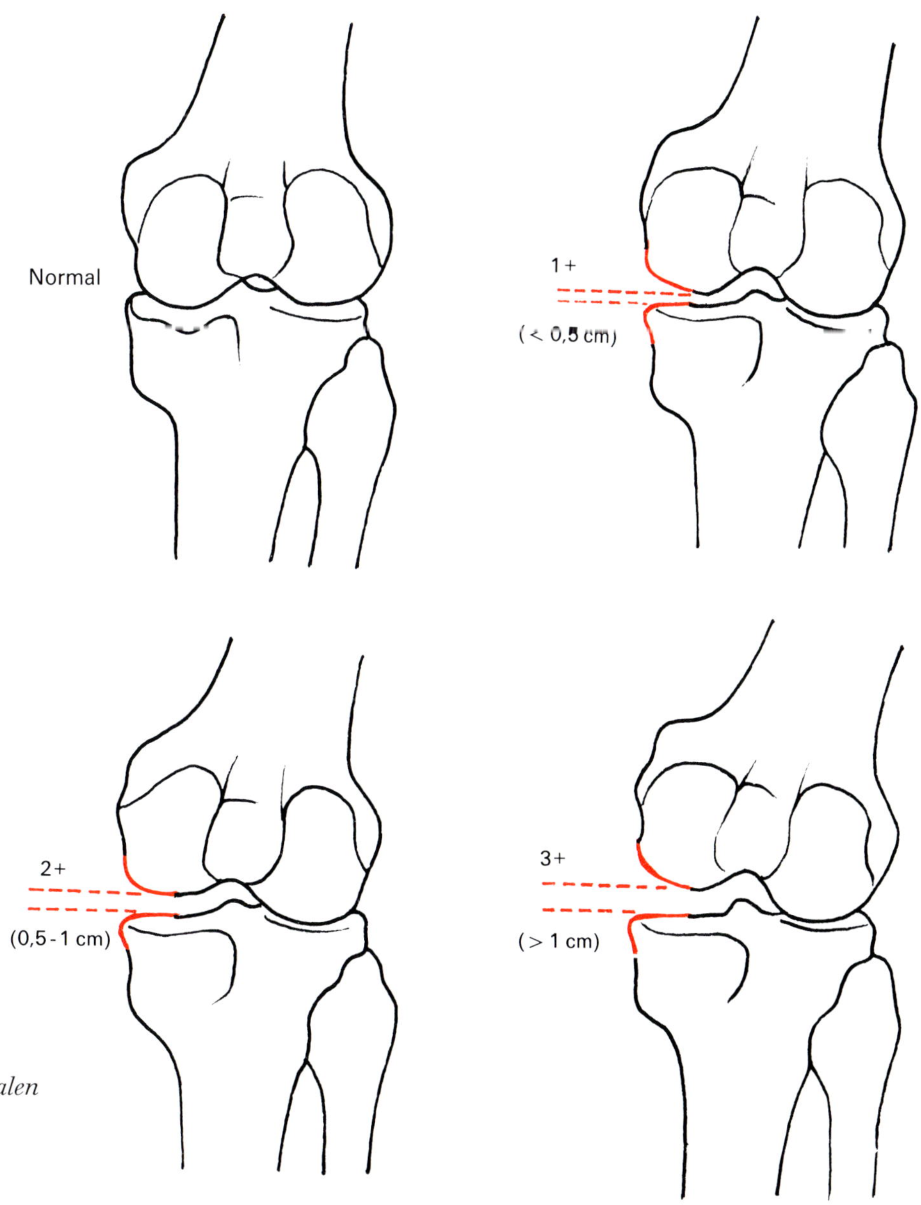

Abbildung 9.13
Schematische Einteilung der medialen Instabilität (Beispiel).

Beispiele regelmäßig vorkommender Verletzungsmechanismen und deren Folgen.

Trauma	*Möglicherweise verletzte Strukturen*	*Instabilität*
Valgus-Flexions-Außenrotations-Trauma	Mediales Kapselband; mediales kollaterales Band; Lig. obliquum posterius; vorderes Kreuzband medialer Meniskus.	Anteromediale Instabilität.
Varus-Flexions-Innenrotations-Trauma	Laterales Kapselband; laterales kollaterales Band; Lig. popliteum arcuatum; Vorderes Kreuzband; lateraler Meniskus.	Anterolaterale Instabilität bei Flexion von 90°.
Trauma, bei dem eine Kraft nach dorsal auf das außenrotierte und gebeugte Knie einwirkt (auf die Tibia)	Posterolaterale Kapsel-Band-Strukturen; hinteres Kreuzband.	Posterolaterale Instabilität.
Trauma, bei dem eine Kraft nach dorsal auf das innenrotierte und leicht gebeugte Knie einwirkt (auf die Tibia)	Posteromediale Kapsel-Band-Strukturen; hinteres Kreuzband.	Posteromediale Instabilität.
Hyperextensionstrauma	Vorderes Kreuzband; hintere Kapsel; (hinteres Kreuzband).	Anteriore Instabilität; (posteriore Instabilität).
«Dashboard-Trauma» – Aufpralltrauma, z. B. gegen Armaturenbrett – (die Tibia wird nach dorsal verschoben)	Hinteres Kreuzband.	Posteriore Instabilität.

Untersuchung des instabilen Kniegelenkes

Instabilität des Kniegelenkes entsteht fast immer durch direkte oder indirekte auf das Knie einwirkende Gewalt. Es ist von größter Wichtigkeit, eine deutliche, ausführliche und detaillierte Anamnese zu erheben, bevor man mit der Inspektion, Palpation und der Funktionsuntersuchung des Knies beginnt.

Anamnese

Fragen	*Anmerkungen und Beobachtungen*
1. Lebensalter des Patienten?	Das Lebensalter ist von großer Bedeutung, da eine auf das Gelenk einwirkende Kraft bei einem Erwachsenen zu Kapsel-Band-Rissen führen kann, während dieselbe Kraft beim jungen, in seinem Skelett noch unausgereiften Patienten in einer Fraktur bzw. Epiphysiolyse resultieren kann, wobei der Bandapparat intakt bleibt.
2. Welches sind die Beschwerden	Schmerzen; Schwellung; Versagen des Kniegelenkes; Blockierung/Bewegungseinschränkung; Knarren, Knirschen (Krepitation).
3. Wie sind die Beschwerden entstanden?	Allmählich, akut, akut/spontan oder akut/traumatisch.
4. Bei einem Trauma: In welcher Stellung befand sich das Knie, und welche Kräfte wirkten auf das Knie ein?	Die Richtung der direkt oder indirekt auf das Knie einwirkenden Kräfte ist entscheidend und aufschlußreich für die Lokalisation der Verletzung.
Falls das Trauma während einer Sportausübung stattfand, konnte der Patient weiter noch am Sport teilnehmen oder nicht?	Je nach der Lokalisation der Verletzung – medial oder lateral – kann dies Aufschluß über den Schweregrad der Instabilität vermitteln.
Falls der Sport abgebrochen werden mußte, konnte der Patient wenigstens noch laufen/gehen?	Weitergehen/-laufen ist oft noch nach einer Verletzung des medialen Bandapparates möglich, wenn der Patient eine leichte Form von Genua vara hat; während des Fortbewegens (Laufens/Gehens) findet dann nur eine geringe Belastung des medialen Bandes statt. Besteht allerdings eine laterale Läsion bei Genua vara, so ist das weitere Fortbewegen (Laufen/Gehen) fast unmöglich. Natürlich gilt entsprechend auch das Umgekehrte.
Wurde während des Traumas ein schnappendes oder reißendes Geräusch wahrgenommen?	Ein schnappendes Geräusch entsteht oft bei einem Meniskusriß oder einer Totalruptur des vorderen Kreuzbandes. Ein Rißgeräusch wird meistens durch das Rupturieren eines Teiles des Kapsel-Band-Apparates verursacht.
Wo verspürte der Patient die Schmerzen unmittelbar nach dem Trauma?	Die Lokalisation der Schmerzen ist oft ein Hinweis auf den exakten Ort der Verletzung.
5. Entstand eine Schwellung des Knies?	Eine direkte Schwellung des Kniegelenkes deutet meistens auf einen Hämarthros, während eine Schwellung, die später und/oder verzögert auftritt, gewöhnlich auf einen Hydrops hinweist.
6. Ist das Beschwerdebild seit dem Beginn verändert?	Diese Erscheinung ist durchaus sehr abhängig von der Zeit, die zwischen dem Trauma bzw. dem Beginn der Beschwerden und der Untersuchung verstrichen ist.

7. Bestehen Einklemmungserscheinungen (Gelenksperre), und falls ja, wird das Knie dann in Flexion oder Extension blockiert, und wie läßt sich die Blockierung wieder aufheben?

Vornehmlich läßt eine plötzliche Streckhemmung an den Zusammenhang mit Meniskusschäden denken.

Inspektion

Während Gehen und Laufen

Siehe auch Frage 4 der Anamnese

Stellung des Knies

Flexionsstellung des Knies findet man bei Patienten mit einem ausgeprägten Hydrops. Dies legt den Gedanken an eine Meniskusverletzung oder an eine schwere Gonarthrose nahe.
Hyperextension läßt eine Verletzung der hinteren Kapsel und des vorderen und/oder hinteren Kreuzbandes vermuten.

Schwellung

Leichte Schwellung deutet gewöhnlich auf eine Irritation der Tunica synovialis (Membrana synovialis/Stratum synoviale).
Besteht eine starke Schwellung, die akut aufgetreten ist, so handelt es sich im allgemeinen um einen Hämarthros, z. B. infolge einer Verletzung eines der Kreuzbänder, einer kapsulären Meniskusläsion oder einer osteochondralen Fraktur.
Diffuse Schwellung, auch periartikulär, ohne deutliches Ballotement (Tanzen der Patella) hat meistens schwerwiegende Verletzungen mit großen Kapselrissen zur Ursache.

Palpation

Die Palpation wird *vor* der Funktionsuntersuchung lediglich zu dem Zwecke vorgenommen, um einen Erguß und eventuelle Überwärmung festzustellen.
Ein gereiztes Gelenk weist manchmal *vor* der Untersuchung eine normale Temperatur auf, kann jedoch *nach* der Funktionsuntersuchung überwärmt sein. Dasselbe gilt für Schwellungen. So kann z. B. *vor* der Funktionsuntersuchung möglicherweise kaum eine Schwellung zu konstatieren sein, wohingegen *nach* der Funktionsuntersuchung deutliche Schwellungszeichen bestehen können.

Funktionsuntersuchung

Siehe Beschreibung der entsprechenden anzuwendenden Handgriffe und Ausführung der folgenden Tests in Band 1, Anatomie in vivo.
Klagt der Patient zu diesem Zeitpunkt über Schmerzen?
Falls ja, verändern sich die Schmerzen während der Funktionsuntersuchung?
Vergleichen Sie stets die erkrankte mit der gesunden Seite!
Eine traumatisch entstandene Instabilität des Kniegelenkes ist im akuten Stadium wegen der Schmerzen und der Schwellung kaum oder nur sehr schwierig festzustellen, jedoch ist meistens unmittelbar nach dem Unfall eine Untersuchung, die zuverlässigen Aufschluß vermittelt, möglich.
Überwiegend sieht man den Patienten jedoch erst in einem späteren Stadium.
Folgende Tests, die zur (Basis-)Funktionsuntersuchung des Kniegelenks gehören, jedoch nicht spezifisch auf die Prüfung der Stabilität ausgerichtet sind, werden jetzt kurz besprochen.
Ausgangshaltung des Patienten: Rückenlage.

Test	*Bemerkungen und Feststellungen im Zusammenhang mit Instabilität*
Passive Flexion	Diese Bewegung ist gewöhnlich durch einen Hydrops oder Hämarthros eingeschränkt.
Passive Extension	Ist diese Bewegung eingeschränkt und konstatiert man das typische federnde (springende) Endgefühl, so handelt es sich um eine Einklemmung, meistens eines Meniskus. Findet man ein weiches Endgefühl, das meistens mit Hypermobilität einhergeht, so liegt fast sicher eine Verletzung der hinteren Kapsel und/oder des vorderen Kreuzbandes vor (eventuell auch des hinteren Kreuzbandes).
Extension gegen Widerstand (isometrisch)	Schmerzen bei diesem Test können in Verbindung mit Instabilität auf eine Überdehnung des vorderen Kreuzbandes hinweisen, das bei dieser Prüfung gedehnt wird.
Flexion gegen Widerstand (isometrisch)	Bei allen frischen Verletzungen, bei denen die hintere Kapsel beteiligt ist, können durch Zug der Mm. semimembranosus, popliteus und biceps femoris an der posteromedialen bzw. posterolateralen Kapsel Schmerzen ausgelöst werden. Auch kann ein überdehntes hinteres Kreuzband bei diesem Test Schmerz hervorrufen. Die Funktionsuntersuchung des betroffenen Gelenkes wird stets mit der gesunden Seite verglichen, die immer *zuerst* untersucht wird.

Stabilitätsprüfung des Kniegelenkes (Patient in Rückenlage)

Bei den folgenden Tests werden die möglicherweise betroffenen Strukturen in der Reihenfolge aufgeführt, in der sie wahrscheinlich infolge der auf das Knie einwirkenden Kräfte verletzt wurden.
Je größer die auf das Kniegelenk einwirkende Kraft ausfällt, umso mehr Strukturen werden Verletzungen erleiden.
Man muß sich immer dessen bewußt sein, daß Übergangs- bzw. Kombinationsformen zwischen 1., 2. und 3. vorkommen können.

Test	*Ausführung*	*Möglicherweise betroffene Strukturen*
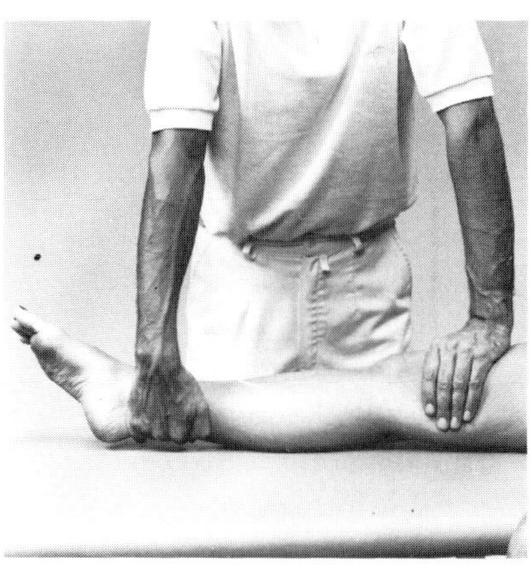 *1. Passive Hyperextension.*	Die gleichseitige Hand umfaßt den distalen Unterschenkel von dorsal her, während die andere Hand mittels Druck auf die Vorderseite des Oberschenkels unmittelbar über der Patella den Oberschenkel auf dem Untersuchungstisch fixiert hält. Die gleichseitige Hand führt nunmehr die Hyperextension aus – hierbei ist vor allem das Endgefühl von großer Bedeutung. Namentlich der anteromediale Anteil des vorderen Kreuzbandes wird in dieser Stellung gespannt.	Vorderes Kreuzband; hintere Kapsel; hinteres Kreuzband.

Test	*Ausführung*	*Möglicherweise betroffene Strukturen*
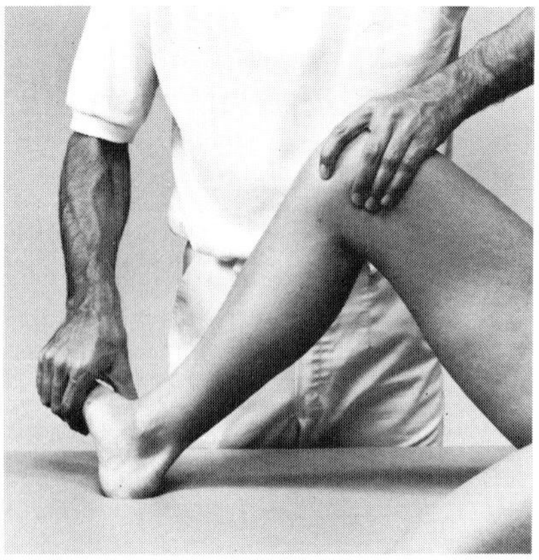 *2. Passive Außenrotation.*	Die gleichseitige Hand umfaßt den Fuß des Patienten derartig, daß dieser fest in Dorsalflexion gehalten werden kann, so daß die Sprunggelenke blockiert werden und die Bewegung exakt in Beugestellung des Kniegelenkes von 90° ausgeführt wird. Die andere Hand stützt das Knie, und der Zeigefinger palpiert vorn in Höhe des medialen Gelenkspalts nach eventueller abnormer Beweglichkeit des medialen Tibiaplateaus.	Posteromedialer Kapsel-Band-Apparat; mediales Kapselband; mediales kollaterales Band; vorderes Kreuzband; hinteres Kreuzband. Weitere Differenzierung mittels Prüfung des Schubladenphänomens sowie des Pivot-Shift-Tests (siehe unter 14., S. 309).
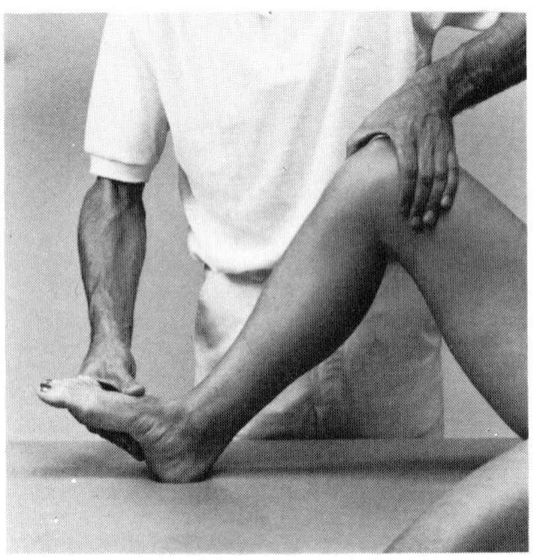 *3. Passive Innenrotation.*	Die gleichseitige Hand umfaßt den Fuß des Patienten derartig, daß dieser in Dorsalflexion gehalten werden kann. Die andere Hand fixiert das um 90° gebeugte Knie, während der Daumen vorn in Höhe des lateralen Gelenkspaltes nach eventueller abnormer Beweglichkeit des lateralen Tibiaplateaus palpiert.	Posterolateraler Kapsel-Band-Apparat; laterales Kapselband; laterales Kollateralband; vorderes Kreuzband; hinteres Kreuzband. Differenzierung siehe Schubladenphänomen und Pivot-Shift-Test (unter 14., S. 309).
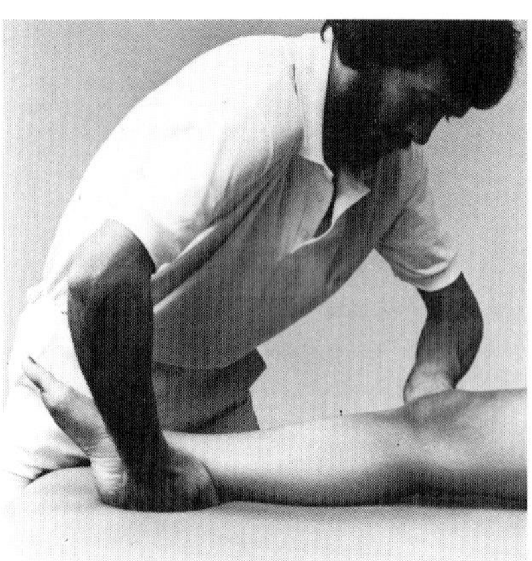 *4. Abduktionstest bei maximaler Extension (Valgus).*	Das Bein ruht auf dem Untersuchungstisch, und die gleichseitige Hand umfaßt den distalen Unterschenkel von medial her, während die andere Hand lateral am Kniegelenk in Höhe des Gelenkspalts Gegendruck ausübt. Es kommt darauf an, diese Bewegung nur mit geringem Kraftaufwand auszuführen.	1 + INSTABILITÄT (0–5 mm): Lig. obliquum posterius; eventuell medialer Meniskus; Überdehnung oder partielle Ruptur des medialen Kollateralbandes. 2 + INSTABILITÄT (5–10 mm): Lig. obliquum posterius; mediales Kapselband; eventuell medialer Meniskus; mediales Kollateralband; eventuell vorderes Kreuzband. 3 + INSTABILITÄT (>10 mm): Lig. obliquum posterius; mediales Kapselband; eventuell medialer Meniskus; mediales Kollateralband; vorderes Kreuzband; eventuell hinteres Kreuzband.

Test	*Ausführung*	*Möglicherweise betroffene Strukturen*
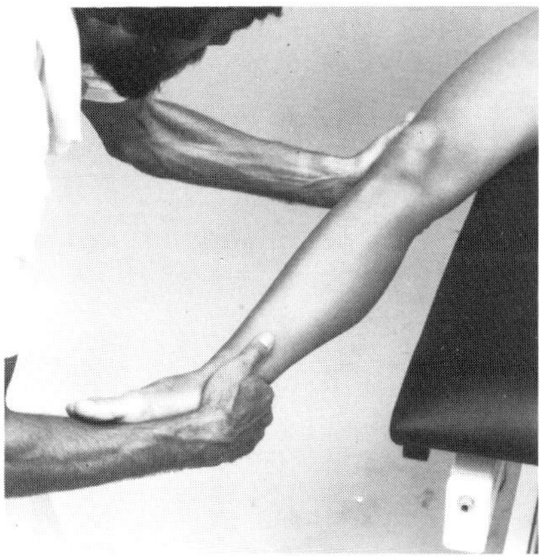 *5. Abduktionstest bei Flexion von 30° (Valgus).*	Der Oberschenkel ruht auf dem Untersuchungstisch, der Unterschenkel befindet sich neben dem Untersuchungstisch, das Knie ist leicht gebeugt. Die gleichseitige Hand umfaßt den Unterschenkel von medial her und übt Druck nach lateral aus, während die andere Hand das Knie an der lateralen Seite fixiert. Bei diesem Test darf keine Rotation im Hüftgelenk entstehen. Dies läßt sich dadurch kontrollieren, daß man den Apex der Patella beobachtet; dieser darf seine Stellung nicht verändern.	1 + INSTABILITÄT (0–5 mm): Mediales Kapselband; eventuell medialer Meniskus. 2 + INSTABILITÄT (5–10 mm): Mediales Kapselband; mediales Kollateralband; Lig. obliquum posterius; eventuell medialer Meniskus. 3 + INSTABILITÄT (>10 mm): Mediales Kapselband; mediales Kollateralband; Lig. obliquum posterius; vorderes Kreuzband; eventuell medialer Meniskus.
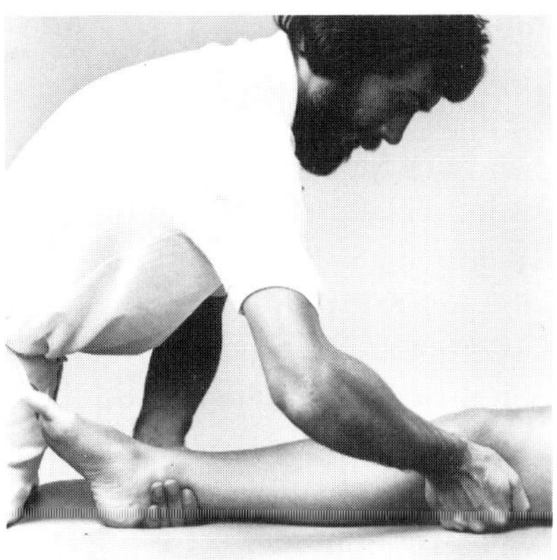 *6. Adduktionstest bei maximaler Extension (Varus).*	Das maximal gestreckte Knie ruht auf dem Untersuchungstisch, und die gleichseitige Hand fixiert das Knie an der medialen Seite in Höhe des Gelenkspaltes. Die andere Hand umfaßt den distalen Unterschenkel von lateral und führt eine Varusbewegung aus. Ebenso wie bei den beiden vorangegangenen Tests wird diese Bewegung nur mit geringem Kraftaufwand ausgeführt.	1 + INSTABILITÄT (0–5 mm): Lig. popliteum arcuatum; laterales Kapselband; eventuell lateraler Meniskus; Überdehnung (Zerrung) oder partielle Ruptur des lateralen Kollateralbandes. 2 + INSTABILITÄT (5–10 mm): Lig. popliteum arcuatum; laterales Kapselband; eventuell lateraler Meniskus; laterales Kollateralband; Sehne des M. popliteus. 3 + INSTABILITÄT (>10 mm): Lig. popliteum arcuatum; laterales Kapselband; eventuell lateraler Meniskus; laterales Kollateralband; Sehne des M. popliteus; Tractus iliotibialis; vorderes Kreuzband; eventuell hinteres Kreuzband.

Test	*Ausführung*	*Möglicherweise betroffene Strukturen*
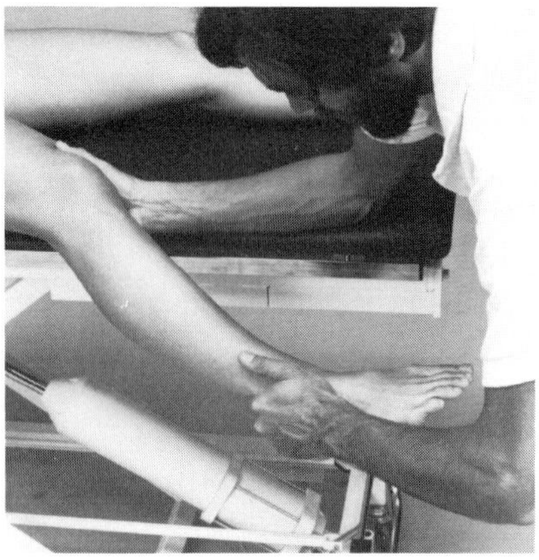 *7. Adduktionstest bei Flexion von 30° (Varus).*	Der Oberschenkel liegt ebenso wie beim Valgustest in leichter Flexion auf dem Untersuchungstisch, damit sich der Patient besser entspannen kann. Die gleichseitige Hand fixiert das Knie in Höhe des medialen Gelenkspaltes, die andere Hand umfaßt den distalen Unterschenkel von lateral und führt eine Varusbewegung aus. Auch bei diesem Test muß man darauf achten, die Bewegung derartig auszuführen, daß keine Rotation im Hüftgelenk entsteht. *Anmerkung:* Die Ab- und Adduktionstests des Kniegelenks gehören zu denjenigen Prüfungen des Kniegelenks, die am häufigsten unrichtig ausgeführt und folglich auch falsch interpretiert werden (Noyes 1982).	1+ INSTABILITÄT (0–5 mm): *Geringe Mobilität in leichter Flexion ist physiologisch – dies im Gegensatz zum Abduktionstest in leichter Flexion!* Laterales Kapselband; eventuell lateraler Meniskus; Überdehnung (Zerrung) oer partielle Ruptur des lateralen Kollateralbandes. 2 + INSTABILITÄT (5–10 mm): Laterales Kapselband; eventuell lateraler Meniskus; Tractus iliotibialis; Überdehnung (Zerrung) oder partielle Ruptur des lateralen Kollateralbandes. 3 + INSTABILITÄT (>10 mm): Laterales Kapselband; eventuell lateraler Meniskus; Tractus iliotibialis; laterales Kollateralband; Lig. popliteum arcuatum; Sehne des M. popliteus.
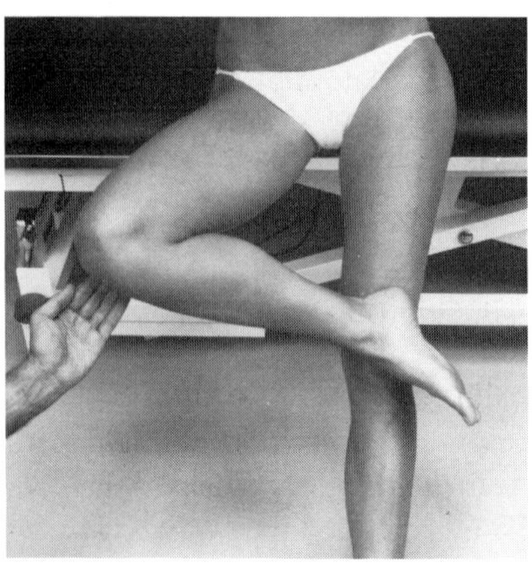 *8. Das «Vierer»-zeichen, im Sitzen demonstriert.*	Der Patient legt den distalen Unterschenkel der betroffenen Extremität unmittelbar oberhalb der Patella auf den Oberschenkel. Die Hüfte gerät hierdurch in Außenrotation, und das Knie ist um ca. 80° gebeugt. Das laterale Kollateralband ist in dieser Haltung am deutlichsten zu palpieren. Man palpiert das Fibulaköpfchen und fühlt eine herausragende runde Struktur, die vom Fibulaköpfchen im Winkel von 80° mit der Sehne des M. biceps femoris nach lateral verläuft. Eine eventuelle Unterbrechung dieses Bandes ist auf diese Weise sehr deutlich palpabel. Man bezeichnet diesen Test als das «Vierer»-Zeichen – dieser Begriff bezieht sich auf die Beinhaltung, die die Ziffer bzw. das Symbol 4 oder das betreffende Spiegelbild davon darstellt (rechts bzw. links). Dieser Test kann eventuell dem Adduktionstest in leichter Flexion hinzugefügt werden.	Laterales Kollateralband. Siehe weiter unter Test 7.

Test	*Ausführung*	*Möglicherweise betroffene Strukturen*
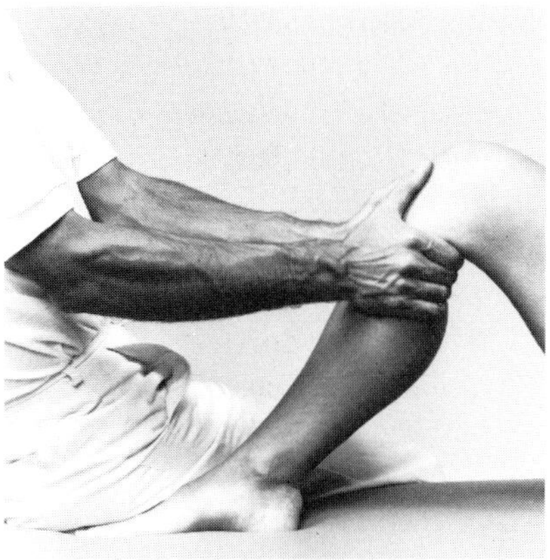 *9. Schubladenphänomen nach vorn in neutraler Stellung.*	Das Knie ist um 90° gebeugt, und die Tibia befindet sich in 0° Rotation. Der Untersucher setzt sich nunmehr auf den Fuß des Patienten und umfaßt mit beiden Händen den oberen proximalen Unterschenkel unmittelbar distal des Gelenkspaltes und legt beide Daumenspitzen auf den Gelenkspalt an der Vorderseite des Gelenkes. Bevor man nunmehr die Tibia nach vorn zieht, muß man darauf bedacht sein, daß die ischiokrurale Muskelgruppe, die Adduktoren (M. gracilis) und der M. quadriceps vollständig entspannt sind. Diese Muskeln können nämlich aktiv ein Schubladenphänomen nach vorn verhindern. Ist diese Muskulatur entspannt, so wird die Tibia nach ventral gezogen. ein eventuelles Schubladenphänomen nach vorn ist sowohl (mit den Daumenspitzen) fühlbar wie in den meisten Fällen auch sichtbar. Diese Bewegung wird mit etwas mehr Kraftaufwand und schneller ausgeführt als die Prüfungen der medialen und lateralen Stabilität. Auch die Ausführung der Tests bezüglich des Schubladenphänomens in Flexion von weniger als 90° kann von wesentlicher Bedeutung sein.	Sind bei einer Verletzung des vorderen Kreuzbandes die sogenannten sekundären Strukturen – die kollateralen Kapsel-Band-Komplexe – noch nicht überdehnt (gezerrt), so können diese ein Schubladenphänomen nach vorn verhindern. Eine isolierte vordere Kreuzbandruptur ist oft nur in einer Flexion von 20° zu prüfen (siehe Test 11.). Handelt es sich um eine hintere Kreuzbandruptur, so hängt die Tibia gewöhnlich etwas nach hinten, und man erhält somit bei diesem Test ein vorderes Schubladenphänomen. Man muß folglich auch stets im Anschluß an diesen Test den Test 10. ausführen. 1 + INSTABILITÄT (0–5 mm): Vorderes Kreuzband (nach Ausschluß einer Verletzung des hinteren Kreuzbandes siehe Test 10.). Eventuell medialer Meniskus. 2 + INSTABILITÄT (5–10 mm): Vorderes Kreuzband; eventuell medialer Meniskus; Überdehnung (Zerrung) oder partielle Ruptur des medialen und/oder lateralen Kapselbandes. Überdehnung (Zerrung) oder partielle Ruptur des medialen und/oder lateralen Kollateralbandes. 3 + INSTABILITÄT (>10 mm): Vorderes Kreuzband; mediales Kapselband; mediales Kollateralband. Eventuell: Medialer Meniskus; laterales Kapselband; Tractus iliotibialis; laterales Kollateralband.

Test	*Ausführung*	*Möglicherweise betroffene Strukturen*
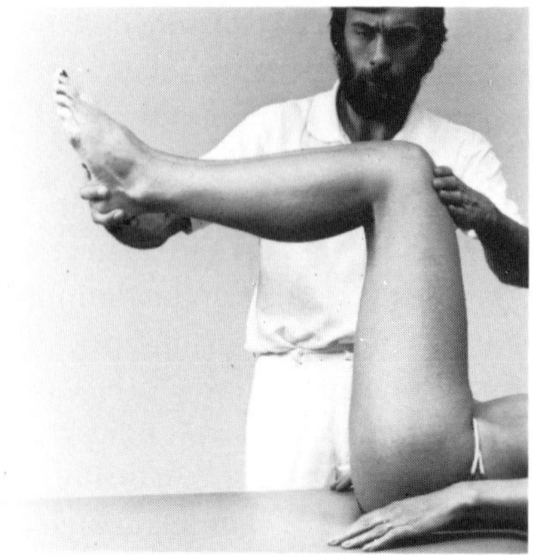 *10. Ergänzender Test für das hintere Kreuzband.*	Man bringt beide Hüftgelenke und beide Kniegelenke in eine Flexion von 90° und unterstützt den Unterschenkel des Patienten an den Fersen. Der Patient muß namentlich die Streckmuskulatur des Kniegelenkes gut entspannen. Man achtet nun darauf, ob sich beide Tuberositates tibiae in gleicher Höhe befinden. Erscheint eine Tuberositas tibiae etwas abgesackt, so handelt es sich wahrscheinlich um eine Ruptur des hinteren Kreuzbandes. Man findet dann zuweilen ein Schubladenphänomen nach vorn! (Siehe den vorangegangenen Test.	Hinteres Kreuzband.
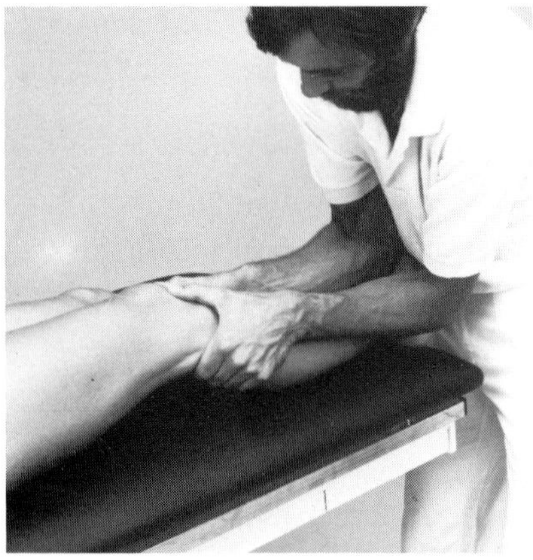 *11. Schubladenphänomen nach vorn in Flexion von 20° (Test nach Lachmann).*	Der Patient hält das Knie um ca. 20° gebeugt, und der Untersucher umfaßt das Bein unmittelbar distal des Gelenkspaltes. Mittels der vorn an das Femur angelegten Daumens wird nun ein Druck nach dorsal ausgeübt. In vielen «frischen» Fällen ist durch die Zügelfunktion der medialen und lateralen Kapsel-Band-Strukturen ein Schubladenphänomen bei 90° nicht möglich. Wird sodann der Schubladentest in Flexion von 20° ausgeführt, so ist ein vorderes Schubladenphänomen doch nachzuweisen. Dieser Test ist bei schmerzhaft geschwollenen Knien, bei denen eine Flexion von 90° häufig nicht möglich oder doch nur sehr schwierig durchführbar ist, noch gut auszuführen. Ein weiterer Vorteil dieses Tests besteht darin, daß alle Anteile des vorderen Kreuzbandes etwa gleich stark gespannt sind. Eine Totalruptur ist dadurch sehr deutlich zu diagnostizieren.	Vorderes Kreuzband.

Test	*Ausführung*	*Möglicherweise betroffene Strukturen*
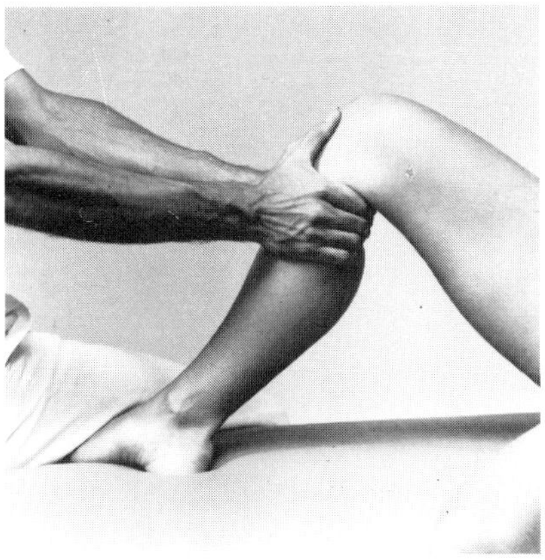 12. *Schubladenphänomen nach vorn in Außenrotation.*	Die Ausgangshaltung des Patienten und die Ausführung durch den Untersucher gleichen denen, wie sie beim Schubladenphänomen nach vorn in neutraler Stellung beschrieben wurden, diesmal allerdings befindet sich das Bein in Außenrotation. *Anmerkung:* Die Schubladentests können auch in nicht maximaler Rotation ausgeführt werden. Vorteilhaft ist hierbei, daß unverletzte, die Rotation hemmende Strukturen keine positive Schublade maskieren können. Auch ist ein Schubladentest bei 60° Flexion wichtig, da das Trauma häufig in dieser Stellung auf das Knie einwirkte.	1 + INSTABILITÄT (0–5 mm): Mediales Kapselband; eventuell Lig. obliquum posterius; eventuell medialer Meniskus. 2 + INSTABILITÄT (5–10 mm): Mediales Kapselband; Lig. obliquum posterius; eventuell medialer Meniskus; eventuell vorderes Kreuzband. 3 + INSTABILITÄT (>10 mm): Mediales Kapselband; mediales Kollateralband; Lig. obliquum posterius; vorderes Kreuzband; eventuell medialer Meniskus.
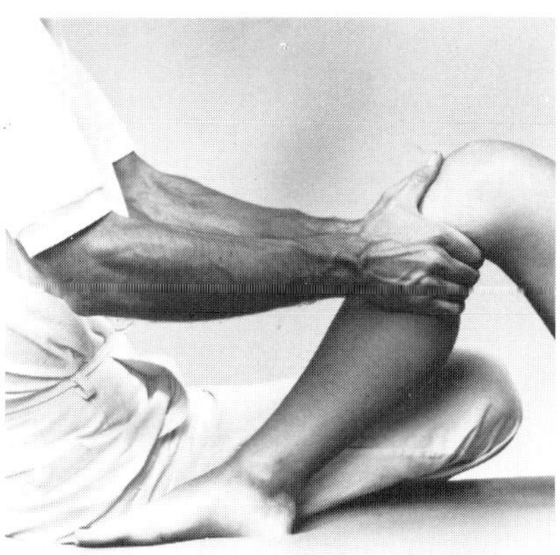 13. *Schubladenphänomen nach vorn in Innenrotation.*	Zur Ausgangshaltung des Patienten und Ausführung des Tests durch den Untersucher siehe oben, allerdings unter Berücksichtigung, daß die Tibia sich nunmehr in Innenrotation befindet.	Bis ca. 10° Innenrotation werden vor allem das vordere Kreuzband und der Tractus iliotibialis geprüft. Bei weiterer Innenrotation wird vornehmlich das hintere Kreuzband gespannt, und bei einem Schubladenphänomen nach vorn *muß* das hintere Kreuzband gerissen sein.
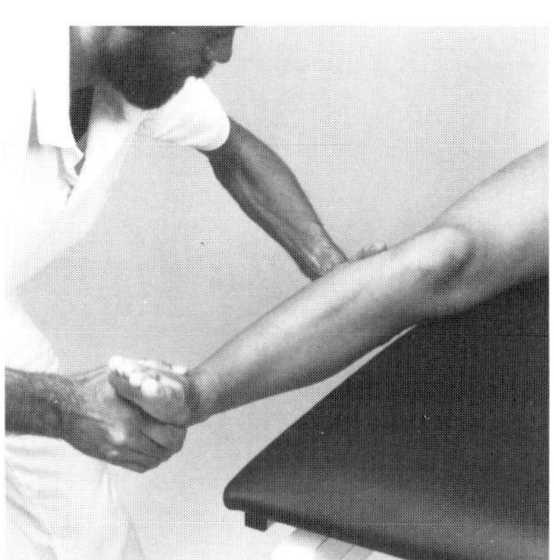 14a. *Pivot-Shift-Test bei frischer Instabilität.*	Die Insuffizienz des vorderen Kreuzbandes und des kapsulären Ligamentes kann eine Subluxation des lateralen Tibiaplateaus nach vorn bei Extension des Knies veranlassen. Das Zurückfedern des lateralen Tibiaplateaus in die normale Stellung sowie das gleichzeitige Gleiten des Tractus iliotibialis über den lateralen Femur(epi)kondylus bei ca. 20° Flexion bewirken das unangenehme, vom Patienten häufig und treffend beschriebene *«Pivot-Shift-Phänomen»*.	Vorderes Kreuzband; laterales Kapselband.

Test	*Ausführung*	*Möglicherweise betroffene Strukturen*
	Der Patient berichtet, daß beim Laufen/Gehen häufig vollständig unerwartet sein Knie in Richtung nach vorn versagt. Hierfür bestehen zwei Möglichkeiten der Prüfung: Handelt es sich um eine frische Instabilität, so wird der Pivot-Shift-Test mit auf dem Untersuchungstisch ruhenden Oberschenkel ausgeführt; besteht die Instabilität schon lange Zeit, so kann dieser Test auch ohne Unterstützung des Untersuchungstisches ausgeführt werden.	
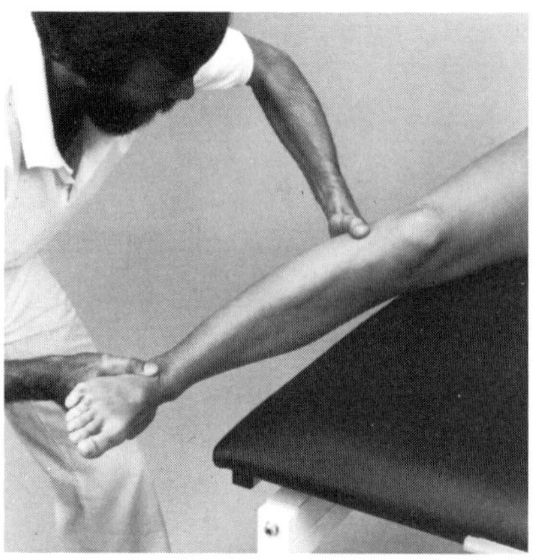 *14b. Pivot-Shift-Test bei frischer Instabilität.*	Die gleichseitige Hand umfaßt den Fuß derart, daß der Daumen an der dorsalen Seite des Kalkaneus und die Finger an der ventralen Seite der Tibia und des Talus angelegt werden. Das Bein des Patienten ist gestreckt.Der Vorderarm des Therapeuten wird nunmehr etwa in der Verlängerung des Beines des Patienten gehalten und übt einen axialen Druck aus. Die andere Hand übt mit Thenar und Hypothenar nach ventromedial auf das Fibulaköpfchen Druck aus. Die gleichseitige Hand führt nunmehr eine Flexion und Innenrotation des Kniegelenks aus, wobei stets der axiale Druck aufrechterhalten bleibt. Zugleich entsteht infolge der Abduktionskraft, die das Resultat der gemeinsamen Wirkung beider Hände darstellt, eine Subluxation des Tibiaplateaus nach ventral. Diese Subluxation kann bei zunehmender Flexion wegen der Form des Femurkondylus und des Tibiaplateaus und durch die Dehnung des Tractus iliotibialis nicht bestehen bleiben. Zwischen 30° und 50° wird also auch das Tibiaplateau zurückgleiten, da nun der Tractus iliotibialis hinter der Flexionsachse verläuft. Dieser Bewegungsablauf ist deutlich sicht- und fühlbar. Dieser Test wurde zuerst von MacIntosh beschrieben.	

Test	*Ausführung*	*Möglicherweise betroffene Strukturen*
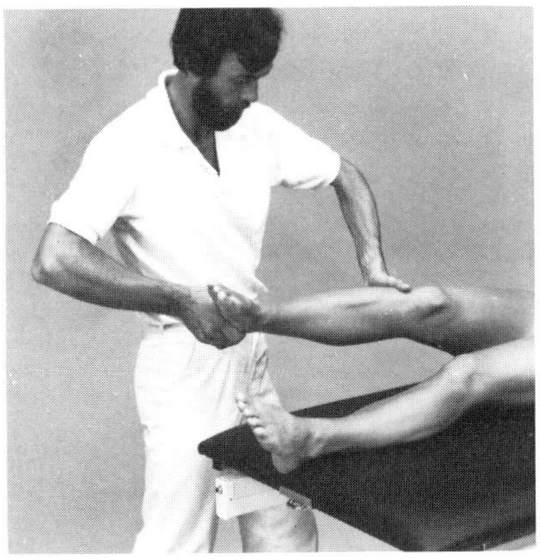 *14c. Pivot-Shift-Test bei länger bestehender Instabilität.*	Das Photo 14c zeigt denselben Test, jedoch nunmehr derart, daß der Oberschenkel nicht auf dem Untersuchungstisch ruht. Auf diese Weise kann der Test nur dann durchgeführt werden, wenn der Patient sich gut entspannen kann, also auch nur geringe Schmerzen hat, etwa wie bei einer späten Instabilität.	
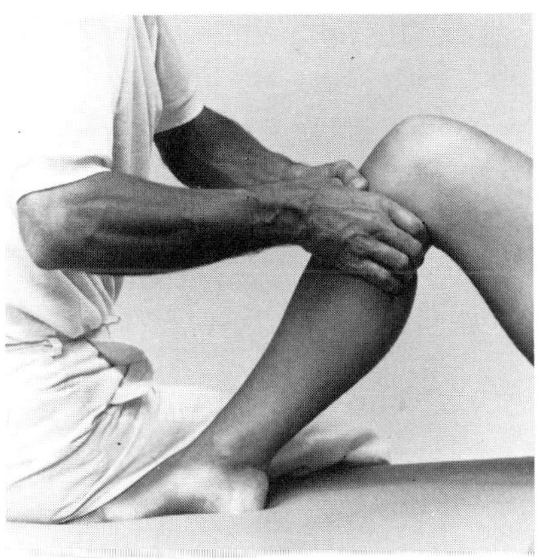 *15. Schubladentest nach hinten in neutraler Stellung.*	Die Ausgangshaltung des Patienten und Testausführung sind dieselben wie bei Test 9. Hier wird der Druck nach dorsal ausgeübt; das Endgefühl ist von wesentlicher Bedeutung. (Endgefühl = «Anschlagen» des Knies beim Schubladentest nach hinten.) Schlägt das Knie an, so handelt es sich um eine partielle (keine Total-)Ruptur des hinteren Kreuzbandes, falls die gesunde Seite noch einen gewissen Spielraum aufweist. Bei der Totalruptur ist das Endgefühl ausgesprochen weich. Man legt die Daumen zweckmäßigerweise auf die Tibia. Siehe auch Test 10, Seite 308.	Hinteres Kreuzband.
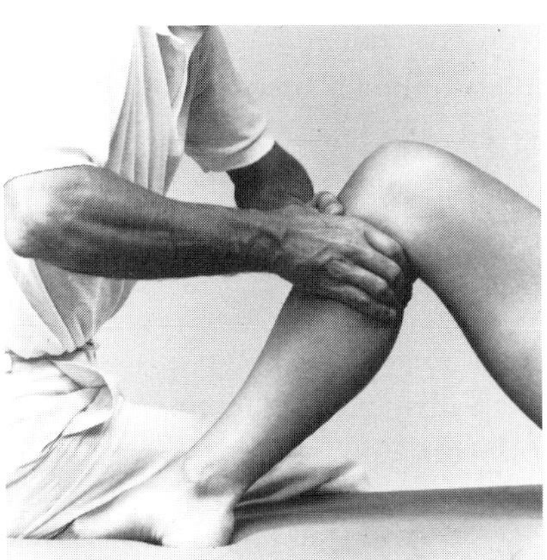 *16. Schubladentest nach hinten in Außenrotation.*	Siehe Test 9. und 12.	Hinteres Kreuzband; posterolateraler Kapsel-Band-Apparat.

Test	*Ausführung*	*Möglicherweise betroffene Strukturen*
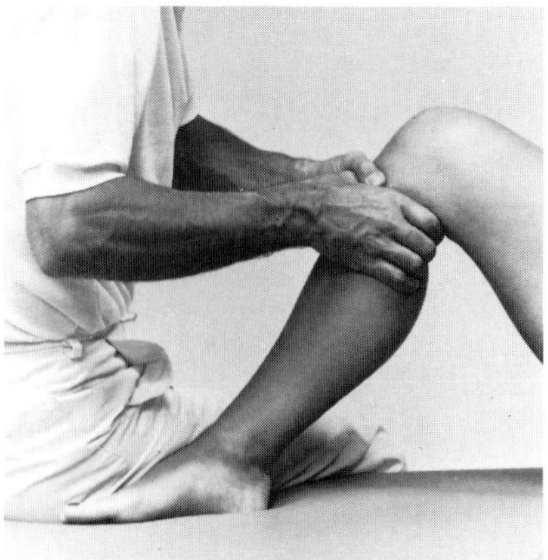 *17. Schubladentest nach hinten in Innenrotation.*	Siehe Test 13. und 15.	Hinteres Kreuzband; posteromedialer Kapsel-Band-Apparat.
18. «Shearing strain» nach lateral (Scherenbewegung) Siehe S. 275.	Das Knie befindet sich in Flexionsstellung von 90°; die gleichseitige Hand wird an den medialen Tibiakondylus gelegt und übt Druck nach lateral aus. Die andere Hand fixiert das Femur am lateralen Kondylus.	Dieser Test gibt einen Hinweis auf eine Verletzung des hinteren Kreuzbandes und ist vornehmlich bei sehr geringfügiger Instabilität sehr wertvoll und aussagekräftig.

Ergänzende Untersuchungen bei Verdacht auf Instabilität

Röntgenaufnahmen: Routinemäßig.
Kniepunktion: Gespannter Hydrops oder Hämarthros.
Arthrographie: nur bei chronischen Kapsel-Band-Affektionen im Zusammenhang mit möglichen Meniskusveränderungen und/ oder Knorpelschäden.
Arthroskopie: Bei traumatischem Hämarthros mit stabilem oder geringfügig instabilem Knie.

Bei der Untersuchung fallen häufig mehrere Tests positiv aus. Nur bei Vorliegen einer streng isolierten Verletzung eines Kniebandes (z.B. isolierte Ruptur des vorderen und hinteren Kreuzbandes) ergibt sich ein positiver Test. Am häufigsten ist die anteromediale Instabilität – Schublade nach vorn sowie nach vorn in Außenrotation positiv sowie oft Valgustest in 30° Flexion und Pivot-Shift-Test positiv, manchmal auch Hyperextension.

Auch bei geringen Formen frischer Instabilität können die betroffenen Bandstrukturen das Bild verschleiern, was die Situation zu unrecht harmloser erscheinen läßt. Je früher der Therapiebeginn, umso besser wird das Resultat ausfallen. Der orthopädische Chirurg muß den Schweregrad der Instabilität beurteilen, die Therapie bestimmen, einleiten bzw. durchführen. Je nach Schweregrad der Verletzung aktive Therapie (muskelstärkende Maßnahmen), Immobilisation (Gips) oder Operation. Heute werden meistens Kombinationseingriffe bevorzugt.

Die Abb. 9.3, 9.5 bis 9.9 und 9.11 entstanden nach Wagner, M., und Schwabus, R.: Anatomie des Kniegelenkes. Brüder Hollinek, Wien 1980.

Literaturverzeichnis (Kniegelenk)

1. Burbach, Th., Veraart, B. E. E. M. J.: Beoordeling en behandeling van acute kniebandletsels.
   Ned. Tijdschrift von Geneesk. **122**, Nr. 42 (1978).
2. Clinical Orthopaedics and Related Research.
   Ligamentous injuries of the knee, Number 147. March–April 1980.
3. Cyriax, J.: Textbook of orthopaedic medicine. Vol. I. Diagnosis of soft tissue lesions. 7th Edition. Baillière Tindall, London 1979.
4. Cyriax, J.: Textbook of orthopaedic medicine. Vol. 2. Treatment by manipulation, massage and injection.
   10th Edition. Baillière Tindall, London 1980.
5. Dahhan, P., et al.: The femoropatellar joint.
   Anatomia Clinica No. 3 (1981).
6. Dickhaut, S. C., Delee, J. C.: The discoid lateral-meniscus syndrome.
   Journal of Bone and Joint Surgery **64-A**, no. 7, September (1982).
7. Eikelaar, H. R.: Arthroscopy of the knee.
   Proefschrift, Groningen 1975.
8. Espley, A. J., Waugh, W.: Regeneration of menisci after total knee replacement. A report of five cases.
   Journal of Bone and Joint Surgery **63-B**, no. 3 (1981).
9. Fahmy, N. R. M., Williams, E. A., et al.: Meniscal pathology and osteoarthritis of the knee.
   Journal of Bone and Joint Surgery **65-B**, no. 1 (1983).
10. Falkenberg, P., Nygaard, H.: Isolated anterior dislocation of the proximal tibiofibular joint.
    Journal of Bone and Joint Surgery **65-B**, no. 3 (1983).
11. Farquharson-Roberts, M. A., Osborne, A. H.: Partial rupture of the anterior cruciate ligament of the knee.
    Journal of Bone and Joint Surgery **65-B**, no. 1 (1983).
12. Fujikawa, K., Iseki, F., et al.: Partial resection of the discoid meniscus in the child's knee.
    Journal of Bone and Joint Surgery **63-B**, no. 3 (1981).
13. Hamberg, P., Gillquist, J., et al.: Suture of new and old peripheral meniscus tears.
    Journal of Bone and Joint Surgery **65-A**, no. 2 (1983).
14. Hardaker, W. T., et al.: Diagnoses and treatment of the plica syndrome of the knee.
    Journal of Bone and Joint Surgery **62-A**, no. 2, March (1980).
15. Hirschfeld, P.: Die Sportverletzung und ihre Behandlung. I. Das Knie.
    Schwarzeck-Verlag, München 1976.
16. Hughston, J. C., Barrett, G. R.: Acute anteromedial rotatory instability. Journal of Bone and Joint Surgery **65-A** no. 2 (1983).
17. Indelicato, P. A.: Non-operative treatment of complete tears of the medial collateral ligament of the knee.
    Journal of Bone and Joint Surgery **65-A**, no. 3 (1983).
18. Insall, J.: Current concepts review patellar pain.
    Journal of Bone and Joint Surgery, 1982.
19. Johnson, R. J., et al.: The anterior crusiate ligament deficient knee.
    Clinical orthopaedics and related research Nr. 172, Jan./Febr. (1983).
20. Jouanin, T., et al.: The synovial folds of the knee joint: Anatomical study. Anatomia Clinica, no. 4 (1982).
21. Kennedy, J. C.: The injured adolescent knee.
    William and Wilkins, Baltimore, USA, 1979.

22. Korst, J. K.: Gewrichtsziekten.
Bohn, Scheltema Holkema, Utrecht 1980.
23. Krahl, H.: «Jumper's knee» – Ätiologie, Differentialdiagnose und therapeutische Möglichkeiten. Orthopäde **9**, 193–197 (1980).
24. Mann, R. A., Hagy, J. L.: The popliteus muscle.
Journal of Bone and Joint Surgery **59-A**, 924–927 (1977).
25 Mŏller, H.: Incarcerating mediopatellar synovial plica syndrome.
Acta orthop. Scand. **52**, 357–361 (1981).
26. Muhr, G., Wagner, M.: Kapsel-Band-Verletzungen des Kniegelenks.
Springer-Verlag, Berlin-Heidelberg-New York 1981.
27. Muskee, C.: De knie, Funktioneel – Anatomische Aspekten en bewegingsgedrag.
Tijdschrift van de Ned. en Belg. Ver. voor Orthop. Geneesk. (Cyriax), no. 2 (1981), no. 1 (1982).
28. Noble, C. A.: Iliotibial band friction syndrome in runners.
American Journal of Sports Medicine **Vol. 8**, no. 4 (1980).
29. Noyes, F. R., Matthews, D. S., et al.: the symptomatic anterior cruciate-deficient knee.
Journal of Bone and Joint Surgery **65-A**, no. 2 (1983).
30. Noyes, F. R., Mooar, P. A., et al.: The symptomatic anterior cruciate-deficient knee.
Journal of Bone and Joint Surgery **65-A**, no. 2 (1983).
31. Paulos, L., Noyes, F. R., Malek, M.: A practical guide of the initial evaluation and treatment of knee ligament injuries.
Journal of Trauma **20**, 498–506 (1980).
32. Paulos, L., Rusche, K., et al.: Malalignment van de patella. Een behandelingsschema.
Physical Therapy **60**, no. 12 1624–1632 (1980).
33. Pavlov, H., Warren, R. F., et al.: The accuracy of double-contrast arthrographic evaluation of the anterior cruciate ligament.
Journal of Bone and Joint Surgery **65-A**, no. 2 (1983).
34. Physical therapy. Journal of the American Physical Therapy Association, The Knee, Athletic Injuries, december 1980.
35. Ritter, M. A.: The knee, a guide to the examination and diagnosis of ligament injuries.
Charles C. Thomas. Publisher, Springfield, Illinois, USA, 1979.
36. Schoemaker, S. C., et al.: In vivo rotatory knee stability. Ligamentous and muscular contributions.
Journal of Bone and Joint Surgery **64-A**, no. 2, February (1982).
37. Seebacher, J. R., et al.: The structure of the posterolateral aspect of the knee. Journal of Bone and Joint Surgery **64-A**, no. 4 (1982).
38. Siwek, C. W., Rao, J. P.: Ruptures of the extensor mechanism of the knee joint.
Journal of Bone and Joint Surgery **63-A**, no. 6, July (1981).
39. Smeding, B., Heere, L. P.: Het iliotibiale band-frictie-syndroom.
Geneeskunde en Sport, **16**, no. 1 (1983).
40. Turner, M. S., Smillie, I.S.: The effect of tibial torsion on the pathology of the knee. Journal of Bone and Joint Surgery **63-B**, no. 3 (1981).
41. Veraart, B. E. E. M. J.: Verse kniebandletsels. Biomechanica en functionale anatomie in relatie tot letsels van het bandapparaat van de knie. Ned. Tijdschrift v. Geneesk. **122**, nr. 42 (1978).
42. Verbiest, B., Veraart, B. E. E. M. J.: Het plicasyndroom van de knie.
Nederlands Tijdschrift voor Geneeskunde **126**, nr. 27 (1982).
43. Verdonk, R., et al.: Medial plica synovialis of shalf syndrome of the knee. Acta Orthopaedica Belgica **48**, Fasc. 3 (1982).

10

Unterschenkel, Sprunggelenk und Fuß

Oberes Sprunggelenk

(Articulatio talocruralis)

Kapselmuster

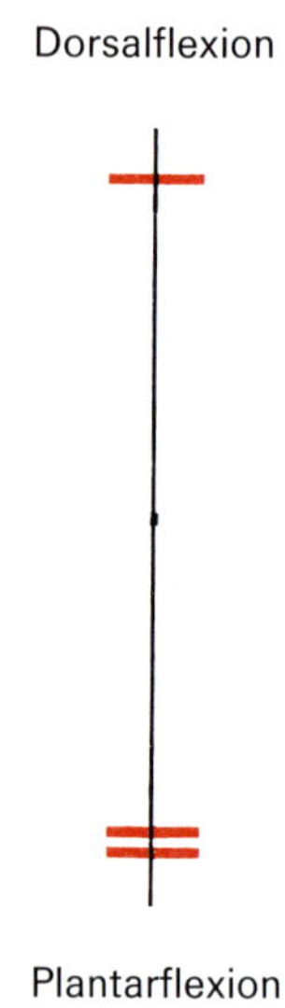

Beispiel für ein nicht-kapsuläres Muster

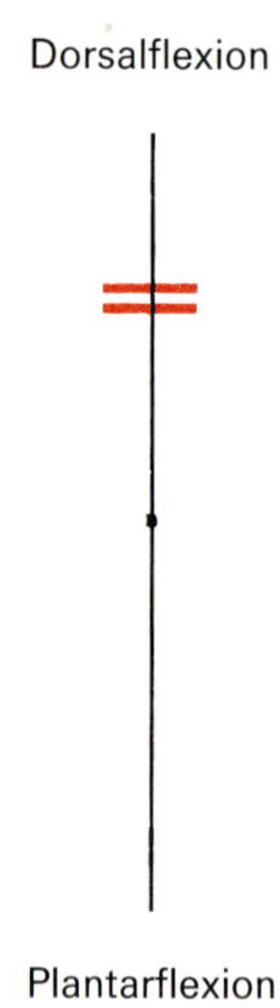

= verkürzte Wadenmuskeln

Untersuchung des Unterschenkels, der Fußgelenke (Sprunggelenke) und des Fußes

Schmerzen im Unterschenkel können durch eine örtliche Affektion verursacht werden, aber auch durch Affektionen der Lendenwirbelsäule, der Hüfte oder des Sakroiliakalgelenkes.
Daher ist besonders hier, ebenso wie beim Kniegelenk, eine gute, ausführliche, detaillierte Anamnese von größter Wichtigkeit.

Lendenwirbelsäule:	L3-Dermatom	=	Unterschenkel ventral
	L4-L5-Dermatom	=	Unterschenkel lateral
	S1-S2-Dermatom	=	Unterschenkel dorsal
Sakroiliakalgelenk:	S1-S2-Dermatom	=	Unterschenkel dorsal
Hüfte (vor allem L3-Strukturen):	L3-Dermatom	=	Unterschenkel ventral

Schmerzen in Knöchel und Fuß werden meistens von einer lokalen Affektion ausgelöst, aber auch hier muß die Differentialdiagnose gegenüber Affektionen der Lendenwirbelsäule und des Sakroilikalgelenkes in die Überlegung einbezogen werden.

Lendenwirbelsäule:	L4-Dermatom	=	Fußrücken, Innenseite des Fußes und der Großzehe
	L5-Dermatom	=	Fußrücken, Großzehe, zweiter, dritter und vierter Zeh
	S1-Dermatom	=	lateraler Fußrand (Außenseite) und 5. Zeh
	S2-Dermatom	=	Fersengebiet
Sakroiliakalgelenk:	S1-S2-Dermatom	=	vor allem die Ferse

Anamnese

1. Lebensalter?
2. Beruf, Hobby (Sport)?
3. Hatte der Patient jemals Beschwerden im Unterschenkel, in der Knöchelgegend (Sprunggelenke) oder im Fuß?
   Wann? Wie entstanden?
4. Wie sind die Beschwerden entstanden?
   Was unternahm der Patient, als die Beschwerden begannen?
   Traumatisch?
   Traten die Schmerzen unmittelbar danach oder später auf?
   Wo sind die Schmerzen lokalisiert?
5. Versagt das Fußgelenk (Sprunggelenk) des Patienten?
   Mit oder ohne Schmerzen?
   In welcher Richtung?
6. Bestehen Einklemmungserscheinungen (Gelenksperre)?

7. Bestand oder besteht eine Schwellung?
   Unmittelbar oder einige Stunden danach oder noch viel später?

8. Ist ein Funktionsverlust zu konstatieren?
   Unmittelbar oder später?

9. Weiterer Verlauf:
   Hat sich die Lokalisation der Schmerzen verändert?
   Besteht Ausstrahlung? Wo?
   Verspürt der Patient scharfe kurzanhaltende Stiche («twinges»)?
   Treten beim Treppenlaufen Schwierigkeiten auf?

10. Wurde der Patient bereits früher behandelt? Welche Behandlung, welches Resultat?

11. Hatte der Patient jemals andere Gelenkbeschwerden?

12. Wird der Patient medikamentös behandelt – womit?

Inspektion

(Siehe Teil 1, Anatomie in vivo)

BEIM GEHEN/LAUFEN

Wird der Fuß geschont oder abnorm belastet?
Schleift der Patient den Fuß nach?
Besteht eine Schrittlängendifferenz?

IM STEHEN

Stellung der Beine:
Genu varum; Genu valgum;
Außen-/Innentorsion des Unterschenkels;
Varus-/Valgusstellung des Kalkaneus.

Symmetrie der Achillessehnen.

Stellung des Mittel- und Vorfußes.

Stellung der Zehen.

Schwellung (total oder örtlich).

Narben.

Farbabweichungen.

Muskelatrophie.

An den Nägeln und in ihrer Umgebung können Veränderungen deutlich sein. So sind z.B. manche Systemaffektionen an Nagelveränderungen kenntlich. Achten Sie auf Hautveränderungen (siehe auch «Inspektion im Liegen»).

Widmen Sie auch den Schuhen die nötige Aufmerksamkeit.
Wo befinden sich die am stärksten abgetretenen Stellen?

IM LIEGEN

Ist die eventuell im Stehen festgestellte Deformität noch vorhanden?

Bestehen Hautveränderungen:
Glanzhaut, Abschilferungen, Schwielenbildung, Pigmentation, Flecken?

Palpation

Vor der Funktionsuntersuchung

Hauttemperatur.

Schwellung:
Art der Schwellung; fest, hart.

Wenn notwendig, Pulsprüfung der
A. tibialis posterior – einen Querfinger unterhalb und hinter dem medialen Malleolus;

A. dorsalis pedis – zwischen den Ossa metatarsalia I und II (die Arterie ist in 10–15% der Fälle nicht vorhanden).

Immer sollte man die Pulse beiderseits vergleichen.

Anmerkung: Die Palpation nach Feuchtigkeit und Hauttemperatur muß sowohl vor wie nach der Funktionsuntersuchung ausgeführt werden.

Funktionsuntersuchung

Obwohl der folgende kurze Text bereits in Band 1 dieses Handbuches beschrieben wurde, erscheint es uns doch ratsam, diese Punkte nochmals in Band 2 zu erwähnen.

Der Fuß ist ein sehr kompliziertes Organ, das aus 25 Knochen besteht. Die Gelenke zwischen Talus und Kalkaneus werden gemeinsam das subtalare oder untere Sprunggelenk genannt; die Gelenke zwischen Talus und Os naviculare einerseits und Os cuboideum andererseits werden in der niederländischen «Anatomie»-Sprache (gleichfalls im Englischen) gemeinsam «mid-tarsal gewricht» oder «mediotarsales» Gelenk genannt. In diesem Buch verwenden wir die Bezeichnung «proximale Tarsalgelenke».
Es werden eine Reihe verschiedener Bezeichnungen für die Bewegungen der Fußgelenke verwendet. Dabei müssen wir immer unser Augenmerk darauf lenken, daß fast alle Fußbewegungen sehr komplizierte Bewegungen sind, die nicht um feste, wohldefinierte Achsen ausgeführt werden. Wir halten uns an die Bezeichnungen, die 1962 von der «American Academy of Orthopaedic Surgeons» vereinbart wurden und 1964 von den «Orthopaedic Associations of Australia, New Zealand, South Africa and England» anerkannt wurden.

1. **Oberes Sprunggelenk:**
   (Tibia-Fibula mit Talus) = Art. talocruralis:
   Dorsal- und Plantarflexion.

2. **Unteres Sprunggelenk:**
   (Talus mit Kalkaneus = Art. subtalaris und die talokalkaneonavikulare Verbindung) = Art. talocalcaneonavicularis:
   Varus (Inversions-) und Valgusbewegung (Eversion) (Resultante der verschiedenen Bewegungen in den drei Gelenkflächen).

3. Proximale Tarsalgelenke oder «mediotarsales» Gelenk:
   (Kalkaneus mit Os cuboideum und Talus mit Os naviculare) Art. talonavicularis et calcaneocuboidea:
   Dorsal- und Plantarflexion;
   Ab- und Adduktion;
   Pronation und Supination.

4. Bewegungen in den intertarsalen und tarsometatarsalen Gelenken werden in diesem Buch nicht näher beschrieben; es handelt sich ebenfalls um komplizierte mehrachsige Bewegungen, jedoch mit sehr kleinen Bewegungsausschlägen. Am zweckmäßigsten kann man diese Gelenke mittels translatorischer Bewegungen testen.

5. Bewegungen des gesamten Fußes, wobei sich das obere Sprunggelenk in Plantarflexion, das untere Sprunggelenk in Varusstellung und das proximale Tarsalgelenk in Supinationsstellung befinden, bezeichnen wir als Inversion, jedoch wird in der deutschen Nomenklatur diese Gesamtbewegung meistens Supination genannt. Die entgegengesetzte Bewegung (oberes Sprunggelenk in Dorsalflexion, unteres Sprunggelenk in Valgusstellung und das proximale Tarsalgelenk in Pronationsstellung) bezeichnen wir als Eversion, jedoch wird diese Gesamtbewegung in der deutschen Literatur meistens Pronation genannt.

Es ist nicht von so ausschlaggebender Bedeutung, wie man eine Bewegung bezeichnet. Wichtig ist nur, daß man bezüglich der Anwendung der Nomenklatur konsequent verfährt.

Wir sind uns dessen bewußt, daß die Tatsachen und die anatomische Situation hierdurch einigermaßen simplifiziert werden, jedoch ist diese Untersuchungsmethode für die tägliche Praxis unserer Ansicht nach am brauchbarsten.

Siehe Beschreibung der entsprechenden anzuwendenden Handgriffe und Ausführung der folgenden Tests in Band 1, Anatomie in vivo.

Klagt der Patient zu diesem Zeitpunkt über Schmerzen?
Falls ja, verändern sich die Schmerzen während der Funktionsprüfung?

Vergleichen Sie stets die erkrankte mit der gesunden Seite!

OBERES SPRUNGGELENK

Passive Bewegungen

Plantarflexion: Schmerzen und Bewegungseinschränkung können infolge verschiedener artikulärer und osteogener Affektionen auftreten.
Schmerzen und/oder Hypermobilität können als Folge von Affektionen der Ligg. tibiotalare anterius, talofibulare anterius und tibiofibulare anterius inferius auftreten. Affektionen der Dorsalflexoren können bei dieser Bewegung durch Dehnung Schmerzen verursachen.

Dorsalflexion: Ebenso wie bei der passiven Plantarflexion kann auch diese Bewegung Schmerzen auslösen und durch artikuläre und osteogene Affektionen eingeschränkt sein.
Schmerzen und/oder Hypermobilität können bei Affektionen des Lig. tibiofibulare anterius inferius entstehen.
Auch können Schmerzen bei Affektionen der Plantarflexoren, die bei dieser Bewegung gedehnt werden, auftreten.

Inversion (Plantarflexion-Adduktion-Supination): Schmerzen und Bewegungseinschränkung können die Folge artikulärer Affektionen des oberen und unteren Sprunggelenkes und der proximalen Tarsalgelenke (Art. talo[calcaneo]navicularis und calcaneocuboidea sein. Schmerzen und/oder Hypermobilität können durch Affektionen der Ligg. talofibulare anterius, calcaneocuboideum und eventuell des Lig. bifurcatum entstehen.

Plantarflexion-Abduktion-Pronation: Schmerzen und Bewegungseinschränkung, siehe Inversion.
Schmerzen und/oder Hypermobilität können bei Affektionen des vorderen und mittleren Teils des Lig. deltoideum entstehen.

Eversion (Dorsalflexion-Abduktion-Pronation): Schmerzen und Bewegungseinschränkung, siehe Inversion. Schmerzen und/oder Hypermobilität können bei Affektionen des mittleren und hinteren Anteils des Lig. deltoideum entstehen (Fuß in diesem zweiten Fall nicht in maximaler Dorsalflexion).

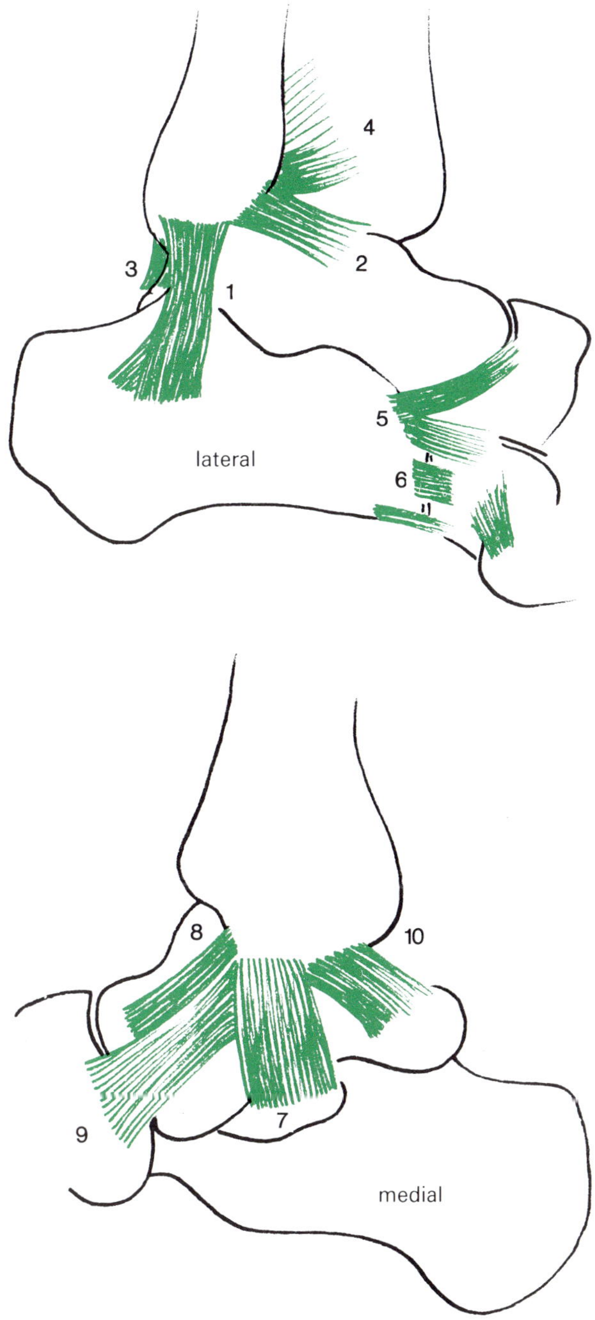

Abbildung 10.1
Die Kollateralbänder (rechter Fuß).

1. *Lig. calcaneofibulare*
2. *Lig. talofibulare anterius*
3. *Lig. talofibulare posterius*
4. *Lig. tibiofibulare anterius inferius*
5. *Lig. bifurcatum (Ligg. calcaneonaviculare und calcaneocuboideum)*
6. *Lig. calcaneocuboideum*
7. *Lig. tibiocalcaneare*
8. *Lig. tibiotalare anterius*
9. *Lig. tibionaviculare*
10. *Lig. tibiotalare posterius*

Varustest bei oberem Sprunggelenk in Mittelstellung: Schmerzen und/oder Hypermobilität deuten auf eine Affektion des Lig. calcaneofibulare, des Lig. talofibulare posterius (selten) oder der Ligg. tibiofibulare anterius inferius und/oder posterius inferius. Ein positiver Test geht meistens mit einem «Klick» einher.

Schubladentest nach vorn (Englisch: «anterior drawer sign») (Tibia nach hinten): Schmerzen und Hypermobilität entstehen, wenn das Lig. talofibulare anterius und/oder das Lig. tibiotalare anterius betroffen sind.

Schubladentest nach hinten (Tibia nach vorn): Schmerzen und Hypermobilität werden durch Affektionen des Lig. talofibulare posterius oder durch das Lig. tibiotalare posterius ausgelöst.

Talus nach medial und lateral in der Malleolengabel: Schmerzen und/oder Hypermobilität deuten auf eine Verletzung des Lig. tibiofibulare anterius inferius.

Passive Bewegungen

Valgus (mit maximaler Dorsalflexion im oberen Sprunggelenk): Schmerzen sind meistens die Folge von Affektionen des Lig. tibiocalcaneare. Bewegungseinschränkung findet man selten.

Varus (mit maximaler Dorsalflexion des oberen Sprunggelenkes): Schmerzen entstehen bei einer Affektion des Lig. calcaneofibulare; Bewegungseinschränkung gemäß dem kapsulären Muster ist die Folge einer artikulären Affektion.

PROXIMALE TARSALGELENKE
(ART. TALONAVICULARIS UND ART. CALCANEOCUBOIDEA)

Passive Bewegungen

Dorsalflexion.
Plantarflexion.
Supination.
Pronation.
Abduktion.
Adduktion.
Schmerzen und Bewegungseinschränkung der Plantarflexion, Supination und Adduktion, mehr als der Dorsalflexion, sind kapsulär (siehe Seite 333).
Schmerzen und Hypermobilität kommen bei manchen angeborenen oder erworbenen Fußinsuffizienzen vor.

METATARSOPHALANGEALGELENK I
(ART. METATARSOPHALANGEA = GROSSZEHENGRUNDGELENK)

Passive Bewegungen

Dorsalflexion: Schmerz und Bewegungseinschränkung sind meistens kapsulär; die Plantarflexion ist hierbei viel weniger eingeschränkt. Meistens handelt es sich um einen Hallux rigidus.

Plantarflexion: Schmerzen und Bewegungseinschränkung sind meistens kapsulär (siehe Dorsalflexion).

UNTERSCHENKEL UND FUSS – ALLGEMEINES

Widerstandstests

Schwäche deutet auf eine Ruptur der Sehne oder des Muskels oder auf ein lumboradikuläres Syndrom. Schmerzen weisen auf eine der folgenden kontraktilen Strukturen hin.

Dorsalflexion: Mm. tibialis anterior, extensor digitorum longus und extensor hallucis longus.

Plantarflexion: Mm. gastrocnemius, soleus, plantaris, tibialis posterior, peronaeus longus und peronaeus brevis.

Supination: Mm. tibialis anterior und tibialis posterior.

Pronation: Mm. peronaei.

Palpation

Nach der Funktionsuntersuchung (siehe Band 1, Anatomie in vivo).

Ebenso wie *vor* der Funktionsuntersuchung die betroffene Struktur nach Schwellung und Überwärmung bzw. Schmerz palpieren.

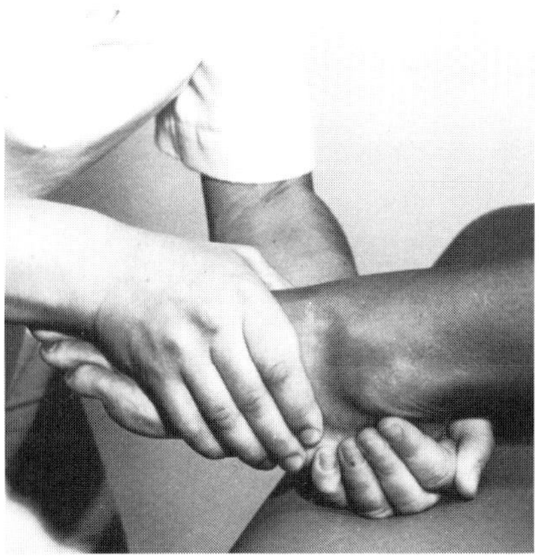

Passive Plantarflexion.

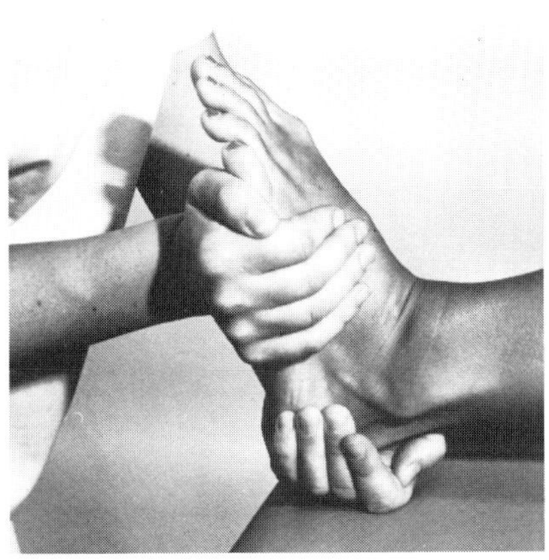

Passive Dorsalflexion.

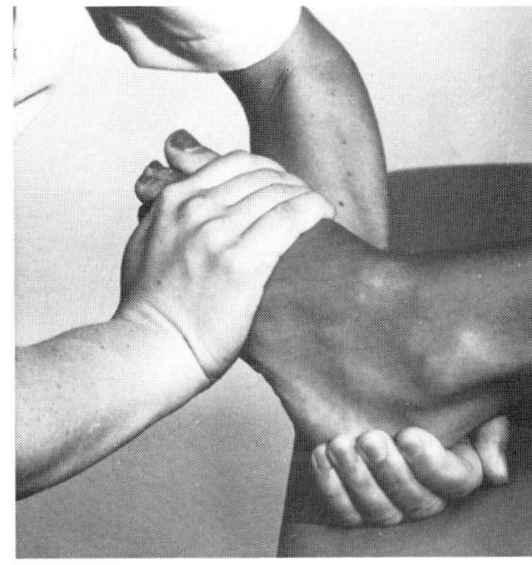

Passive Inversion.

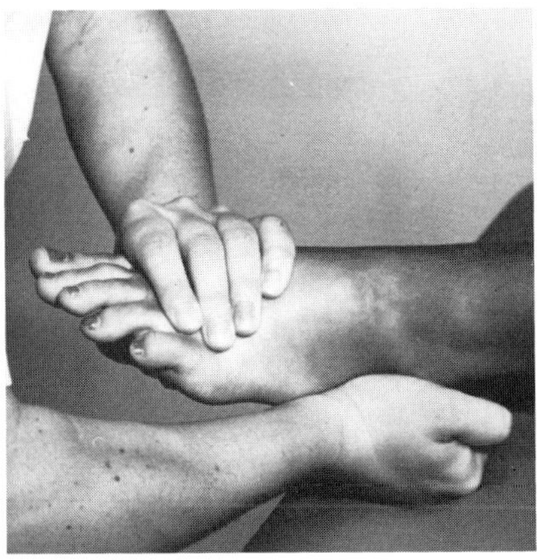

Passive Plantarflexion, Abduktion und Pronation.

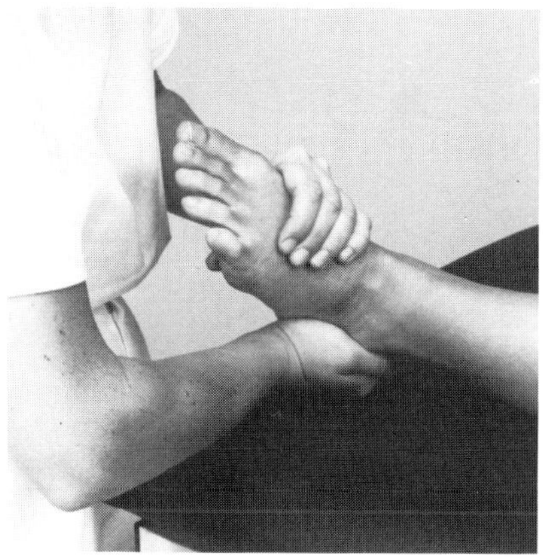

Passive Eversion.

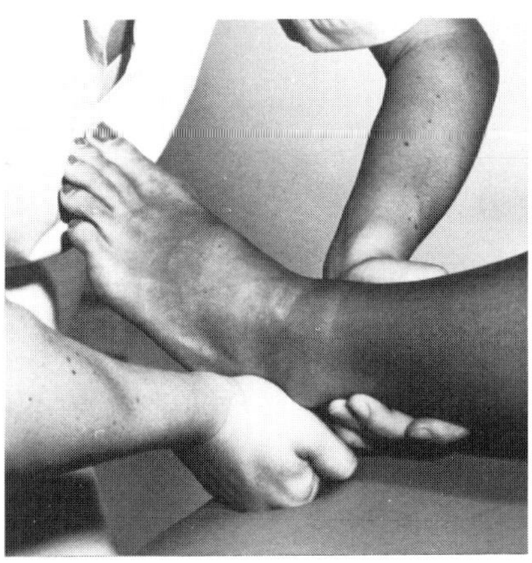

Passive Varusbewegung mit dem Fuß in Mittelstellung.

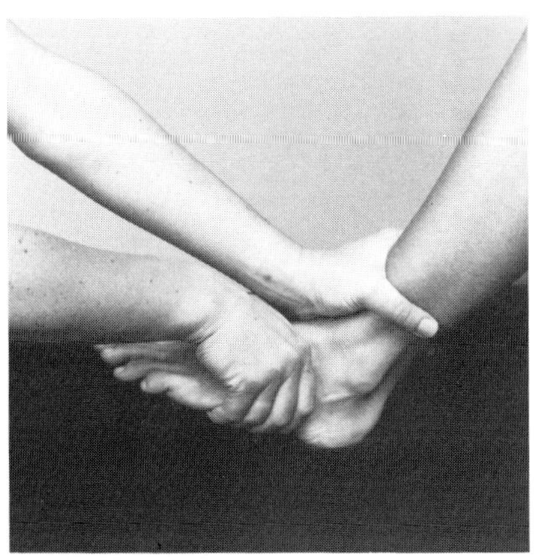

Schubladentest nach vorne.

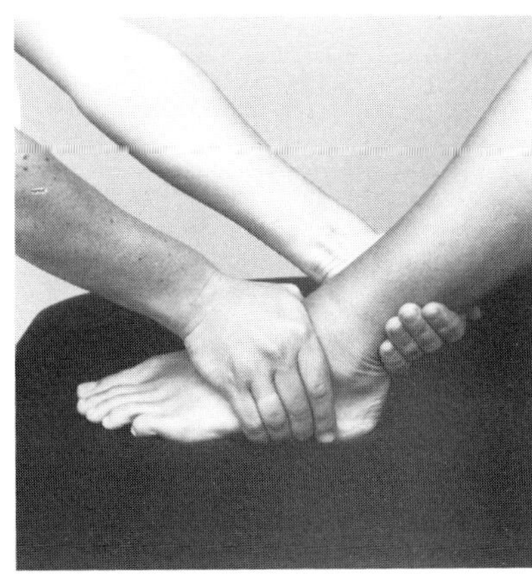

Schubladentest nach hinten.

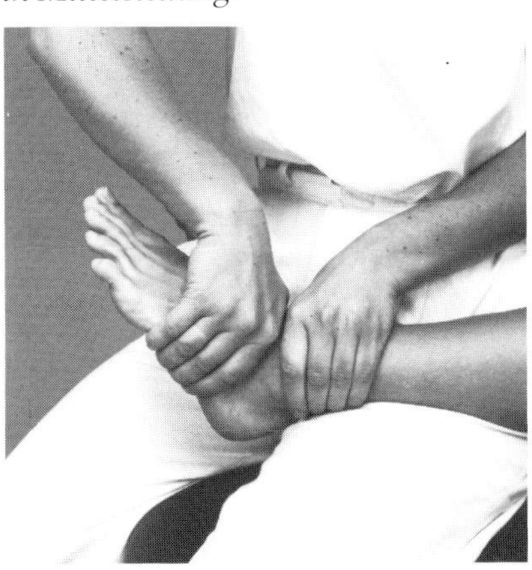

Prüfung der Talusbeweglichkeit nach medial und lateral in Malleolengabel.

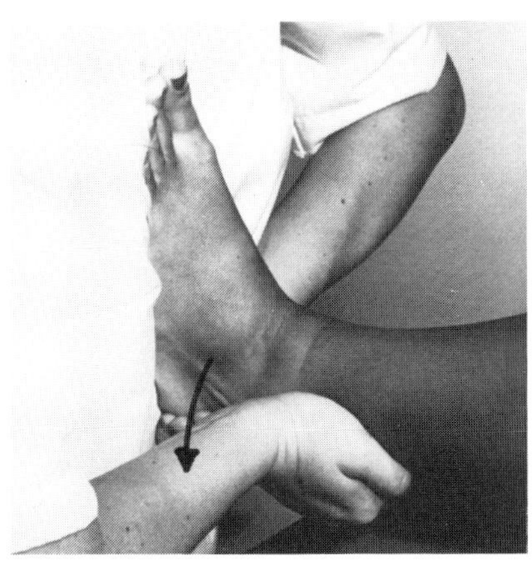

Passive Valgusbewegung mit dem Fuß in maximaler Dorsalflexion.

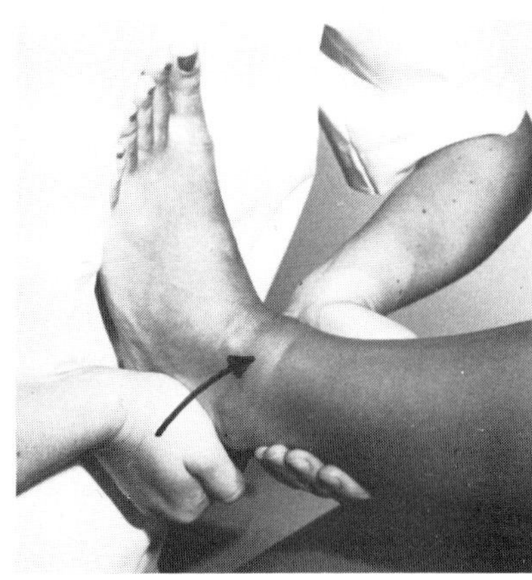

Passive Varusbewegung mit dem Fuß in maximaler Dorsalflexion.

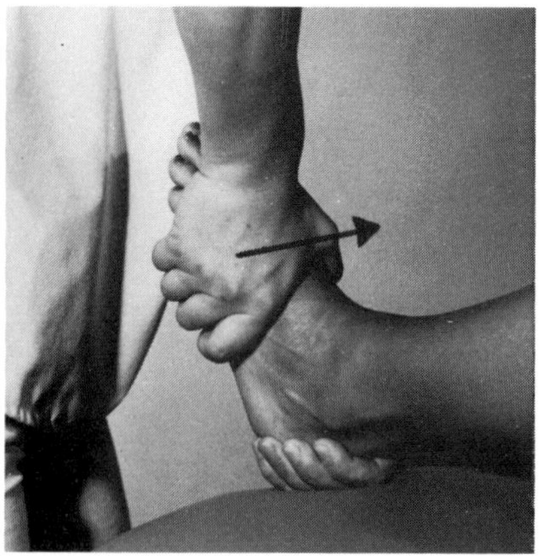

Passive Dorsalflexion der proximalen Tarsalgelenke.

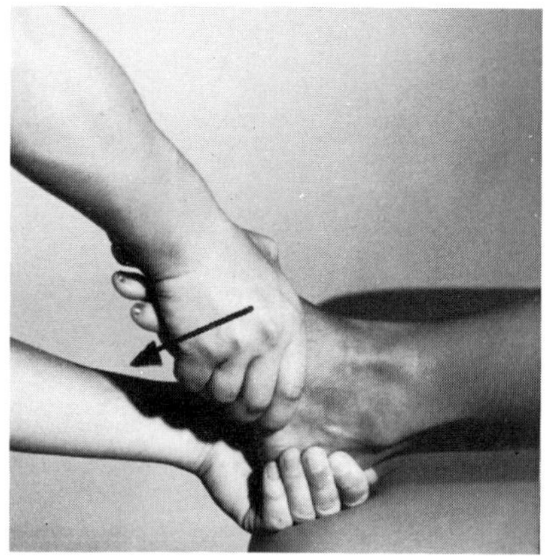

Passive Plantarflexion der proximalen Tarsalgelenke.

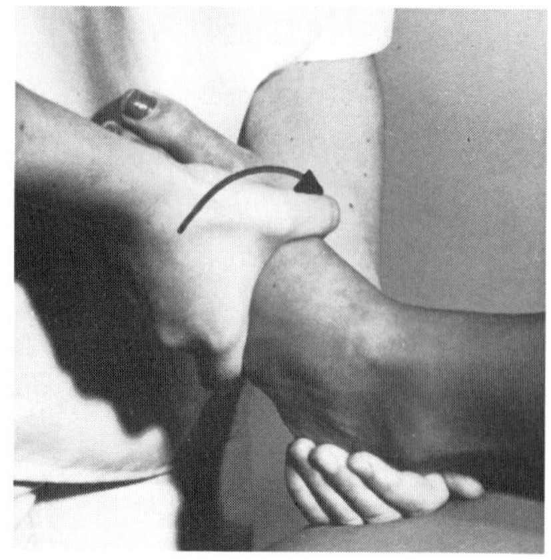

Passive Supination der proximalen Tarsalgelenke.

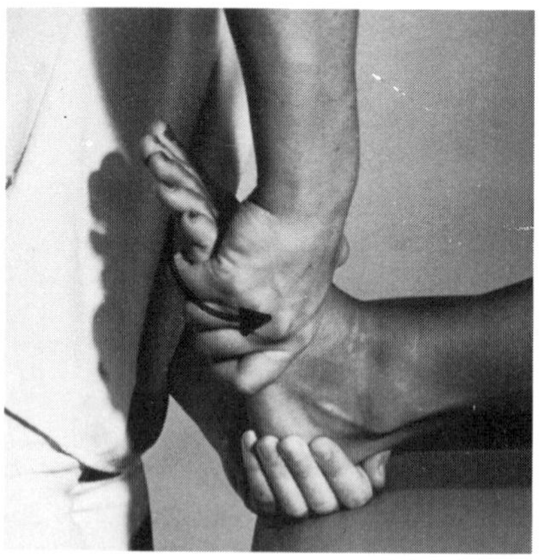

Passive Pronation der proximalen Tarsalgelenke.

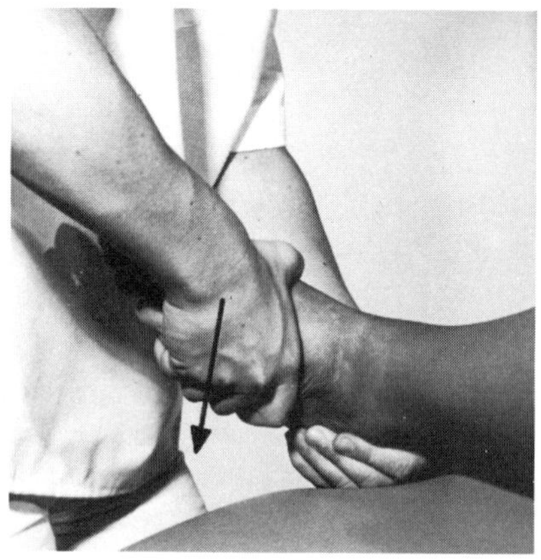

Passive Abduktion der proximalen Tarsalgelenke.

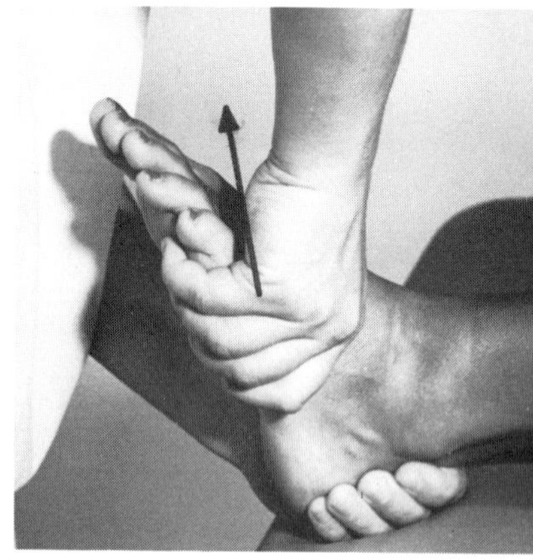

Passive Adduktion der proximalen Tarsalgelenke.

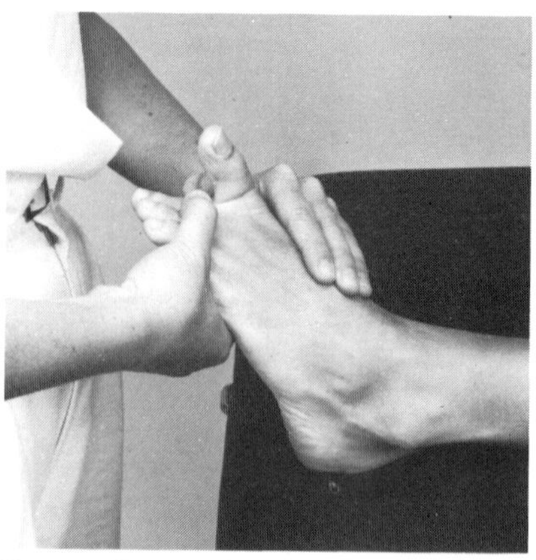

Passive Dorsalflexion des Großzehengrundgelenks.

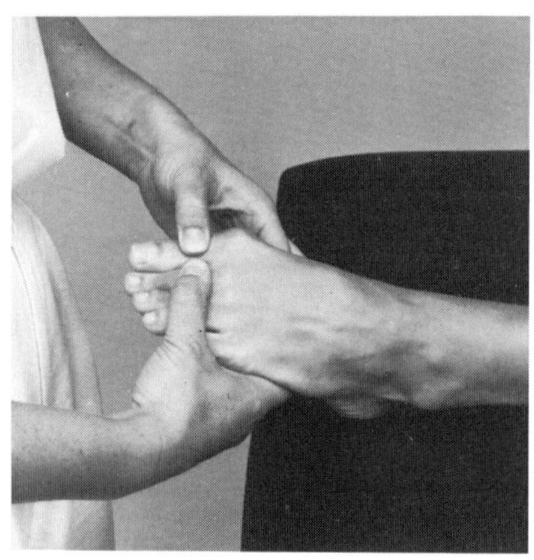

Passive Plantarflexion des Großzehengrundgelenks.

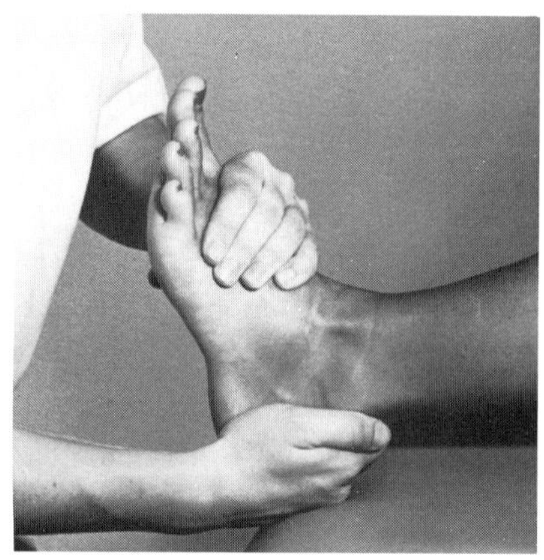

Dorsalflexion gegen Widerstand (isometrische Kontraktion).

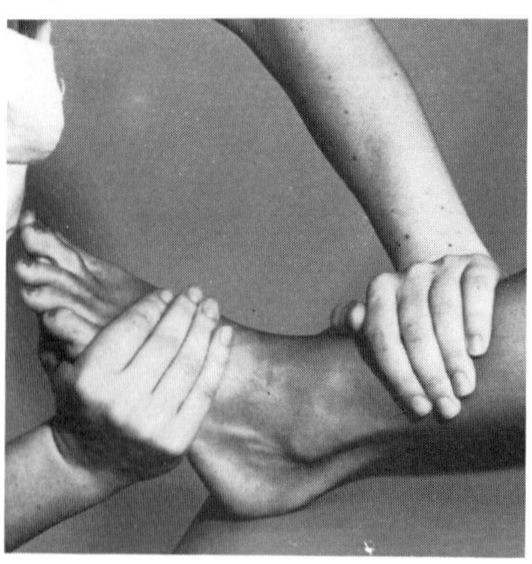

Plantarflexion gegen Widerstand (isometrische Kontraktion).

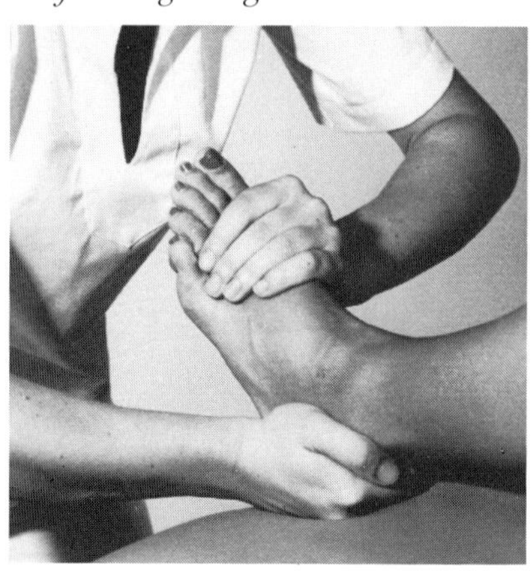

Supination gegen Widerstand (isometrische Kontraktion).

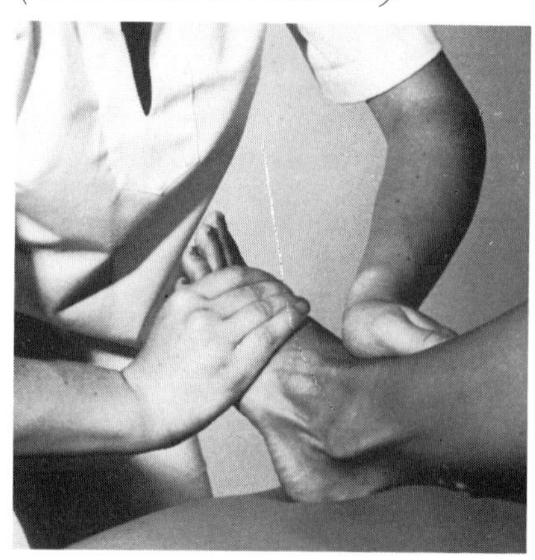

Pronation gegen Widerstand (isometrische Kontraktion).

Affektionen des oberen Sprunggelenks

(Articulatio talocruralis)

Affektion	*Klinischer Befund*	*Therapie*
1. ARTHROSE		
Im oberen Sprunggelenk kommt diese Affektion meistens sekundär vor, d. h. infolge eines früher erlittenen Traumas, wie etwa einer Fraktur von Talus, Tibia und/oder Fibula oder eines Corpus liberum.	Der Patient klagt anfangs nur über Anlaufsteifigkeit, später auch über Anlaufschmerz. Manchmal tritt eine kreisförmige Schwellung infolge eines Hydrops auf. Meistens findet man auch Krepitation im Gelenk. Bei der Funktionsuntersuchung findet man ein Kapselmuster, wobei sowohl bei Plantar- wie bei Dorsalflexion das Endgefühl hart ist. Als Komplikation können Corpora libera im Gelenk entstehen, die dann zu Einklemmungserscheinungen (Gelenksperre) führen. (Siehe unter 2.)	*Stadium 1:* (siehe S. 28): Um die schmerzhafte Dorsalflexion zu vermeiden, wird eine Fersenerhöhung angeraten. Passive Mobilisierungen führen im allgemeinen zu einem zeitweilig anhaltenden Resultat. *Stadium II:* Dieselbe Therapie, wie oben beschrieben, ergänzt durch symptomatische medikamentöse Behandlung (Salizylate oder andere Antiphlogistika, Mukopolysaccharidpolyschwefelsäureester, intraartikulär oder intramuskulär). *Stadium III:* Siehe Stadium II; eventuell operativ (Arthrodese).
1a. CORPORA LIBERA BEI ARTHROSE		
Dérangement interne infolge freier Fragmente (Dissekate), die aus Knorpel oder Knochen bestehen können, im Gelenk. Diese Affektion kann bei Patienten mit symptomatischer oder asymptomatischer Arthrose entstehen. Plötzlich tritt ein scharfer, stechender Schmerz auf, der häufig an der Sprunggelenkvorderseite lokalisiert wird.	Die plötzlich auftretenden Schmerzen entstehen während des Laufens, vor allem während des Treppabwärtslaufens. Manchmal hat der Schmerz den Charakter eines sehr kurzanhaltenden scharfen Stiches («twinge»), der den Patienten zwingt, für einen kurzen Augenblick nicht mehr auf diesem Fuß zu stehen. Die Knöchel können sich *vor* der Funktionsuntersuchung normal anfühlen, jedoch *nach* der Funktionsuntersuchung überwärmt. Manchmal ist ein leichter Hydrops vorhanden (steht in keinem Zusammenhang mit der Wärme/Überwärmung des Gelenkes). Bei der Funktionsuntersuchung kann entweder die Plantarflexion oder die Dorsalflexion eingeschränkt und schmerzhaft sein.	Manipulation unter Traktion ist meistens erfolgreich. Durch die Manipulation wird das Corpus liberum in eine Stellung gebracht, die sich nicht unmittelbar in der Nähe der Gelenkoberfläche befindet, so daß keine Schmerzen mehr auftreten können.

Affektion	*Klinischer Befund*	*Therapie*
2. BEWEGUNGSEINSCHRÄNKUNG NACH IMMOBILISIERUNG		
vornehmlich nach Gipsimmobilisierung kommt es sehr bald zu einer Bewegungseinschränkung des oberen Sprunggelenkes.	Durch die oft sehr ausgeprägte Bewegungseinschränkung (Dorsal- und Plantarflexion) entsteht eine Störung des Gangbildes. Passive Dorsal- und Plantarflexion sind schmerzhaft; man findet ein hartes Endgefühl.	Kräftig täglich mobilisieren; hierdurch wird in einem Zeitraum von vier bis acht Wochen die normale Beweglichkeit wiederhergestellt.
3. ARTHRITIDEN siehe S. 27.		
Eine akute traumatische Arthritis ist meistens die Folge eines Inversions-Varus-Traumas. Siehe auch S. 330 unter 3. und S. 340. Die rheumatoide Arthritis kommt im oberen Sprunggelenk selten vor.		
4a. OSTEOCHONDRITIS DISSECANS DES TALUS		
Diese aseptische Knochennekrose an der lateralen Seite des Talus beobachtet man vornehmlich bei Adoleszenten. Meistens entsteht ein großes freies Fragment (Dissekat).	In manchen Fällen verläuft der Prozeß symptomlos, in anderen Fällen leidet der Patient regelmäßig unter Beschwerden im Sinne von Blockierungen (Einklemmungserscheinungen, Gelenksperren) des oberen Sprunggelenkes.	Operativ.
4b. OSTEOCHONDRALE FRAKTUR DES TALUS		
Meistens befindet sich diese Fraktur an der Medialseite des Talus und entsteht infolge einer Stauchung gegen den medialen Malleolus – etwa bei einem Inversionstrauma des Knöchels.	Wechselnde arthritisartige Erscheinungen mit oder ohne Einklemmungen. Das übliche Röntgenbild zeigt meistens keine pathologischen Befunde. Die Tomographie gibt meistens Aufschluß.	Operativ.
5. ANTERIORES TIBIOTALARES KOMPRESSIONSSYNDROM		
Vornehmlich bei Balletttänzern, Fußballspielern und Athleten sieht man gelegentlich, daß bei einem Dorsalflexionstrauma infolge wiederholten forcierten Flektierens zwischen der Tibia und der Vorderseite des Talushalses ein Kontakt entsteht.	Anfangs diffuser, später scharfer Schmerz, der an der Vorderseite der Knöchel lokalisiert ist. Die passive Dorsalflexion der Knöchel ist schmerzhaft (bei Tänzern: plié und demi-plié oder beim Landen nach einem Sprung).	Sind die Beschwerden noch nicht schwerwiegend und zeigt das Röntgenbild noch keine Exostosen, so kann der Knochenkontakt mittels einer Absatzerhöhung vermieden werden. Eine andere konservative Therapie ist nicht erfolgreich.

Affektion	*Klinischer Befund*	*Therapie*
Infolge dieses wiederholten Kontaktes können sich Exostosen am Vorderrand der Tibia und/oder am Talushals bilden. Nach einiger Zeit kann auch ein tibiotalarer Kontakt zwischen dem ventralen Rand des medialen Malleolus und der medialen Seite des Talus zustandekommen; auch hier können sich Exostosen bilden. Die Affektion kommt in jedem Lebensalter vor und entsteht leichter bei Füßen mit einem hohen Längsgewölbe und eingeschränkter subtalarer Beweglichkeit.	Der Patient bemerkt eine Einschränkung der Dorsalflexion und versucht, durch Dehnungsübungen der Achillessehne diese Bewegungseinschränkung zu bekämpfen; hierdurch werden die Beschwerden jedoch lediglich noch stärker und die Exostosen größer. Man findet lokalen Druckschmerz, zuweilen sind (große) Exostosen palpabel. Unbehandelt kommt es schließlich zu einer Gelenkdeformation. Das Röntgenbild zeigt typische Veränderungen (Knochenkontakt zwischen Tibia und Talus, wenn die Knöchel in maximaler Dorsalflexion gehalten werden; außerdem die Knochenreaktion und in einem späteren Stadium auch die Exostosen).	Die operative Behandlung ist in schwerwiegenden Fällen angezeigt.
6. POSTERIORES TIBIOTALARES KOMPRESSIONSSYNDROM		
Kompression von der Rückseite der Tibia gegen den Talus findet nur äußerst selten statt; in den weitaus meisten Fällen handelt es sich um ein Os trigonum, eine häufig vorkommende zusätzliche Bildung (Knochen), die sich an der Rückseite des Talus befindet, manchmal um ein vergrößertes Tuberculum laterale des Processus posterior tali. Bei einem Plantarflexionstrauma oder bei wiederholter forcierter Plantarflexion (wie bei Tänzern, um besser «sur les pointes» tanzen zu können, Zehenspitzentanz), kann eine Kompression durch das Os trigonum zwischen der Rückseite der Tibia und des Kalkaneus entstehen. Es kann sich ein Osteophyt dieses Knochens entwickeln, und das Os trigonum kann sogar in Fragmente zerfallen. *Differentialdiagnose:* Tendinitis des M. flexor hallucis longus; «Trigger»-Zeh; Synoviitis des oberen Sprunggelenkes; chronische Überlastung des unteren Sprunggelenkes (siehe S. 329).	Schmerz an der Rückseite der Knöchel. Da die Affektion nur sehr schwierig mit dem Finger zu erreichen ist, kann man bei der Palpation keinen deutlich druckschmerzhaften Punkt finden. Die passive Plantarflexion der Knöchel ist die schmerzhafteste Bewegung. Bei maximaler Dorsalflexion kann durch Dehnung der betroffenen Strukturen auch Schmerz auftreten.	Partielle Immobilisation (Klebeverband, Elastoplast) und lokale Infiltration von 1 ml Triamcinolonacetonid 10 mg/ml können die Schmerzen während einer langen Zeitspanne zum Verschwinden bringen. Wird jedoch die Plantarflexion erneut forciert und rezidivieren die Beschwerden, so ist gewöhnlich die operative Intervention erforderlich.

Unteres Sprunggelenk

(Articulatio subtalaris und talocalcaneonavicularis)

Kapselmuster

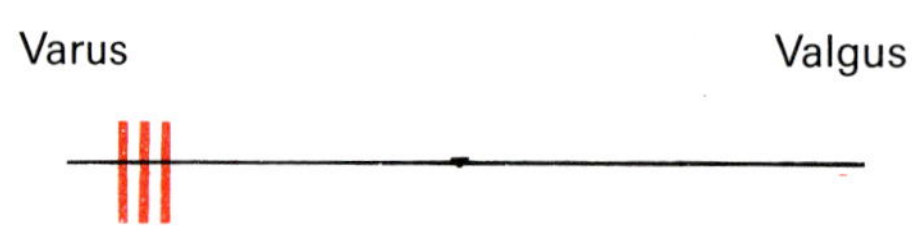

**Beispiel eines nicht-
kapsulären Musters**

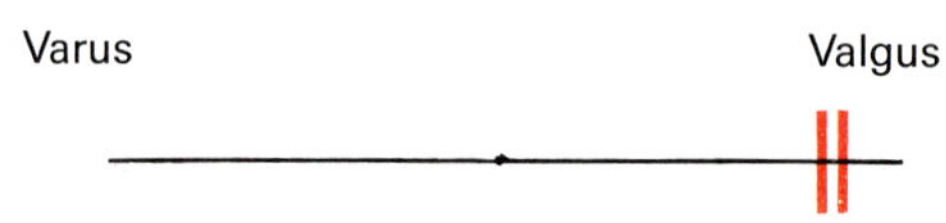

bei alleiniger Valguseinschränkung = möglicherweise ein Corpus liberum

Affektionen des unteren Sprunggelenkes

(Articulatio subtalaris und talocalcaneonavicularis)

Affektion	*Klinischer Befund*	*Therapie*
1. ARTHROSE		
Diese Affektion entsteht im unteren Sprunggelenk meistens sekundär, d. h. infolge früherer Traumen, z. B. einer Fraktur des Kalkaneus, oder anderer Affektionen wie beispielsweise rheumatoider Arthritis (PCP).	Der Patient verspürt vornehmlich während Belastung Schmerzen in der Knöchelgegend. Es handelt sich um ein Kapselmuster; das Endgefühl der Varusbewegung des Kalkaneus ist verhärtet.	Mobilisieren ist einen Versuch wert, jedoch wird in den meisten Fällen – abhängig vom Schweregrad der Affektion – schließlich doch eine Arthrodese durchgeführt werden müssen.
2. CHRONISCHE ÜBERLASTUNG DES UNTEREN SPRUNGGELENKES (HINTERE ABTEILUNG)		
Plantarflexionstraumen und statische Überlastung des hinteren-unteren Sprunggelenkes können knorpelige und knöcherne Veränderungen besonders des Talus herbeiführen (Processus posterior tali). Auch können die Gelenkkapsel und die Sehnenscheiden der Mm. flexor hallucis longus, flexor digitorum longus und tibialis posterior Reizerscheinungen zeigen.	Der Patient klagt anfangs nur über Schmerzen während Sportausübung, späterhin auch beim Laufen/ Gehen. Die Schmerzen sind an der Hinter-Unterseite des medialen Malleolus lokalisiert. *Funktionsuntersuchung:* Im Laufe der Zeit können auch die Bewegungen im oberen und unteren Sprunggelenk schmerzhaft und eingeschränkt werden. Bei der Palpation findet man gelegentlich eine geringe Schwellung und fast immer Druckschmerz in Höhe des medialen Anteils des hinteren-unteren Sprunggelenkes. Infiltration mit einem Lokalanästhetikum bestätigt fast immer die Diagnose.	Die Infiltration mit einem Lokalanästhetikum führt in einem sehr großen Prozentsatz zu völliger Beschwerdefreiheit (Marti 1983). In Einzelfällen oder bei Rezidiven wird dem Lokalanästhetikum etwas Triamcinolonacetonid 10 mg/ml hinzugefügt. Bei Therapieresistenz ist die operative Intervention indiziert.

Affektion	*Klinischer Befund*	*Therapie*
3. SUBAKUTE TRAUMATISCHE ARTHRITIS		
Hier handelt es sich um einen synovialen Reizzustand infolge eines auf das untere Sprunggelenk einwirkenden Traumas, meistens eines Inversions-Varustraumas. Diese Affektion tritt vornehmlich im Zusammenhang mit einer subakuten traumatischen Arthritis der proximalen Tarsalgelenke (Articulatio talonavicularis und calcaneocuboidea) auf.	Schmerzen im Bereich der Ferse und des Mittelfußes. Häufig kommt es nach dem Laufen/Gehen zu örtlicher Überwärmung und zu Schmerzen. Es besteht ein Kapselmuster; das Endgefühl bei der Varusbewegung des Kalkaneus ist ein Muskelspasmus.	Trotz der schnellen Wirkung der intraartikulären Injektion mit Triamcinolonacetonid müssen wir besonders darauf hinweisen, daß wegen der Gefahr einer möglicherweise auftretenden Steroidarthropathie – wie bei anderen gewichttragenden Gelenken beschrieben – äußerste Zurückhaltung geboten ist. Cyriax berichtet von ausgezeichneten Erfolgen nach ein- oder zweimaliger Injektion von 1 ml Triamcinolonacetonid 10 mg/ml. Als Alternative kommt eine Langzeitimmobilisation in Gips in Betracht (einige Monate).
4. ARTHRITIDEN ANDERER ALS TRAUMATISCHER NATUR		
Im unteren Sprunggelenk entwickelt sich eine rheumatoide Arthritis viel häufiger als im oberen Sprunggelenk, meistens in Verbindung mit den proximalen Tarsalgelenken. Auch beim Morbus Bechterew treten Arthritiden in diesem Gelenk auf. Siehe weiter S. 27.		
5. CORPORA LIBERA		
Dérangement interne infolge freier Fragmente – freier Gelenkkörper – (meistens Knorpel) im Gelenk, deren Ursache meistens eine Arthrose ist, manchmal jedoch auch unbekannter Natur.	Der Patient verspürt während Belastung plötzliche, scharfe, kurzanhaltende Stiche im Fersenbereich, so daß der Fuß kurze Zeit nicht mehr belastet werden kann. Manchmal tritt eine – passagere – schmerzhafte Fixierung des Kalkaneus in Valgusstellung auf. Bei der Funktionsuntersuchung findet man bei passiver Varusbewegung des Kalkaneus eine Bewegungseinschränkung, und das Endgefühl ist muskelspastisch.	Meistens ist Manipulation unter Zug erfolgreich.

Affektion	*Klinischer Befund*	*Therapie*
6. BEWEGUNGSEINSCHRÄNKUNG NACH IMMOBILISATION		
Vornehmlich nach Gipsimmobilisation entsteht eine Bewegungseinschränkung des unteren Sprunggelenkes.	Infolge der Schmerzen und der Fixierung des Kalkaneus kommt es zu einem gestörten Gangbild. Die Bewegungseinschränkung (Varus/Valgus) ist von der Stellung abhängig, in der der Kalkaneus fixiert war.	Die Behandlung besteht in langanhaltenden Mobilisierungen des unteren Sprunggelenkes; anfangs täglich, später dreimal wöchentlich während vier bis sechs Wochen.
7. SUBAKUTE ARTHRITIS		
a) *Bei Adoleszenten*		
Diese Affektion entsteht infolge Überlastung und wird vornehmlich bei Knaben zwischen dem 12. und 16. Lebensjahr beobachtet. Sowohl das untere Sprunggelenk wie die proximalen Tarsalgelenke (Articulationes talonavicularis et calcaneocuboidea) sind betroffen. Sekundär tritt bei dieser Affektion ein Spasmus der Mm. peronaei und des M. extensor digitorum longus auf. Nach etwa zwei Jahren entwickelt sich eine schmerzlose Fixierung des Fußes in Valgus-Pronations-Abduktions-Stellung; man spricht in diesem Fall von einem kontrakten Plattfuß.	Zu Beginn der Affektion (Stadium 1), verspürt der Patient leichte Schmerzen im Fuß nach langem Stehen. Die Sehnen der Mm. peronaei und des M. extensor digitorum longus sind infolge des Muskelspasmus deutlich sichtbar. Bei der Funktionsuntersuchung findet man noch eine gewisse passive Bewegungsmöglichkeit in Varus-, Supinations- und Adduktionsrichtung. Das Endgefühl ist muskelspastisch.	Im ersten Stadium wird dem Patienten angeraten, die Füße so wenig wie möglich zu belasten. Im Schuh wird an der medialen Seite der Ferse eine keilförmige Erhöhung angebracht – 5 mm bei Adoleszenten bzw. 3 mm bei Kindern. Außerdem wird eine korrigierende Einlage hergestellt, um den Kalkaneus stärker in Varusstellung zu bringen. Eventuell kann man den Kalkaneus mittels Klebeverband (Tape) in Varusstellung fixieren; hierdurch kommen die proximalen Tarsalgelenke (Articulatio talonavicularis et Articulatio calcaneocuboidea) in eine leichte Supinations-Adduktions-Stellung.
	In schon länger bestehenden Fällen (Stadium II) ist der Fuß in Valgus-Pronations-Abduktions-Stellung fixiert. Infolge des Spasmus der obengenannten Muskeln ist auch passiv keine Varus-Supinations-Adduktions-Bewegung mehr möglich. Werden die Muskeln mittels Lokalanästhesie ausgeschaltet, so können die Bewegungen in beschränktem Maße passiv noch ausgeführt werden.	Im Stadium II kann man den N. peronaeus mittels eines Lokalanästhetikums zeitweilig ausschalten. Unmittelbar danach werden Unterschenkel und Fuß in Varusstellung des Kalkaneus eingegipst. Nach sechs Wochen Gipsimmobilisierung wird die Behandlung in der gleichen Weise wie beim Stadium I beschrieben fortgesetzt.
	Im Endstadium dieser Affektion (Stadium III) ist selbst nach Ausschaltung der Mm. peronaei und des M. extensor digitorum	Stadium III: Man kann den Versuch unternehmen, die Bewegungsbeschränkungen in Narkose zu

Affektion	*Klinischer Befund*	*Therapie*
	longus weder subtalar noch im Bereich der proximalen Tarsalgelenke noch irgendwelche passive Bewegung in Varus-, Supinations- oder Adduktionsrichtung mehr möglich. Dies ist die Folge der entstandenen Kapsel-Band-Kontrakturen.	beheben; falls dies gelingt, täglich mobilisieren. Weitere Behandlung wie bei Stadium I beschrieben. Falls keine Besserung des Krankheitsbildes erreicht werden kann, kommt nur noch die operative Intervention in Betracht (Arthrodese).
b) *In mittlerem Lebensalter*		
Diese Affektion stellt sich vornehmlich bei übergewichtigen Frauen ein. Sekundär kommt es zum Spasmus der Mm. peronaei und des M. extensor digitorum longus, jedoch in geringerem Ausmaß als bei der subakuten Arthritis des Adoleszenten. Wahrscheinlich handelt es sich hier um eine traumatisierte Arthrose, auch wenn diese röntgenologisch (noch) nicht nachweisbar zu sein braucht.	Der Patient verspürt bei Belastung Schmerzen im Mittelfuß. Bei der Funktionsuntersuchung der proximalen Tarsalgelenke (Art. talonavicularis und Art. calcaneocuboidea) findet man ein Kapselmuster.	Cyriax berichtet von guten Resultaten nach einer einmaligen intraartikulären Injektion von 1 ml Triamcinolonacetonid 10 mg/ml. Weitere Behandlung wie unter 7a., Stadium I, beschrieben. In therapieresistenten Fällen: Gipsimmobilisation während vier bis sechs Wochen. Danach eine keilförmige Erhöhung im Schuh, medial unter der Ferse anbringen; Klebeverband (Tape, Elastoplast) in Varusstellung des Kalkaneus. Die Belastung des Fußes soll weitestmöglich vermieden werden. Die erwähnten Maßnahmen müssen während einer Zeitdauer von sechs Monaten durchgeführt werden.
8. SYNDROM DES KONTRAKTEN PLATTFUSSES		
Dies ist eine nicht selten zu beobachtende Veränderung infolge einer angeborenen «Verwachsung» zwischen zwei Knochen des Tarsus, meistens Talus-Kalkaneus oder Kalkaneus-Navikulare. Die ossäre Veränderung – angeborene Synostose – kann aus Knochen-, Knorpel- oder Bindegewebe (fibrös) bestehen und schränkt die Beweglichkeit im Tarsus (Fußwurzel) stark ein, wobei meistens der Kalkaneus in Valgusstellung fixiert ist. Sekundär kommt es auf die Dauer zu einer Verkürzung der Mm. peronaei. Die Beschwerden treten meistens zwischen dem 12. und 16. Lebensjahr auf, manchmal nach einem Trauma, aber auch ohne ein solches.	Siehe unter 7., Stadium I und II.	Siehe unter 7., Stadium I und II.

Proximale Tarsalgelenke

(Articulatio talonavicularis und Articulatio calcaneocuboidea)

Kapselmuster

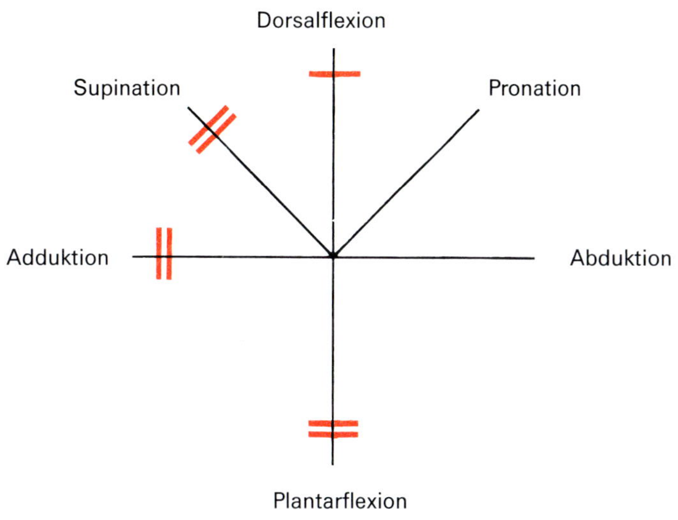

Beispiel eines nicht-kapsulären Musters

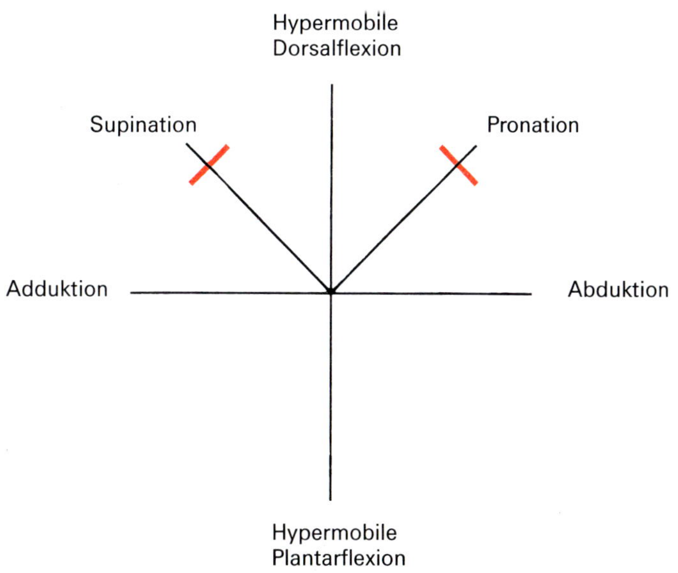

= Überlastung der proximalen Tarsalgelenke
(bei Insuffizienz der Fußsohlenmuskeln)

Affektionen der proximalen Tarsalgelenke

(Articulatio talonavicularis und Articulatio calcaneocuboidea)

Affektion	*Klinischer Befund*	*Therapie*
1. ARTHROSE DER PROXIMALEN TARSALGELENKE		
Die Affektion tritt meistens sekundär auf, z. B. infolge einer Fraktur oder nach einer früher durchgemachten aseptischen Knochennekrose des Os naviculare (Morbus Köhler I).	Falls diese Affektion nicht sehr ausgeprägt und schwerwiegend ist, bestehen im allgemeinen kaum Beschwerden. Anfangs fällt lediglich Anlaufsteifigkeit auf, später folgen Anlaufschmerz und Krepitation. Auf dem Röntgenbild ist die Veränderung deutlich zu erkennen. Manchmal sind auf der Streckseite des Mittelfußes Osteophyten palpabel.	Die wirksamste Therapie ist das Verabreichen einer Einlegesohle, um die Mobilität der proximalen Tarsalgelenke bei Belastung einzuschränken. In schweren Fällen kann eine Arthrodese erwogen werden.
2. ARTHRITIDEN ANDERER ALS TRAUMATISCHER NATUR		
Bei rheumatoider Arthritis (PCP) des Fußes sind die proximalen Tarsalgelenke fast immer betroffen. Weiterhin muß man, besonders bei jungen Patienten, an Gonorrhoe, Morbus Reiter oder Morbus Bechterew denken. Bei älteren Patienten kommen vor allem Arthritiden infolge Gicht vor.		
3. ÜBERLASTUNG DER PROXIMALEN TARSALGELENKE		
Jede Stellungs- oder Formveränderung des Knöchelbereiches und/oder Fußes kann zu einer Überlastung der Ligamente der proximalen Tarsalgelenke führen, vornehmlich des Lig. calcaneonaviculare plantare, des sogenannten «Sprung»-Ligamentes.	Bei Belastung treten Schmerzen an der Medialseite der Fußsohle auf. Funktionsuntersuchung: Hypermobilität der Plantar- und Dorsalflexion. Passive Pronation und Supination des Mittelfußes sind endgradig schmerzhaft. Das Lig. calcaneonaviculare ist druckschmerzhaft.	Mediale Fußstütze (Einlegesohle). Eventuell Absatzerhöhung unter dem Schuh, so daß der Vorfuß bei Belastung in geringerem Maße in Dorsalflexion gerät. Mobilisieren der proximalen Tarsalgelenke in Plantarflexions-, Pronations- und Abduktionsrichtung, um diese Bewegungsausschläge schmerzfrei zu bekommen (dies ist unseres Wissens die einzige Affektion, bei der die Mobilisierung hypermobiler Gelenke indiziert ist!). Eventuell kann man, wenn das Ligament empfindlich bleibt, in Höhe des Ursprunges am Kalkaneus oder an der Insertion am Os naviculare 0,2–0,5 ml Triamcinolonacetonid 10 mg/ml injizieren.

Affektion	*Klinischer Befund*	*Therapie*
4. MORBUS KÖHLER I		
Hier handelt es sich um eine aseptische Knochennekrose des Os naviculare, die vor allem bei Kindern zwischen drei und acht Jahren auftritt.	Nach einem Trauma oder auch ohne ein solches klagt das Kind über Schmerzen – vornehmlich medial – im Fuß, während der Fuß beim Laufen/Gehen geschont wird. Man findet Druckschmerz im Bereich des Os naviculare und manchmal geringe Schwellung. Die Funktionsuntersuchung fällt gewöhnlich negativ aus. Das Röntgenbild gibt entscheidenden Aufschluß über die Diagnose.	Primär (eventuelle) Stellungsanomalien des Fußes bzw. der Füße durch Einlegesohlen im Schuh korrigieren. Bei heftigen Schmerzen Gehgips während vier bis sechs Wochen. Die Prognose ist gut.

Affektionen des Kuneiforme-Metatarsale-I-Gelenkes

Affektion	*Klinischer Befund*	*Therapie*
1. ARTHROSE BEI JUNGEN PATIENTEN		
Diese Affektion hat eine früher durchgemachte Osteochondrose zur Ursache, die häufig beidseitig vorkommt. In Höhe des Gelenkes entsteht ein Osteophyt; auf die Dauer tritt eine Bewegungseinschränkung auf, schließlich eine Gelenkfixierung. Diese Fixierung kann eine Metatarsalgie zur Folge haben, die mit Schmerzen im Metatarsophalangeal-I-Gelenk oder dem Sesamoid-Metatarsal-I-Gelenk einhergehen.	Der Patient verspürt beim Tragen enger Schuhe örtliche Schmerzen im Fuß. Die Funktionsuntersuchung gibt gewöhnlich nur wenig Aufschluß, jedoch ist in Höhe des Gelenkes ein deutlicher Osteophyt palpabel.	Der Patient muß einen Schuh mit offenem Spann und hohem Absatz tragen; auf diese Weise wird das Gelenk weitestmöglich entlastet. Manchmal ist die operative Intervention indiziert.
2. ARTHRITIDEN		
In der Articulatio cuneiforme-metatarsea I kommen vornehmlich rheumatoide Arthritis und Arthritis infolge Gicht vor. Siehe auch S. 27.		
3. CORPUS LIBERUM		
Dérangement interne infolge freier Knorpelfragmente (freier Gelenkkörper) im Gelenk. Diese Affektion wird nur selten beobachtet.	Während eines Schnellaufes verspürt der Patient (meistens ein Athlet) einen plötzlichen, kurzdauernden, heftigen Schmerz im Vorfuß. Nach einigen Sekunden sind die Schmerzen wieder abgeklungen; manchmal kann noch einige Stunden lang ein ständig anhaltender leichter Schmerz bestehenbleiben. Die Funktionsuntersuchung fällt meistens negativ aus.	Manchmal ist Manipulation wirksam. Cyriax berichtet bei dieser selten vorkommenden Affektion von guten Erfolgen mit Dauerzug – Gewicht 9 kg – während 30 Minuten. Zwei- bis dreimal wöchentliche Behandlung während einiger Wochen ist meistens erfolgreich.

Metatarsophalangeal-I-Gelenk

(Articulatio metatarsophalangea I)
(Großzehengrundgelenk)

Kapselmuster

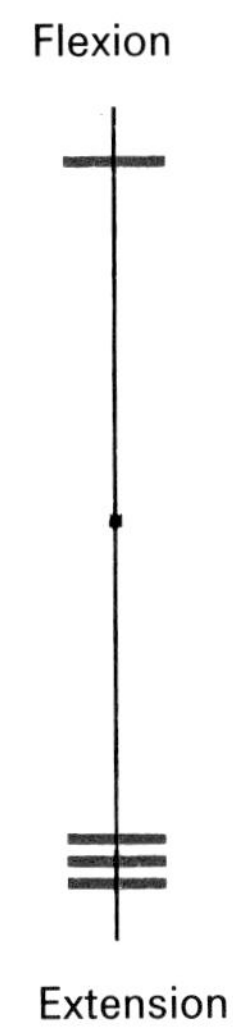

= Hallux rigidus

Metatarsophalangealgelenke II bis V

(Articulationes metatarsophalangeae II – V)
(Zehengrundgelenke) und Interphalangealgelenke
(Articulationes interphalangeae)
(Zehengelenke)

Kapselmuster

Variabel. Die Metatarsophalangealgelenke neigen zu Fixierung in Extension (Streckstellung) bei gleichzeitiger Beugung der Interphalangealgelenke.

Affektionen der Metatarsophalangealgelenke (Zehengrundgelenke)

Affektion	*Klinischer Befund*	*Therapie*
1. HALLUX VALGUS		
Diese vornehmlich bei Frauen auftretende Affektion kann verschiedene Ursachen haben: Pes planovalgus; Metatarsus primus varus; rheumatoide Arthritis (PCP); Schlechtes Schuhwerk. Befindet sich die Großzehe in Valgusstellung, so kommt es allmählich zu einer Verlagerung der Sehne des M. extensor hallucis longus nach lateral. Dies bewirkt noch stärkere Valgusbelastung: Es entsteht eine Überdehnung des Lig. collaterale mediale des Metatarsophalangeal-I-Gelenkes. In Höhe der Ligamentinsertion am Caput des Os metatarsale I bildet sich ein Osteophyt. In Höhe dieses Osteophyten entwickelt sich durch den Druck des Schuhs eine Bursa. Infolge des anhaltenden Druckes entsteht auf die Dauer eine Bursitis, die selbst auch wieder Beschwerden auslöst. In extremen Fällen kann durch den Druck eine Hautnekrose zustandekommen. Sekundär entsteht im Gefolge eines Hallus valgus eine Arthrose des Metatarsophalangeal-I-Gelenks.	Ist noch keine Arthrose der Großzehe aufgetreten, so besteht nur eine Bewegungseinschränkung der Abduktion der Großzehe. Die Arthrose führt zu einem Kapselmuster. Die Beschwerden sind vornehmlich die Folge einer Entzündung des Schleimbeutels in Höhe des Metatarsalköpfchens. Diese Entzündungserscheinungen haben ihre Ursache in einer mechanischen Reizung durch Schuhwerk und können sehr wechselhaft sein.	Anfangs ist die Therapie konservativ; Vermeiden engen Schuhwerks, Anbringen eines Zehenspreizers zwischen erster und zweiter Zehe und, falls nötig, weiterer Anpassungen im Schuh in bezug auf ein eventuell insuffizientes Längs- und/oder Quergewölbe. Wenn konservative Maßnahmen versagen, so wird operativ interveniert.
2. HALLUX RIGIDUS		
Ein Hallux rigidus wird durch eine kapsuläre Bewegungseinschränkung des Metatarsophalangeal-I-Gelenkes (Großzehengrundgelenk) gekennzeichnet. Die Affektion kommt in jedem Lebensalter vor, auch bereits bei Adoleszenten. Vornehmlich bei jungen Patienten ist die Affektion oft doppelseitig und kann zur Entstehung einer Arthrose führen. In mittlerem oder höherem	Es bestehen örtliche Schmerzen, Druckschmerz und Schwellung, anfangs lediglich beim Laufen/Gehen. Vor allem ist das Abrollen des Fußes schmerzhaft. Bei der Funktionsuntersuchung findet man ein deutliches Kapselmuster; die Dorsalflexion ist wesentlich stärker eingeschränkt als die Plantarflexion.	Die Behandlung dieser Affektion ist vom Lebensalter des Patienten abhängig; bei jungen Patienten kann man oft lediglich mit einem Abrollbalken unter dem Schuh gute Erfolge erreichen. In schweren Fällen muß operiert werden. Bei Patienten zwischen 40 und 60 Jahren berichtet Cyriax von

Affektion	*Klinischer Befund*	*Therapie*
Lebensalter ist die Affektion meistens die Folge einer Arthrose.		guten Erfolgen mit der intraartikulären Injektion von 1 ml Triamcinolonacetonid 10 mg/ml, jedoch sollte man auch hier zweckmäßigerweise erst andere Maßnahmen anwenden, um die Beschwerden zu lindern, beispielsweise einen Abrollbalken unter dem Schuh oder 6–8 Zug-(Traktions-)behandlungen mit einem Gewicht von 10 kg während 20 Minuten je Behandlung. In therapieresistenten Fällen ist die operative Intervention indiziert.
3. SESAMOIDITIS		
Man versteht hierunter eine Gelenkreizung, die durch das mediale Sesambein in der Sehne des M. flexor hallucis longus und der Plantarseite des Caput ossis metatarsalis I hervorgerufen wird. Diese Affektion hat ihre Ursache in einer Überlastung oder einem direkten Trauma, bei dem auch eine Fraktur des Sesambeines entstehen kann.	Schmerzen an der medialen plantaren Seite des Vorfußes bei Belastung. Bei der Funktionsuntersuchung findet man gewöhnlich eine schmerzhafte passive Extension der Großzehe, ebenfalls schmerzhafte Flexion der Großzehe gegen Widerstand.	Die Behandlung dieser Affektion ist in erster Linie konservativ und besteht in einer Stütz-(Einlege-)sohle, die den Ort des Sesambeines ausspart, oder in einer viskös-elastischen Einlegesohle. In hartnäckigen Fällen kann in das Gelenk ein Milliliter Triamcinolonacetonid 10 mg/ml injiziert werden. Schließlich kann, wenn alle anderen Maßnahmen versagen, das Sesambein operativ entfernt werden.
4. HYPERMOBILE METATARSOPHALANGEALGELENKE II BIS V		
Bei lange bestehenden Spreizfüßen kann infolge Überdehnung der plantaren Ligamente eine Hypermobilität in den Metatarsophalangealgelenken entstehen, bei der beim Abrollen des Fußes eine schmerzhafte (Sub-)luxation auftritt. Siehe auch unter 28, Seite 356.	Vorfuß bzw. Vorfüße schmerzhaft, vornehmlich während der Abrollphase beim Laufen/Gehen. Bei der Funktionsuntersuchung ist die passive Dorsalflexion schmerzhaft. Die Zehen lassen sich gegenüber dem Metatarsus manuell luxieren.	Primär konservativ durch Korrektur des Vorfußes (Einlage oder Abrollbalken unter dem Schuh). Bei Therapieresistenz operative Intervention.

Häufig vorkommende (traumatische) Affektionen

Affektion	*Klinischer Befund*	*Therapie*
1. INVERSIONS-VARUS-TRAUMA		
(schematische Übersicht)		
Das Inversions-Varus-Trauma ist das am häufigsten vorkommende Trauma im Sprunggelenksbereich und am Fuß. In schwerwiegenden Fällen (starke Schmerzen und Schwellung) ist es ratsam, wegen des Verdachtes auf Frakturen Röntgenbilder anzufertigen (siehe Abb. 10.2). Das Trauma ist eine Kombination folgender Bewegungen: *Plantarflexion der Articulatio talocruralis;* *Varusknickung der Articulatio subtalaris;* *Supination, Plantarflexion und Adduktion der proximalen Tarsalgelenke.* Bei der *Plantarflexion der Articulatio talocruralis* können die folgenden Strukturen überdehnt oder rupturiert werden: *Das Lig. talofibulare anterius;* *das Lig. tibiotalare anterius;* *die Sehnen des M. extensor hallucis longus* (selten), *der M. extensor digitorum longus* und eventuell das Lig. tibiofibulare anterius inferius. Bei der *Varusbewegung der Articulatio subtalaris* können Läsionen des *Lig. calcaneofibulare und der Sehnen der Mm. peronaei entstehen.* Bei *Supination der proximalen Tarsalgelenke* (Articulatio talonavicularis und Articulatio calcaneocuboidea) können die *Ligg. calcaneocuboidea und/oder das Lig. bifurcatum* (Ligg. calcaneocuboideum und calcaneonaviculare) überdehnt werden oder reißen.	Während eines Traumas bzw. unmittelbar danach verspürt der Patient im allgemeinen heftige Schmerzen an der Vorder- und Außenseite der Knöchelgegend und des Fußes. Laufen/Gehen ist fast unmöglich. Je nach dem Schweregrad des Traumas bildet sich (schnell) eine Schwellung infolge eines Hämatoms. Bei der Funktionsuntersuchung können folgende Tests positiv ausfallen: *Passive Dorsalflexion der Fußgelenke* ist schmerzhaft und eingeschränkt – dies infolge des sich schnell entwickelnden Hämarthros/Hydrops. Ist das Lig. tibiofibulare anterius inferius betroffen, so kann diese Bewegung ebenfalls schmerzhaft sein, da ein breiter ventraler Teil des Talus die Tibia und die Fibula auseinanderpreßt. *Passive Plantarflexion der Knöchelgegend* (Fußgelenke) ist infolge des Hämarthros/Hydrops schmerzhaft und eingeschränkt; schmerzhaft durch Dehnung des Lig. talofibulare anterius, des Lig. tibiotalare anterius und eventuell der Sehnen der Mm. extensor digitorum longus und extensor hallucis longus. Die *passive Varusbewegung des Kalkaneus*, die bei Mittelstellung des Fußes erfolgt, ist schmerzhaft, da bei dieser Bewegung eine Dehnung des Lig. calcaneofibulare und des Lig. talofibulare posterius entsteht.	a) *Bandverletzungen* Im akuten Stadium (innerhalb 24 Stunden) wird primär die Schwellung mit Eis, «Curapuls» (hochfrequenter Wechselstrom) (athermisch) und vorsichtigen «Effleurages (sanfte Streichmassage) sowie durch Bandagieren, mit Klebeverband (Tape, Elastoplast) des Unterschenkels, der Knöchelgegend und des Fußes behandelt. Am zweiten Tag (subakutes Stadium) wird die abschwellende Behandlung fortgesetzt, und man kann sehr vorsichtig einige tiefe Querfriktionen durchführen, denen aktive oder passive Bewegungen der Knöchel (Fußgelenke) und des Fußes unterhalb der Schmerzgrenze folgen. Dieser Behandlung folgt ein Lauftraining, bei dem vornehmlich auf das Abrollen des bandagierten Fußes geachtet werden muß. Das Ziel dieser Maßnahmen ist, daß der Patient nach dieser Behandlung einigermaßen gut laufend/gehend den Behandlungsraum verläßt. Nach drei Tagen haben meistens Schwellung und Schmerzen deutlich abgenommen; falls nicht, so handelt es sich möglicherweise um Bänderrisse, und es muß eine spezifische Röntgenuntersuchung (gehaltene Aufnahmen) oder eine Arthrographie durchgeführt werden. Eine aufschlußreiche Stabilitätsuntersuchung ist in den meisten Fällen erst nach drei bis fünf

Affektion	*Klinischer Befund*	*Therapie*
	Passive Inversion ist schmerzhaft, da bei dieser Bewegung folgende Strukturen gedehnt werden: das Lig. talofibulare anterius; das Lig. calcaneocuboideum; das Lig. bifurcatum; eventuell das Lig. calcaneofibulare und die Peronaeussehnen.	Tagen möglich, wenn Schwellung und Schmerzen einigermaßen abgeklungen sind. Erscheint die Stabilität ungestört, so wird die oben beschriebene Behandlung fortgesetzt und erweitert (Friktionen und Lauftraining). Im chronischen Stadium muß das verklebte, festgeheftete Ligament manipulativ gelöst werden. Dieser Behandlung gehen tiefe Querfriktionen voran (in Hinblick auf den mobilsierenden und analgetischen Effekt).
Die Adduktionsbewegung des Vorfußes kann die Ligg. calcaneocuboidea und das Lig. cuboideometatarsale V schädigen. Beim Inversions-Varus-Trauma sind in erster Linie das Lig. talofibulare anterius und danach das Lig. calcaneofibulare und die Peronäussehnen betroffen. Das Lig. talofibulare ist nur selten betroffen (ca. 3% aller Fälle). Trotz eines negativen Röntgenbefundes können doch Mikroschäden einer oder mehrerer Knochenstrukturen vorhanden sein; diese sind allerdings auf gerichteten ¾-Aufnahmen meistens sichtbar. *M. extensor digitorum brevis* Der Bauch dieses Muskels befindet sich unmittelbar distal des Sinus tarsi an der Vorderaußenseite des Fußes. Nach einem Inversions-Varus-Trauma ist auch an dieser Stelle oft eine Schwellung vorhanden. Sind die traumatischen Symptome endlich abgeklungen, so fällt dem Patienten auf, daß an der Stelle des Bauches des M. extensor digitorum brevis häufig noch eine deutliche, oft blau durchschimmernde Schwellung sichtbar ist. Es kommt nicht selten vor, daß der Patient nach einiger Zeit den Arzt oder Physiotherapeuten wegen der	Bei *passiver Supination der proximalen Tarsalgelenke* geraten das Lig. calcaneocuboideum und das Lig. bifurcatum in einen Dehnungszustand. Bei *passiver Adduktion der proximalen Tarsalgelenke* werden namentlich das Lig. calcaneocuboideum und das Lig. cuboideum metatarsale V geprüft. Widerstandstests: Schmerzhafte Pronation deutet auf eine Läsion der Peronäussehnen. Die übrigen Widerstandstests fallen nur selten positiv aus.	B. Besteht eine *Sehnenverletzung*, so braucht der Patient *nicht* so schnellstmöglich funktionell behandelt zu werden wie bei der ligamentären Überdehnung (Zerrung). Im akuten und subakuten Stadium muß der betroffene Anteil der Sehnen zwar mit Friktionen behandelt werden, aber der Patient darf das Bein nicht belasten. Geschieht dies doch, so entwickelt sich oft eine chronische Tendosynovitis der Peronäussehnen, die monatelang anhalten kann. Manchmal, wenn Schmerzen und Schwellung längst behoben sind, klagt der Patient über wiederholtes Umknicken; in einem solchen Fall kann eine laterale (seitliche) Absatzverbreiterung am normalen Schuh angebracht werden, oder es wird dem Patienten angeraten, Sportschuhe zu tragen, die eine solche Absatzverbreiterung (sowohl medial wie lateral) standardmäßig besitzen. Einige Autoren berichten über gute Erfolge mit Stabilitätstraining der Knöchel (Mm. peronaei).

Beobachtung konsultiert, daß der Fuß an einer Stelle noch immer dick bleibt. Der Untersucher braucht aber weiter nichts zu unternehmen, als den «betroffenen Fuß» mit dem «gesunden Fuß» zu vergleichen und den Patienten auf diese Weise zu beruhigen. Diese sogenannte «Schwellung» ist normal!

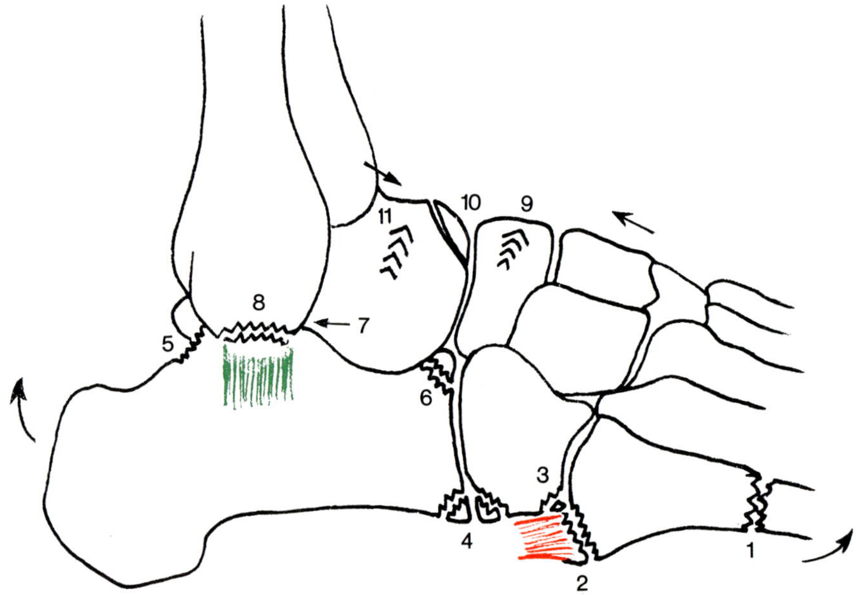

Abbildung 10.2
Mögliche Komplikationen beim Inversions-Varus-Trauma (nach Marti 1982).
Abriß-, Traktionsverletzungen

1. *Schaftfraktur des Os metatarsale V.*
2. *Fraktur der Basis des Os metatarsale V durch Abriß der Sehne des M. peronaeus brevis.*
3. *Kapselriß, Abrißfraktur zwischen Os metatarsale V und Os cuboideum.*
4. *Kapselriß, Abrißfraktur zwischen Os cuboideum und Kalkaneus.*
5. *Kapselriß, Abrißfraktur zwischen Kalkaneus und Talus (unteres Sprunggelenk).*
6. *Fraktur des Processus anterior calcanei.*
7. *Fraktur des Processus lateralis tali.*
8. *Abrißfraktur des lateralen Malleolus.*

Einkeilungs-, Kompressionsverletzungen

9. *Impressionsfraktur des Os naviculare.*
10. *Abscher- und Impressionsfraktur des Caput tali.*
11. *Impressionsfraktur des Collum tali.*

Sinus-tarsi-Syndrom

In einer Reihe von Fällen klagt der Patient nach einem Inversionstrauma über anhaltende Beschwerden, nämlich über ein Gefühl von Instabilität beim Laufen/Gehen und Schmerzen an der Außenseite des Fußes in Höhe des Sinus tarsi.

Das Syndrom beruht auf einer chronischen Reizung sensibler Nervenäste im Sinus tarsi, die zu gestörter Propriozeption und Dysfunktion der Mm. peronaei führt.
Die Funktionsuntersuchung fällt negativ aus, auch in bezug auf die Stabilitätstests!
Es besteht ausgeprägter Druckschmerz in der lateralen Öffnung des Sinus tarsi. Die Röntgenaufnahmen zeigen keine Veränderungen; das Arthrogramm des subtalaren Gelenkes läßt allerdings spezifische Veränderungen im synovialen Rezessus erkennen. Durch Infiltration des Sinus tarsi mit einigen Millilitern eines 1%igen Lokalanästhetikums klingen die Erscheinungen zeitweilig ab, wodurch die Diagnose bestätigt wird.

Konservative Therapie in Form von 3–6 Injektionen eines Lokalanästhetikums (2 ml, 1%) oder – bei unzureichendem Ergebnis – Injektion von Triamcinolonacetonid 10 mg/ml genügt in 50–60% der Fälle.

Bei unbefriedigendem Resultat wird operativ das Gewebe aus der lateralen Hälfte des Sinus tarsi exzidiert.

Sowohl bei der konservativen wie nach operativer Behandlung sind eine Übungstherapie der Mm. peronaei und das Training der Propriozeption erforderlich.

2. VALGUSTRAUMA

Affektion	*Klinischer Befund*	*Therapie*
Bei Patienten mit einer Valgus-Pronations-Abduktions-Stellung des Fußes ist eine geringfügige Unebenheit des Bodens häufig ausreichender Anlaß, daß der Fuß versagt. Eine *Ruptur* des Lig. deltoideum oder einzelner Teile hiervon (Ligg. tibionaviculare, tibiocalcaneare und tibiotalare posterius) kommt selten vor, Überdehnungen (Zerrungen) treten dahingegen öfter auf. Das Ligament ist von so fester Beschaffenheit, daß bei einem heftigen Valgustrauma eher eine Abrißfraktur des medialen Malleolus oder des Talus zustandekommt. *Auch eine chronische Läsion kann dadurch entstehen, daß bei jedem Schritt die obengenannten Ligamente überdehnt werden.*	Während der Belastung des Fußes befindet dieser sich meistens in Planovalgusstellung. Bei der Funktionsuntersuchung ist die passive Plantarflexions-Abduktions-Pronations-Bewegung in Kombination mit der Valgusbewegung des Kalkaneus schmerzhaft. Ist das Lig. tibiotalare posterius betroffen, so treten vor allem Schmerzen bei der passiven Valgusbewegung des Kalkaneus auf, wenn das Fußgelenk in Dorsalflexion von 90° gehalten wird; bei maximaler Dorsalflexion klingen die Schmerzen wieder ab. Ist der M. tibialis posterior ebenfalls betroffen, so wird die Inversion des Fußes gegen Widerstand als schmerzhaft empfunden.	Tiefe Querfriktion ist, ausgenommen beim Lig. tibiotalare posterius, *nicht wirksam.* Ruhe und eine mediale Stützeinlage bringen die Beschwerden schnell zum Verschwinden. Sollten diese Maßnahmen keinen oder nur geringen Erfolg zeitigen, so kann man die Bandansätze mit 0,2–0,5 ml Triamcinolonacetonid 10 mg/ml infiltrieren. Der M. tibialis posterior wird mit tiefer Querfriktion behandelt (siehe S. 351).

3. ÜBERDEHNUNG (ZERRUNG) DES LIG. TIBIOTALARE ANTERIUS

Affektion	*Klinischer Befund*	*Therapie*
Dieses Ligament ist der vordere Anteil des Lig. deltoideum. Die hier erwähnte relativ selten vorkommende Affektion kann nach einem Plantarflexionstrauma oder einem schwerwiegenden Inversions-Varus-Trauma auftreten, in letzterem Fall allerdings gemeinsam mit einer Verletzung der Außenbänder.	Schmerzen und Druckschmerz an der anteromedialen Seite des Fußgelenkes. Die Beschwerden verstärken sich bei passiver Plantarflexion und Pronation.	Tiefe Querfriktionen sind sehr wirksam. Bei unzureichendem Ergebnis kann, falls die Affektion in Höhe des tibialen Ursprunges oder der talaren Insertion lokalisiert ist, eine lokale Infiltration verabreicht werden, und zwar zunächst mit einem Lokalanästhetikum, später eventuell mit ½ ml Triamcinolonacetonid 10 mg/ml.

4. TOTALRUPTUR DES LIG. TIBIOTALARE ANTERIUS

Affektion	*Klinischer Befund*	*Therapie*
Ebenso wie die Überdehnung dieses Ligamentes ist auch die Ruptur ein relativ selten vorkommendes Ereignis und entsteht nach einem schweren Plantarflexions- oder Inversions-Varus-Trauma.	Bei dieser Affektion kann der Talus nach vorn luxieren; der Schubladentest nach vorn fällt positiv aus.	Es wird sowohl von konservativer Behandlung (Gips oder Klebeverband) wie von operativer Therapie über gute Ergebnisse berichtet. Wir geben bei ligamentären Rupturen des Fußes der operativen Intervention den Vorzug.

Affektion	*Klinischer Befund*	*Therapie*
5. ÜBERDEHNUNG DES LIG. TALOFIBULARE ANTERIUS		
Dieses dünne, ziemlich lange kapsuläre Ligament kann überdehnt (gezerrt) werden oder reißen. Dieses Band stellt die primäre Bremse bei einem Inversions-Varus-Trauma des Fußes dar.	Unmittelbar nach dem Trauma tritt heftiger Schmerz auf, außerdem anfangs eine lokal begrenzte Schwellung, die später diffus wird. Ein Hämatom kann vorhanden sein, das später deutlich an der Verfärbung erkennbar wird (Ekchymose). Der Patient verspürt bei Belastung Schmerzen. Bei der Funktionsuntersuchung ist die passive Inversion an der Vorderaußenseite des Fußgelenkes schmerzhaft. Mittels Palpation wird der Ort der Überdehnung exakt lokalisiert; dies kann die Insertion des Ligamentes an der Fibula, die Insertion des Ligamentes am Talus oder der mittlere Anteil des Ligamentes sein.	Siehe Therapie des Inversions-Varus-Traumas S. 340. Eine Überdehnung (Zerrung) dieses Ligamentes muß konservativ behandelt werden; tiefe Querfriktion ist die Therapie der Wahl. In Einzelfällen erreicht man mit tiefer Querfriktion nicht das gewünschte Resultat. Ist die Läsion an der talaren oder fibularen Insertion lokalisiert, so kann man mit ½ ml eines Lokalanästhetikums oder eventuell später mit ½ ml Triamcinolonacetonid 10 mg/ml eine lokale Infiltration verabreichen. Im chronischen Stadium kann man manipulativ die entstandenen Adhäsionen lösen. Diese Behandlung erfolgt nach vorhergehender tiefer Querfriktion.
6. TOTALRUPTUR DES LIG. TALOFIBULARE ANTERIUS		
Eine Ruptur dieses kapsulären Ligamentes heißt immer, daß auch die Kapsel gerissen ist. Diese Verletzung entsteht nach einem schweren Inversions-Varus-Trauma.	Ist nach einem Inversions-Varus-Trauma der Fuß nach drei bis fünf Tagen noch stark geschwollen und sehr schmerzhaft, so muß man eigentlich immer mit einer Ruptur rechnen. Die Diagnose wird durch Röntgenaufnahmen gesichert (u. a. gehaltene Aufnahmen oder Arthrographie). Der Patient verspürt heftige Schmerzen an der Vorderaußenseite des Fußgelenkes; es besteht eine deutliche Schwellung. Bei der Stabilitätsuntersuchung fällt der Schubladentest nach vorn positiv aus.	Wir geben der operativen Behandlung den Vorzug, obwohl auch von der konservativen Therapie (Bandagieren/Klebeverband oder Gips) gute Resultate bekannt geworden sind.

Affektion	*Klinischer Befund*	*Therapie*
7. ÜBERDEHNUNG DES LIG. TALOFIBULARE POSTERIUS		
Die Überdehnung dieses kurzen kapsulären Ligamentes kommt selten vor, nur bei 3% aller Inversions-Varus-Traumen. Eine Ruptur ist noch seltener.	Schmerzen an der dorsolateralen Seite des Fußgelenkes. Die Schmerzen nehmen bei einer passiven Varusbewegung des Kalkaneus, bei der das Fußgelenk in Dorsalflexion von 90° gehalten wird, noch zu. Wird die Varusbewegung in maximaler Dorsalflexionsstellung des Fußgelenkes ausgeführt, so entstehen keine Schmerzen.	Tiefe Querfriktion ist meistens schnell wirksam.
8. ÜBERDEHNUNG DES LIG. CALCANEOFIBULARE		
Diese Verletzung entsteht nach einem Inversions-Varus-Trauma des Fußes und kommt meistens in Verbindung mit einer Verletzung des Lig. talofibulare anterius vor (siehe unter 5. und 6.).	Der Patient verspürt an der (Vorder-)Außenseite des Fußgelenkes Schmerzen. Meistens besteht eine örtliche Schwellung. Bei der Funktionsuntersuchung fällt namentlich der passive Varustest des Kalkaneus positiv aus.	Siehe Therapie des Inversions-Varus-Traumas auf S. 340. Therapie der Wahl ist die tiefe Querfriktion. In hartnäckigen Fällen kann man streng lokal eine geringe Menge eines Lokalanästhetikums infiltrieren, eventuell später noch eine lokale Infiltration mit Triamcinolonacetonid 10 mg/ml vornehmen.
9. RUPTUR DES LIG. CALCANEOFIBULARE		
Diese Verletzung entsteht fast immer zusammen mit einer Ruptur des Lig. talofibulare anterius infolge eines schweren Inversions-Varus-Traumas.	Wie unter 6. beschrieben, ist die Wahrscheinlichkeit einer Ruptur groß, wenn einige Tage nach dem Trauma noch starke Schmerzen, Schwellung und Funktionsverlust bestehen. Schmerzen und Schwellung sind an der Vorderaußenseite des Fußgelenkes lokalisiert. Nach einigen Tagen wird meistens eine deutliche Verfärbung infolge des Hämatoms sichtbar. Bei der Funktionsuntersuchung fallen sowohl die Prüfungen des Lig. talofibulare anterius (siehe unter 5.) wie des Lig. calcaneofibulare (siehe unter 8.) positiv aus; es besteht eine abnorme Varuskippung des Kalkaneus. Röntgenuntersuchung, wie gehaltene Aufnahmen oder Arthrographie, bestätigen die Diagnose.	Ebenso wie bei der Totalruptur des Lig. tibiotalare anterius und des Lig. talofibulare anterius geben wir der operativen Intervention den Vorzug.

Affektion	*Klinischer Befund*	*Therapie*
10. RUPTUR DES LIG. TIBIOFIBULARE ANTERIUS INFERIUS		
Eine isolierte Ruptur dieses Ligamentes kommt selten vor. Das Ligament ist so fest, daß eher eine Fraktur der distalen Fibula auftritt.	Heftige Schmerzen und Druckschmerz an der Vorderseite des Sprunggelenkes. Vornehmlich ist die passive Dorsalflexion des Fußgelenkes schmerzhaft (der Talus drückt Tibia und Fibula auseinander). Die passive Varusbewegung ist hypermobil und schmerzhaft. Wenn bei Fußhaltung in Mittelstellung der Talus gegenüber Tibia und Fibula nach medial bzw. lateral bewegt wird, so geht dies mit einem fühlbaren «Tick» einher; es besteht eine abnorme Beweglichkeit (siehe Abb. 10.1 und 10.2, S. 321 und 342).	Konservativ (Immobilisieren im Gipsverband) oder operativ.
11. ZU KURZER M. TRICEPS SURAE BEI JUNGEN KINDERN		
Diese Affektion macht es dem Patienten unmöglich, seinen Fuß vollständig auf den Boden aufzusetzen. Das Kind forciert diese Bewegung jedoch: Zu diesem Zweck wird das Bein in Außenrotation und der Fuß in Valgus-, Abduktions- und Pronationsstellung gebracht. Auf die Dauer kommt es hierdurch zu einer Überlastung der mediotarsalen Ligamente und schließlich zur Hypermobilität der proximalen Tarsalgelenke.	Der Patient weist ein gestörtes Gangbild auf, wie in Spalte 1 beschrieben. Bei der Funktionsuntersuchung findet man eine Einschränkung sowohl der aktiven wie der passiven Dorsalflexion des Fußgelenkes.	Langzeitig dehnen. Der M. soleus und der M. gastrocnemius werden während einiger Monate bis zu einem Jahr einzeln gedehnt. Bis die Muskeln die gewünschte Länge erreicht haben, wird eine Absatzerhöhung ($1\frac{1}{2}$ bis $2\frac{1}{2}$ cm) getragen, um der Hypermobilität der proximalen Tarsalgelenke entgegenzuwirken.
12. PARTIELLE RUPTUR DES M. GASTROCNEMIUS		
Diese Verletzung ist meistens ungefähr 5 cm proximal des Muskel-Sehnen-Überganges lokalisiert. Der mediale Kopf ist häufiger betroffen als der laterale. Beim Laufen (Sportausübung) verspürt der Patient plötzlich einen heftigen Schmerz in der Wade («coup de fouêt»). Laufen/Gehen ist danach kaum noch möglich.	Schmerzen in der Wade. Plantarflexion des Fußes gegen Widerstand ist sehr schmerzhaft und, abhängig von dem Ausmaß der Ruptur, auch schwach. Ebenfalls abhängig von der Größe der Ruptur ist die Dorsalflexion des Fußgelenkes sowohl aktiv wie passiv mäßig bis stark schmerzhaft eingeschränkt. Der Ort der Verletzung ist sehr druckschmerzhaft. Manchmal ist ein Hämatom, in	In sehr akuten Fällen kann man das Hämatom aspirieren, danach unmittelbar über und unter der Stelle der Ruptur den Muskel mit einem Lokalanästhetikum infiltieren. Der Patient erhält eine Absatzerhöhung von 3 bis 4 cm. Vom zweiten Tag an wird die Stelle der Läsion mit Friktionen behandelt. Anfangs nur einige Friktionen, deren Dauer täglich bis zu schließlich ca. 15 Minuten gesteigert wird. Nach den

Affektion	*Klinischer Befund*	*Therapie*
	schweren Fällen eine Delle (Vertiefung) fühlbar.	Friktionen läßt man in den ersten Tagen aktive Muskelkontraktionen ausführen, wobei der Muskel in optimal entspannter Stellung gehalten wird. Eventuell kann man mittels Faradisation denselben Effekt erreichen. Nach 10 bis 14 Tagen kann der Sportler sein Training wieder aufnehmen (allmählich aufbauen). Während der Heilungsperiode kann die Absatzerhöhung allmählich vermindert werden.
13. ACHILLODYNIE (PERITENDINITIS ACHILLEI)		
Diese Affektion kommt meistens bei (Langstrecken-)Läufern oder Sportlern vor, die Dauerlauf als Teil ihres Sporttrainings gewählt haben. Die Affektion entsteht infolge Überlastung bei folgenden möglichen Grundvoraussetzungen: Gestörte Biomechanik der unteren Extremität bzw. Extremitäten; Links/rechts-Asymmetrie der Hüften, Knie, Unterschenkel oder Füße; vermehrte Varuskippung des Kalkaneus, z.B. infolge eines früher erlittenen Inversions-Varus-Traumas; geringe Außendrehung der Tibia; Hohlfuß; Hallux rigidus oder andere Veränderungen im Bereich des Os metatarsale I, die dazu führen, daß zu stark über den lateralen Fußrand abgerollt wird; eingeschränkte Innenrotation der Hüfte. In 60 bis 70% aller Fälle tritt die Affektion einseitig auf. Die Läsion ist im Peritendineum lokalisiert, häufiger medial als lateral.	Der Patient verspürt Schmerzen im Bereich der Achillessehne. Je nach dem entsprechenden Stadium werden die Schmerzen *nach* oder während Belastung empfunden (siehe S. 34). Häufig besteht eine deutliche Schwellung eines Teiles der Achillessehne oder auch der gesamten Sehne. Die Funktionsuntersuchung fällt oft negativ aus, jedoch nach Provokation (Laufen bis zum Auftreten der Schmerzen) ist die Plantarflexion des Fußgelenkes gegen Widerstand schmerzhaft (Zehenstand). Durch Palpation muß die Lokalisation der Läsion exakt festgestellt werden (siehe Band 1, Anatomie in vivo). Die Sehne kann an folgenden Stellen geschädigt sein (s. Abb. 10.3): a) Tenoossal. b) Ventrodistal, unmittelbar proximal des Tuber calcanei (in diesem Fall ist auch die passive Plantarflexion des Fußgelenkes schmerzhaft). c) Ventromedial.	Kausal: Wiederherstellen oder Korrigieren der gestörten Biomechanik oder Ausgleichen von Asymmetrien, beispielsweise durch Anpassungsvorrichtungen im Schuh. Symptomatisch: Tiefe Querfriktion der betroffenen Anteile der Achillessehne. Immer: Dosierte Dehnung der Achillessehne, sowohl morgens wie vor Beginn der Sportausübung als auch eventuell danach. Falls nötig, in Stadium II oder mehr (s. S. 34). Anpassung des Trainingsschemas oder zeitweilig vollständige Ruhe. Dies ist als Ergänzung der obengenannten Behandlungen zu betrachten. In chronischen Fällen ist eine chirurgische Intervention zu erwägen. Handelt es sich um eine partielle Ruptur (eine deutliche lokale Schwellung lenkt den Verdacht hierauf), so muß die Sportausübung vollständig unterbrochen werden.

Affektion	*Klinischer Befund*	*Therapie*
	d) Ventrolateral. e) Medial. f) Lateral. g) Dorsal (selten).	

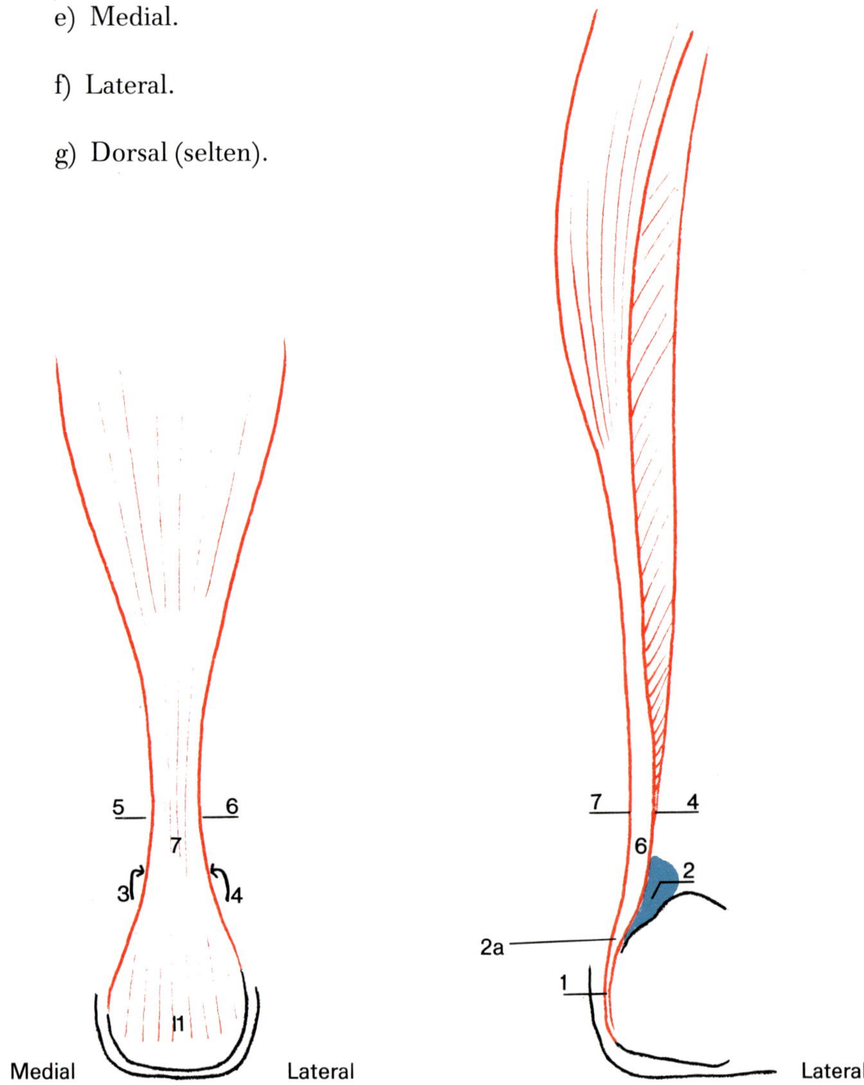

Abbildung 10.3
Die Achillessehne (rechts).

1. *tenoossal*
2a. *anterodistal*
2b. *Bursa subtendinea achillei*
3. *anteromedial*
4. *anterolateral*
5. *medial*
6. *lateral*
7. *posterior*

14. RUPTUR DER ACHILLESSEHNE

Affektion	*Klinischer Befund*	*Therapie*
Nach einem akuten heftigen Schmerz, der meistens während des Sports auftritt und bei dem oft ein schnappendes Geräusch gehört und/oder wahrgenommen wird, kann der Patient unter keinen Umständen weitergehen/laufen. Die Ursache einer Ruptur der Achillessehne ist meistens eine akute Überlastung des (manchmal) degenerativen Sehnengewebes. Auch können Kortikoidinjektionen in die Sehne hinein oder längs ihres Verlaufes schließlich zu Rupturen führen.	In der akuten Phase ist der Zehenstand unmöglich und ein Versuch, diese Bewegung auszuführen, sehr schmerzhaft. Passive und aktive Dorsalflexion sind schmerzhaft. Aktive Plantarflexion im Liegen ist noch möglich (der M. plantaris ist noch intakt, und die Mm. peronaei, tibialis posterior und die Zehenbeuger bewirken ebenfalls Plantarflexion). Der Test nach Simmonds fällt positiv aus. Bei dieser Probe befindet sich der Patient in Bauchlage, wobei der Fuß über den Rand des Untersuchungstisches	Sowohl operative wie konservative Behandlung (Gips) führen bei Rupturen der Achillessehne zu guten Ergebnissen. Bei konservativer Therapie scheint die Krankheitsdauer allerdings kürzer, und es treten weniger Restbeschwerden auf. Eine Krankenhausaufnahme ist nicht erforderlich (Nistor 1981).

Affektion	*Klinischer Befund*	*Therapie*
Die Affektion kommt vornehmlich bei Männern zwischen 30 und 45 Jahren vor.	hinausragt. Kneifen der Wadenmuskulatur löst normalerweise eine Plantarflexion im Fußgelenk aus; geschieht dies nicht, so hat man es mit einer Ruptur der Achillessehne zu tun. Dorsalflexion im Fußgelenk ist bei gestrecktem und bei gebeugtem Knie in gleichem Ausmaß möglich; normalerweise ist die Dorsalflexion einige Grad mehr möglich, wenn das Knie leicht gebeugt wird, da dann der M. gastrocnemius entspannt wird. Bei der Palpation ist in der akuten Phase meistens in der Mitte der Sehne eine Delle wahrzunehmen; nach einigen Stunden ist diese infolge der inzwischen entstandenen Schwellung nicht mehr zu fühlen.	
15. BURSITIS SUBTENDINEA ACHILLEI		
Diese Bursa befindet sich zwischen dem Kalkaneus (proximal) und der Achillessehne. Die Affektion entsteht meistens infolge indirekter Traumen.	Schmerzen an der Dorsalseite des Fußgelenkes, die bei passiver Plantarflexion im Fußgelenk zunehmen. Manchmal ist der Zehenstand schmerzhaft. Die beste Methode, um diese Affektion differentialdiagnostisch von Läsionen der Achillessehne abzugrenzen, ist die Anwendung einer Lokalanästhesie.	Infiltration der Bursa mit 2 ml eines Lokalanästhetikums.
16. BURSITIS SUBCUTANEA CALCANEI POSTERIOR		
Diese subkutan gelegene Bursa kann durch drückendes Schuhwerk gereizt werden, beispielsweise durch eine zu wenig nachgiebige oder zu hohe Fersenkappe. Häufig entsteht auf die Dauer eine Verdickung und Verhärtung der Haut in diesem Bereich. Man spricht dann auch von einem «Winterheel»-Syndrom.	Schmerzen an der Dorsalseite der Ferse beim Laufen/Gehen, wenn Schuhe getragen werden, deren Fersenkappe zu hart ist. Manchmal findet man Schwellung und Rötung. Es besteht lokaler Druckschmerz. Die Funktionsuntersuchung fällt negativ aus.	Anderes Schuhwerk mit einer weichen Fersenkappe. Die Bursa wird mit einem Lokalanästhetikum infiltriert.

Affektion	*Klinischer Befund*	*Therapie*
17. «SHIN SPLINTS» – TIBIALE INSERTIONSTENDOPATHIE		
Dieses Syndrom wird durch Schmerzen längs des medialen Tibiarandes gekennzeichnet, die sich meistens zwischen dem mittleren und distalen Drittel befinden. Wahrscheinlich handelt es sich hier um eine Entzündungsreaktion der Muskelfaszie am Ort ihres Ansatzes am Knochen. *Differentialdiagnose:* Streßfraktur der Tibia; Vorderes Logensyndrom (Tibialis-anterior-Syndrom).	Die Schmerzen treten allmählich nach Belastung auf und klingen meistens unmittelbar nach Beendigung der Belastung ab. Manchmal allerdings halten die Schmerzen stunden- bis tagelang an. Funktionsuntersuchung: Negativ. Röntgenbild: Manchmal am Ort der Läsion eine verdickte Kortikalis. Knochenszintigramm: Meistens erhöhte Aktivität am Ort der Läsion.	Der Patient muß für gutes, schock- und stoßauffangendes Schuhwerk Sorge tragen und anfangs möglichst viel nur auf weicherem Boden laufen, beispielsweise auf Gras statt auf gepflasterter Straße. In sehr hartnäckigen Fällen kann man an den Stellen der heftigsten Schmerzen 0,5 bis 1 ml Triamcinolonacetonid 10 mg/ml injizieren; jedoch nur, wenn nach sechs Wochen die Beschwerden immer noch anhalten. Schließlich ist – bei Therapieresistenz – ein operatives Eingreifen (Fasziotomie) indiziert.
18. LOGENSYNDROME		
Ein Logensyndrom besteht aus einer Reihe von Symptomen, die durch eine Funktionsstörung von Muskeln und Nerven innerhalb eines fest abgeschlossenen Raumes stattfinden. Die Ursache ist ein erhöhter Innendruck in diesem Raum. Zunehmende arterielle Blutzufuhr (und damit auch Zunahme des Muskelvolumens) behindert den venösen Abfluß, wodurch ein Circulus vitiosus entsteht. Traumatisch bedingte anatomische Veränderungen im Unterschenkel können u. a. Anlaß für diese Syndrome sein. Man unterscheidet vier Formen: 1. *Das vordere Logensyndrom (Tibialis-anterior-Syndrom)* Hier sind der N. peronaeus profundus und die Mm. tibialis anterior und extensor digitorum longus affiziert. 2. *Das laterale Logensyndrom* Hierbei handelt es sich um den N. peronaeus superficialis und die Mm. peronaei.	Zunehmende Schmerzen in der betroffenen Loge während Aktivität (Laufen/Gehen) sowie zunehmende Kraftminderung der betroffenen Muskeln und manchmal Parästhesien im Gebiet des betroffenen Nerven. Funktionsuntersuchung: Schmerzen und Kraftminderung bei Kontraktion der betroffenen Muskeln. Röntgenuntersuchung: Negativ.	Zunächst kann man mit konservativen Maßnahmen, vornehmlich der Minderung der Sportaktivitäten, trachten, den Beschwerden Einhalt zu gebieten. Wird konservativ keine Besserung erzielt, so ist operatives Eingreifen (Fasziotomie) indiziert. Letzteres ist sogar akut indiziert, wenn die Beschwerden während der akuten Phase nicht spontan durch Ruhe abklingen. Dann kann sich nämlich eine Muskelnekrose entwickeln.

Affektion	*Klinischer Befund*	*Therapie*
3. *Das oberflächliche Posteriorsyndrom* Mm. soleus und gastrocnemius.		
4. *Das tiefe Posteriorsyndrom* N. tibialis posterior, Mm. tibialis posterior und Flexor digitorum longus.		
19a. TENDOSYNOVITIS DES M. TIBIALIS POSTERIOR		
Meistens ist die Ursache dieser Affektion ein insuffizienter Fuß (Pes planovalgus); bei jedem Schritt wird der M. tibialis posterior überdehnt und muß sich danach in der Abhebephase aus dieser überdehnten Stellung wieder kontrahieren. Auf diese Weise entsteht ein Überlastungssyndrom des M. tibialis posterior.	Schmerzen an der Medialseite des Fußgelenkes und/oder des Fußes. Bei der Funktionsuntersuchung ist die Inversionsbewegung des Fußes gegen Widerstand (isometrisch) schmerzhaft, ebenso die passive Eversion des Fußes. Durch Palpation wird der Ort der Affektion so exakt wie möglich lokalisiert.	Tiefe Querfriktion ist gewöhnlich sehr schnell wirksam. Handelt es sich um eine Insuffizienz des medialen Fußgewölbes, so muß im Schuh eine mediale Korrektur angebracht werden. Eventuell kann man bei hartnäkkigen Resterscheinungen eine lokale Injektion von ½ bis 1 ml Triamcinolonacetonid 10 mg/ml zwischen Sehne und Sehnenscheide verabreichen.
19b. RUPTUR DES M. TIBIALIS POSTERIOR		
Vornehmlich bei Patienten mittleren Lebensalters, die an einem Pes planovalgus leiden, kann spontan – ohne Trauma – eine Ruptur entstehen.	Die Beschwerden entwickeln sich allmählich, sind selten schwerwiegend, doch sehr störend. Der Patient klagt über leichte, ständig anhaltende Schmerzen an der Innenseite von Fußgelenk und Fuß. Man findet ein auffallend abgeflachtes, gesenktes mediales Fußgewölbe an der betroffenen Seite. Der Sehnenbereich des M. tibialis posterior ist deutlich geschwollen. Die Muskelkraft (ganz allgemein) ist vermindert.	Die konservative Therapie in Form von Einlegesohlen ist selten wirksam. Operative Intervention und postoperative Korrektur der Fußstellung mittels einer geeigneten Einlegesohle führen gewöhnlich zu vollständiger Heilung.
20. AFFEKTIONEN DES M. TIBIALIS ANTERIOR		
a) *Tendinitis*		
Diese Affektion kann in jedem Teil der Sehne lokalisiert sein. Meistens muß man eine Überlastung als Ursache betrachten (z. B auf Anhöhen- oder Bergaufwandern).	Die Schmerzen werden an der Vorderseite des Fußgelenkes und des Fußes empfunden. Häufig besteht eine deutlich sichtbare Schwellung. Dorsalflexion und Supination des	Tiefe Querfriktion, dreimal pro Woche während drei bis vier Wochen ist im allgemeinen sehr wirksam. Unbehandelt kann diese Affektion monatelang anhalten.

Affektion	*Klinischer Befund*	*Therapie*
	Fußes gegen Widerstand (isometrisch) sind schmerzhaft. Manchmal ist auch die passive Plantarflexion, kombiniert mit einer Pronation des Fußes, schmerzhaft (hierbei wird nämlich die Sehne gedehnt). Durch Palpation wird der Ort der Läsion exakt ermittelt.	
b) *Tendosynoviitis*		
Diese Affektion kann durch ein direkt oder indirekt auf den Fuß einwirkendes Trauma entstehen, auch durch Mikrotraumen oder durch Reizung seitens des Schuhwerks.	Die Symptome und die Befunde bei der Funktionsuntersuchung gleichen denjenigen, die oben bei der Tendinitis des M. tibialis anterior beschrieben wurden. Manchmal fühlt man eine deutliche Krepitation.	Siehe unter a), Tendinitis.
c) *Myosynoviitis*		
Diese Affektion des M. tibialis anterior entsteht infolge Überlastung und wird vornehmlich bei Schlittschuhläufern, Skilangläufern und – seltener – bei Langstreckenläufern beobachtet.	An der Vorderseite des Unterschenkels in Höhe des Muskel-Sehnen-Überganges empfindet der Patient lokal Schmerzen. Hier ist auch Krepitation deutlich zu fühlen. Funktionsuntersuchung: Siehe unter a) Tendinitis des M. tibialis anterior.	Tiefe Querfriktion zusammen mit Ruhe (Ruhigstellung) während der Behandlungsphase lassen die Beschwerden innerhalb zwei bis vier Wochen vollständig abklingen.
21. AFFEKTIONEN DES M. PERONAEUS LONGUS UND DES M. PERONAEUS BREVIS		
a) *Tendosynoviitis*		
Diese Läsion tritt infolge Überlastung oder aber nach einem Inversions-Varus-Trauma auf. Nach einem schwerwiegenden Inversions-Varus-Trauma kann eine Abrißfraktur der Tuberositas ossis metatarsalis V, der Insertionsstelle des M. peronaeus brevis, entstehen (siehe Abb. 10.2, S. 342).	Schmerzen an der (Vorder)außenseite des Fußgelenkes. Manchmal findet man eine lokale Schwellung im Bereich des Verlaufs der Peronäussehnen. Bei der Funktionsuntersuchung können Pronation und Plantarflexion des Fußes gegen Widerstand schmerzhaft sein, ebenso passive Dorsalflexion-Supination-Adduktion (Dehnung). Mittels Palpation wird der Ort der Läsion exakt lokalisiert; es kann	Die Therapie der Wahl ist die tiefe Querfriktion. Erreicht man nach sechs Behandlungen keinen oder einen nur unbefriedigenden Erfolg, so kann zwischen Sehne und Sehnenscheide eine Infiltration von 1 ml Triamcinolonacetonid 10 mg/ml verabreicht werden.

Affektion	*Klinischer Befund*	*Therapie*
	sich hier um eine Stelle unmittelbar dorsal des lateralen Malleolus bis zur Basis des Os metatarsale V handeln. Eine Abrißfraktur der Tuberositas ossis metatarsale V wird durch starken Druckschmerz und entsprechende Schwellung in Höhe der Basis des Os metatarsale V gekennzeichnet, außerdem durch Hinken und durch das Auftreten einer Ekchymose (Verfärbung infolge des Hämatoms).	
b) *Insertionstendopathie des M. peronaeus brevis*		
Diese Läsion befindet sich an der Tuberositas ossis metatarsalis V und entsteht infolge Überlastung (vornehmlich bei Sprintern). Seltener tritt – unmittelbar proximal der Insertion – eine Tendinitis auf.	Die Schmerzen werden am lateralen Fußrand lokalisiert. Pronation und Plantarflexion des Fußes gegen Widerstand (isometrisch) sind schmerzhaft. Bei der Palpation scheint nur die Insertion an der Tuberositas ossis metatarsalis V druckschmerzhaft zu sein.	In den weitaus meisten Fällen ist tiefe Querfriktion sehr wirksam. Lediglich dann, wenn diese Affektion sich bereits im Stadium III oder IV befindet, muß man dem Sportler auch dosierte Ruhe (Ruhigstellung) verordnen (siehe S. 34).
c) *Luxation der Peronäussehnen*		
Meistens entsteht diese Affektion traumatisch (Inversions-Varus-Trauma) und ist die Folge einer Ruptur des Retinaculum mm. peronaeorum superius.	Der Patient klagt über ein schmerzhaftes Fußgelenk; dabei stehen Schwellung und Druckschmerz unmittelbar hinter dem lateralen Malleolus im Vordergrund. Die Luxation kommt bei aktiver Dorsalflexion zusammen mit Pronation vor; die Luxation der Sehnen führt nach ventral. Man spricht von einem «snapping ankle». Bei ca. 50% der Fälle sind auf den Röntgenaufnahmen zarte Knochenschalen sichtbar, die für einen Abriß des Retinakulums kennzeichnend sind.	Die Behandlung dieser Affektion ist operativ. In unbehandelten Fällen entstehen Instabilität und ein anhaltender «snapping ankle».

Affektion	*Klinischer Befund*	*Therapie*
22. TENDOSYNOVIITIS DES M. EXTENSOR HALLUCIS LONGUS		
Manchmal ist diese Affektion die Folge eines Inversions-Varus-Traumas. In mittlerem Lebensalter kann eine Reizung der Sehne und der Sehnenscheide infolge eines osteophyten des Os naviculare (Articulatio talonaviculare) entstehen.	Schmerzen an der Vorderaußenseite des Spanns, die bei Extension der Großzehe gegen Widerstand (isometrisch) zunehmen. Manchmal besteht Krepitation.	Tiefe Querfriktion ist vornehmlich wirksam, wenn die Affektion die Folge einer Knöchelverstauchung ist. Ist die Affektion Folge eines Osteophyten, so muß dieser Knochenauswuchs operativ entfernt werden.
23. TENDOSYNOVIITIS DES M. EXTENSOR DIGITORUM LONGUS		
Diese selten auftretende Läsion kann die Folge eines Inversions-Varus-Traumas oder eines Plantarflexionstraumas sein. Manchmal kann Überlastung die Ursache darstellen.	An der Vorderseite des Fußgelenkes und des Spanns bestehen Schmerzen. Bei der Funktionsuntersuchung ist die Dorsalflexion des Fußes gegen Widerstand zusammen mit Extension der Zehen gegen Widerstand (isometrisch) schmerzhaft. Manchmal findet man Krepitation.	Meistens sind nur einige Behandlungen mit tiefer Querfriktion erforderlich, um diese Affektion erfolgreich zu beseitigen.
24. TENDOSYNOVIITIS (STENOSANS) DES M. FLEXOR HALLUCIS LONGUS		
a) Ziemlich häufig vorkommende Affektion bei Ballettänzern. Die Entzündung bzw. Stenose befindet sich dort, wo die Sehne an der Rückseite des Talus durch einen fibroossären Kanal verläuft. b) Eine weitere, zweite Lokalisation befindet sich an der Basis der Großzehe zwischen den Sesamknochen. *Differentialdiagnose:* Tendinitis tenosynoviitis des M. tibialis posterior oder des M. flexor digitorum longus.	Schmerzen und Schwellung hinter dem medialen Malleolus, vor allem beim Springen, bei Kniebeugen usw. Manchmal sind Krepitationen fühl- und hörbar. Funktionsuntersuchung: Schmerzen beim aktiven Anspannen und bei passiver Dehnung. Lokaler Druckschmerz. Es besteht ein sogenannter funktioneller Hallux rigidus. Lokale Schmerzen, bei Druck und Laufen/Gehen. Funktionsuntersuchung: Der Patient ist nicht imstande, den Zeh gegenüber dem interphalangealen Gelenk aktiv zu beugen, wenn das Grundgelenk in neutraler Stellung gehalten wird.	Anfangs dosierte Ruhe (Ruhigstellung), Querfriktionen und vorsichtiges Dehnen. Einige lokale Infiltrationen von 1 bis 2 ml Anästhetikum. In hartnäckigen Fällen 0,5 ml Triamcinolonacetonid 10 mg/ml zwischen Sehne und Sehnenscheide oder Operation. In therapieresistenten Fällen oder bei wiederholten Rezidiven ist die Operation indiziert.

Affektion	*Klinischer Befund*	*Therapie*
25. FASCIITIS PLANTARIS		
Insertionstendopathie der Fascia plantaris infolge Überlastung. Die Läsion ist in Höhe des Ansatzes der Faszie an den Kalkaneus (plantar/medial) lokalisiert. Dieser Schmerzpunkt ist weiter vorn lokalisiert als jener, der bei der Kalkaneodynie beschrieben wird (siehe unter 26.). Die Überbelastung hat als Ursache eine verlängerte Pronationsphase während des Laufnes/Gehens, die wiederum die Folge von Form- und Stellungsanomalien des Fußes sein kann.	Der Patient empfindet an der Ferse Schmerzen, vor allem während (Schnellaufens). Die Funktionsuntersuchung fällt negativ aus. Häufig zeigt das Röntgenbild einen sogenannten Fersensporn. Wie so häufig bei Insertionstendopathien entstehen kleine Mikrofrakturen des Knochens. Heilungsversuche sind röntgenologisch als Fersensporn sichtbar. Bevor dies deutlich wird, ist das Knochenszintigramm meistens bereits positiv (Graham 1983).	Viskös-elastische Einlegesohlen bewirken fast unmittelbar sofort Linderung der Beschwerden. Es gibt spezielle Sportschuhe, die der Überpronation entgegenwirken. Meistens sind die obengenannten Maßnahmen ausreichend. Sollten die Schmerzen allerdings nicht schnell genug abklingen, können die schmerzhaftesten Stellen mit einer Kombination von 1 ml Triamcinolonacetonid 10 mg/ml und 1 ml Lokalanästhetikum infiltriert werden. Eine Operation ist nur selten indiziert. Der Patient kann seine (Sport-)aktivitäten innerhalb akzeptabler Schmerzgrenzen fortsetzen und versuchen, diese Aktivitäten allmählich auszudehnen.
26. KALKANEODYNIE (SCHMERZHAFTE FERSE)		
Das unter dem Kalkaneus gelegene Fettkissen hat eine stoß- und schockdämpfende Wirkung beim Laufen/Gehen, vornehmlich in dem Augenblick, wenn die Ferse den Boden berührt. Im fortgeschrittenen Lebensalter entstehen degenerative Veränderungen an diesem Fettkissen («Lipoatrophie»), wodurch diese Struktur einen Funktionsverlust erleidet. Durch den Fortfall dieses Schutzes kann vor allem während Schnellaufens eine Verstauchung des posterior-inferioren Anteils des Kalkaneus auftreten, die Mikrofrakturen und/oder periostale Reizung zur Folge hat.	Anfangs nur Schmerzen während des Laufens/Gehens an der medial-plantaren Seite des Kalkaneus, später auch Ruheschmerzen. Die Funktionsuntersuchung fällt negativ aus. Es besteht starker Druckschmerz am Ort der Affektion. Bei Patienten mit Hohlfüßen sieht man diese Erkrankung viel häufiger als bei Patienten mit Plattfüßen, weil bei letzteren die Verteilung des Druckes auf dem Fettkissen zwischen Calcaneus und Haut viel gleichmäßiger ist.	Die Therapie besteht aus dem Herstellen einer Fersenkappe aus weichem, stoß/schockdämpfenden Material, eventuell mit einer Aussparung am Ort der schmerzhaftesten Stelle. Eine viskös-elastische Standard-Einlegesohle ist in den meisten Fällen ausreichend.

Affektion	*Klinischer Befund*	*Therapie*
27. FIBROMATOSIS PLANTARIS (KONTRAKTUR NACH DUPUYTREN ODER MORBUS LEDDERHOSE)		
Ungefähr ein Drittel aller Patienten mit Fibromatosis plantaris (eine strangförmige oder knotige Wucherung fibröser Fasern) weist eine Dupuytren-Kontraktur in der Hand auf. Die meisten Patienten haben einen leicht empfindlichen Knoten unter der Haut der Fußsohle in Höhe der Sehne des M. flexor hallucis longus unmittelbar proximal des Köpfchens des Os metatarsale I. Manchmal entstehen zwei oder drei etwas größere Knötchen etwas weiter proximal. Diese Knoten sind an der medialen Seite der Fascia plantaris festgeheftet. Kontrakturen wie etwa in der Hand entstehen selten.	Gewöhnlich ist diese Affektion nicht besonders schmerzhaft, da die Knötchen an Stellen entstehen, an denen verhältnismäßig wenig Gewicht wirksam wird. Die Knötchen sind palpabel.	Nur wenn der Patient Schmerzen erleidet, ist eine weiche Einlegesohle anzuraten. Im äußersten Fall kann eine Operation erwogen werden. Im allgemeinen besteht die «Therapie» in der Beruhigung des Patienten.
28. SCHMERZHAFTER SPREIZFUSS		
Dieser entsteht durch Überlastung des Vorfußes mit der Folge der Überdehnung der transversalen Ligamente zwischen den Ossa metatarsalia. Ursachen sind u. a.: Spitzfuß; Tragen von zu hohen Hacken; «demi point»-Tanzen von Ballett-Tänzern. Siehe auch unter 4. S. 339.	Schmerzen im Vorfuß bei Belastung. Die Funktionsuntersuchung fällt negativ aus.	Im Schuh wird eine gute Vorfußstützeinlage angebracht. Eine gute Maßnahme ist das Bandagieren während Belastung bei Tänzern oder Sportlern.
29. GANGLION ZWISCHEN DEN KÖPFCHEN VON ZWEI OSSA METATARSALIA		
Hierdurch entsteht eine örtliche Spreizung von zwei Ossa metatarsalia.	Im Stand ist eine deutliche Spreizung sichtbar. Das Ganglion ist palpabel.	Exzision.
30. APOPHYSITIS CALCANEI (MORBUS SEVER-HAGLUND)		
Dieses Leiden wurde immer als eine Osteochondritis der Apophyse des Kalkaneus (in Höhe der Insertion der Achillessehne gedeutet.	Schmerzen in der Fersengegend, die nach Belastung stärker werden. Manchmal treten Schwellung und Rötung auf.	Das Leiden heilt spontan in ungefähr zwei Jahren aus.

Affektion	*Klinischer Befund*	*Therapie*
Sehr wahrscheinlich ist dies unrichtig, und die Beschwerden sind die Folge einer Reizung der Weichteile wie z. B. bei einer Bursitis. Die Krankheit kommt vornehmlich bei Kindern zwischen acht und zwölf Jahren vor.	Es besteht Druckschmerz an der Außenseite des Kalkaneus. Die Funktionsuntersuchung fällt negativ aus. Das Röntgenbild ist von diagnostischem Wert.	Nur in schwerwiegenden Fällen erhält der Patient eine Absatzerhöhung von maximal 2 cm.

31. MARSCHFRAKTUR

Obgleich diese Affektion nicht zu den Weichteilerkrankungen gehört, wird hier die Streßfraktur besprochen, da die Erkrankung oft fälschlicherweise als Weichteilerkrankung beurteilt wird. Die Verletzung ist am Hals des Os metatarsale II oder III lokalisiert und entsteht spontan oder infolge Überlastung.	Wechselnd starker Schmerz im Vorfuß bei Belastung. Lokal bestehen Rötung, Schwellung und Wärme. Lokaler Druckschmerz. Die Affektion wird erst nach ca. zwei Wochen auf dem Röntgenbild sichtbar.	Die Behandlung erfolgt konservativ. Auch unbehandelt ist der Patient nach ungefähr sechs Wochen beschwerdefrei; während dieser Periode kann man den Fuß bandagieren. Bestehen nach diesem Zeitraum noch Beschwerden, so sind sie auf die Überbelastung der Mm. interossei zurückzuführen. Diese Muskeln reagieren gut auf tiefe Querfriktion; vier bis sechs Behandlungen sind im allgemeinen ausreichend.

Prädilektionsstellen für Affektionen nichtkontraktiler (inerter) Strukturen am Fuß – Außenseite

Die an zweiter Stelle angeführte Zahl bezeichnet die Seite, auf der die Affektion beschrieben wird.

Zeichnung	Seite		
10	347	Lig. tibiofibulare anterius inferius	
11	343	Lig. tibiotalare anterius	
12	344	Lig. talofibulare anterius (Ansatz an der Fibula)	
13	345	Lig. calcaneofibulare	
14	344	Lig. talofibulare anterius (Ansatz am Talus)	
15	340	Lig. calcaneocuboideum	Lig. bifurcatum
15a	340	Lig. calcaneonaviculare	
16a	329	Anteriore tibiotalare Kompression	
17	352	Retinaculum mm. peronaeorum superius; wenn dieses reißt (z. B. bei einem Inversions-Varus-Trauma), entsteht ein sogenannter «snapping ankle»	
18	349	Bursitis subtendinea achillei	

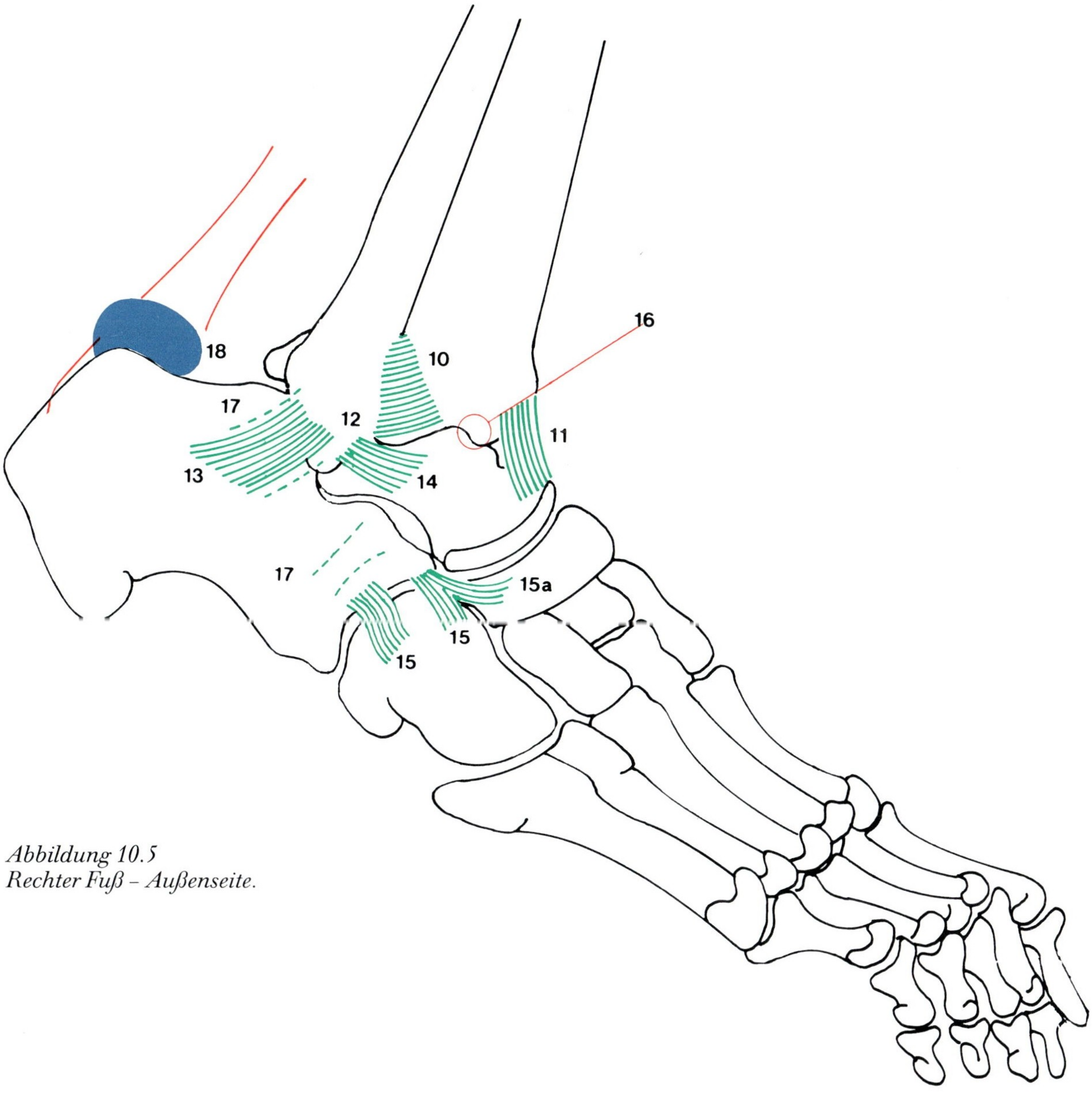

Abbildung 10.5
Rechter Fuß – Außenseite.

Prädilektionsstellen für Affektionen an der Fußinnenseite

Die an zweiter Stelle angeführte Zahl bezeichnet die Seite, auf der die Affektion beschrieben wird.

Zeichnung	Seite	
2	347	Achillodynie
3	348	Ruptur der Achillessehne
4	351	Tenosynoviitis des M. tibialis posterior
5	343	Tenosynoviitis des M. tibialis anterior
11	343	Lig. tibiotalare anterius
18	355	Fasciitis plantaris
19	355	Fersensporn
20	349	Bursitis subcutanea calcanei posterior
21	356	Apophysitis calcanei (Morbus Sever-Haglund)
22	343	Lig. tibiocalcaneare
23	343	Lig. tibionaviculare
24	345	Lig. tibiotalare posterius
25	*	Lig. calcaneonaviulare plantare
26	*	Lig. talonaviculare

* Erkrankungen dieser Strukturen werden in diesem Buch nicht beschrieben!

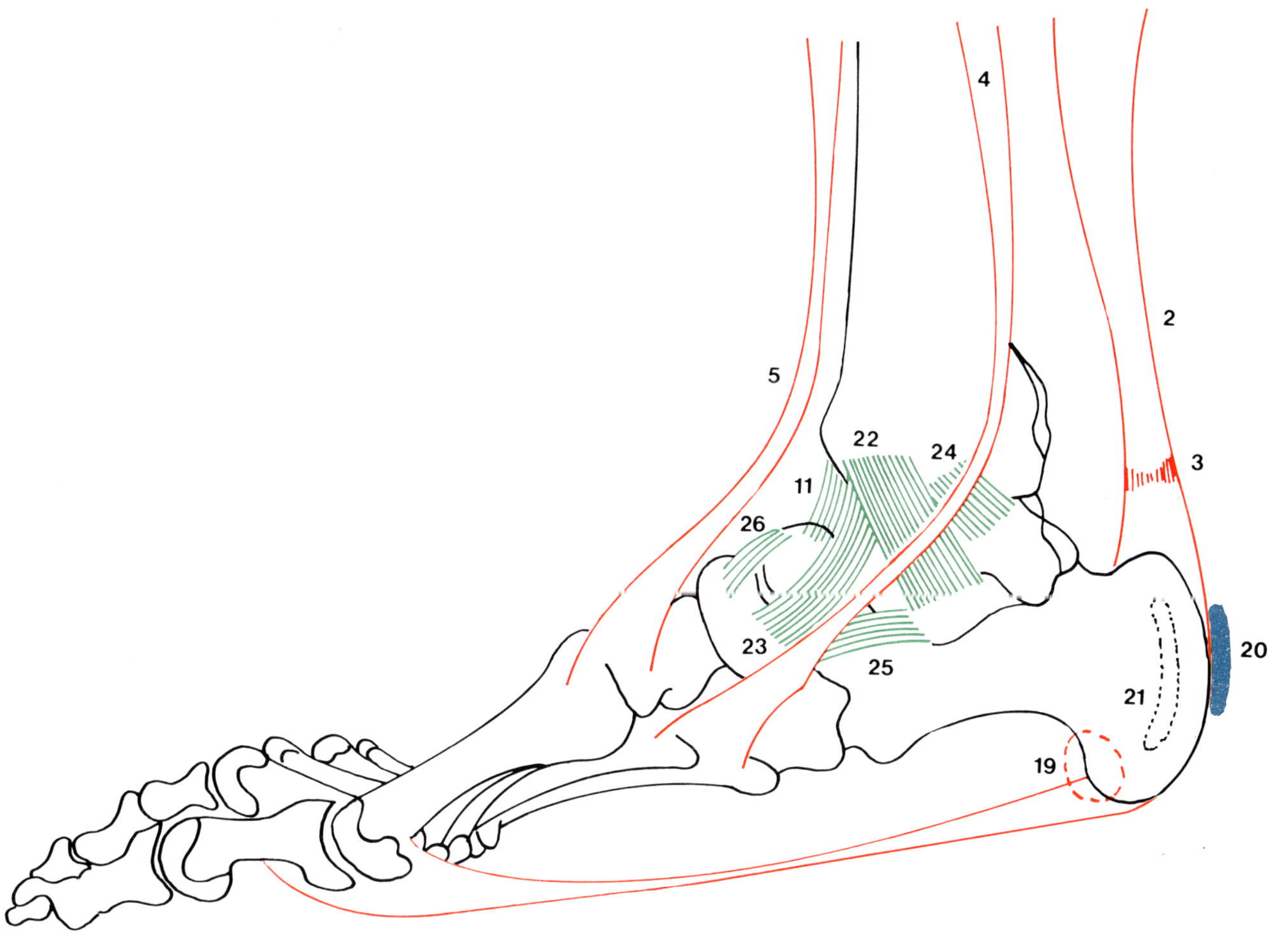

Abbildung 10.6
Rechter Fuß – Innenseite.

Prädilektionsstellen für Affektionen – am Fuß – Rückseite

Die an zweiter Stelle angeführte Zahl bezeichnet die Seite, auf der die Affektion beschrieben wird.

Zeichnung	Seite	
2	347	Achillodynie
13	345	Lig. calcaneofibulare
18	349	Bursitis subtendinea achillei
22	343	Lig. tibiocalcaneare
24	345	Lig. tibiotalare posterius
27	*	Lig. tibiofibulare posterius inferius
28	345	Lig. talofibulare posterius
29	330	Posteriore tibiotalare Kompression

* Erkrankungen dieser Strukturen werden in diesem Buch nicht beschrieben.

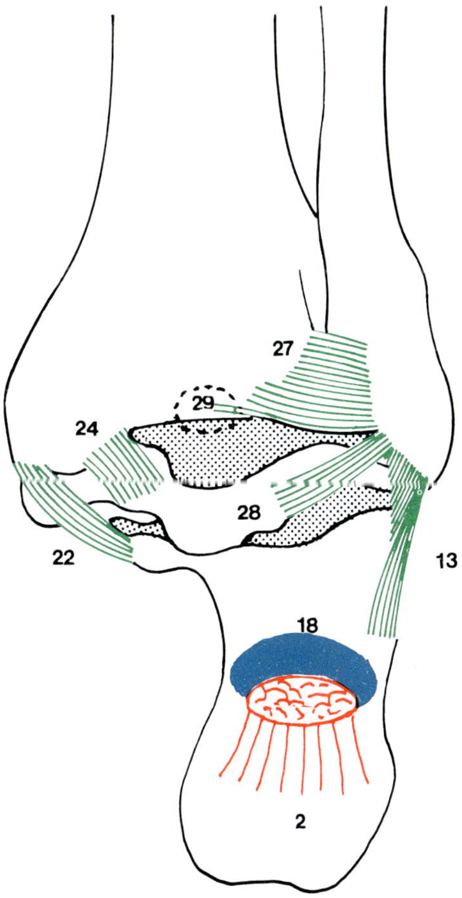

Abbildung 10.7
Rechter Fuß – Rückseite.

Prädilektionsstellen für Affektionen am Fuß – Fußsohle

Die an zweiter Stelle angeführte Zahl bezeichnet die Seite, auf der die Affektion beschrieben wird.

Zeichnung	Seite	
2	347	Achillodynie
9b	353	Tendinitis (tenoossal) des M. peronaeus brevis
30	351	Tendinitis (tenoossal) des M. tibialis posterior
31	351	Tendinitis (tenoossal) des M. tibialis anterior
32	352	Tendinitis (tenoossal) des M. peronaeus longus
33	*	M. interosseus dorsalis I
34	*	M. interosseus dorsalis II
35	*	M. interosseus dorsalis III
36	*	M. interosseus dorsalis IV
37	*	M. interosseus plantaris medialis
38	*	M. interosseus plantaris intermedius
39	*	M. interosseus plantaris lateralis
40	*	Fasciitis plantaris

* Erkrankungen dieser Strukturen werden in diesem Buch nicht beschrieben.

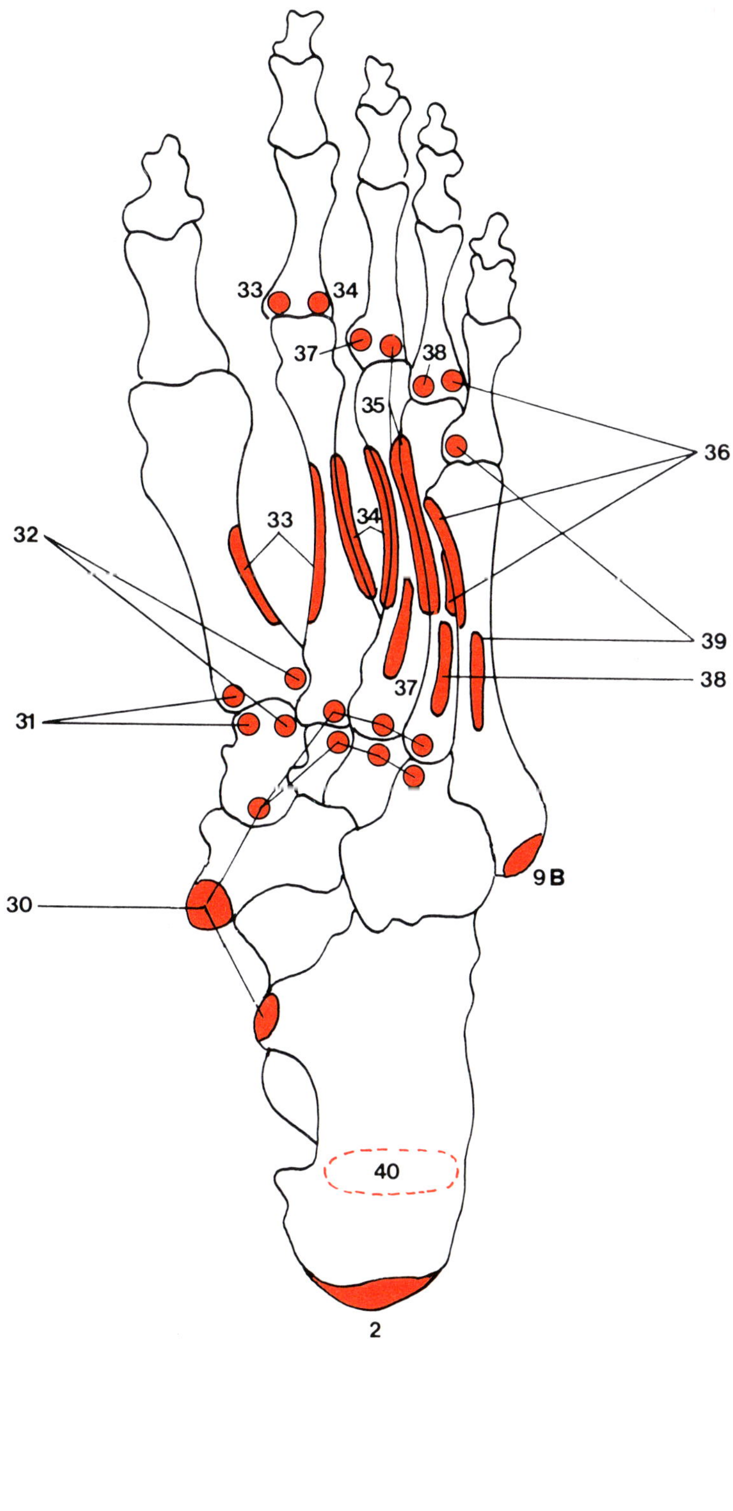

Abbildung 10.8
Linker Fuß – Fußsohle.

Literaturverzeichnis (Unterschenkel, Sprunggelenk und Fuß)

1. Bakker, E., Hoogkamer, E., Verhoef, H.: Shin splints. Skriptie, Den Haag 1982.
2. Bojsen-Moller, F.: Calcaneocuboid joint and stability of the longitudinal arch of the foot at high and low gear push. Journal of Anatomy **129**, Nr. 1, 165–176 (1979).
3. Breederveld, R. S.: Traumatische luxatie van de peroneuspezen. Geneeskunde en Sport **14**, 132 (1981).
4. Cetti, R.: Conservative treatment of injury to the fibular ligaments of the ankle. British Journal of Sports Medicine **16**, no. 1, 47–52 (1982).
5. Cyriax, J., Textbook of orthopaedic medicine. Vol. I. 7th edition. Baillière Tindall, London 1978.
6. Glasgow, M., Jackson, A., Jamieson, A. M.: Instability of the ankle after injury to the lateral ligament. Journal of Bone and Joint Surgery **62-B**, no. 2 (1980).
7. McGlass, E. K., et al.: An office-based orthotic system in treatment of the arthritic foot. Foot & Ankle **3**, no. 1 (1982).
8. Graham, C. E.: Painful heel syndrome: rationale of diagnosis and treatment. Foot & Ankle **3**, no. 5 (1983).
9. Graswinckel, J. D. C. H., Koning, J.: Fibula – of enkelfraktuur? Nederlands Tijdschrift voor Geneeskunde **122**, nr. xx (1978).
10. Haak, S. A. van den: Enkelbandletsels. Skriptie, dec. 1975.
11. Hamilton, W. G.: Sprained ankles in ballet dancers. Foot & Ankle **3**, no. 2 (1982).
12. Helfet, A. J., Gruebel Lee: Disorders of the foot. J. B. Lippincott Company, Philadelphia-Toronto 1980.
13. Herschel, H., van Meel, P. J.: Metatarsalgie. Nederlands Tijdschrift voor Geneeskunde **126**, nr. 45 (1982).
14. Hirschfeld, P.: Die Sportverletzung und ihre Behandlung. II. Der Fuß. Schwarzeck-Verlag, München 1979.
15. Huiskes, R.: Biomechanische aspecten van het enkelgewricht. Geneeskunde en Sport **12**, 15 (1979).
16. Jahss, M. H.: Spontaneous Rupture of the tibialis posterior tendon: Clinical findings, tenographic studies, and a new technique of repair. Foot & Ankle **3**, no. 3 (1982).
17. Johnson, E. E., Markolf, K. L.: The contribution of the anterior talofibular ligament to ankle laxity. Journal of Bone and Joint Surgery **65-A**, no. 1 (1983).
18. Kingma, M. J.: Nederlands leerboek der orthopedie. 4e druk. Bohn, Scheltema Holkema, Utrecht 1982.
19. Kleiger, B.: Anterior tibiotalar impingement syndromes in dancers. Foot & Ankle **3**, no. 2 (1982).
20. Kliman, M. E., Freiberg, A.: Ganglion of the foot and ankle. Foot & Ankle **3**, no. 1 (1982).
21. Korst, J. K., van der: Gewrichtsziekten. Bohn, Scheltema Holkema, Utrecht 1980.
22. Mann, R. A., Baxter, D. E., Lutter, L. D.: Running symposium. Foot and Ankle 1981.
23. Marti, R., Besselaar, P. P.: Chronische Läsionen des hinteren Subtalargelenkes. In: Sportverletzungen und Sportschäden. Georg Thieme Verlag, Stuttgart 1983.

24. Marti, R., Werken, Chr. van der: Traumatische Läsionen des Fußes in der Supinationslinie. In: Sportverletzungen und Sportschäden. Georg Thieme Verlag, Stuttgart 1983.
25. McCarty, D. J.: Arthritis and allied conditions. 9th edition. Lea and Febiger, Philadelphia 1979.
26. McCullough, C. J., Burge, P. D.: Rotatory stability of the load-bearing ankle. Journal of Bone and Joint Surgery **62-B**, no. 4 (1980).
27. Melsert, A. C.: Peritendinitis achillae. Nederlands Tijdschrift voor Fysiotherapie, 6, 1980.
28. Nistor, L.: Surgical and non-surgical treatment of achilles tendon rupture. Journal of Bone and Joint Surgery **63-A**, no. 3 (1981).
29. Pas, C. A. G. M. van der: Acute en chronische dislocaties van de peroneus pezen. Skriptie, 1976.
30. Purnell, M. L., Drummond, D. S., et al.: Congenital dislocation of the peroneal tendons in the calcaneovalgus foot. Journal of Bone and Joint Surgery **65-B**, no. 3 (1983).
31. Segesser, B., Nigg, B. M.: Insertionstendinosen am Schienbein, Achillodynie und Überlastungsfolgen am Fuß – Ätiologie, Biomechanik, therapeutische Möglichkeiten. Orthopäde No. 9 (1980).
32. Segesser, B., Nigg, B. M., Morell, F.: Achillodynie und tibiale Insertionstendinosen. Medizin und Sport **20**, (1980).
33. Smart, G. W., et al.: Achilles tendon disorders in runners – a review. Medicine and science in sports an exercise **12**, no. 4 (1980).
34. Tonino, A. J.: Behandelingsresultaten van conservatief behandelde bandletsels van het enkelgewricht. Geneeskunde en Sport, **12**, 21 (1979).
35. Visser, J. D.: Achillespeesruptuur. Nederlands Tijdschrift voor Geneeskunde **124**, nr. 32 (1980).
36. Vleeming, A., Winkel, D.: Schematisch handboek voor onderzoek en behandeling van weke delen aandoeningen van het bewegingsapparaat, deel I, anatomie in vivo. Nederlandse Akademie voor Orthopedische Geneeskunde, Delft 1982.
37. Werken, Chr. van der, Marti, R. K.: Rupturen van de achillespees. Nederlands Tijdschrift voor Geneeskunde **124**, nr. 32 (1980).
38. Werken, Chr. van der, Marti, R. K.: Gelukkig is uw enkel niet gebroken, hooguit verstuikt. Nederlands Tijdschrift voor Geneeskunde **126**, nr. 47 (1982).
39. Wilkins, K. E.: The uniqueness of the young athlete: musculoskeletal injuries. American Journal of Sports Medicine **8**, no. 5 (1980).

Namen- und Sachregister

Bestellkarte

Ich bestelle aus dem Gustav Fischer Verlag, Postfach 720143, D-7000 Stuttgart 70, über die Buchhandlung:

....

10850 .... Expl. Winkel, Nichtoperative Orthopädie T. 1, DM 110,–

.... Expl. –, T. 3 (in (Vorbereitung)

10775 .... Expl. Andersen, Behandlungsschienen DM 68,–

10661 .... Expl. Hamann, Massage 4. A. DM 58,–

10102 .... Expl. Langhagel, Beinprothese 2. A. DM 59,–

00328 .... Expl. Lehnert-Schroth, Skoliose Behandlung 2. A. DM 42,–

10769 .... Expl. McRae, Klin. orthopäd. Untersuchung DM 46,–

00435 .... Expl. Sullivan, PNF etwa DM 58,–

Preisänderungen vorbehalten

Datum: .... Unterschrift: ....

Zur Information über Neuerscheinungen und Neuauflagen des GUSTAV FISCHER VERLAGS auf Ihrem Fachgebiet schicken wir Ihnen auf Wunsch laufend kostenlos Informationen zu. Interessengebiete bitte ankreuzen und Karte ausgefüllt zurückschicken.

Medizin

- ☐ Anatomie, Embryologie
- ☐ Pathologie
- ☐ Physiologie
- ☐ Med. Mikrobiologie, Hygiene
- ☐ Pharmakologie, Toxikologie
- ☐ Pharmazie
- ☐ Labormedizin
- ☐ Innere Medizin, Allgemeinmedizin
- ☐ Anästhesie, Intensivmedizin
- ☐ Chirurgie, Orthopädie, Urologie, Röntgenologie, Sonographie, NMR, diagnostische Nuklearmedizin
- ☐ Gynäkologie, Geburtshilfe, Perinatologie
- ☐ Pädiatrie, Perinatologie
- ☐ Ophthalmologen
- ☐ Oto-Rhino-Laryngologie
- ☐ Dermatologie, Venerologie
- ☐ Zahnheilkunde
- ☐ Neurologie
- ☐ Psychiatrie, Psychotherapie
- ☐ Psychologie
- ☐ Musiktherapie
- ☐ Medizinalfachberufe, Physikal. Medizin, Krankenpflege, Krankengymnastik, Massagen, MTA
- ☐ Rechtsmedizin, Arbeits- u. Sozialmedizin, Begutachtung
- ☐ Gesch. der Medizin u. Naturwissenschaften

Biologie

- ☐ Veterinärmedizin
- ☐ Umwelthygiene
- ☐ Botanik (incl. Ökologie, Allg. Biologie, Biogeographie)
- ☐ Zoologie (incl. Ökologie, Allg. Biologie, Mikrobiologie, Biogeographie)
- ☐ Anthropologie, Ethnologie, Evolution, Paläontologie
- ☐ **Statistik, Biometrie, Datenverarbeitung**
- ☐ **Wirtschafts- und Sozialwissenschaften**

Absender:

....

....

....

☐ Teilverzeichnis Medizin/Biologie

Winkel, Orthopädie T. 2
VII.85. 4,5. nn. Printed in Germany

Bitte
ausreichend
frankieren

Werbeantwort/Postkarte

Gustav Fischer Verlag
Postfach 720143

D-7000 Stuttgart 70

Absender:

....

....

....

☐ Teilverzeichnis Medizin/Biologie

Winkel, Orthopädie T. 2
VII.85. 4,5. nn. Printed in Germany

Bitte
ausreichend
frankieren

Werbeantwort/Postkarte

Gustav Fischer Verlag
Postfach 720143

D-7000 Stuttgart 70